全国中医药行业高等教育"十三五"规划教材

全国高等中医药院校规划教材（第十版）

中医骨伤科学

（新世纪第四版）

（供中医学、中西医临床医学、针灸推拿学等专业用）

主　编

黄桂成（南京中医药大学）　　　　王拥军（上海中医药大学）

副主编

张　俐（福建中医药大学）　　　　黄　枫（广州中医药大学）

童培建（浙江中医药大学）　　　　王　平（天津中医药大学）

毕荣修（山东中医药大学）　　　　卢　敏（湖南中医药大学）

编　　委（以姓氏笔画为序）

马　勇（南京中医药大学）　　　　王　峰（安徽中医药大学）

王　琦（云南中医学院）　　　　　王金榜（河北中医学院）

李华南（江西中医药大学）　　　　李振华（长春中医药大学）

杨利学（陕西中医药大学）　　　　何承建（湖北中医药大学）

宋　敏（甘肃中医药大学）　　　　张　杰（黑龙江中医药大学）

张　霆（上海中医药大学）　　　　张开伟（贵阳中医学院）

张玉良（山西中医学院）　　　　　陈　锋（广西中医药大学）

侯德才（辽宁中医药大学）　　　　黄俊卿（河南中医药大学）

雷仲民（首都医科大学）　　　　　樊效鸿（成都中医药大学）

穆晓红（北京中医药大学）

学术秘书

马　勇（南京中医药大学）　　　　张　霆（上海中医药大学）

中国中医药出版社

·北京·

图书在版编目（CIP）数据

中医骨伤科学/黄桂成，王拥军主编 . —4 版 . —北京：中国中医药出版社，2016.7
（2017.11重印）

全国中医药行业高等教育"十三五"规划教材

ISBN 978 – 7 –5132 – 3398 – 9

Ⅰ . ①中… 　Ⅱ . ①黄… 　②王… 　Ⅲ . ①中医伤科学 – 中医药院校 – 教材 　Ⅳ . ①R274

中国版本图书馆 CIP 数据核字（2016）第 104079 号

请到"医开讲 & 医教在线"（网址：www.e–lesson.cn）
注册登录后，刮开封底"序列号"激活本教材数字化内容。

中国中医药出版社出版

北京市朝阳区北三环东路 28 号易亨大厦 16 层
邮政编码　100013
传真　010 64405750
山东百润本色印刷有限公司印刷
各地新华书店经销

开本 850 ×1168　1/16　印张 22　字数 525 千字
2016 年 7 月第 4 版　2017 年 11 月第 3 次印刷
书　号　ISBN 978 – 7 –5132 – 3398 – 9

定价　49.00 元
网址　www.cptcm.com

社长热线　010 64405720
购书热线　010 64065415　010 64065413
微信服务号　zgzyycbs

书店网址　csln. net/qksd/
官方微博　http：//e. weibo. com/cptcm

淘宝天猫网址　http：//zgzyycbs. tmall. com

全国中医药行业高等教育"十三五"规划教材

全国高等中医药院校规划教材（第十版）

专家指导委员会

名誉主任委员

王国强（国家卫生计生委副主任、国家中医药管理局局长）

主 任 委 员

王志勇（国家中医药管理局副局长）

副主任委员

王永炎（中国中医科学院名誉院长、中国工程院院士）

张伯礼（教育部高等学校中医学类专业教学指导委员会主任委员、
            中国中医科学院院长、天津中医药大学校长、中国工程院院士）

卢国慧（国家中医药管理局人事教育司司长）

委　　　员（以姓氏笔画为序）

马存根（山西中医学院院长）

王　键（安徽中医药大学校长）

王国辰（中国中医药出版社社长）

王省良（广州中医药大学校长）

方剑乔（浙江中医药大学校长）

孔祥骊（河北中医学院院长）

石学敏（天津中医药大学教授、中国工程院院士）

匡海学（教育部高等学校中药学类专业教学指导委员会主任委员、
            黑龙江中医药大学教授）

吕文亮（湖北中医药大学校长）

刘振民（全国中医药高等教育学会顾问、北京中医药大学教授）

安冬青（新疆医科大学副校长）

许二平（河南中医药大学校长）

孙忠人（黑龙江中医药大学校长）

严世芸（上海中医药大学教授）

李秀明（中国中医药出版社副社长）

李金田（甘肃中医药大学校长）

杨　柱（贵阳中医学院院长）

杨关林（辽宁中医药大学校长）

杨金生（国家中医药管理局中医师资格认证中心主任）

宋柏林（长春中医药大学校长）

张欣霞（国家中医药管理局人事教育司师承继教处处长）

陈可冀（中国中医科学院研究员、中国科学院院士、国医大师）

陈立典（福建中医药大学校长）

陈明人（江西中医药大学校长）

武继彪（山东中医药大学校长）

林超岱（中国中医药出版社副社长）

周永学（陕西中医药大学校长）

周仲瑛（南京中医药大学教授、国医大师）

周景玉（国家中医药管理局人事教育司综合协调处副处长）

胡　刚（南京中医药大学校长）

洪　净（全国中医药高等教育学会理事长）

秦裕辉（湖南中医药大学校长）

徐安龙（北京中医药大学校长）

徐建光（上海中医药大学校长）

唐　农（广西中医药大学校长）

梁繁荣（成都中医药大学校长）

路志正（中国中医科学院研究员、国医大师）

熊　磊（云南中医学院院长）

秘　书　长

王　键（安徽中医药大学校长）

卢国慧（国家中医药管理局人事教育司司长）

王国辰（中国中医药出版社社长）

办公室主任

周景玉（国家中医药管理局人事教育司综合协调处副处长）

林超岱（中国中医药出版社副社长）

李秀明（中国中医药出版社副社长）

全国中医药行业高等教育"十三五"规划教材

编审专家组

组　长

王国强（国家卫生计生委副主任、国家中医药管理局局长）

副组长

张伯礼（中国工程院院士、天津中医药大学教授）

王志勇（国家中医药管理局副局长）

组　员

卢国慧（国家中医药管理局人事教育司司长）

严世芸（上海中医药大学教授）

吴勉华（南京中医药大学教授）

王之虹（长春中医药大学教授）

匡海学（黑龙江中医药大学教授）

王　键（安徽中医药大学教授）

刘红宁（江西中医药大学教授）

翟双庆（北京中医药大学教授）

胡鸿毅（上海中医药大学教授）

余曙光（成都中医药大学教授）

周桂桐（天津中医药大学教授）

石　岩（辽宁中医药大学教授）

黄必胜（湖北中医药大学教授）

前　言

为落实《国家中长期教育改革和发展规划纲要（2010-2020 年）》《关于医教协同深化临床医学人才培养改革的意见》，适应新形势下我国中医药行业高等教育教学改革和中医药人才培养的需要，国家中医药管理局教材建设工作委员会办公室（以下简称"教材办"）、中国中医药出版社在国家中医药管理局领导下，在全国中医药行业高等教育规划教材专家指导委员会指导下，总结全国中医药行业历版教材特别是新世纪以来全国高等中医药院校规划教材建设的经验，制定了"'十三五'中医药教材改革工作方案"和"'十三五'中医药行业本科规划教材建设工作总体方案"，全面组织和规划了全国中医药行业高等教育"十三五"规划教材。鉴于由全国中医药行业主管部门主持编写的全国高等中医药院校规划教材目前已出版九版，为体现其系统性和传承性，本套教材在中国中医药教育史上称为第十版。

本套教材规划过程中，教材办认真听取了教育部中医学、中药学等专业教学指导委员会相关专家的意见，结合中医药教育教学一线教师的反馈意见，加强顶层设计和组织管理，在新世纪以来三版优秀教材的基础上，进一步明确了"正本清源，突出中医药特色，弘扬中医药优势，优化知识结构，做好基础课程和专业核心课程衔接"的建设目标，旨在适应新时期中医药教育事业发展和教学手段变革的需要，彰显现代中医药教育理念，在继承中创新，在发展中提高，打造符合中医药教育教学规律的经典教材。

本套教材建设过程中，教材办还聘请中医学、中药学、针灸推拿学三个专业德高望重的专家组成编审专家组，请他们参与主编确定，列席编写会议和定稿会议，对编写过程中遇到的问题提出指导性意见，参加教材间内容统筹、审读稿件等。

本套教材具有以下特点：

1. 加强顶层设计，强化中医经典地位

针对中医药人才成长的规律，正本清源，突出中医思维方式，体现中医药学科的人文特色和"读经典，做临床"的实践特点，突出中医理论在中医药教育教学和实践工作中的核心地位，与执业中医（药）师资格考试、中医住院医师规范化培训等工作对接，更具有针对性和实践性。

2. 精选编写队伍，汇集权威专家智慧

主编遴选严格按照程序进行，经过院校推荐、国家中医药管理局教材建设专家指导委员会专家评审、编审专家组认可后确定，确保公开、公平、公正。编委优先吸纳教学名师、学科带头人和一线优秀教师，集中了全国范围内各高等中医药院校的权威专家，确保了编写队伍的水平，体现了中医药行业规划教材的整体优势。

3. 突出精品意识，完善学科知识体系

结合教学实践环节的反馈意见，精心组织编写队伍进行编写大纲和样稿的讨论，要求每门教材立足专业需求，在保持内容稳定性、先进性、适用性的基础上，根据其在整个中医知识体系中的地位、学生知识结构和课程开设时间，突出本学科的教学重点，努力处理好继承与创新、理论与实践、基础与临床的关系。

4. 尝试形式创新，注重实践技能培养

为提升对学生实践技能的培养，配合高等中医药院校数字化教学的发展，更好地服务于中医药教学改革，本套教材在传承历版教材基本知识、基本理论、基本技能主体框架的基础上，将数字化作为重点建设目标，在中医药行业教育云平台的总体构架下，借助网络信息技术，为广大师生提供了丰富的教学资源和广阔的互动空间。

本套教材的建设，得到国家中医药管理局领导的指导与大力支持，凝聚了全国中医药行业高等教育工作者的集体智慧，体现了全国中医药行业齐心协力、求真务实的工作作风，代表了全国中医药行业为"十三五"期间中医药事业发展和人才培养所做的共同努力，谨向有关单位和个人致以衷心的感谢！希望本套教材的出版，能够对全国中医药行业高等教育教学的发展和中医药人才的培养产生积极的推动作用。

需要说明的是，尽管所有组织者与编写者竭尽心智，精益求精，本套教材仍有一定的提升空间，敬请各高等中医药院校广大师生提出宝贵意见和建议，以便今后修订和提高。

国家中医药管理局教材建设工作委员会办公室

中国中医药出版社

2016 年 6 月

编写说明

中医骨伤科学是一门研究防治骨关节及其周围筋肉损伤与疾病的学科，是中医学的重要组成部分，也是高等中医药院校中医学类专业的核心主干课程之一。为适应新形势下我国中医药行业高等教育教学改革和中医药人才培养的需要，切实落实国家中医药管理局《"十三五"中医药教材改革工作方案》，推进中医药教材改革，提升中医药教材质量，满足中医药教育教学需求，国家中医药管理局教材建设工作委员会办公室、全国高等中医药教材建设研究会、中国中医药出版社启动了"十三五"中医药行业规划教材的编写工作，并将本教材列为中医学专业核心示范教材建设。根据全国中医药行业高等教育"十三五"规划教材编写的基本要求，坚持正本清源、突出中医特色、强化中医思维和与住院医师规范化培训、执业医师资格考试接轨等编写原则，本教材编委会经过充分讨论确定了本课程教学大纲、教学内容和编写体例，在此基础上编写了本教材。

全书共10章，分总论与各论两大部分。总论介绍中医骨伤科发展简史，骨伤病的分类和病因病机、临床诊查、治疗方法及创伤急救；各论分述了骨折、脱位、筋伤、内伤和骨病等骨伤常见疾病的病因病机、诊查要点、治疗、预防与调护等。本教材是对前版教材的修订，对部分编写体例做了调整，并进一步规范了部分名词术语，还对部分教学内容进行了适当的增删。教授本课程的目的是使学生在学过中医学各门基础课程的基础上，了解与掌握中医骨伤科的基本理论与骨伤科疾病诊断、治疗的基本方法，为今后从事中医或骨伤专科临床工作打下坚实的基础。

本教材供五年制中医学、中西医临床医学、针灸推拿学等专业学生使用，也可供骨伤科和临床相关学科的医务人员学习参考。第一章中医骨伤科发展简史、第二章骨伤病的分类和病因病机由黄桂成编写；第三章骨伤病的临床诊查由马勇、李华南编写；第四章骨伤病的治疗方法由张杰、穆晓红编写；第五章创伤急救由童培建、王琦编写；第六章骨折概论、上肢骨折由黄枫、杨利学、陈锋、雷仲民编写，下肢骨折由王平、王金榜、樊效鸿、李振华编写，躯干骨折、骨骺损伤由何承建、黄俊卿编写；第七章脱位由毕荣修、张玉良编写；第八章筋伤由王拥军、侯德才、宋敏、张霆编写；第九章内伤由卢敏、张开伟编写；第十章骨病由张俐、王峰编写。

本教材数字化工作是在国家中医药管理局中医药教育教学改革研究项目的支持下，由中国中医药出版社资助展开的。该项目（编号：GJYJS16016）由黄桂成、王拥军负责，教材编委会全体成员参与。此外，南京中医药大学郭杨博士作为主编助理参与了本教材数字化工作。

本教材在编写过程中得到了全国各高等中医药院校的大力支持，更得到了国家中医药管理局教材建设工作委员会办公室和中国中医药出版社领导与编辑的大力支持与帮助，在此一并表示衷心的感谢！

教材中若有不足或疏漏之处，诚望各院校师生和广大读者多提宝贵意见，以便今后进一步修订。

《中医骨伤科学》编委会

2016 年 5 月

目　录

总　论

第一章　中医骨伤科发展简史

中医骨伤科学是一门研究防治骨关节及其周围筋肉损伤与疾病的学科。古属"疡医"范畴，又称"接骨""正体""正骨""伤科"等，是中医学的重要组成部分。中医骨伤科历史悠久，源远流长，是中华各族人民长期与损伤及筋骨疾患作斗争的经验总结，具有丰富的学术内容和卓著的医疗成就，对中华民族的繁衍昌盛和世界医学的发展产生了深远的影响。

第一节　中医骨伤科的起源

一、远古时期（远古—1.8 万年前）

中华民族是世界上最古老最有创造性的民族之一。早在 170 万年前，"元谋猿人"就在我国西南地区的土地上生活、劳动和发展着。60 多万年前，"北京猿人"已能制造粗糙的石器和原始骨器工具，在原始人居住的山洞里发现很厚的灰烬与用火烧过的兽骨，证明"北京猿人"已学会用火。20 万年前的"河套人"时期，石器有了很大进步，并已发明了人工取火。在烘火取暖和烤炙食物的基础上，人们发现热物贴身可以解除某些病痛，产生了原始的热熨疗法。原始人在对付大自然灾害及抗击猛兽侵袭时，经常造成创伤，人们在伤处抚摸、按压以减轻症状，经过长期实践，摸索出一些简易的理伤按摩手法；对伤口则用树叶、草茎及矿石粉等裹敷，逐渐发现具有止血、止痛、消肿、排脓、生肌、敛疮作用的外用药物，这便是外治法的起源。在远古时期，由于生活环境恶劣，人们常患筋骨痹痿之疾，《吕氏春秋·古乐》曰："昔陶唐氏之始，阴多滞伏而湛积，水道壅塞，不行其原，民气郁阏而滞着，筋骨瑟缩不达，故作为舞以宣导之。"这反映古代人已采用舞蹈祛邪解郁，舒展筋骨，由此便逐渐产生导引法。

二、原始氏族社会时期（1.8 万年前—前 21 世纪）

在旧石器晚期（约 1.8 万年前）的"山顶洞人"遗址中，发现石斧、石锤及骨针、骨锥等器具。《山海经·东山经》记载："高氏之山，其上多玉，其下多箴石。"后世郭璞注解时认为，箴石"可以为砭针治痈肿者"。山顶洞人过群居生活，逐渐产生原始氏族社会，生活以渔猎为主，能用砭针治疗外伤科疾患。考古发现仰韶文化时期（约前 5000—前 3000 年）已有石镰。这种石镰，外形似近代的镰刀，可以砭刺、切割。《史记·扁鹊仓公列传》记载："上古之时，医有俞跗，治病不以汤液醴酒，镵石、挢引、案扤、毒熨，一拨见病之应，因五脏之输，乃割皮解肌，诀脉、结筋。"这说明新石器时代外科手术器械——砭镰已产生，并出现了外伤科名医俞跗。

三、奴隶社会时期（前21世纪—前476年）

我国奴隶社会经历了夏、商、周三代，较原始社会在生产力、文化等方面都有了发展，促进了医学进步，中医骨伤科开始萌芽，出现了"疡医"。

（一）夏代（前21世纪—前16世纪）

夏代主要生产工具是石器，用以治病的针是石针、骨针。考古工作者在龙山文化遗址发现了很多陶制的酒器，《战国策·魏二》曰："帝女令仪狄作酒而美，进之禹。"可见在夏代已有了人工酿酒。酒可以通血脉、行药势，也可以止痛、消毒，这对治疗创伤疾病很有意义。

（二）商代（前16世纪—前1066年）

商代冶炼技术有很大发展，从殷墟出土文物来看，不仅有刀、针、斧、锛、矢等青铜器，而且还发现了炼铜遗址和铜范，说明商代已达到青铜器的全盛时期。由于青铜器的广泛使用，医疗工具也有了改进和提高，砭石逐渐被金属的刀针所代替，据《韩非子》记载，古人"以刀刺骨"，说明"刀"已经作为骨伤疾患的手术工具了。

商代后期，我国汉字发展已基本成熟，从甲骨卜辞和器物铭文中发现记载的疾病有几十种，其中骨伤科的有疾手、疾肘、疾胫、疾止、疾骨等。甲骨文还有按摩、外敷药物及药熨治病的记录。

相传商初伊尹发明"汤液"，《甲乙经·序》曰："伊尹……撰用神农本草以为汤液。"这是中药内治法的重大进步，标志复合方剂诞生。考古发现藁城台西商代遗址有30多种药用种仁，其中有活血化瘀的桃仁，说明商代已应用活血化瘀药内服治疗跌打损伤。

（三）西周、春秋时期（前1066—前476年）

奴隶社会晚期，我国农业社会已较繁盛，政治、经济、科技、文化有了新的发展，有了医政的设置和医疗的分科。《周礼·天官·冢宰》记载："医师掌医之政令，聚毒药以共（供）医事。"医生分为"食医""疾医""疡医"和"兽医"。其中疡医"掌肿疡、溃疡、金疡、折疡之祝药、劀杀之齐，凡疗疡，以五毒攻之，以五气养之，以五药疗之，以五味节之"。疡医就是外伤科医师，周代疡医已能运用"祝""劀""杀"等疗法治疗外伤疾病。

《礼记·月令孟秋》载："命理瞻伤、察创、视折、审断，决狱讼必端平。"蔡邕注："皮曰伤，肉曰创，骨曰折，骨肉皆绝曰断。"说明当时已把损伤分成四种不同类型，同时采用"瞻""察""视""审"四种诊断方法，这既是法医学起源的记述，又是古代中医骨伤科诊断水平的标志。

第二节　中医骨伤科基础理论的形成

战国、秦汉时代（前476—220年），我国从奴隶社会进入封建社会，政治、经济、文化都有显著的进步，学术思想十分活跃，出现"诸子蜂起，百家争鸣"的局面，促进了医学的发展，中医骨伤科基础理论亦初步形成。

1973年，湖南长沙马王堆汉墓发掘的医学帛书表明了当时骨伤科诊疗技术的进步。《足臂十一脉灸经》记载了"折骨绝筋"（即闭合性骨折）；《阴阳脉死候》记载了"折骨裂肤"（即开放性骨折）。《五十二病方》载有52种病，共103个病名，其中有"诸伤""胻伤""骨疽""骨瘤"等骨伤科病症，同时还描述了"伤痉"的临床表现："痉者，伤，风入伤，身信（伸）而不能诎（屈）。"这是对创伤后严重并发症——破伤风的最早记载。《五十二病方》还记载了止痛、止血、洗涤伤口、防止创伤瘢痕的治法与方药，其中水银膏治疗外伤感染，是世界上应用水银于外伤科的最早阐述。《帛画导引图》绘有导引练功图谱与治疗骨伤科疾患的文字注释。

《黄帝内经》是我国最早的一部医学典籍，较全面、系统地阐述了人体解剖、生理、病因、病机、诊断、治疗等基础理论，奠定了中医理论体系的基础。《内经》中已有系统的人体解剖学知识。《灵枢·经水》曰："若夫八尺之士，皮肉在此，外可度量切循而得之，其死可解剖而视之。"《灵枢·骨度》对人体头颅、躯干、四肢各部骨骼的长短、大小、广狭做出标记。《内经》对人体的骨、脉、筋、肉及气血的生理功能都有精辟的论述，如《灵枢·经脉》曰："骨为干，脉为营，筋为刚，肉为墙。"《灵枢·邪客》曰："营气者，泌其津液，注之于脉，化以为血，以荣四末，内注五脏六腑。"《内经》对人体皮肉筋骨与体内五脏六腑的密切关系有详细的阐述，其阐发的肝主筋、肾主骨、肺主皮毛、脾主肌肉、心主血脉及气伤痛、形伤肿等基础理论，一直指导着骨伤科的临床实践。《内经》还阐述骨病的病因病机，《灵枢·刺节真邪》曰："热胜其寒，则烂肉腐肌为脓，内伤骨，内伤骨为骨蚀……有所结，深中骨，气因于骨，骨与气并，日以益大，则为骨疽。"《素问·痹论篇》曰："风寒湿三气杂至，合而为痹也。其风气胜者为行痹，寒气胜者为痛痹，湿气胜者为著痹也。"《素问·痿论篇》将痿证分为痿躄、脉痿、筋痿、肉痿、骨痿五痿分别加以论述。此外，《吕氏春秋·季春纪》认为："流水不腐，户枢不蠹，动也；形气亦然，形不动则精不流，精不流则气郁。"主张用练功疗法治疗足部"痿躄"，为后世骨伤科动静结合理论奠定了基础。

秦汉时期，骨伤科临床医学得到发展。西汉初期，名医淳于意留下的"诊籍"记录了两例完整骨伤科病案：一则是坠马致伤，另一则是举重致伤。西汉中期《居延汉简》的"折伤部"记载了骨折创伤的治疗医案。东汉早期，《武威汉代医简》载录治疗金疡、外伤方10余首，有止痛、逐瘀、止痉的作用，配伍较之《五十二病方》有明显的进步。成书于东汉时期的《神农本草经》载有中药365种，其中应用于骨伤科的药物约100种。汉代著名外伤科医家华佗精通方药、针灸、养生，更擅长外伤科手术。他发明了麻沸散，施行于剖腹术、刮骨术，还创立了五禽戏，似今练功疗法，可运用于骨伤科疾病之康复。东汉末年杰出医学家张仲景总结了前人的医疗成就，并结合自己的临床经验著成《伤寒杂病论》，这是我国第一部临床医学著作，他在《内经》和《难经》的理论基础上，以六经论伤寒，以脏腑论杂病，创立了理、法、方、药结合的辨证论治方法。书中记载的攻下逐瘀方药，如大承气汤、大黄牡丹汤、桃仁承气汤、大黄䗪虫丸和下瘀血汤等，至今仍被骨伤科医家所推崇。书中还记载了人工呼吸、胸外心脏按压等创伤复苏术。

NOTE

第三节　中医骨伤科诊疗技术的进步

三国、晋朝至隋唐、五代（220—960 年），是我国历史上战乱频繁时期，骨伤科疾患更多见，从而积累了临床经验，促进了中医骨伤科诊疗技术的进步。

晋·葛洪著《肘后救卒方》，在世界上最早记载了颞下颌关节脱位手法整复方法："令人两手牵其颐已，暂推之，急出大指，或咋伤也。"书中还首先记载用竹片夹板固定骨折："疗腕折、四肢骨破碎及筋伤蹉跌方：烂捣生地黄熬之，以裹折伤处，以竹片夹裹之。令遍病上，急缚，勿令转动。"他论述了开放性创口早期处理的重要性，对腹部创伤肠断裂采用桑白皮线进行肠缝合术，还记载了烧灼止血法，并首创以口对口吹气法抢救猝死病人的复苏术。南齐·龚庆宣整理的《刘涓子鬼遗方》对创口感染、骨关节化脓性疾病采用外消、内托、排脓、生肌、灭瘢等治法，运用虫类活血药治疗金疮。隋代巢元方等编著的《诸病源候论》，是我国第一部中医病理专著，载录证候 1720 条，其中有"金疮病诸候" 23 论，腕折（泛指骨折、扭伤等）证候 9 论，还有妇人与小儿金疮、瘀血证候等。"金疮病诸候"精辟论述了金疮化脓感染的病因病理，提出清创疗法四要点：清创要早，要彻底，要正确地分层缝合，要正确包扎，为后世清创手术奠定了理论基础。在治疗开放性骨折、清除异物、结扎血管止血、分层缝合等方面的论述，都达到了很高的水平。"中风候"和"金创中风痉候"对破伤风的症状描写得非常详细，提出它是创伤后的并发症。"金疮伤筋断骨候""金疮筋急相引痛不得屈伸候""腕折破骨伤筋候"等论述了"伤筋"的证候、治疗方法及其预后，指出筋断"可连续"。"箭镞金刃入肉及骨不出候""金疮久不瘥候"对创口不愈合的病因病理有较深刻的认识，强调了去碎骨和清除异物的重要性。"附骨疽候"指出成人的髋关节、膝关节与儿童的脊椎、膝关节是附骨疽的好发部位。"金疮肠断候""被打头破脑出候"记载了肠断裂、颅脑损伤的症状和手术缝合治疗方法。《诸病源候论》还载述了内伤惊悸、烦热、咳嗽、口渴、吐血、腹胀、孕伤等证候，阐述了内伤气血、津液、五脏的病机。

唐代孙思邈著《备急千金要方》《千金翼方》，是中医临床的百科全书，在骨伤科方面总结了补髓、生肌、坚筋、固骨类药物，介绍了人工呼吸复苏、止血、镇痛、补血、活血化瘀等疗法，载录了颞下颌关节脱位手法复位后采用蜡疗、热敷、针灸等外治法，丰富了骨伤科治疗法。王焘著《外台秘要》，是一部综合性医学论著，其中收录了折损、金疮、恶刺等骨伤科疾病治疗方药，把损伤分为外损和内损，列骨折、脱位、内伤、金疮和创伤危重症等五大类。蔺道人著《仙授理伤续断秘方》，是我国现存最早的一部骨伤科专著，分述骨折、脱位、内伤三大类证型，总结了一套诊疗骨折、脱位的手法，如相度损处、拔伸、用力收入骨、捺正等，提出了正确复位、夹板固定、内外用药和功能锻炼的治疗大法。对筋骨并重、动静结合的理论也做了进一步阐发，该书指出："凡曲转，如手腕脚凹手指之类，要转动……时时为之方可。"对于难以手法复位的闭合性或开放性骨折，主张采用手术复位："凡伤损重者，大概要拔伸捺正，或取开捺正。""凡皮破骨出差爻，拔伸不入，撙捺相近，争一二分，用快刀割些捺入骨。"该书首次记载了髋关节脱臼，并分前、后脱臼两类，采用手牵足蹬整复手法治疗髋关节后脱位，利用杠杆原理，采用"椅背复位法"治疗肩关节脱位。他还介绍了杉树皮夹板固定方法："凡用杉皮，浸约如指大片，疏排令周匝，用小绳三度紧缚。"对内伤的治疗，采用"七步"治疗法，提出了伤损按早、中、晚三期治疗的方案。所载方50首，药139味，包括内服及煎洗、填疮、敷贴等外用方剂，体现了骨伤科内外兼治的整体观。

第四节　中医骨伤科的发展

宋、辽、金、元时代（960—1368年），医学在隋唐五代的基础上，出现了百家争鸣、蓬勃发展的局面，促进了中医骨伤科的发展。宋代"太医局"设立"疮肿兼折疡科"，元代"太医院"设十三科，其中包括"正骨科"和"金镞兼疮肿科"。

宋代法医学家宋慈著《洗冤集录》是我国现存最早的法医学专著，对全身骨骼、关节结构描述较详细，同时还记载了人体各部位损伤的致伤原因、症状及检查方法。宋代医官王怀隐等编成《太平圣惠方》，其中"折伤""金疮"属骨伤科范畴，对骨折提出了"补筋骨，益精髓，通血脉"的治疗思想，用柳木夹板固定骨折，推广淋、熨、贴、熁、膏摩等外治法治疗损伤。太医局编辑的《圣济总录》内容丰富，其中折伤门总结了宋代以前骨伤科的医疗经验，强调骨折、脱位复位的重要性，记载用刀、针、钩、镊等手术器械，对腹破肠出的重伤采用合理的处理方法。张杲著《医说》记载了随军医生"凿出败骨"成功治疗开放性胫腓骨骨折的病案，并介绍了采用脚踏转轴及竹管的搓滚舒筋练功疗法。许叔微著《普济本事方》记载了用苏合香丸救治跌伤重症。《夷坚志·卷十九·邢氏补颐》记载了在颌部施行同种异体植骨的病例。金元时期出现不少著名医学家，他们从各自角度总结和论述了自己的临证经验，出现了学术上的争鸣局面，其代表医家是"金元四大家"。刘完素是"火热论"代表人物，他在骨伤科临证治疗时主张用甘凉、活血、润燥、生津的药物。张从正著《儒门事亲》，认为下法能使"陈莝去而肠胃洁，癥瘕尽而荣卫昌"，主张采用攻下逐瘀法治伤。李杲著《医学发明》，发挥了《内经》"肝藏血"的理论，认为"血者，皆肝之所主，恶血必归于肝，不问何经之伤，必留于胁下，盖肝主血故也"，并创制了疏肝活血逐瘀的方剂"复元活血汤"。朱震亨的观点是人体"阳有余阴不足"，提倡养阴疗法，强调补肝肾治本的原则，对治疗筋骨痹证、骨疽及伤患都有其独特经验。

元代李仲南所著《永类钤方》中"风损伤折"卷是中医骨伤科专篇，首创过伸牵引加手法复位治疗脊柱屈曲型骨折，书中记载："凡腰骨损断，先用门扇一片，放斜一头，令患人覆眠，以手捍止，下用三人拽伸，医以手按损处三时久。"此外，还创制了手术缝合针——"曲针"，用于缝合伤口，提出"有无粘膝"体征作为髋关节前后脱位的鉴别，至今仍有临床意义。元代危亦林著《世医得效方》，按元代十三科分类，其中"金镞正骨科"不仅继承前人治疗骨伤的经验，而且对骨折、脱位的整复手法和固定技术有所创新。危氏在世界上最早施用"悬吊复位法"治疗脊柱骨折，书中载："凡锉脊骨，不可用手整顿，须用软绳从脚吊起，坠下身直，其骨使自归窠。未直则未归窠，须要坠下，待其骨直归窠。然后用大桑皮一片，放在背皮上，杉树皮两三片，安在桑皮上，用软物缠夹定，莫令屈，用药治之。"对开放性骨折，危氏主张扩创复位加外固定治疗。在麻醉方面，危氏创制了"草乌散"（又名麻药方），对其组成、功用、剂量及注意事项都有详细记载。元代《回回药方》中"金疮门""折伤门"属于骨伤科范畴，大部分内容继承《仙授理伤续断秘方》《世医得效方》和《永类钤方》等经验，有些部分还结合阿拉伯外来医学知识，反映了元代中医骨伤科发展的状况。

第五节　中医骨伤科的兴盛

明清时代（1368—1840年），骨伤科出现了许多学术上有相当成就的医学家，撰写了大量的骨伤科专著，他们不仅总结了前人的经验，而且不断提出新的理论和观点，从而形成不同学派。此时期是中医骨伤科的兴盛年代。明初，太医院设有十三科，其中属骨伤科范畴的有"接骨""金镞"两科。隆庆五年（1571年）改名为正骨科。1644年清朝建立，太医院设九科，其中有"疮疡科"和"正骨科"。

明代《金疮秘传禁方》记载了用骨擦音作为检查骨折的方法，对开放性骨折，主张把穿出皮肤已被污染的骨折端切除，以防感染等。明代永乐年间（1406年）朱橚等编著《普济方》，其中"折伤门""金疮门"和"杖伤门"等辑录治疗骨伤科方药1256首，是15世纪以前治疗骨伤方药的总汇。在"接骨手法"中，介绍了12种骨折脱位的复位固定方法；在"用药汤使法"中，又列出15种骨折、脱位的复位固定法。明代异远真人著《跌损妙方》，记载全身57个穴位，总结了一套按穴位受伤而施治的方药，其"用药歌"在骨伤科亦广为流传。明代薛己撰《正体类要》（共2卷），上卷论正体主治大法及记录治疗骨伤科内伤验案65则，下卷介绍诸伤方71首。薛氏重视整体疗法，如序曰："肢体损于外，则气血伤于内，营卫有所不贯，脏腑由之不和。"强调八纲、脏腑、气血辨证论治，用药主张以补气血、补肝肾为主，行气活血次之，其"气血学说"和"平补法"对后世产生巨大影响。明代著名医药学家李时珍所著《本草纲目》载药1892种，其中骨伤科药物170余种。明代王肯堂《证治准绳·疡医准绳》对骨折亦有较精辟的论述，如对肱骨外科颈骨折采用不同体位固定，若向前成角畸形，用手巾悬吊腕部置于胸前；若向后成角，则应置于胸后。该书还把髌骨损伤分为脱位、骨折两类，骨折又分为分离移位或无移位两种，分离移位者，主张复位后用竹箍扎好，置膝于半伸屈位。该书对骨伤科的方药还进行了由博而约的归纳整理，深为后世所推崇。

清代吴谦等著《医宗金鉴·正骨心法要旨》，较系统地总结了清代以前的骨伤科经验，对人体各部的骨度、损伤的治法记录周详，既有理论，亦重实践，图文并茂。该书将正骨手法归纳为摸、接、端、提、推、拿、按、摩八法，并介绍腰腿痛等疾患的手法治疗，及运用攀索叠砖法、腰部垫枕法整复腰椎骨折脱位等。在固定方面，主张"爰因身体上下正侧之象，制器以正之，用辅手法之所不逮，以冀分者复合，欹者复正，高者就其平，陷者升其位"，并改进了多种固定器具，如脊柱中段损伤采用通木固定，下腰损伤采用腰柱固定，四肢长骨干骨折采用竹帘、杉篱固定，髌骨骨折采用抱膝圈固定等。清代沈金鳌著《沈氏尊生书·杂病源流犀烛》，发展了骨伤科气血病机学说，对内伤的病因病机、辨证论治有所阐发。清代胡廷光著《伤科汇纂》，收集了清代以前有关骨伤科的文献，结合其临床经验加以整理，是一本价值较高的骨伤科专著。该书系统地阐述了各种损伤的证治，记载了骨折、脱位、筋伤的检查、复位法，附录许多治验医案，并介绍大量骨伤科处方及用药方法。清代钱秀昌著《伤科补要》，较详细地论述了骨折、脱位的临床表现及诊治方法，如髋关节后脱位采用屈髋屈膝拔伸回旋法整复等。该书载有医疗器具固定图说、周身各部骨度解释、伤科脉诊及大量方剂。

第六节 中医骨伤科的危机

鸦片战争后至新中国成立前（1840—1949 年），中国逐渐沦落为半封建半殖民地的国家，随着西方文化的侵入，中医受到歧视，骨伤科面临危机。人们常将骨伤科医生视为"走江湖、卖膏药之下九流"，中医骨伤科处于花叶凋零、自生自灭的境地。在此期间，骨伤科著作甚少，较有代表性的是 1852 年赵廷海所著《救伤秘旨》，收集少林学派的治伤经验，记载人体 36 个致命大穴，介绍了损伤各种轻重症的治疗方法，收载"少林寺秘传内外损伤主方"，并增加了"按证加减法"。以前处于萌芽状态的骨折切开复位、内固定等技术不仅没有发展，而且基本上失传了。

新中国成立前，中医骨伤科的延续以祖传或师承为主，医疗活动只能以规模极其有限的私人诊所形式开展。这种私人诊所在当时不仅是医疗单位，而且也是教徒授业的教学单位。借此，中医许多宝贵的学术思想与医疗经验才得以流传下来。全国各地骨伤科诊所，因其学术渊源的差别，出现不少流派，较著名的诸如：河南省平乐镇郭氏正骨世家，天津苏氏正骨世家，上海石筱山、魏指薪、王子平等骨伤科八大家，广东蔡荣、何竹林等五大骨伤科名家，湖北武当派李氏正骨，福建少林派林如高，四川杜自明、郑怀贤，江苏葛云彬，北京刘寿山，山东梁铁民及辽宁孙华山等，各具特色，在当地影响甚隆。

第七节 中医骨伤科的新生

中华人民共和国成立后，随着社会经济、政治与文化的变革，中医骨伤科也从分散的个体开业形式向集中的医院形式过渡。1954 年以后，全国各地有条件的省、市、县均相继成立了中医院，中医院多设有伤科、正骨科或骨伤科，不少地区还建立了专门的骨伤科医院。在医疗事业发展的基础上，20 世纪 50 年代，上海市首先成立了"伤骨科研究所"。70 年代，中医研究院（现中国中医科学院）骨伤科研究所与天津市中西医结合治疗骨折研究所相继成立，嗣后其他不少省市也纷纷成立骨伤科研究机构。这标志着中医骨伤科不仅在临床医疗实践方面，而且在基础理论与科学研究方面都取得了进展。

20 世纪 50 年代开始，全国各省市普遍建立中医学院与中医学校，为国家培养了大批中医人才。80 年代，十余所中医院校相继成立中医骨伤系，除了招收大学本科生外，不少院校还培养骨伤专业硕士研究生与博士研究生。

新中国成立后，各地著名老中医的正骨经验普遍得到整理与继承，有代表性的著作有石筱山《正骨疗法》、《平乐郭氏正骨法》、《魏指薪治伤手法与导引》、郑怀贤《伤科疗法》、杜自明《中医正骨经验概述》、梁铁民《正骨学》、《刘寿山正骨经验》、《林如高正骨经验》等。

1958 年，我国著名骨伤科专家方先之、尚天裕等虚心学习著名中医苏绍三的正骨经验，博采各地中医骨伤科之长，运用现代科学知识和方法，总结出新的正骨八大手法，研制成功新的夹板外固定器材，同时配合中药内服、外治及传统的练功方法，形成一套中西医结合治疗骨折的新疗法，其编著的《中西医结合治疗骨折》一书，提出"动静结合""筋骨并重""内外兼治""医患合作"治疗骨折的四项原则，使骨折治疗提高到一个新水平，在国内外产生重大影响。20世纪70年代以后，中西医结合在治疗开放性感染骨折、脊椎骨折、关节内骨折及陈旧性骨折脱位等方面总结了成功经验，治疗慢性骨髓炎、骨关节炎也取得了一定的效果。传统的中医骨伤科经验得到进一步发掘、整理与提高，逐步形成一套有中国特色的治疗骨折、骨病与软组织损伤的新疗法。在外固定方面，各地在总结中西医固定器械的优缺点基础上，把两者有机结合在一起，运用现代科学理论加以论证，这方面工作较突出的如中医研究院"骨折复位固定器"、天津医院"抓髌器"、河南洛阳正骨医院"尺骨鹰嘴骨折固定器"及上海第六人民医院"单侧多功能外固定器"等。1986年，中华中医药学会骨伤科分会成立，中医骨伤科学术研究日趋广泛，一方面推广传统、有效的医疗方法，另一方面用先进的科学技术深入研究伤患治疗机理。进入21世纪后，中医骨伤科专科建设有了很大发展，国家中医药管理局重点专科近百家，许多中医院或专科医院的骨伤科床位数达300张以上；与此同时，骨生理、骨病理、生物化学、生物力学、分子生物学、同位素、电子计算机X线断层扫描、磁共振、骨密度测量等现代科学技术已在本学科的基础研究与临床医疗中得到较广泛应用；中西医结合治疗踇外翻及相关畸形、旋提手法治疗神经根型颈椎病、益气化瘀法治疗椎间盘退变性疾病、补肾益精法防治原发性骨质疏松症的疗效机制和推广应用等科研项目相继获得国家科技进步二等奖；一些治疗颈椎病、腰腿痛、骨质疏松、骨缺血性坏死、骨髓炎及骨关节炎的中药新药不断研制出来，产生了良好的社会效益与经济效益。在新的世纪，中医骨伤科已走出国门，2005年，世界中医药学会联合会骨伤科专业委员会成立，海内外骨伤科学术交流日益频繁。中医骨伤科正迎来一个科学的春天，必将更加茁壮成长，为人类健康事业做出更大的贡献。

第二章　骨伤病的分类和病因病机

第一节　骨伤病的分类

一、损伤的分类

损伤是指人体受到各种创伤性因素引起的皮肉、筋骨、脏腑等组织结构的损害，及其带来的局部和全身性反应。中医学对损伤的分类认识较早，周代《周礼·天官》描述疡医主治肿疡、溃疡、金疡、折疡。《礼记·月令孟秋》记载损伤可分为伤、创、折、断四类。唐代《外台秘要》将损伤分为外损与内伤两类。现代按损伤的性质和特点主要有下列分类方法：

1. 根据损伤部位分类　分为外伤与内伤。外伤是指皮、肉、筋、骨、脉损伤，可根据受伤的具体部位分为骨折、脱位与筋伤。内伤是指脏腑损伤及暴力所引起的气血、脏腑、经络功能紊乱而出现的各种损伤内证。

2. 根据损伤性质分类　按外力作用的性质可分为急性损伤与慢性劳损。急性损伤是指急骤的暴力所引起的损伤。慢性劳损是指劳逸失度或体位不正确，导致外力长期累积于人体所致的损伤。

3. 根据受伤时间分类　分为新伤与陈伤。新伤是指2～3周以内的损伤。陈伤又称宿伤，是指新伤失治，日久不愈，或愈后又因某些诱因，隔一段时间又在原受伤部位复发者。

4. 根据受伤部位破损情况分类　分为闭合性损伤与开放性损伤。闭合性损伤是指受钝性暴力损伤而外部无创口者。开放性损伤是指受到锐器、火器或钝性暴力作用，皮肤或黏膜破损，深部组织与外界环境沟通者。开放性损伤，外邪可以从伤口侵入，易发生感染。

5. 根据受伤程度分类　分为轻伤与重伤。损伤的严重程度取决于致伤因素的性质、强度，作用时间的长短，受伤的部位及其面积的大小、深度等。

6. 根据伤者的职业特点分类　分为生活性损伤、工业性损伤、农业性损伤、交通性损伤和运动性损伤等。如运动员及舞蹈、杂技、武术表演者更容易发生各种运动损伤，经常颈部过度屈曲看书或看电视者、长期低头伏案工作者容易患颈椎病。这说明损伤的发生与工作职业及生活习惯有一定关系。

7. 根据致伤因素的理化性质分类　分为物理性损伤、化学性损伤和生物性损伤等。如外力、高热、冷冻、电流等可以导致物理性损伤。

临床辨证施治时，既要参照上述分类方法将伤病进行分类，更应从整体出发，全面检查分析，做出正确的诊断与治疗。

NOTE

二、骨病的分类

中医骨病学是以中医理论为指导，结合现代科学和西医学知识来研究骨与关节系统疾病的发生、发展及其防治规律的一门临床学科，是中医骨伤科学的重要组成部分。其主要研究发生于骨、关节、筋膜、肌肉等运动系统除外伤之外的疾病。骨病常将病因、病理及临床表现作为分类依据，用以指导治疗。中医骨病常分为以下几大类（表2-1）。

表2-1　中医骨病分类

分类	疾病范围
骨与关节先天性畸形	成骨不全、软骨发育不全、石骨症、脊椎裂、先天性脊柱侧弯、先天性髋关节脱位、并指畸形等
骨痈疽	急性化脓性骨髓炎、慢性骨髓炎、化脓性关节炎、骨梅毒等
骨痨	骨与关节结核
骨痹	风湿性关节炎、类风湿关节炎、骨与关节退行性关节炎、强直性脊柱炎、血友病性关节炎、痛风性关节炎、神经性关节炎及部分骨代谢性疾病，如骨质疏松症等
骨痿	多发性神经炎、小儿麻痹后遗症、骨质软化症、佝偻病等
骨蚀	成人股骨头缺血性坏死、股骨头骨骺炎、胫骨结节骨骺炎、脊椎骨骺炎、手舟骨缺血性坏死、足距骨缺血性坏死等
骨肿瘤	良性骨肿瘤、恶性骨肿瘤、转移性骨肿瘤和瘤样病损，如骨瘤、骨样骨瘤、骨巨细胞瘤、血管瘤、骨肉瘤、软骨肉瘤、纤维肉瘤、骨髓瘤、脊索瘤、尤因肉瘤、滑膜瘤、骨囊肿、骨纤维异样增殖症等
地方病与职业病	大骨节病、氟骨病、振动病、减压病、铅中毒、镉中毒、磷中毒等

第二节　骨伤病的病因

一、损伤的病因

损伤的病因是指引起人体损伤发病的原因，或称为损伤的致病因素。

（一）外因

损伤外因是指引起人体损伤的外界因素，主要是外力伤害，但与外感六淫及邪毒感染等也有一定的关系。

1. 外力伤害　外力作用可以损伤人体的皮肉筋骨而引起各种损伤。如跌仆、坠堕、撞击、闪挫、压轧、负重、刀刃、劳损等所引起的损伤都与外力作用有关。根据外力性质的不同，可分为直接暴力、间接暴力、肌肉强烈收缩和持续劳损4种。

（1）直接暴力　损伤发生在外力直接作用的部位，如创伤、挫伤、骨折、脱位等。

（2）间接暴力　损伤都发生在远离外力作用的部位，如传达暴力、扭转暴力可引起相应部位的骨折、脱位。如自高处坠落，臀部先着地，身体下坠的冲击力与地面向上对脊柱的反作用力造成的挤压即可在胸腰椎发生压缩性骨折，或伴有更严重的脱位及脊髓损伤。如自高处坠落时臀部着地在一侧高一侧低的地面时，还会产生扭转暴力，骨折形态也就会出现区别，或同时发生一侧关节突脱位。

（3）肌肉强烈收缩　肌肉过度强烈收缩和牵拉可造成筋骨损伤。如跌仆时股四头肌强烈收缩可引起髌骨骨折，投掷手榴弹时肌肉强烈收缩可致肱骨干骨折。

（4）持续劳损　长时间劳作或姿势不正确的操作，肢体某部位之筋骨受到持续或反复多次的牵拉、摩擦等，可使外力积累而引起筋骨慢性损伤。《素问·宣明五气篇》曰："久视伤血，久卧伤气，久坐伤肉，久立伤骨，久行伤筋，是谓五劳所伤。"如单一姿势的长期弯腰负重可造成慢性腰肌劳损，长时间的步行可能引起距骨疲劳性骨折等。

2. 外感六淫　外感六淫可引起筋骨、关节疾患，导致关节疼痛或活动不利。《诸病源候论·卒腰痛候》指出："夫劳伤之人，肾气虚损，而肾主腰脚，其经贯肾络脊，风邪乘虚，卒入肾经，故卒然而患腰痛。"《仙授理伤续断秘方》曰："损后中风，手足痿痹，不能举动，筋骨乖张，挛缩不伸。"说明各种损伤之后，风寒湿邪可能乘虚侵袭，阻塞经络，导致气机不得宣通，引起肌肉挛缩或松弛无力，进一步加重脊柱和四肢关节功能障碍。《伤科补要》曰："夫人之筋，赖气血充养，寒则筋挛，热则筋纵，筋失营养，伸舒不便，感冒风寒，以患失颈，头不能转。"说明感受风寒湿邪还可致落枕等疾患。

3. 邪毒感染　外伤后再感受毒邪，或邪毒从伤口乘虚而入，郁而化热，热盛肉腐，附骨成脓，脓毒不泄，蚀筋破骨，则可引起局部和全身感染，出现各种变证。如开放性骨折处理不当可引起化脓性骨髓炎等。

（二）内因

损伤内因是指引起人体损伤的内在因素。损伤主要是由于外力伤害等外在因素所致，但也有各种不同的内在因素和一定的发病规律，如与年龄、体质、局部解剖结构等内在因素关系十分密切。《素问·评热病论篇》指出："邪之所凑，其气必虚。"而《灵枢·百病始生》曰："风雨寒热，不得虚，邪不能独伤人"，"此必因虚邪之风，与其身形，两虚相得，乃客其形。"说明大部分外界致病因素只有在机体虚弱的情况下，才能伤害人体。因此，我们不仅重视损伤外因的作用，而且强调内因在发病学上的重要作用。但是当外来暴力比较大，超越了人体防御力量或耐受力时，外力伤害就成为决定性因素。

1. 年龄　年龄不同，伤病的好发部位及发生率也不一样。老年人筋肉退变，骨质松脆，容易发生损伤。如跌倒时一侧臀部着地，外力作用相同，但老年人易引起股骨颈骨折或股骨转子间骨折，而青少年则较少发生。小儿因骨骼柔嫩，尚未坚实，容易发生骨折，但小儿的骨膜较厚而富有韧性，骨折时多发生不完全性骨折。少年儿童骨骺尚未闭，容易发生骨骺损伤。青壮年筋骨坚强，但在剧烈运动中又多发生各种损伤。

2. 体质　体质的强弱与损伤的发生有密切的关系。年轻体壮、气血旺盛、肾精充足、筋骨坚固者不易发生损伤。年老体弱、气血虚弱、肝肾亏虚、骨质疏松者容易发生损伤。如突然滑倒，臀部着地，外力虽很轻微，也可能发生股骨颈或股骨转子间骨折。《伤科补要》曰："下颏者，即牙车相交之骨也，若脱，则饮食言语不便，由肾虚所致。"说明骤然张口过大可以引起颞下颌关节脱位，也与肾气亏损而致面部筋肉、关节囊松弛有关。《正体类要·正体主治大法》曰："若骨骱接而复脱，肝肾虚也。"说明肝肾亏虚是习惯性脱位的病理因素之一。

3. 解剖结构　损伤与局部解剖结构也有一定的关系。传达暴力作用于某一骨骼时，骨折常常发生在密质骨与松质骨交界处。如桡骨远端骨折好发于桡骨远端 2～3cm 松质骨与密质骨交界处。锁骨骨折多发生在无韧带肌肉保护的锁骨两个弯曲的交界处。

NOTE

4. 先天因素　损伤的发生与先天禀赋不足也有密切关系。如第一骶椎的隐性脊柱裂，由于棘突缺如，棘上与棘间韧带失去了依附，降低了腰骶关节的稳定性，容易发生劳损。先天性脆骨病、先天性骨关节畸形都可造成骨组织脆弱，易发生骨折。

5. 病理因素　伤病的发生还与组织的病变关系密切。内分泌代谢障碍可影响骨的成分，骨组织的疾患如骨肿瘤、骨结核、骨髓炎等骨组织受到破坏，从而容易导致骨折脱位等损伤。

6. 职业工种　损伤的发生与职业工种有一定的关系。如手部损伤较多发生在缺乏必要的防护设备下工作的机械工人，慢性腰部劳损多发于经常弯腰负重操作的工人，运动员及舞蹈、杂技、武打演员容易发生各种运动损伤，经常低头工作者容易患颈椎病等。

7. 七情内伤　损伤的发生发展与七情内伤有密切关系。过喜大笑，可造成颞下颌关节脱位。忧思过度，注意力不集中，易发生生活损伤和交通损伤。有些慢性骨关节痹痛，如果患者情志郁结，则内耗气血，可加重局部的病情。有些较严重的创伤，如果患者性格开朗、意志坚强，则有利于创伤修复和疾病的好转；如果意志薄弱，忧虑过度，则加重气血内耗，不利于创伤的康复，甚至加重病情。因此，中医骨伤科历来重视精神调养。

人是一个内外统一的整体。损伤的发生发展是内外因素综合作用的结果。不同的外因，可以引起不同的损伤疾患。而同一外因作用于不同内因的个体，损伤的种类、性质与程度又有所不同。损伤疾患的发生，外因虽然很重要，但亦不要忽视机体的内因。

二、骨病的病因

（一）外因

骨病的外因是指引起人体骨疾病的外界因素，包括外感六淫、邪毒感染、持续劳损、地域环境、毒物与放射线等。

1. 外感六淫　《素问·痹论篇》曰："风、寒、湿三气杂至，合而为痹也。"《诸病源候论·风湿腰痛候》曰："劳伤肾气，经络既虚，或因卧湿当风，而风湿乘虚搏于肾，肾经与血气相击而腰痛。"都说明外感六淫是痹证的发病原因。

2. 邪毒感染　《医宗金鉴·痈疽总论歌》曰："痈疽原是火毒生。"感受不同的邪毒，可引起不同的疾病，如附骨痈、附骨疽、关节流注、骨痨、骨梅毒等。

3. 持续劳损　持续劳作伤害可引起气、血、筋、骨、肉损伤，而导致骨骺炎、骨坏死等。

4. 地域环境　不同的地理环境、气候条件和饮食习惯等，可引起如大骨节病、氟骨病、佝偻病等不同的骨病。

5. 毒物与放射线　经常接触有害物质，包括各种不利于人体健康的无机毒物、有机毒物和放射线，均能导致骨损害而发病。

（二）内因

骨病的内因是指引起人体骨疾病的内在因素，包括先天缺陷、年龄、体质、营养障碍等。

1. 先天缺陷　有些疾病与生俱来，属先天缺陷。许多先天畸形，如先天性马蹄内翻足、先天性髋关节脱位在出生时即已存在；有的是发育生长过程中逐渐出现，如先天性脊柱侧弯症、脆骨病、多发性外生骨疣等。

2. 年龄　幼儿时期，稚阴未充，稚阳未长，易患感染性骨关节病；而老年人肝肾亏损，天癸竭，多患退行性骨关节病。

3. 体质　肾精充实，筋骨劲强，不易发生筋骨疾病；反之身体虚弱，肝肾亏损，则邪毒乘虚而入，易发骨痨或骨痈疽。

4. 营养障碍　营养障碍、后天失养可引起骨的代谢疾病，如佝偻病、骨软化症、骨质疏松症等。

第三节　骨伤病的病机

一、损伤的病机

人体是由皮肉、筋骨、脏腑、经络、气血与津液等共同组成的一个有机整体，人体生命活动主要是脏腑功能的反映，脏腑功能的物质基础是气血、津液。脏腑各有不同的生理功能，通过经络联系全身的皮肉筋骨等组织，构成复杂的生命活动，它们之间保持着相对的平衡，互相联系，互相依存，互相制约，无论在生理活动还是在病理变化方面都有着不可分割的联系。因此，骨伤病的发生和发展与皮肉筋骨、脏腑经络、气血津液等都有密切的关系。

外伤疾患多由于皮肉筋骨损伤而引起气血瘀滞，经络阻塞，津液亏损，或瘀血邪毒由表入里，而导致脏腑不和，亦可由于脏腑不和由里达表引起经络、气血、津液病变，导致皮肉筋骨病损。明代薛己在《正体类要》序文指出："肢体损于外，则气血伤于内，营卫有所不贯，脏腑由之不和。"说明人体的皮肉筋骨在遭受到外力的损伤时，可进而影响到体内，引起气血、营卫、脏腑等一系列的功能紊乱，外伤与内损、局部与整体之间是相互作用、相互影响的。因此，在外伤的辨证论治过程中，均应从整体观念加以分析，既要辨治局部皮肉筋骨的外伤，又要对外伤引起的气血、津液、脏腑、经络功能的病理生理变化加以综合分析，这样才能正确认识损伤的本质和病理现象的因果关系。这种局部与整体的统一观，是中医骨伤科治疗损伤疾患的原则之一。

（一）皮肉筋骨病机

1. 皮肉筋骨的生理功能　皮肉为人之外壁，内充卫气，人之卫外者全赖卫气。肺主气，达于三焦，外循肌肉，充于皮毛，如室之有壁，屋之有墙，故《灵枢·经脉》曰："肉为墙。"

筋是筋络、筋膜、肌腱、韧带、肌肉、关节囊、关节软骨等组织的总称。筋的主要功用是连属关节，络缀形体，主司关节运动。《灵枢·经脉》曰："筋为刚。"言筋的功能坚劲刚强，能约束骨骼。《素问·五脏生成篇》曰："诸筋骨皆属于节。"说明人体的筋都附着于骨上，大筋联络关节，小筋附于骨外。《杂病源流犀烛·筋骨皮肉毛发病源流》中曰："筋也者，所以束节络骨，绊肉绷皮，为一身之关纽，利全体之运动者也，其主则属于肝。""所以屈伸行动，皆筋为之。"因此，筋病多影响肢体的活动。

骨属于奇恒之府，《灵枢·经脉》曰："骨为干。"《素问·痿论篇》曰："肾主身之骨髓。"《素问·脉要精微论篇》又曰："骨者，髓之府，不能久立，行则振掉，骨将惫矣。"指出骨的作用，不但为立身之主干，还内藏精髓，与肾气有密切关系，肾藏精、精生髓、髓养骨，合骨者肾也，故肾气的充盈与否能影响骨的成长、壮健与再生。反之，骨受损伤，可累及肾，二者互为影响。

肢体的运动，有赖于筋骨，而筋骨离不开气血的温煦濡养，气血化生，濡养充足，筋骨功能才可劲强；筋骨又是肝肾的外合，肝血充盈，肾精充足，则筋劲骨强。

2. 损伤与皮肉筋骨的关系　皮肉筋骨的损伤，在骨伤科疾患中最为多见，一般分为"伤皮肉""伤筋""伤骨"，但又互有联系。

（1）伤皮肉　伤病的发生，或破其皮肉，犹壁之有穴，墙之有窦，无异门户洞开，易使外邪侵入；或气血瘀滞逆于肉理，则因营气不从，郁而化热，以致瘀热为毒；若肺气不固，脾虚不运，则卫外阳气不能熏泽皮毛，脾不能为胃运行津液，而致皮肉濡养缺乏，引起肢体痿弱或功能障碍。损伤引起血脉受压，营卫运行滞涩，则筋肉得不到气血濡养，导致肢体麻木不仁、挛缩畸形。局部皮肉组织受邪毒感染，营卫运行机能受阻，气血凝滞，继而郁热化火，酿而成脓，出现局部红、肿、热、痛等症状。若皮肉破损引起破伤风，可导致肝风内动，出现张口困难、牙关紧闭、角弓反张和抽搐等症状。

（2）伤筋　一般来说，筋急则拘挛，筋弛则痿弱不用。凡跌打损伤，筋每首当其冲，受伤机会最多。在临床上，凡扭伤、挫伤后，可致筋肉损伤，局部肿痛、青紫，关节屈伸不利。即使在"伤骨"的病症中，如骨折时，由于筋附着于骨的表面，筋亦往往首先受伤；关节脱位时，关节四周筋膜多有破损。所以，在治疗骨折、脱位时都应考虑筋伤的因素。慢性的劳损，亦可导致筋的损伤，如"久行伤筋"，说明久行过度疲劳，可致筋的损伤。临床上筋伤机会甚多，其证候表现、病理变化复杂多端，如筋急、筋缓、筋缩、筋挛、筋痿、筋结、筋惕等，宜细审察之。

（3）伤骨　在骨伤科疾患中所见的"伤骨"病证，包括骨折、脱位，多因直接暴力或间接暴力所引起。凡伤后出现肿胀、疼痛、活动功能障碍，并可因骨折位置的改变而有畸形、骨擦音、异常活动等为伤骨；如因关节脱位，骨的位置不正常，使附着之筋紧张而出现弹性固定等为伤筋。但伤骨不会是单纯性的孤立的损伤。如上所述，损骨能伤筋，伤筋亦能损骨，筋骨的损伤必然累及气血伤于内，因脉络受损，气滞血瘀，为肿为痛。《灵枢·本脏》指出："是故血和则经脉流行，营复阴阳，筋骨劲强，关节清利矣。"所以治疗伤骨时，必须行气消瘀以纠正气滞血瘀的病理变化。

伤筋损骨还可危及肝肾精气，《备急千金要方》曰："肾应骨，骨与肾合。""肝应筋，筋与肝合。"肝肾精气充足，可促使肢体骨骼强壮有力。因此，伤后如能注意调补肝肾，充分发挥精生骨髓的作用，就能促进筋骨修复。《素问·宣明五气篇》指出五脏所主除肝主筋外，还有"肾主骨"，五劳所伤除久行伤筋外，还有"久立伤骨"，说明了过度疲劳也能使人体筋骨受伤，如临床所见的跖骨疲劳骨折等。《东垣十书·内外伤辨》指出的"热伤气""热则骨消筋缓""寒伤形""寒则筋挛骨痛"等，说明寒热对筋骨也有影响。

（二）气血津液病机

1. 气血病机

（1）气血的生理功能　气血运行于全身，周流不息，外而充养皮肉筋骨，内则灌溉五脏六腑，维持着人体正常生命活动。

"气"一方面来源于与生俱来的肾之精气，另一方面来源于从肺吸入的清新之气和由脾胃所化生的"水谷精气"。前者为先天之气，后者乃后天之气，这两种气相互结合而形成的"真气"，成为人体生命活动的原动力，也可以说是维持人体生命活动最基本的力量。气是一种流动的物质，气的运动形式多种多样，主要有升、降、出、入四种基本运动形式。它的主要功能包括对一切生理活动的推动作用，温养形体的温煦作用，对外邪侵入的防御作用，血和津液的化生、输布、转化的气化作用和防止血、津液流失的固摄作用。总之，气在全身流通，无处不到，上升下降，维持着人体动态平衡。

"血"由从脾胃运化而来的水谷精气变化而成。《灵枢·决气》曰："中焦受气取汁，变化而赤，是谓血。"前人称"血主濡之"，血形成之后，循行于脉中，依靠气的推动而周流于全身，对各个脏腑、组织、器官有营养作用。《素问·五脏生成篇》曰："肝受血而能视，足受血而能步，掌受血而能握，指受血而能摄"，说明全身的皮肉、筋骨、脏腑，都需要得到血液的营养，才能行使各自的生理活动。

"气"和"血"的关系十分密切。气推动血沿着经脉而循行全身，以营养五脏、六腑、四肢、百骸。两者相互依附，周流不息。《素问·阴阳应象大论篇》阐述了气血之间的关系："阴在内，阳之守也；阳在外，阴之使也。"《血证论·吐血》概括为"气为血之帅，血随之而运行；血为气之守，气得之而静谧"。血的循行，靠气的推动，气行则血运行，气滞则血瘀。反之血能载气，大量出血，必然导致"气随血脱"，血溢于外，成为瘀血，气亦必随之而滞。这些阴阳、内外、守使等概念，不仅说明了气血本身的特点，而且也生动地阐明了二者之间相互依存的关系。

（2）损伤与气血的关系　损伤与气血的关系十分密切，当人体受到外力伤害后，常导致气血运行紊乱而产生一系列的病理改变。人体一切伤病的发生、发展无不与气血有关。

①伤气：因用力过度、跌仆闪挫或击撞胸部等因素，导致人体气机运行失常，乃至脏腑发生病变，出现"气"的功能失常及相应的病理现象。一般表现为气滞与气虚，损伤严重者可出现气闭、气脱，内伤肝胃可见气逆等。

气滞：多见于胸部屏伤或挫伤。当人体某一部位、某一脏腑发生受伤或病变，都可使气的流通发生障碍，出现"气滞"的病理现象。《素问·阴阳应象大论篇》说："气伤痛，形伤肿。"气本无形，郁滞则气聚，聚则似有形而实无质，气机不通之处，即伤病之所在，常出现胀闷疼痛。如气滞发生于胸胁，则出现胸胁胀痛，呼吸、咳嗽时均可牵掣作痛等。损伤气滞的特点为外无肿形，痛无定处，自觉疼痛范围较广，体表无明确压痛点。

气虚：气虚是全身或某一脏腑、器官、组织出现功能不足和衰退的病理现象。在骨伤科疾病中某些慢性损伤、严重损伤后期、体质虚弱和老年患者等均可见到。其主要证候表现为伤痛绵绵不休、疲倦乏力、语声低微、气短、自汗、脉细软无力等。

气闭：常为损伤严重而骤然导致气血错乱，气为血壅，气闭不宣。其主要证候为出现一时性的晕厥、不省人事、窒息、烦躁妄动、四肢抽搐或昏睡困顿等。《医宗金鉴·正骨心法要旨》有"或昏迷目闭，身软而不能起，声气短少，语言不出，心中忙乱，睡卧喘促，饮食少进"等描述。常见于严重损伤的患者。

气脱：常发生于开放性损伤失血过多、头部外伤等严重伤患。严重损伤可造成本元不固而出现气脱，是气虚最严重的表现。如损伤引起大出血，可造成气随血脱。气脱者多突然昏迷或醒后又昏迷，表现为呼吸浅促、面色苍白、四肢厥冷、二便失禁、脉微弱等证候。

气逆：损伤而致内伤肝胃，可造成肝胃气机不降而反逆上，出现嗳气频频、作呕欲吐或呕吐等症。

②伤血：由于跌打、挤压、挫撞及各种机械冲击等伤及血脉，以致出血，或瘀血停积。损伤后血的功能失常可出现各种病理现象，主要有血瘀、血虚、血脱和血热。

血瘀：血瘀可由局部损伤出血及各种内脏和组织发生病变所形成。在伤科疾患中的血瘀多由于局部损伤出血所致。血有形，形伤肿，瘀血阻滞，经脉不通，不通则痛，故血瘀出现局部肿胀、疼痛。疼痛性质如针刺刀割，痛点固定不移，是血瘀最突出的一个症状。血瘀还可在伤处出现肿胀青紫，同时由于瘀血不去，可使血不循经，反复出血不止。全身症状表现为面色晦暗、唇舌青紫，脉细或涩等证候。在骨伤科疾患中，气滞血瘀常常同时并见，《素问·阴阳应象大论篇》指出："气伤痛，形伤肿。故先痛而后肿者，气伤形也；先肿而后痛者，形伤气也。"临床上多见气血两伤，肿痛并见，唯有所偏重，或伤气偏重，或伤血偏重，以及先痛后肿，或先肿后痛等不同情况。

血虚：在骨伤科疾患中，由于失血过多，新血一时未及补充；或因瘀血不去，新血不生；或因筋骨严重损伤，累及肝肾，肝血肾精不充，都能导致血虚。血虚证候表现为面色不华或萎黄、头晕、目眩、心悸、手足发麻、心烦失眠、爪甲色淡、唇舌淡白、脉细无力。在骨伤科疾患中还可表现为局部损伤之处久延不愈，甚至血虚筋挛、皮肤干燥、头发枯焦，或关节缺少血液滋养而僵硬、活动不利。血虚患者，往往由于全身功能衰退，同时可出现气虚证候。气血俱虚则在骨伤科疾患中表现为损伤局部愈合缓慢，功能长期不能恢复等。

血脱：在创伤严重失血时，往往会出现四肢厥冷、大汗淋漓、烦躁不安，甚至晕厥等虚脱症状。血虽以气为帅，但气的宁谧温煦需血的濡养。失血过多时，气浮越于外而耗散、脱亡，出现气随血脱、血脱气散的虚脱证候。

血热：损伤后积瘀化热或肝火炽盛、血分有热均可引起血热。临床可见发热、口渴、心烦、舌红绛、脉数等证候，严重者可出现高热昏迷。积瘀化热，邪毒感染，尚可致局部血肉腐败，酝酿液化成脓。《正体类要·正体主治大法》曰："若患处或诸窍出血者，肝火炽盛，血热错经而妄行也。"若血热妄行，则可见出血不止等。

2. 津液病机

（1）津液的生理功能　津液是人体内一切正常水液的总称，主要是指体液而言。清而稀薄者称为津，浊而浓稠者称为液。"津"多布散于肌表，以渗透润泽皮肉、筋骨之间，有温养充润的作用，所以《灵枢·五癃津液别》曰："以温肌肉，充皮肤，为其津。"汗液、尿液均为津所化生。津血互生，血液得津液的不断补充，才能在周身环流不息，故《灵枢·痈疽》曰："津液和调，变化而赤为血。""液"流注、浸润于关节、脑髓之间，以滑利关节，濡养脑髓和骨髓，同时也有润泽肌肤的功能。津和液都是体内正常水液，两者之间可互相转化，故并称津液，有充盈空窍，滑利关节，润泽皮肤、肌肉、筋膜、软骨，濡养脑髓和骨髓，即所谓填精补髓等生理功能。

（2）损伤与津液的关系　损伤而致血瘀时，由于积瘀生热，热邪灼伤津液，可使津液出现一时性消耗过多，而使滋润作用不能很好发挥，出现口渴、咽燥、大便干结、小便短少、舌苔黄而干燥等症。由于重伤久病，常能严重耗伤阴液，除了可见较重的伤津证候外，还可见全身情况差、舌色红绛而干燥、舌体瘦瘪、舌苔光剥、口干而不欲饮等症。

津液与气有密切的关系，损伤而致津液亏损时，气亦随之受损。津液大量丢失，甚至可导致"气随液脱"。而气虚不能固摄，又可致津液损伤。

损伤后如果有关脏腑的气机失调，必然会影响"三焦气化"，妨碍津液的正常运行而导致病变。人体水液代谢调节，虽然是肺、脾、肾、三焦等脏器共同的职能，但起主要作用的是肾。这是因为三焦气化生于肾气，脾阳根源于肾阳，膀胱的排尿功能依赖于肾的气化作用之故。肾气虚衰时可见小便清长，或水液潴聚的表现，如局部或下肢浮肿。关节滑液停积时，可积聚为肿胀。

《灵枢·本神》曰："两精相搏谓之神。"《灵枢·平人绝谷》曰："神者，水谷之精气也。"《素问·六节藏象论篇》曰："味有所藏，以养五气，气和而生，津液相成，神乃自生。"精、气、神三者，前人称为三宝，气的化生源于精，精的化生赖于气，精气生而津液成则表现为神；若精气伤，津液损，则神失所载，出现危候。如机体因创伤、失血引起休克时，便会出现反应迟钝、表情淡漠、精神恍惚、烦躁不安或不省人事等神态异常，并有肢体出汗、皮肤湿润、尿量减少等征象。

（三）脏腑经络病机

1. 脏腑的生理功能　脏腑是化生气血，通调经络，营养皮肉筋骨，主持人体生命活动的主要器官。脏与腑的功能各有不同。《素问·五脏别论篇》中曰："五脏者，藏精气而不泻也。""六腑者，传化物而不藏。"脏的功能是化生和贮藏精气，腑的功能是腐熟水谷、传化糟粕、排泄水液。

2. 经络的生理功能　经络是运行全身气血，联络脏腑肢节，沟通上下内外，调节体内各部分功能活动的通路，包括十二经脉、奇经八脉、十五别络，以及经别、经筋等。每一经脉都连接着内在的脏或腑，同时脏腑又存在相互表里的关系。所以在疾病的发生和传变上也可以由于经络的联系而相互影响。

3. 脏腑与经络的关系　人体是一个统一的整体，体表与内脏、内部脏腑之间有着密切的联系，不同的体表组织由不同的内脏分别主宰。脏腑发生病变，必然会通过它的有关经络反映在体表；而位于体表的组织的病变，同样可以影响其所属的脏腑出现功能紊乱。如"肝主筋""肾主骨""脾主肌肉"等。肝藏血主筋，肝血充盈，筋得所养，活动自如；肝血不足，筋的功能就会发生障碍。肾主骨，藏精气，精生骨髓，骨髓充实，则骨骼坚强；脾主肌肉，人体的肌肉依赖脾胃化生气血以资濡养。这都说明人体内脏与筋骨气血的相互联系。

4. 损伤与脏腑、经络的关系　《血证论》强调"业医不知脏腑，则病原莫辨，用药无方"。脏腑病机是探讨疾病发生发展过程中，脏腑功能活动失调的病理变化机制。外伤后势必造成脏腑生理功能紊乱，并出现一系列病理变化。

（1）肝、肾　《素问·宣明五气篇》提出五脏随其不同功能而各有所主。"肝主筋""肾主骨"的理论亦广泛地运用在伤科辨证治疗上，损伤与肝、肾的关系十分密切。

①肝主筋：《素问·五脏生成篇》曰："肝之合筋也，其荣爪也。"《素问·六节藏象论篇》说："其华在爪，其充在筋。"这些条文都说明肝主筋，主关节运动。《素问·上古天真论篇》曰："丈夫……七八肝气衰，筋不能动，天癸竭，精少，肾脏衰，形体皆极。"提出人到了五十多岁，则进入衰老状态，表现为筋的运动不灵活，是由于肝气衰、筋不能动的缘故。"肝主筋"也就是认为全身筋肉的运动与肝有密切关系。肝血充盈才能养筋，筋得其所养，才能运动有力而灵活。肝血不足，血不养筋，则出现手足拘挛、肢体麻木、屈伸不利等症。

②肝藏血：《灵枢·本神》曰："肝藏血。"《素问·五脏生成篇》曰："故人卧，血归于

肝……足受血而能步，掌受血而能握，指受血而能摄。"是指肝脏具有贮藏血液和调节血量的功能。凡跌打损伤之证，而有恶血留内时，则不分何经，皆以肝为主，因肝主藏血，故败血凝滞体内，从其所属，必归于肝。如跌仆闪挫屏伤的疼痛多发生在胁肋少腹处，正是因为肝在胁下，肝经起于大趾，循少腹，布两胁的缘故。

③肾主骨，主生髓：《灵枢·本神》曰："肾藏精。"《素问·宣明五气篇》曰："肾主骨。"《素问·六节藏象论篇》曰："肾者……其充在骨。"《素问·阴阳应象大论篇》曰："肾生骨髓"，"在体为骨"。都是说明肾主骨生髓，骨是支持人体的支架。

肾藏精，精生髓，髓养骨，所以骨的生长、发育、修复，均须依赖肾脏精气所提供的营养和推动。肾的精气不足导致小儿的骨软无力、囟门迟闭，以及某些骨骼的发育畸形；肾精不足、骨髓空虚可致腿足痿弱而行动不便，或骨质脆弱，易于骨折。

《诸病源候论·腰痛不得挽仰候》曰："肾主腰脚"，"劳损于肾，动伤经络，又为风冷所侵，血气搏击，故腰痛也"。《医宗必读》认为腰痛的病因"有寒有湿，有风热，有挫闪，有瘀血，有滞气，有积痰皆标也，肾虚其本也"。所以肾虚者易患腰部扭闪和劳损等症，而出现腰背酸痛、腰脊活动受限等症状。又如骨折损伤必内动于肾，因肾生精髓，故骨折后如肾生养精髓不足，则无以养骨，难以愈合。故在治疗时，必须用补肾续骨之法，常配合入肾经的药物。筋骨相连，发生骨折时常伤及筋，筋伤则内动于肝，肝血不充，无以荣筋，筋失滋养而影响修复。肝血肾精不足，还可以影响骨折的愈合，所以在治疗时要补肾，同时须养肝、壮筋，常配合入肝经的药物。

（2）脾、胃　脾为仓廪，主消化吸收。《素问·灵兰秘典论篇》曰："脾胃者，仓廪之官，五味出焉。"说明胃主受纳、脾主运化。运化是指把水谷化为精微，并将精微物质转输至全身的生理功能。它对于气血的生成和维持正常活动所必需的营养起着重要的作用，故称脾胃为气血生化之源。此外，脾还具有统摄血液防止逸出脉外的功能。它对损伤后的修复起着重要的作用。

脾主肌肉、四肢。《素问·痿论篇》曰："脾主身之肌肉。"《灵枢·本神》曰："脾气虚则四肢不用。"全身的肌肉都要依靠脾胃所运化的水谷精微营养，一般人如果营养好则肌肉壮实，四肢活动有力，即使受伤也容易痊愈；反之，若肌肉瘦削，四肢疲惫，软弱无力，则伤后不易恢复。所以损伤以后要注意调理脾胃的功能。胃气强，则五脏俱盛。脾胃运化功能正常，则消化吸收功能旺盛，水谷精微得以生气化血，气血充足，输布全身，损伤也容易恢复。如果脾胃运化失常，则化源不足，无以滋养脏腑筋骨。胃气弱则五脏俱衰，必然影响气血的生化和筋骨损伤的修复。所以有"胃气一败，百药难施"的说法。这正是脾主肌肉，主四肢，四肢皆禀气于胃的道理。

（3）心、肺　心主血，肺主气。气血的周流不息，输布全身，还有赖于心肺功能的健全。心肺调和，则气血得以正常循环输布，才能发挥温煦濡养的作用，而筋骨损伤才能得到痊愈。肺主一身之气，如果肺的功能受损，不但会影响呼吸功能，而且也会影响气的生成，从而导致全身性的气虚，出现体倦无力、气短、自汗等症状。《素问·痿论篇》曰："心主身之血脉。"主要是指心气有推动血液循环的功能。血液的正常运行，不仅需要心气的推动，而且赖于血液的充盈，气为血之帅，而又依附于血。因此损伤后出血过多，血液不足而心血虚损时，心气也会随之不足，出现心悸、胸闷、眩晕等症。

（4）经络 经络内联脏腑，外络肢节，布满全身，是营卫气血循行的通路。《灵枢·本脏》曰："经脉者，所以行血气而营阴阳，濡筋骨，利关节者也。"指出经络有运行气血、营运阴阳、濡养筋骨、滑利关节的作用。所以经络一旦受伤就会使营卫气血的通路受到阻滞。经络的病候主要有两方面：一是脏腑的损伤病变可以累及经络，经络损伤病变又可内传脏腑而出现症状；二是经络运行阻滞，会影响它循行所过组织器官的功能，出现相应部位的证候。正如《杂病源流犀烛·跌仆闪挫源流》中曰："损伤之患，必由外侵内，而经络脏腑并与俱伤"，"亦必于脏腑经络间求之"。因此在医治骨伤科疾患时，应根据经络、脏腑学说灵活辨证，调整其内脏的活动和相应的体表组织、器官的功能。

二、骨病的病机

（一）气血病机

1. 气滞血瘀 《素问·阴阳应象大论篇》曰："气伤痛，形伤肿。先痛而后肿者，气伤形也；先肿而后痛者，形伤气也。"肿与痛是气血运行受阻后筋骨关节病变的临床表现。

2. 气虚 气由先天之"肾中精气"、后天肺吸入的"清气"及脾胃化生的"水谷精气"组成。因生成不足或过度消耗而致病，见于严重的或慢性的骨关节疾病。表现为神疲乏力、面色㿠白、少气懒言、胃纳不馨、自汗等。

3. 血虚 多由于体内化生不足或失血过多引起，表现为面色苍白、爪甲失华、头晕目眩、心悸气短、舌淡白、脉细弱无力等，因血不养筋，常见关节僵硬痉挛、肢体麻木等症。

（二）脏腑病机

1. 肾精不足 骨的生长、发育、修复均依赖于肾精濡养。肾精不足，在小儿可发生五迟五软，在成人则可发生骨痿。肾虚骨枯，外邪侵犯则可发生骨痹疽、骨肿瘤。

2. 肝失调畅 《素问·痿论篇》："宗筋主束骨而利机关也。"筋与骨关节功能关系密切。筋的功能依赖于肝血的濡养和气机调畅，如病则可出现肢体麻木、关节挛缩或痿废失用。

3. 脾不健运 《素问·痿论篇》曰："脾主身之肌肉。"《灵枢·本神》曰："脾气虚则四肢不用。"脾为后天之本，水谷精微化生之源。脾病则运化失常，化生无源，肌肉筋骨失养。临床表现为肌肉瘦削，四肢疲惫，或萎缩不用，伤病亦难以恢复。

第三章　骨伤病的临床诊查

第一节　损伤的症状体征

人体遭受外力而发生损伤后，由于气血、营卫、皮肉、筋骨、经络、脏腑及津液的病理变化，因而出现损伤局部和全身的一系列症状体征，这些临床表现对于诊断伤病及判断病情发展与预后等均有重要的价值。

一、全身情况

轻微损伤一般无全身症状体征。严重损伤之后，由于气滞血瘀，往往有神疲纳呆、夜寐不安、便秘、形羸消瘦、舌紫暗或有瘀斑、脉浮弦等全身症状；妇女可见闭经或痛经、经色紫暗有块；若瘀血停聚，积瘀化热，常有口渴、口苦、心烦、便秘、尿赤、烦躁不安、舌质红、苔黄厚腻、脉浮数或弦紧等表现；严重损伤者可出现面色苍白、肢体厥冷、出冷汗、口渴、尿量减少、血压下降、脉搏微细或消失、烦躁或神情淡漠等休克表现。

二、局部症状体征

（一）一般症状体征

1. 疼痛和压痛　伤后患处经脉受损，气机凝滞，经络阻塞，不通则痛，可出现不同程度的疼痛。气滞者因损伤而致气机不利，表现为无形之疼痛，其痛多无定处，且范围较广，忽聚忽散，无明显压痛点。若伤在胸部，多有咳嗽、呼吸不畅、气急、胸闷胀满、牵掣作痛。气闭则因骤然损伤而使气机闭塞不通，多为颅脑损伤，出现晕厥、神志昏迷等症状。若肝肾气伤，则痛在筋骨；若营卫气滞，则痛在皮肉。伤处可有直接压痛或间接压痛（纵轴叩击痛和骨盆、胸廓挤压痛等）。

2. 肿胀和瘀斑　伤后患处络脉损伤，营血离经，阻塞络道，瘀滞于皮肤腠理，"血有形，病故肿"，因而出现肿胀。若血行之道不得宣通，"离经之血"较多，透过撕裂的肌膜与深筋膜，溢于皮下，一时不能消散，即成瘀斑。伤血者肿痛部位固定；瘀血经久不散，变为宿伤；严重肿胀时还可出现张力性水疱。

3. 功能障碍　由于损伤后气血阻滞引起剧烈疼痛，肌肉反射性痉挛及组织器官的损害，可引起肢体或躯干发生不同程度的功能障碍。伤在手臂则活动受限，伤在下肢则步履无力，伤在腰背则俯仰受阻，伤在关节则屈伸不利，伤在颅脑则神明失守，伤在胸胁则心悸气急，伤在肚腹则纳呆胀满。若组织器官仅仅出现机能紊乱，而无器质性损伤，则功能障碍可以逐渐恢复。若组织器官有形态的破坏与器质性损伤，则功能障碍将不能完全恢复，除非采用手术或其他有效的治疗措施。

疼痛、压痛、肿胀、瘀斑及功能障碍是损伤较普遍的一般症状。由于气血是相辅相成、互相依存的，故临床多为气血两伤、痛肿并见。

（二）特殊症状体征

1. 畸形　发生骨折、脱位或严重筋伤时，由于暴力作用及肌肉、韧带的牵拉等原因，常使骨折端移位或关节脱位，出现肢体形状改变，产生特殊畸形。

2. 骨擦音　无嵌插的完全性骨折，当摆动或触摸骨折的肢体时，两断端相互摩擦可发生响声或摩擦感。

3. 异常活动　受伤前不能活动的骨干部位，在骨折后出现屈曲旋转等非正常活动。

4. 关节盂空虚　原来位于关节盂的骨端脱出，致使关节盂空虚，关节头处于异常位置，这是脱位的特征。

5. 弹性固定　脱位后，关节周围的肌肉痉挛收缩，可将脱位后骨端保持在特殊的位置上。对该关节进行被动活动时，仍可轻微活动，但有弹性阻力。被动活动停止后，脱位的骨端又恢复原来的特殊位置。这种情况称为弹性固定。

第二节　骨病的症状体征

骨骼、关节及其周围筋肉的疾病，称为骨病。骨病不仅产生局部病损与机能障碍，而且可能影响整个机体的形态与功能。因此，骨病也可出现一系列全身与局部的症状和体征。

一、全身症状体征

先天性骨关节畸形、良性骨肿瘤、筋挛、骨关节退行性疾病等，对整个机体影响较少，故全身症状通常不明显。

骨痈疽发病时可出现寒战高热、出汗、烦躁不安、口渴、舌红、苔黄腻、脉数等全身症状；脓肿溃破后体温逐渐下降，全身症状减轻。

骨痨发病时表现为骨蒸潮热、盗汗、口燥咽干、舌红少苔或无苔、脉沉细数等阴虚火旺的症状；后期呈慢性消耗性病容、倦怠无力、舌淡苔白，脉濡细等气血两虚的症状。

痹证兼有发热、恶风、口渴、烦闷不安等全身症状。

痿证多表现为面色无华、食欲不振、肢体痿软无力、舌苔薄白或少苔、脉细等症状。

恶性骨肿瘤晚期可出现精神萎靡、面色苍白或萎黄、食欲不振、消瘦、贫血等恶病质症状。

二、局部症状体征

（一）一般症状体征

1. 疼痛　不同类型或病程的骨病发生疼痛的表现各异。行痹表现为游走性关节疼痛；痛痹者疼痛较剧，痛有定处，得热痛减，遇寒痛增；着痹者关节酸痛、重着，痛有定处；热痹者患部灼痛，得冷稍舒，痛不可触；骨痈疽发病时疼痛彻骨，痛如锥刺，脓溃后疼痛减轻；骨痨初起时患部仅酸痛隐隐，继而疼痛加重，尤其夜间或活动时较明显；颈椎病可出现颈肩疼痛或上肢放射性疼痛，腰椎间盘突出症可出现腰腿疼痛或下肢放射性疼痛；骨质疏松症往往全身性酸痛；恶性骨肿瘤后期呈持续性剧痛，夜间加重，止痛剂不能奏效。

2. 肿胀　骨痈疽、骨痨、痹证等患处常出现肿胀。骨痈疽者局部红肿；骨痨局部肿而不红；各种痹证，如风湿性、类风湿性、痛风性、血友病性关节炎等，关节部位常肿胀。

3. 功能障碍　骨关节疾患常引起肢体功能障碍。关节本身疾患往往主动和被动运动均有障碍；神经系统疾患可引起肌肉瘫痪，不能主动运动，而被动运动一般良好。

（二）特殊症状体征

1. 畸形　骨关节疾患，可出现典型的畸形。如脊柱结核后期常发生后凸畸形，类风湿关节炎可发生腕关节尺偏畸形、手指鹅颈畸形等，强直性脊柱炎可引起圆背畸形，特发性脊柱侧凸症可出现脊柱侧凸畸形，先天性肢体缺如、并指、多指、巨指、马蹄足等均有明显手足畸形。

2. 肌肉萎缩　肌肉萎缩是痿证最主要的临床表现。小儿麻痹后遗症出现受累肢体肌肉萎缩，多发性神经炎出现两侧手足下垂与肌肉萎缩，进行性肌萎缩症出现四肢对称近端肌萎缩，肌萎缩性侧索硬化症出现双前臂广泛萎缩，伴肌束颤动等。

3. 筋肉挛缩　身体某群筋肉持久性挛缩，可引起关节畸形与活动功能障碍。如前臂缺血性肌挛缩，呈爪形手；掌腱膜挛缩症发生屈指挛缩畸形；髂胫束挛缩症出现屈髋、外展、外旋挛缩畸形等。

4. 肿块　骨肿瘤、痛风性关节炎、骨突部骨软骨病等，局部可触及肿块。关节游离体形成的肿块忽隐忽现；骨肿瘤形成的肿块固定不移，质较硬。

5. 疮口与窦道　骨痈疽的局部脓肿破溃后，疮口流脓，初多稠厚，渐转稀薄，有时夹杂小块死骨排出，疮口周围皮肤红肿；慢性附骨疽反复发作者，有时可出现数个窦道，疮口凹陷，边缘常有少量肉芽组织形成。骨痨的寒性脓肿可沿软组织间隙向下流注，出现在远离病灶处；寒性脓肿破溃后，即形成窦道，日久不愈，疮口凹陷、苍白，周围皮色紫暗，开始时可流出大量稀脓，如豆腐花样腐败物，之后则流出稀薄脓水，或夹有碎小死骨。

第三节　四　诊

骨伤科辨证是在中医诊断学基本理论指导下，结合实验室和影像学等辅助检查，通过望、闻、问、切四诊，在收集临床资料的基础上，根据损伤的病因、部位、程度、病性，进行分类，联系脏腑、气血、经络、皮肉筋骨等理论，探求其内在规律，加以综合分析，概括为某种病证。在临床上，应将这几种辨证方法互相补充，诊断才能臻于完善。在辨证时，既要求有整体观念，重视全面检查，又要结合骨伤科的特点，进行细致的局部检查，才能做到全面了解病情，做出正确诊断。

一、望诊

对骨伤科患者进行诊治时，应该首先通过望诊来进行全面观察。骨伤科的望诊，除了对全身的神色、形态、舌象及分泌物等作全面的观察检查外，对损伤局部及其邻近部位必须特别认真察看。要求暴露足够的范围，一般采用与健肢对比，进行功能活动的动态观察。通过望全身、望损伤局部、望舌质舌苔等方面，以初步确定损伤的部位、性质和轻重。

（一）望全身

1. 望神色 首先通过察看神态色泽的变化来判断损伤轻重、病情缓急。如精神爽朗、面色清润者，正气未伤；若面容憔悴、神气委顿、色泽晦暗者，正气已伤，病情较重。对重伤患者要观察其神志是否清醒。若神志昏迷、神昏谵语、目暗睛迷、瞳孔缩小或散大、面色苍白、形羸色败、呼吸微弱或喘急异常，多属危候。

2. 望形态 望形态可了解损伤部位和病情轻重。形态发生改变多见于骨折、关节脱位及严重筋伤。如下肢骨折时，患者多不能直立行走；肩、肘关节脱位时，多用健侧手扶持患侧前臂；颞下颌关节脱位时，多用手托住下颌；腰部急性扭伤，身体多向患侧倾斜，且用手支撑腰部慢行。

（二）望局部

1. 望畸形 畸形往往标志有骨折或脱位存在，因此可通过观察肢体标志线或标志点的异常改变，进行判断。关节脱位后，原关节处出现凹陷，而在其附近出现隆起，同时患肢可有长短粗细等变化。如肩关节前脱位有方肩畸形。四肢完全性骨折因重叠移位而出现不同程度的增粗和缩短，在骨折处出现高突或凹陷等。股骨颈和股骨转子间骨折，多有典型的患肢缩短与外旋畸形。桡骨远端骨折可出现"餐叉"样畸形等。

2. 望肿胀、瘀斑 损伤后因气滞血凝，多伴有肿胀、瘀斑，故需要观察其肿胀、瘀斑的程度及色泽的变化。肿胀较重而肤色青紫者，为新伤；肿胀较轻而青紫带黄者多为陈伤。

3. 望创口 对开放性损伤，须注意创口的大小、深浅，创口边缘是否整齐，是否被污染及有异物，色泽鲜红还是紫暗，以及出血情况等。如已感染，应注意流脓是否畅通，脓液的颜色及稀稠等情况。

4. 望肢体功能 肢体功能活动，对了解骨关节损伤有重要意义。除观察上肢能否上举、下肢能否行走外，还应进一步检查关节能否进行屈伸旋转等活动。例如，肩关节的正常活动有外展、内收、前屈、后伸、内旋和外旋六种活动。上肢外展不足90°，而外展时肩胛骨一并移动者，提示外展动作受限制。当肘关节屈曲、肩关节内收时，肘尖不能接近中线，说明内收动作受限制。若患者梳发的动作受限制，提示外旋功能障碍。若患者手背不能置于背部，提示内旋功能障碍。肘关节虽仅有屈曲和伸直的功能，但上下尺桡关节的联合活动可产生前臂旋前和旋后活动。如有活动障碍，应进一步查明是何种原因。为了明确障碍出现的情况，除嘱其主动活动外，往往与摸法、量法、运动检查结合进行，并通过与健肢对比观察以测定其主动与被动活动情况。

（三）望舌

亦称舌诊。观察舌质及苔色，虽然不能直接判断损伤部位及性质，但心开窍于舌，又为脾胃之外候，它与各脏腑均有密切联系。《辨舌指南·辨舌总论》曰："辨舌质，可诀五脏之虚实；视舌苔，可察六淫之浅深。"所以它能反映人体气血的盛衰，津液的盈亏，病邪的性质，病情的进退，病位的深浅，以及伤后机体的变化。因此望舌是辨证的重要内容之一。

舌质和舌苔都可以诊察人体内部的寒热、虚实等变化，两者既有密切的关系，又各有侧重。在舌质上以气血的变化为重点，在舌苔上以脾胃的变化为重点。观察舌苔的变化，还可鉴别疾病属表属里，属虚属实，所以察舌质和舌苔可以相互印证。

1. 察舌质

（1）**正常舌质**　为淡红色。舌色淡白为气血虚弱，或阳气不足而伴有寒象。

（2）**舌色红绛**　为热证，或为阴虚。舌色鲜红，深于正常，称为舌红，进一步发展而成为深红者称为绛。两者均表现热证，但绛者热势更甚，多见于里热实证、感染发热和较大创伤后。

（3）**舌色青紫**　为伤后气血运行不畅，瘀血凝聚。局部紫斑表示血瘀程度较轻，或局部有瘀血。全舌青紫表示全身血行不畅或血瘀程度较重。青紫而滑润，表示阴寒血凝，为阳气不能温运血液所致。舌绛紫而干表示热邪深重，津伤血滞。

2. 望舌苔

（1）**薄白而润滑**　为正常舌苔，或为一般外伤复感风寒，初起在表，病邪未盛，正气未伤；舌苔过少或无苔表示脾胃虚弱；厚白而滑为损伤伴有寒湿或寒痰等兼证；厚白而腻为湿浊，薄白而干燥为寒邪化热，津液不足；厚白而干燥表示湿邪化燥；白如积粉见于创伤感染、热毒内蕴之证。

（2）**黄苔**　一般主热证。在创伤感染、瘀血化热时多见。脏腑为邪热侵扰，皆能使白苔转黄，尤其是脾胃有热。薄黄而干为热邪伤津，黄腻为湿热，老黄为实热积聚，淡黄薄润表示湿重热轻，黄白相兼表示由寒化热，由表入里。白、黄、灰黑色泽变化标志着人体内部寒热及病邪发生变化。若由黄色而转为灰黑苔时表示病邪较盛，多见于严重创伤感染伴有高热或失水津润。

（3）**舌苔的厚薄**　与邪气的盛衰成正比。舌苔厚腻为湿浊内盛，舌苔愈厚则邪愈重。根据舌苔的消长和转化，可监测病情的发展趋势。由薄增厚为病进，由厚减薄为病退。但舌红光剥无苔则属胃气虚或阴液伤，老年人股骨颈骨折后多见此舌象。

二、闻诊

闻诊是从听病人的语言、呻吟、呼吸、咳嗽的声音，以及嗅呕吐物、伤口、二便或其他排泄物的气味等方面获得临床资料，骨伤科的闻诊须注意以下几点。

1. 听骨擦音　骨擦音是骨折的主要体征之一。注意听骨擦音，不仅可以帮助辨明是否存在骨折，而且还可进一步分析骨折属于何种性质。如《伤科补要》曰："骨若全断，动则辘辘有声。如骨损未断，动则无声。或有零星败骨在内，动则淅淅之声。"骨骺分离的骨擦音与骨折的性质相同，但较柔和。骨擦音出现处即为骨折处。骨擦音经治疗后消失，表示骨折已接续。但应注意，骨擦音多数是触诊检查时偶然感觉到的，不宜主动去寻找骨擦音，以免增加病人的痛苦和损伤。

2. 听骨传导音　主要用于检查某些不易发现的长骨骨折，如股骨颈骨折、股骨转子间骨折等。检查时将听诊器置于伤肢近端的适当部位，或置于耻骨联合，或放在伤肢近端的骨突起处，用手指或叩诊锤轻轻叩击远端骨突起部，可听到骨传导音。骨传导音减弱或消失说明骨的连续性遭到破坏。但应注意与健侧对比，检查时伤肢不附有外固定物，并与健侧位置对称，叩诊时用力大小相同等。

3. 听入臼声　关节脱位在整复成功时，常能听到"咯嗒"关节入臼声，《伤科补要》曰："凡上骱时，骱内必有响声活动，其骱已上；若无响声活动者，其骱未上也。"当复位时听到此响声时，应立刻停止增加拔伸牵引力，避免肌肉、韧带、关节囊等软组织被过度拔伸而增加损伤。

4. 听筋的响声　部分筋伤或关节病在检查时可有特殊的摩擦音或弹响声，最常见的有以下几种。

（1）关节摩擦音　术者一手放在关节上，另一手移动关节远端的肢体，可检查出关节摩擦音，或有摩擦感。关节活动时，一些慢性或亚急性关节疾患可出现柔和的关节摩擦音；骨关节炎可出现粗糙的关节摩擦音。

（2）肌腱弹响声与捻发音　屈拇与屈指肌腱狭窄性腱鞘炎患者在作伸屈手指的检查时可听到弹响声，多由于肌腱通过肥厚之腱鞘产生，所以又把这种狭窄性腱鞘炎称为弹响指或扳机指。肌腱周围炎在检查时常听到好似捻干燥头发时发出的一种声音，即"捻发音"。有炎性渗出液的腱鞘周围可以听到，好发于前臂的伸肌群、大腿的股四头肌和小腿的跟腱部。

（3）关节弹响声　膝关节半月板损伤或关节内有游离体时，在进行膝关节屈伸旋转活动时，可发生较清脆的弹响声。

5. 听啼哭声　用于辨别少儿患者的受伤部位。少儿不能够准确表达病情，家属有时也不能提供可靠的病史资料。检查患儿时，当检查到某一部位时，少儿啼哭或哭声加剧，则往往提示该处可能是损伤的部位。

6. 听皮下气肿音　创伤后发现皮下组织有大片不相称的弥漫性肿起时，应检查有无皮下气肿。检查时手指分开，轻轻揉按患部，当皮下组织中有气体存在时，可感到一种特殊的捻发音或捻发感。肋骨骨折后，若断端刺破肺脏，皮下组织可能形成皮下气肿；开放骨折合并气性坏疽时也可能出现皮下气肿。

7. 闻气味　除闻二便气味外，主要是闻局部分泌物的气味。如局部伤处分泌物有恶臭，多为湿热或热毒；带有腥味，多属虚寒。

三、问诊

问诊是骨伤科辨证的一个非常重要的环节，在四诊中占有重要地位。正如《四诊抉微》所曰："问为审察病机之关键。"通过问诊可以更多更全面地把握患者的发病情况，更准确地辨证论治，从而提高疗效，缩短疗程，减少损伤后遗症。

（一）一般情况

了解患者的一般情况，如详细询问患者姓名、性别、年龄、职业、婚姻、民族、籍贯、住址、身份证号、联系电话、就诊日期、病历陈述者（患者本人、家属或亲朋等），并建立完整的病案记录，以利于查阅、联系和随访。特别是对涉及交通意外、刑事纠纷等方面的伤者，这些记录更为重要。

（二）发病情况

1. 主诉　即患者主要症状、发病部位及发生时间。主诉是促使患者前来就医的主要原因，可以提示病变的性质。骨伤科患者的主诉有疼痛、肿胀、功能障碍、畸形及挛缩等。记录主诉应简明扼要。

2. 发病过程　应详细询问患者的发病情况和变化的急缓，受伤的过程，有无昏厥，昏厥持续的时间，醒后有无再昏迷，经过何种方法治疗，效果如何，目前症状情况怎样，是否减轻或加重等。生活损伤一般较轻，工业损伤、农业损伤、交通事故或战伤往往比较严重，常为复合性创伤或严重的挤压伤等。应尽可能问清受伤的原因，如跌仆、闪挫、扭捩、坠堕等，询问打击物的大小、重量和硬度，暴力的性质、方向和强度，以及损伤时患者所处的体位、情绪等。如伤者因高空作业坠落，足跟先着地，则损伤可能发生在足跟、脊柱或颅底；平地摔倒者，则应问清着地的姿势，如肢体处于屈曲位还是伸直位，何处先着地；若伤时正与人争论，情绪激昂或愤怒，则在遭受打击后不仅有外伤，还可兼有七情内伤。

3. 伤情　问损伤的部位和各种症状，包括创口情况。

（1）*疼痛*　详细询问疼痛的起始日期、部位、性质、程度。应问清患者是剧痛、酸痛还是麻木；疼痛是持续性还是间歇性；麻木的范围是在扩大还是缩小；痛点固定不移或游走，有无放射痛，放射到何处；服止痛药后能否减轻；各种不同的动作（负重、咳嗽、打喷嚏等）对疼痛有无影响；与气候变化有无关系；劳累、休息及昼夜对疼痛程度有无影响等。

（2）*肿胀*　应询问肿胀出现的时间、部位、范围、程度。如系增生性肿物，应了解是先有肿物还是先有疼痛，以及肿物出现的时间和增长速度等。

（3）*功能障碍*　如有功能障碍，应问明是受伤后立即发生的，还是受伤后一段时间才发生的。一般骨折或脱位后，功能大都立即发生障碍或丧失，骨病则往往是得病后经过一段时间才影响到肢体的功能。如果病情许可，应在询问的同时，由患者以动作显示其肢体的功能。

（4）*畸形*　应询问畸形发生的时间及演变过程。外伤引起的肢体畸形，可在伤后立即出现，亦可经过若干年后才出现。与生俱来或无外伤史者应考虑为先天性畸形或发育畸形。

（5）*创口*　应询问创口形成的时间、污染情况、处理经过、出血情况，以及是否使用过破伤风抗毒血清等。

（三）全身情况

1. 问寒热　恶寒与发热是骨伤科临床上的常见症状。除指体温的高低外，还有患者的主观感觉。要询问寒热的程度和时间的关系，恶寒与发热是单独出现抑或并见。感染性疾病，恶寒与发热常并见；损伤初期发热多为血瘀化热，中后期发热可能为邪毒感染，或虚损发热；骨关节结核有午后潮热；恶性骨肿瘤晚期可有持续性发热；颅脑损伤可引起高热抽搐等。

2. 问汗　问汗液的排泄情况，可了解脏腑气血津液的状况。严重损伤或严重感染，可出现四肢厥冷、汗出如油的险象；邪毒感染可出现大热大汗；自汗常见于损伤初期或手术后；盗汗常见于慢性骨关节疾病、阴疽等。

3. 问饮食　应询问饮食时间、食欲、食量、味觉、饮水情况等。对腹部损伤应询问其发生于饱食后还是空腹时，估计胃肠破裂后腹腔污染程度。食欲不振或食后饱胀，是胃纳呆滞的表现，多因伤后血瘀化热导致脾虚胃热，或长期卧床体质虚弱所致。口苦者为肝胆湿热，口淡者多为脾虚不运，口腻者属湿阻中焦，口中有酸腐味者为食滞不化。

4. 问二便　伤后便秘或大便燥结，为瘀血内热。老年患者伤后可因阴液不足，失于濡润而致便秘。大便溏薄为阳气不足，或伤后机体失调。对脊柱、骨盆、腹部损伤者尤应注意询问二便的次数、量和颜色。

5. 问睡眠　伤后久不能睡，或彻夜不寐，多见于严重创伤，心烦内热。昏沉而嗜睡，呼之即醒，闭眼又睡，多属气衰神疲；昏睡不醒或醒后再度昏睡，不省人事，为颅内损伤。

（四）其他情况

1. 过去史 应自出生起详细追询，按发病的年月顺序记录。对过去的疾病可能与目前的损伤有关的内容，应记录主要的病情经过，当时的诊断、治疗情况，以及有无并发症或后遗症。例如，对先天性斜颈、新生儿臂丛神经损伤，要了解有无难产或产伤史；对骨关节结核要了解有无肺结核史。

2. 个人史 应询问患者从事的职业或工种的年限，劳动的性质、条件和常处体位，以及个人嗜好等。对妇女要询问月经、妊娠、哺乳史等。

3. 家族史 询问家族内成员的健康状况。如已死亡，则应追询其死亡原因、年龄，以及有无可能影响后代的疾病。这对骨肿瘤、先天性畸形的诊断尤有参考价值。

四、切诊

切诊又称脉诊，通过切脉可掌握机体内部气血、虚实、寒热等变化。

（一）脉象

损伤常见的脉象有如下几种。

1. 浮脉 轻按应指即得，重按之后反觉脉搏的搏动力量稍减而不空，举之泛泛而有余。在新伤瘀肿、疼痛剧烈或兼有表证时多见之。大出血及长期慢性劳损患者，出现浮脉时说明正气不足，虚象严重。

2. 沉脉 轻按不应，重按始得，一般沉脉主病在里，内伤气血、腰脊损伤疼痛时多见。

3. 迟脉 脉搏至数缓慢，每息脉来不足四至，一般迟脉主寒、主阳虚，在筋伤挛缩、瘀血凝滞等证常见。迟而无力者，多见于损伤后期气血不足，复感寒邪。

4. 数脉 每息脉来超过五至。数而有力，多为实热；虚数无力者多属虚热。在损伤发热时多见之。浮数热在表，沉数热在里。

5. 滑脉 往来流利，如盘走珠，应指圆滑，充实而有力，主痰饮、食滞。在胸部挫伤血实气壅时及妊娠期多见。

6. 涩脉 指脉形不流利，细而迟，往来艰涩，如轻刀刮竹，主气滞、血瘀、精血不足。损伤血亏津少不能濡润经络的虚证、气滞血瘀的实证多见之。

7. 弦脉 脉来端直以长，如按琴弦，主诸痛，主肝胆疾病，阴虚阳亢。在胸胁部损伤及各种损伤剧烈疼痛时多见之，还常见于伴有肝胆疾患、动脉硬化、高血压等证的损伤患者。弦而有力者称为紧脉，多见于外感寒盛之腰痛。

8. 濡脉 浮而细软，脉气无力以动，气血两虚时多见。

9. 洪脉 脉形如波涛汹涌，来盛去衰，浮大有力，应指脉形宽，大起大落。主热证，伤后邪毒内蕴，热邪炽盛，或伤后血瘀化热时多见。

10. 细脉 脉细如线，多于虚损患者，以阴血虚为主，亦见于气虚或久病体弱患者。

11. 芤脉 浮大中空，为失血之脉，多见于损伤出血过多时。

12. 结、代脉 间歇脉的统称。脉来缓慢而时一止，止无定数为结脉；脉来动而中止，不能自还，良久复动，止有定数为代脉。在损伤疼痛剧烈，脉气不衔接时多见。

（二）伤科脉诊纲要

清·钱秀昌《伤科补要·脉诀》阐述损伤脉诊要领，归纳如下：

1. 闭合性损伤瘀血停积或阻滞，脉宜洪大，坚强而实者为顺证。开放性损伤失血之证，难以摸到洪大脉象，或呈芤脉，或为缓小，亦属脉证相符的顺脉。反之，如蓄血之证脉见缓小，失血之证脉见洪大，是脉证不相符的逆脉，往往病情复杂比较难治。

2. 脉大而数或浮紧而弦者，往往伴有外邪。

3. 沉脉、伏脉为气滞或寒邪凝滞。沉滑而紧者，为痰瘀凝滞。

4. 乍疏乍数，时快时缓，脉律不齐者，重伤时应注意发生其他传变。

5. 六脉（左右手寸、关、尺）模糊不清者，预后难测，即使伤病较轻，亦应严密观察其变化；和缓有神者，损伤虽危重，但一般预后较佳。

6. 严重损伤，疼痛剧烈，偶尔出现结、代脉，往往是痛甚或情绪紧张所致，并非恶候。但如频繁出现，则应注意鉴别是否有其他疾病。

第四节　骨与关节检查法

骨伤科检查是为了发现客观体征，用以诊断有无骨折、脱位、筋伤等病变，以及病变的部位、性质、程度、缓急和有无并发症的一种诊断方法。只有认真、细致地进行骨与关节检查，才能避免误诊、漏诊。检查时要与正常解剖和运动机能相对比，通常使用与健侧对比法。局部检查要从病变以外的区域开始，先检查健肢或症状较轻的肢体，对小儿患者更应如此，以免小儿因疼痛拒绝检查。对于症状复杂而诊断困难者，不仅需要全面系统的检查，而且需定期、多次、反复的检查。特别是神经功能的检查，更应如此，以求得出正确的诊断，避免延误治疗。骨伤科检查要有整体观念，不可只注意局部或一个肢体，除了病情简单的病例外，都应在全身检查的基础上，根据骨与关节损伤和疾病情况，结合诊断和治疗的需要，选择不同的检查方法。

一、检查方法和次序

首先要熟悉被检查部位的解剖关系和生理功能，明确每项检查的目的。骨与关节是运动系统，在不同的体位其表现不一，同时因肌张力的改变，使邻近关节产生代偿性体位的变化。因此，在检查某关节时，要注意身体的姿势、关节的体位，并常需在关节的不同运动体位下进行检查。检查时应遵循"对比"原则，即患侧与健侧对比；如果两侧都有伤病时可与健康人对比；对不能肯定的体征须进行反复检查；对急性疾患、损伤和肿瘤的患者，手法要轻巧，以减少患者的痛苦和病变扩散的机会。

骨与关节局部检查一般可按下列次序进行：望诊→触诊→叩诊→听诊→关节活动→测定肌力→测量→特殊试验（特殊检查）→神经功能→血管检查等。结合病情每项检查都各有重点，如一些骨与关节畸形的检查，望诊、关节活动、测量、特殊试验等比较重要；对肿块的检查，则以触诊为主；对神经麻痹如脊髓灰质炎后遗症的检查，以步态、关节活动、肌力检查更为重要。

二、测量检查

对伤肢诊查时，可用带尺测量其长短、粗细，量角器测量关节活动角度大小等，并与健侧作比较。通过量法进行对比分析，能使辨证既准确又具体。

（一）肢体长度测量法

测量时应将肢体置于对称的位置上，而且先定出测量的标志，并作好记号，然后用带尺测量两标志点间的距离。如有肢体挛缩而不能伸直时，可分段测量。测量中发现肢体长于或短于健侧，均为异常。四肢长度测量方法如下（图3-1）：

1. 上肢长度 从肩峰至桡骨茎突尖（或中指尖）。

2. 上臂长度 肩峰至肱骨外上髁。

3. 前臂长度 肱骨外上髁至桡骨茎突，或尺骨鹰嘴至尺骨茎突。

4. 下肢长度 髂前上棘至内踝下缘，或脐至内踝下缘（骨盆骨折或髋部病变时使用）。

5. 大腿长度 髂前上棘至膝关节内缘。

6. 小腿长度 膝关节内缘至内踝，或腓骨头至外踝下缘。

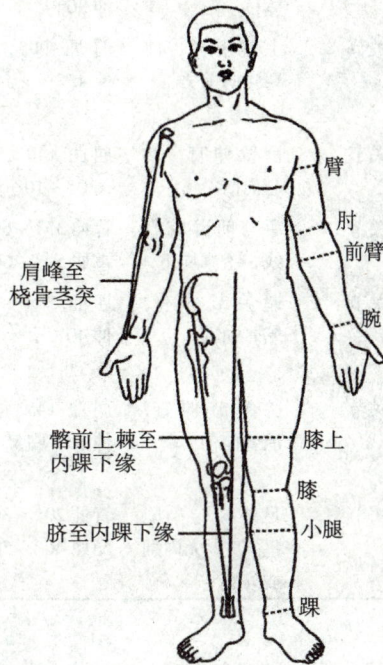

图3-1 肢体长度测量

（二）肢体周径测量法

两肢体取相应的同一水平测量，测量肿胀时取最肿处，测量肌萎缩时取肌腹部。如下肢常在髌上10~15cm处测量大腿周径，在小腿最粗处测定小腿周径等。通过肢体周径的测量，可了解其肿胀程度或有无肌肉萎缩等。肢体周径变化可见如下几种情况：

1. 粗于健侧 较健侧显著增粗并有畸形者，多属骨折、关节脱位。如无畸形而量之较健侧粗者，多系筋伤肿胀等。

2. 细于健侧 多由于陈伤误治或有神经疾患而致筋肉萎缩。

（三）关节活动范围测量法

主要测量各关节主动活动和被动活动的角度。可用特制的量角器来测量关节活动范围，并以角度记录其屈伸旋转的度数，与健侧进行对比，如小于健侧，多属关节活动功能障碍。测量关节活动度时应将量角器的轴心对准关节的中心，量角器的两臂对准肢体的轴线，然后记载量角器所示的角度（没有量角器时，也可用目测并用等分的方法估计近似值），与健肢的相应关节比较（表3-1）。目前临床应用的记录方法多为中立位0°法。对难以精确测量角度的部位，关节活动功能可用测量长度的方法以记录关节的相对移动范围。例如，颈椎前屈活动可测量下颏至胸骨柄的距离，腰椎前屈测量下垂的中指尖与地面的距离等。

1. 中立位0°法 先确定每一关节的中立位为0°，如肘关节完全伸直时定为0°，完全屈曲时可成140°。

2. 邻肢夹角法 以两个相邻肢体所构成的夹角计算。如肘关节完全伸直时定为180°，完全屈曲时可成40°，那么关节活动范围是140°（180°~40°）。

NOTE

表3-1 人体各关节功能活动范围（中立位0°法）

关节	中立位	前后	左右	旋转	内外展	上举
颈椎	面部向前，双眼平视	前屈、后伸35°~45°	左右侧屈45°	左右旋转60°~80°		
腰椎	腰伸直自然体位	前屈90°，后伸30°	左右侧屈20°~30°	左右旋转30°		
肩关节	上臂下垂，前臂指向前方	前屈90°，后伸45°		内旋80°，外旋30°	外展90°，内收20°~40°	上举90°
肘关节	前臂伸直，掌心向前	屈曲140°，过伸0°~10°		旋前80°~90°，旋后80°~90°		
腕关节	手与前臂成直线，手掌向下	背伸35°~60°，掌屈50°~60°	桡偏25°~30°，尺偏30°~40°	旋前及旋后均为80°~90°		
髋关节	髋关节伸直，髌骨向前	屈曲145°，后伸40°		内旋和外旋均为40°~50°（屈曲膝关节）	外展30°~45°，内收20°~30°	
膝关节	膝关节伸直，髌骨向前	屈曲145°，过伸10°~15°		内旋10°，外旋20°（屈曲膝关节）		
踝关节	足外缘与小腿呈90°，无内翻或外翻	背伸20°~30°，跖屈40°~50°				

（四）常见畸形的测量

1. 肘内翻或肘外翻 上肢伸直前臂旋后位，测量上臂与前臂所形成的角度。

2. 膝内翻 两内踝并拢，测两膝间距离。

3. 膝外翻 两侧股骨内髁并拢，测两个内踝间的距离。

（五）测量注意事项

1. 测量前应注意有无先天、后天畸形，防止混淆。

2. 患肢与健肢须放在完全对称的位置上，如患肢在外展位，健肢必须放在同样角度的外展位。

3. 定点要准确，可在起点及止点做好标记，带尺要拉紧。

三、肌力检查

（一）肌力检查内容

1. 肌容量 观察肢体外形有无肌肉萎缩、挛缩、畸形。测量肢围（周径）时，应根据病人具体情况，规定测量的部位。如测量肿胀时取最肿处，测量肌萎缩时取肌腹部。

2. 肌张力 在静止状态时肌肉保持一定程度的紧张度称为肌张力。检查时，嘱病人肢体放松做被动运动以测其阻力，亦可用手轻捏病人的肌肉，以体验其软硬度。如肌肉松软，被动运动时阻力减低或消失，关节松弛而活动范围扩大，称为肌张力减低；反之，肌肉紧张，被动运动时阻力较大，称为肌张力增高。

3. 肌力 是指肌肉主动运动时的力量、幅度和速度。肌力检查可以测定肌肉的发育情况和用于神经损伤的定位，对神经、肌肉疾患的预后和治疗也有一定价值。肌力降低时，需要对肌力进行测定。

（二）肌力测定方法与测定标准

1. 肌力测定方法　是通过嘱患者主动运动关节或施加以阻力的方法，来了解肌肉（或肌群）收缩和关节运动情况，从而判断肌力是否正常、稍弱、弱、甚弱或完全丧失。在作肌力检查时，要耐心指导患者，分别做各种能表达被检查肌肉（或肌群）作用的动作，必要时检查者可先做示范动作。对于小儿及不能合作的患者尤应耐心反复地进行检查。对于尚不能理解术者吩咐的幼儿，可用针尖轻轻地给以刺激，以观察患儿逃避痛刺激的动作，可判断其肌肉有无麻痹。检查时应两侧对比，观察和触摸肌肉、肌腱，了解收缩情况。

2. 肌力测定标准　可分为以下6级。

0级：肌肉无收缩（完全瘫痪）。

Ⅰ级：肌肉有轻微收缩，但不能够移动关节（接近完全瘫痪）。

Ⅱ级：肌肉收缩可带动关节水平方向运动，但不能对抗地心吸引力（重度瘫痪）。

Ⅲ级：能抗地心引力移动关节，但不能抵抗阻力（轻度瘫痪）。

Ⅳ级：能抗地心引力运动肢体，且能抵抗一定强度的阻力（接近正常）。

Ⅴ级：能抵抗强大的阻力运动肢体（正常）。

四、临床检查法

（一）摸法

摸法，又称摸诊。通过术者的手对损伤局部进行认真触摸，以了解损伤的性质、程度，判断有无骨折、脱位，以及骨折、脱位的移位方向等。摸法的用途极为广泛，在骨伤科临床上的作用十分重要。《医宗金鉴·正骨心法要旨》曰："以手扪之，自悉其情"，"摸者，用手细细摸其所伤之处，或骨断、骨碎、骨整、骨软、骨硬、筋强、筋柔、筋歪、筋正、筋断、筋走、筋粗、筋翻、筋寒、筋热，以及表里虚实，并所患之新旧也"。在缺少影像设备的情况下，依靠长期临床实践积累的经验，运用摸法，亦能对许多骨伤科疾患作出比较正确的诊断。

1. 主要用途

（1）摸压痛　根据压痛的部位、范围、程度来鉴别损伤的性质种类，直接压痛可能是局部有骨折或筋伤，而间接压痛（如纵轴叩击痛）常提示骨折的存在。长骨干完全骨折时，在骨折部出现环状压痛。斜形骨折时，压痛范围较横断骨折大。压痛面积较大，程度相仿，表示是筋伤的可能。

（2）摸畸形　当发现有畸形时，结合触摸体表骨突变化，可以了解骨折或脱位的性质、移位方向，以及呈现重叠、成角或旋转畸形等情况。

（3）摸肤温　根据局部皮肤冷热的程度，可以辨别是热证或是寒证，并可了解患肢血运情况。热肿一般表示新伤或局部积瘀化热、感染；冷肿表示寒性疾患；伤肢远端冰凉、麻木，动脉搏动减弱或消失，则表示血运障碍。摸肤温时一般用手背测试并与对侧比较。

（4）摸异常活动　在肢体没有关节处出现了类似关节的活动，或关节原来不能活动的方向出现了活动即为异常活动，多见于骨折和韧带断裂。检查骨折病人时，不要主动寻找异常活动，以免增加患者的痛苦和加重局部组织的损伤。

（5）摸弹性固定　脱位的关节常保持在特殊的畸形位置，在摸诊时手中有弹力感。这是

NOTE

关节脱位特征之一。

（6）摸肿块　首先应区别肿块的解剖层次，是在骨骼还是在肌腱、肌肉等组织中。其次是区别肿块是骨性的或囊性的。其他还须触摸其大小、形状、硬度，边界是否清楚，推之是否可以移动及表面光滑度等。

2. 常用手法

（1）触摸法　以拇指或拇、食、中三指置于伤处，稍加按压之力，细细触摸。范围先由远端开始，逐渐移向伤处，用力大小视部位而定。触摸时仔细体验指下感觉，古人有"手摸心会"的要领。通过触摸可了解损伤和病变的确切部位，病损处有无畸形、摩擦感，皮肤温度、软硬度有无改变，有无波动征等。触摸法往往在检查时最先使用，然后在此基础上再根据情况选用其他手法。

（2）挤压法　用手掌或手指挤压患处上下、左右、前后，根据力的传导作用来诊断骨骼是否折断。如检查肋骨骨折时，常用手掌挤按胸骨及相应的脊骨，进行前后挤压；检查骨盆骨折时，常用两手挤压两侧髂骨翼；检查四肢骨折，常用手指挤捏骨干。此法有助于鉴别是骨折还是挫伤。但检查骨肿瘤或感染患者，不宜在局部过多或过于用力挤压。

（3）叩击法　以掌根或拳头对肢体远端的纵向叩击所产生的冲击力，来检查有无骨折的一种方法。检查股骨、胫腓骨骨折，有时采用叩击足跟的方法。检查脊椎损伤时可采用叩击头顶的方法。检查四肢骨折是否愈合，亦常采用纵向叩击法。

（4）旋转法　用手握住伤肢下端，做轻轻的旋转动作，以观察伤处有无疼痛、活动障碍及特殊的响声。旋转法常与屈伸关节的手法配合应用。

（5）屈伸法　用一手握关节部，另一手握伤肢远端，做缓慢的屈伸活动。若关节部出现剧痛，说明有骨与关节损伤。关节内骨折者，可出现骨摩擦音。此外，患者主动的屈伸与旋转活动常与被动活动进行对比，以此作为测量关节活动功能的依据。

（6）摇晃法　用一手握于伤处，另一手握伤肢远端，做轻轻的摇摆晃动，结合问诊与望诊，根据患部疼痛的性质、异常活动、摩擦音的有无，判断是否有骨与关节损伤。

临床运用摸法时应该重视对比，并注意"望、比、摸"的综合应用，只有这样才能正确地分析通过摸诊所获得的资料。应用四诊辨证时也常采用"对比"的方法来帮助诊断。如望诊与量法主要是进行患侧与健侧形态、长短、粗细、活动功能等比较。此外，治疗前后的对比，如对骨折、脱位复位前后的对比，功能恢复过程的对比，对全面了解患者情况有帮助。

（二）特殊检查法

1. 颈部

（1）分离试验　检查者一手托住患者颏下部，另一手托住枕部，然后逐渐向上牵引头部，如患者感到颈部和上肢的疼痛减轻，即为阳性。多见于神经根型颈椎病。该试验可以牵拉开狭窄的椎间孔，缓解肌肉痉挛，减少对神经根的挤压和刺激，从而减轻疼痛。

（2）颈椎间孔挤压试验　患者坐位，检查者双手手指相扣，以手掌面压于患者头顶部，同时向左右或前后屈伸颈椎，若出现颈部或上肢放射痛加重，即为阳性。多见于神经根型颈椎病或颈椎间盘突出症。该试验是使椎间孔变窄，从而加重对颈神经根的刺激，出现疼痛或放射痛。

（3）臂丛神经牵拉试验　患者坐位，头微屈，检查者立于患者被检查侧，一手推头部向对侧，同时另一手握该侧腕部做相对牵引，此时臂丛神经受牵拉，若患肢出现放射痛、麻木，则为阳性（图3-2）。多见于神经根型颈椎病患者。

（4）深呼吸试验　患者端坐凳上，两手置于膝部，先比较两侧桡动脉搏动力量，然后让患者尽力抬头做深吸气，并将头转向患侧，同时下压患侧肩部，再比较两侧脉搏或血压，若患侧桡动脉搏动减弱或血压降低，即为阳性。说明锁骨下动脉受到挤压，同时往往疼痛加重。相反，抬高肩部，头面转向前方，则脉搏恢复，疼痛缓解。主要用于检查有无颈肋和前斜角肌综合征。

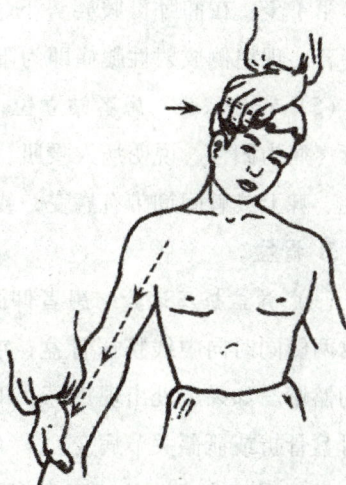

（5）超外展试验　患者取站立位或坐位，将患侧上肢被动地从侧方外展高举过肩过头，若桡动脉脉搏减弱或消失，即为阳性。用于检查锁骨下动脉是否被喙突及胸小肌压迫，即超外展综合征。

图3-2　臂丛神经牵拉试验

2. 胸腰背部

（1）压胸试验　患者取坐位或站立位，检查者站于侧方，一手抵住其脊柱，另一手压迫胸骨，轻轻地相对挤压。若在胸侧壁上某处出现疼痛，即为阳性。是诊断外伤性肋骨骨折的重要体征。

（2）直腿抬高试验　患者仰卧位，两下肢伸直靠拢，检查者用一手握患者踝部，一手扶膝保持下肢伸直，逐渐抬高患者下肢，正常者可以抬高70°~90°而无任何不适感觉；若小于以上角度即感该下肢有放射性疼痛或麻木者为阳性。多见于坐骨神经痛和腰椎间盘突出症患者（图3-3）。若将患者下肢直腿抬高到开始产生疼痛的高度，检查者用一手固定此下肢保持膝伸直，另一手背伸患者踝关节，放射痛加重者为直腿抬高踝背伸试验（亦称"加强试验"）阳性。该试验用以鉴别是神经受压还是下肢肌肉等原因引起的抬腿疼痛。

（3）拾物试验　让小儿站立，嘱其拾起地上物品。正常小儿可以两膝微屈，弯腰拾物；若腰部有病变，可见腰部挺直、双髋和膝关节尽量屈曲的姿势去拾地上的物品，此为该试验阳性。常用于检查儿童脊柱前屈功能有无障碍（图3-4），用于诊断腰椎结核等疾病。

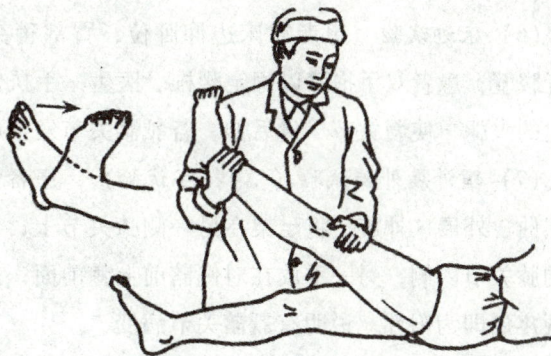

（4）仰卧挺腹试验　通过增加椎管内压力，刺激神经根产生疼痛，以诊断椎间盘突出症，具体操作分4个步骤。

图3-3　直腿抬高试验

第1步：病人仰卧，双手放在腹部或身体两侧，以头枕部和双足跟为着力点，将腹部及骨盆用力向上挺起，若患者感觉腰痛及患侧放射性腿痛即为阳性。若放射性腿痛不明显，则进行下一步检查。

第2步：患者保持挺腹姿势，先深吸气后停止呼吸，用力鼓气，直至脸面潮红约30秒钟左右，若有放射性腿痛即为阳性。

第3步：在仰卧挺腹姿势下，用力咳嗽，若有放射性腿痛即为阳性。

NOTE

第4步：在仰卧挺腹姿势下，检查者用手轻压双侧颈内静脉，若出现患侧放射性腿痛即为阳性。

（5）背伸试验　患者站立位，让患者腰部尽量背伸，如有后背疼痛为阳性。说明病人腰肌、关节突关节、椎板、黄韧带、棘突、棘上或棘间韧带有病变，或有腰椎椎管狭窄症。

3. 骨盆

（1）骨盆挤压试验　患者仰卧位，检查者用双手分别于髂骨翼两侧同时向中线挤压骨盆；或患者侧卧，检查者挤压其上方的髂嵴。如果患处出现疼痛，即为骨盆挤压试验阳性，提示有骨盆骨折或骶髂关节病变。

图 3-4　拾物试验

（2）骨盆分离试验　患者仰卧位，检查者两手分别置于两侧髂前上棘前面，两手同时向外下方推压，若出现疼痛，即为骨盆分离试验阳性。表示有骨盆骨折或骶髂关节病变。

（3）骨盆纵向挤压试验　患者仰卧位，检查侧的髋关节、膝关节半屈曲位，检查者将两手分别置于髂前上棘和大腿根部，双手用力挤压，若出现疼痛，即为骨盆纵向挤压试验阳性，提示单侧骨盆骨折。

（4）屈膝屈髋试验　患者仰卧位，双腿靠拢，嘱其尽量屈曲髋、膝关节，检查者也可两手推膝使髋、膝关节尽量屈曲，使臀部离开床面，腰部被动前屈，若腰骶部发生疼痛，即为阳性。若行单侧髋、膝屈曲试验，患者一侧下肢伸直，检查者用同样方法，使对侧髋、膝关节尽量屈曲，则腰骶关节和骶髂关节可随之运动，若有疼痛即为阳性。提示有闪筋扭腰、劳损，或者有腰椎椎间关节、腰骶关节或者骶髂关节等病变。但腰椎间盘突出症患者该试验为阴性。

（5）梨状肌紧张试验　患者仰卧位，伸直患肢，做内收内旋动作，若有坐骨神经放射痛，再迅速外展、外旋患肢，若疼痛立刻缓解即为阳性。说明有梨状肌综合征。

（6）床边试验　患者靠床边仰卧位，臀部稍突出床沿，大腿下垂。健侧下肢屈膝屈髋，贴近腹壁，患者双手抱膝以固定腰椎。医生一手扶住髂前上棘以固定骨盆，另一手用力下压于床边的大腿，使髋关节尽量后伸。若骶髂关节发生疼痛则为阳性征，说明骶髂关节病变。

（7）髋外展外旋试验（"4"字试验）　患者仰卧位，被检查一侧下肢膝关节屈曲，髋关节屈曲、外展、外旋，将足架在另一侧膝关节上，使双下肢呈"4"字形。检查者一手放在屈曲的膝关节内侧，另一手放在对侧髂前上棘前面，然后两手向下按压，如被检查侧骶髂关节处出现疼痛即为阳性。说明有骶髂关节病变。

（8）斜扳试验　患者侧卧位，下面腿伸直，上面腿屈髋、屈膝各90°，检查者一手将肩部推向背侧，另一手推上面膝部向腹侧，内收并内旋该侧髋关节，使骨盆内旋，若发生骶髂关节疼痛即为阳性，表示该侧骶髂关节有病变。

4. 肩部

（1）搭肩试验（肩关节内收试验）　嘱患者端坐位或站立位，肘关节取屈曲位，将手搭于对侧肩部，如果手能够搭于对侧肩部，且肘部能贴近胸壁即为正常。如果手能够搭于对侧肩部，但肘部不能贴近胸壁；或者肘部能贴近胸壁，但手不能够搭于对侧肩部，均为试验阳性，提示可能有肩关节脱位。

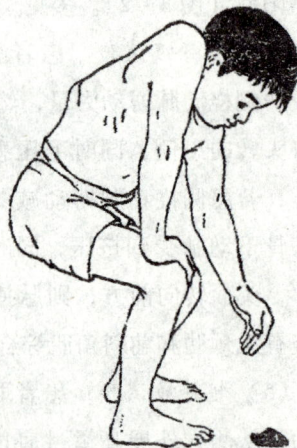

（2）肱二头肌抗阻力试验　患者屈肘90°，检查者一手扶住患者肘部，一手扶住腕部，嘱患者用力屈肘，前臂旋后，检查者拉前臂抗屈肘，如果结节间沟处疼痛为试验阳性。表示肱二头肌长头肌腱炎或肱二头肌腱滑脱。

（3）直尺试验　以直尺贴上臂外侧，正常时不能触及肩峰，若直尺能触及肩峰则为阳性。说明有肩关节脱位，或其他因素引起的方肩畸形，如三角肌萎缩等。

（4）疼痛弧试验　嘱患者肩外展或被动外展其上肢，当肩外展到60°～120°范围时，肩部出现疼痛为阳性（图3－5）。这一特定区域的外展痛称为疼痛弧，由于冈上肌腱在肩峰下摩擦所致，说明肩峰下的肩袖有病变，多见于冈上肌腱炎。

（5）冈上肌腱断裂试验　嘱患者肩外展，当外展30°～60°时，可以看到患侧三角肌明显收缩，但不能外展上举上肢，越用力越耸肩。若被动外展患肢超过60°，则患者又能主动上举上肢，这一特定区的外展障碍即为试验阳性，提示有冈上肌腱的断裂或撕裂。

5. 肘部

（1）腕伸肌紧张试验　嘱患者屈腕屈指，检查者将手压于各指的背侧做对抗，再嘱患者抗阻力伸指及背伸腕关节，如出现肱骨外上髁部疼痛即为阳性。多见于肱骨外上髁炎。

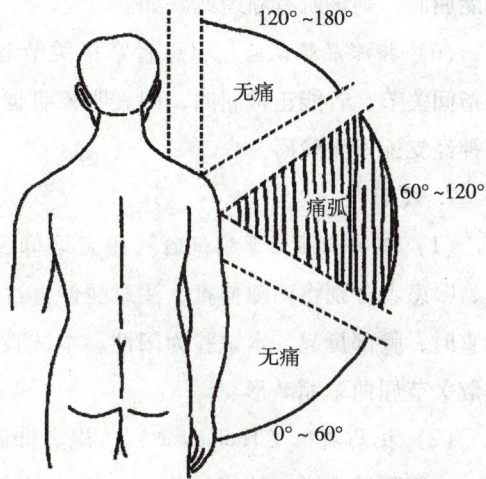

图3－5　疼痛弧试验

（2）密耳征（Mill征）　患者坐位，检查者一手握住肘部，嘱患者肘关节伸直位握拳，然后另一手使患者前臂旋前，腕关节屈曲，若患者肱骨外上髁部疼痛，则为阳性，提示肱骨外上髁炎。

（3）屈肌紧张试验　让患者握住检查者的手，强力伸腕握拳，检查者手与患者握力做对抗，如出现肱骨内上髁部疼痛则为阳性，多见于肱骨内上髁炎。

（4）叩诊试验　用手指或叩诊锤自远端向病变区轻叩神经干，可在该神经分布区的肢体远端产生如蚁走或刺痛等异样感觉，这是神经再生或机能恢复的症状，用以再生的感觉纤维的检查。另外，本试验也用来检查神经内有无神经瘤。如尺神经有神经瘤时，轻叩神经结节处，会产生向远端放射痛，甚至由前臂达手的尺神经分布区。

（5）肘三角与肘直线试验　正常人肘关节屈曲90°时，肱骨内上髁、外上髁与尺骨鹰嘴突三点形成一个等腰三角形，称为肘三角；肘关节伸直时，三点在一条直线上，称为肘直线。当肘关节脱位或有关节内骨折时，三角形状改变，伸直时三点不在一条直线上。

6. 腕和手部

（1）握拳试验　又称为尺偏试验。嘱患者拇指内收，然后屈曲其余各指，在紧握拳后向尺侧倾斜屈曲，若桡骨茎突部出现疼痛，即为阳性。有些患者在拇指内收时，即可产生疼痛，尺偏时疼痛加重，表示患有桡骨茎突部狭窄性腱鞘炎。

（2）腕三角软骨挤压试验　嘱患者端坐，检查者一手握住患者前臂下端，另一手握住手部，用力将手腕极度掌屈、旋后并向尺侧偏斜，并施加压力旋转，若在尺侧远端侧方出现疼痛，即为阳性体征。说明有三角软骨损伤。

（3）舟状骨叩击试验　使患手偏向桡侧，叩击第 3 掌骨头部，若舟状骨骨折时，可产生剧烈的叩击痛，有时叩击第 2 掌骨头时也可出现剧烈疼痛，即为阳性征。在叩击第 4～5 掌骨头时则无疼痛出现。

（4）腕管叩击试验　轻叩或压迫腕部掌侧的腕横韧带近侧缘中点，若出现和加剧患侧手指刺痛及麻木等异常感觉时，即为阳性。提示有腕管综合征。

（5）指浅屈肌试验　将患者的手指固定于伸直位，然后嘱患者屈曲需检查的手指的近端指间关节，这样可以使指浅屈肌单独运动。如果关节屈曲正常，则表明指浅屈肌是完整的；若不能屈曲，则该肌有断裂或缺如。

（6）指深屈肌试验　将患者掌指关节和近端指间关节固定在伸直位，然后让患者屈曲远端指间关节。若能正常屈曲，则表明该肌腱有功能；若不能屈曲，则该肌可能有断裂或该肌肉的神经支配发生障碍。

7. 髋部

（1）髋关节屈曲挛缩试验　患者取仰卧位，屈曲髋关节和膝关节，使腰部代偿性前凸消失，嘱患者分别将两腿伸直，注意腿伸直过程中，腰部是否离开床面，向上挺起。如某一侧腿伸直时，腰部挺起，本试验为阳性。本试验常用于检查髋关节结核、类风湿关节炎等疾病所引起髋关节屈曲挛缩畸形。

（2）托马斯征（Thomas 征）　患者仰卧，尽量屈曲健侧大腿贴近腹壁，使腰部紧贴于床面，克服腰前凸增加的代偿作用。再让患者伸直患肢，如患肢不能伸直平放于床面，即为阳性。患肢大腿与床面所形成的角度即髋屈曲畸形的角度。

（3）髋关节过伸试验　患者俯卧位，屈膝 90°，检查者一手握踝部，将下肢提起，使髋关节过伸，若骨盆亦随之抬起，即为阳性，说明有腰大肌脓肿、髋关节早期结核或髋关节强直。

（4）"望远镜"试验　患儿仰卧位，髋、膝关节伸直，一助手固定骨盆，检查者一手置于大转子部，另一手持小腿或膝部将大腿抬高约 30°，并上推下拉股骨干，若股骨头有上下活动或打气筒的抽筒样感，即为阳性。用于检查婴幼儿先天性髋关节脱位，往往进行双侧对照检查。

（5）蛙式试验　患儿仰卧位，使双膝双髋屈曲 90°，并使患儿双髋做外展、外旋至蛙式位，双下肢外侧接触到检查床面为正常。若一侧或两侧下肢的外侧不能接触到床面，即为阳性，提示有先天性髋关节脱位。

（6）下肢短缩试验　患者取仰卧位，两腿屈髋屈膝并拢，两足并齐，放于床面，观察两膝的高度，如两膝等高为正常。若一侧膝部比另一侧低，即为阳性。表明有髋关节后脱位，股骨、胫骨短缩、先天性髋关节脱位等。

8. 膝部

（1）回旋挤压试验　仰卧位，使患侧髋关节和膝关节充分屈曲，尽量使足跟碰触臀部。检查内侧半月板时，检查者一手握膝部以稳定大腿及注意膝关节内的感觉，另一手握足部使小腿在充分内收、外旋位伸直膝关节，在伸直过程中，股骨髁经过半月板损伤部位时，因产生摩擦可感触到或听到弹响声，同时患者感觉膝关节内侧有弹响和疼痛。检查外侧半月板时，在使小腿充分外展、内旋位伸直膝关节时，出现膝关节外侧有弹响和疼痛。用于检查膝关节半月板有无损伤（图3-6）。

（2）挤压研磨试验　又称膝关节旋转提拉或旋转挤压试验。患者俯卧位，膝关节屈曲90°，检查者用小腿压在患者大腿下端后侧做固定，在双手握住足跟沿小腿纵轴方向施加压力的同时做小腿的外展外旋或内收内旋活动，若有疼痛或有弹响，即为阳性，表明外侧或内侧的半月板损伤；提起小腿做外展外旋或内收内旋活动而引起疼痛，表示外侧副韧带或内侧副韧带损伤（图3-7）。

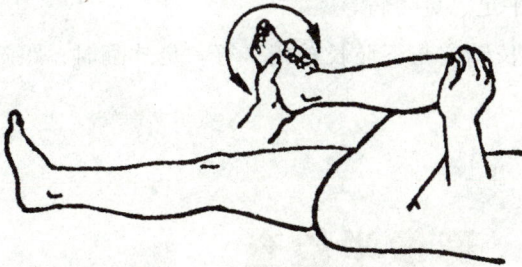

图3-6　回旋挤压试验

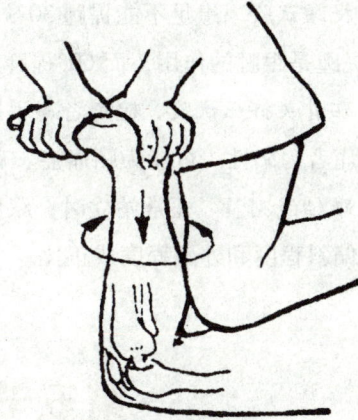

图3-7　挤压研磨试验

（3）抽屉试验　患者取坐位或仰卧位，膝部屈曲90°，检查者一肘压住患者足踝部，双手握住小腿上段推拉，如能明显拉向前方约1cm，即前抽屉试验阳性，提示有前交叉韧带损伤；若能推向后约1cm，即后抽屉试验阳性，则为后交叉韧带损伤；若前后均能推拉1cm，即为前后抽屉试验阳性，说明有前后交叉韧带损伤（图3-8）。

（4）侧方挤压试验　又称为膝关节分离试验、侧位运动试验、波勒征。患者伸膝，并固定大腿，检查者用一只手握踝部，另一手扶膝部，做侧位运动检查内侧或外侧副韧带，若有损伤，检查牵扯韧带时，可以引起疼痛或异常活动。

（5）浮髌试验　嘱患者取仰卧位，下肢伸直，股四头肌处于松弛状态。检查者一手虎口压在髌上囊部，向下挤压使积液局限于关节腔。然后另一手拇、中指固定髌骨内、外缘，食指按压髌骨，即感髌骨有漂浮感，重压时下沉，松指时浮起，为浮髌试验阳性，说明关节腔内有积液（图3-9）。

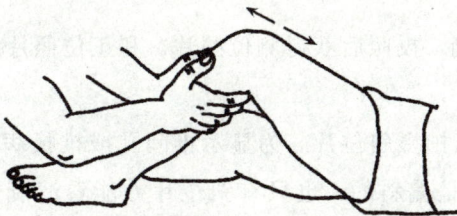

图3-8　抽屉试验

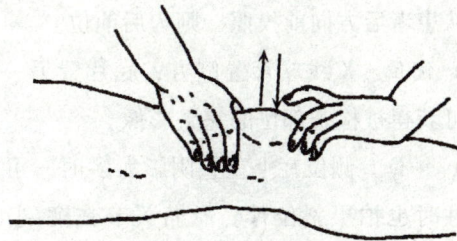

图3-9　浮髌试验

9. 踝部

（1）踝关节背伸试验　患者屈曲膝关节，由于腓肠肌起点在膝关节线上，此时腓肠肌松弛，踝关节能背伸；当膝关节伸直时，踝关节不能背伸，说明腓肠肌挛缩。若伸膝或屈膝时，踝关节均不能背伸，说明比目鱼肌挛缩。比目鱼肌起点在膝关节线以下，所以伸膝或屈膝时做此试验结果相同。该试验是鉴别腓肠肌与比目鱼肌挛缩的方法。

（2）伸踝试验　检查时让患者伸直小腿，然后用力背伸踝关节，如小腿肌肉发生疼痛，则为阳性。在小腿肌肉深部触诊时出现疼痛，更证实小腿有深静脉血栓性静脉炎。

（3）足内、外翻试验　将踝关节内翻引起外侧疼痛，表示外侧副韧带损伤；踝关节外翻引起内侧疼痛，表示内侧副韧带损伤。

（4）提踵试验　患足不能提踵30°站立，仅能提踵60°站立，为试验阳性，说明跟腱断裂。因为30°提踵是跟腱的作用，而60°提踵站立是胫后肌、腓骨肌的协同作用。

（5）跖骨头挤压试验　检查者一手握患足跟部，另一手横行挤压5个跖骨头，若出现前足放射样疼痛者为阳性。可能为跖痛症、扁平足、莫顿病等。

（6）跟轴线测量　正常站立时，跟腱长轴应与下肢长轴相平行。足外翻时，跟腱长轴向外偏斜，偏斜程度和外翻程度成正比。

第五节　影像学检查

一、X线检查

（一）X线检查应用原理

X线检查是骨伤科临床检查、诊断的重要手段之一。骨组织是人体的硬组织，含钙量多，密度高，X线不宜穿透，与周围软组织形成良好的对比条件，使X线检查时能显出清晰的影像。通过X线检查，不仅可以了解骨与关节伤病的部位、类型、范围、性质、程度和周围软组织的关系，进行一些疾病的鉴别诊断，为治疗提供可靠的参考，还可在治疗过程中知道骨折脱位的手法整复、牵引、固定等治疗效果，病变的发展及预后的判断等。此外，还可以通过X线检查观察骨骼生长发育的情况，以及某些营养和代谢性疾病对骨骼的影响。

（二）X线检查在骨伤科的应用

1. X线检查的位置选择

（1）正位　又分前后正位和后前正位，X线球管在患者前方、照相底片在体后是前后位；若球管从患者后方向前投照，则为后前位。

（2）侧位　X线球管置侧方，底片置另一侧，投照后获得侧位照片，和正位照片结合起来，即可获得被检查部位的完整影像。

（3）斜位　侧位片上重叠阴影太多时，可以拍摄斜位片。为显示椎间孔或椎板病变，在检查脊柱时也拍摄斜位片。骶髂关节在解剖上是偏斜的，也只有斜位片方能看清骶髂关节间隙。

（4）开口位　第1~2颈椎正位被门齿和下颌重叠，无法看清，开口位X线片可以看到寰枢椎脱位、齿状突骨折、齿状突发育畸形等病变。

（5）脊椎运动检查　颈椎或腰椎，除常规X线检查外，为了解椎间盘退变情况，椎体间稳定情况等，可将X线球管由侧方投照，令患者过度伸展和屈曲颈椎或腰椎，拍摄X线侧位片。

（6）**断层摄影检查** 利用 X 线焦距的不同，使病变影像分层显示，减少组织重叠，可以观察到病变中心的情况，如肿瘤、椎体爆裂性骨折检查中有时采用。

2. X 线片的阅读技能

（1）**X 线片的质量评价** 首先要评价此 X 线片质量如何，质量不好的 X 线片常常会使一些病变显示不出，或无病变区看似有病变，引起误判。高质量的 X 线片黑白对比清晰，骨小梁、软组织的纹理清楚。

（2）**骨骼的形态及大小比例** 因为 X 线检查对各部位检查的焦距和片距是一定的，所以 X 线片上的影像大体也一致，只要平时掌握了骨骼的正常形态，阅片时对异常情况很容易分辨出来，大小比例虽按年龄有所不同，但也大致可以看出正常或不正常，必要时可与健侧对比。

（3）**骨结构** 骨膜在 X 线下不显影，若在骨皮质外有骨膜阴影，是骨过度生长的表现，恶性肿瘤可先有骨膜阴影，雅司病、青枝骨折或疲劳骨折时也会出现阴影。骨皮质是致密骨，呈透亮白色，骨干中部厚、两端较薄，表面光滑，但肌肉韧带附着处可有局限性隆起或凹陷，是解剖上的凹沟或骨嵴，不要误认为是骨膜反应。长管状骨的内层或两端，扁平骨如髂骨、椎体、跟骨等处均系松质骨，良好 X 线片上可以看到按力线排列的骨小梁；若排列紊乱可能有炎症或新生物；若骨小梁透明，皮质变薄，可能是骨质疏松。有时在松质骨内看到有局限的疏松区或致密区，可能是无临床意义的软骨岛或骨岛，但要注意随访。在干骺端看到有一条或数条横形的白色骨致密阴影，这是发育期发生疾病或营养不良等原因产生的发育障碍线。

（4）**关节及关节周围软组织** 关节面透明软骨不显影，故 X 线片上可看到关节间隙，此间隙有一定宽度，过宽可能有积液，变窄表示关节软骨有退变或破坏。骨关节周围软组织，如肌腱、肌肉、脂肪，虽显影不明显，但它们的密度不一样，若 X 线片质量好，可以看到关节周围脂肪阴影，并可判断关节囊是否肿胀，腘窝淋巴结是否肿大等，对诊断关节内疾患有帮助。

（5）**儿童骨骺** 注意儿童生长的骨骺骨化中心出现年龄。在长管状骨两端为骨骺，幼儿未骨化时为软骨，X 线不显影；出现骨化后，骨化核由小逐渐长大，此时 X 线片上只看到关节间隙较大，在骨化核和干骺端也有透明的骺板，当幼儿发生软骨病或维生素 A 中毒时，骺板出现增宽或杯状等异常形态。

（6）**脊椎** 上颈椎开口位要看齿状突有无骨折线，侧块是否对称；侧位观察寰椎的位置，一般寰椎前弓和齿突前缘的距离，成人不超过 3mm，幼儿不超过 5mm，若超过可能有脱位。寰椎后弓结节前缘和第二颈椎棘突根前缘相平，否则可能是脱位。齿突后缘和第二颈椎体后缘相平，否则可能是骨折脱位。

其他颈椎正位呈两侧稍突起，若钩椎关节突起较尖而高，甚或呈鸡嘴样侧方突出，临床上可压迫神经根或椎动脉。侧位片先看椎体、小关节的排列，全颈椎生理弧度是否正常，有无中断现象，还要看椎间隙有无狭窄，椎体缘有无增生，运动照片上颈椎弧度有无异常，椎体间有无前后错位形成台阶状。还要测量椎管的前后径，椎弓根的横径，过大可能是椎管内肿瘤，过小可能是椎管狭窄。颈椎前方为食道、气管，侧位片上椎体和气管间软组织阴影有一定厚度，若增厚应怀疑有血肿或炎症。

胸腰椎正位片要注意椎体形态、椎弓根的厚度和距离。若椎弓根变狭窄，椎弓根距离增大，可能椎管内有新生物，正位片上要注意全长脊柱是否正常，椎体是否正常或有无异常的半椎体，还要注意两侧软组织阴影，寒性脓肿常使椎旁出现阴影或腰大肌肿胀。下腰椎正位片还要注意有无先天异常，如隐形骶裂、钩棘、浮棘、腰 5 横突不对称、腰椎骶化或骶椎腰化等。

胸腰椎侧位片观察椎体排列弧度和椎间隙有无狭窄。下腰椎有时会看到过度前凸，这可能是腰痛的原因之一，如有滑脱或反向滑脱，可能是椎间盘退变的结果。多个下胸椎楔形或扁平可能是青年性骨软骨炎的后果。单个的变形以外伤多见，但要注意排除转移病变。在质量好的X 线片，椎体骨小梁清晰可见，若看不见骨小梁或透明样变化，可能有骨质疏松症。

胸腰椎斜位片上可以看到小关节和关节对合情况，如果小关节面致密或不整齐，可能是小关节有创伤性关节炎或小关节综合征。腰椎运动侧位 X 线片可发现椎体间某一节段有过度运动或不稳情况。

二、CT 检查

（一）CT 图像形成的原理

CT 即电子计算机 X 线横断体层扫描（computed tomography，CT）。X 线通过人体时，因人体组织的吸收和散射而衰减。X 线衰减的程度取决于组织密度，密度高的人体组织比密度低的能够吸收更多的 X 线。CT 图像中黑的区域表示低吸收区，即低密度区；白的表示高吸收区，即高密度区。CT 图像就是由几万到几十万个由黑到白不同灰度的微小方块按矩阵排列而组成的，检测器将此信息由光电转换器转变为电信号，并通过模拟/数字转换器转变为数字信号，经计算机处理形成吸收系数矩阵；经数字/横拟转换器把数字矩阵中的每个数字转为由黑到白不等灰度的小方块，即像素，并按矩阵排列，即构成 CT 图像。

（二）CT 在骨伤科中的应用

高分辨率 CT 机能够从躯干横断面图像观察脊柱、骨盆、四肢关节较复杂的解剖部位和病变，还有一定分辨软组织的能力，且不受骨骼重叠及内脏器官遮盖的影响，为骨伤科疾病诊断、定位、确定性质和范围等提供一种非侵入性辅助检查手段。

1. 脊柱

（1）检查方法　根据病变选择合适的扫描厚度和间距，一般病变小需要薄的断层。正常腰椎间盘厚度为 8～15mm，检查时断层厚度 5mm 左右；颈椎及胸椎的椎间盘较薄，断层厚度 2～3mm。CT 检查时注入造影剂称造影增强法。主要用于不够清楚或难以显示的组织病变，如脊髓病变和损伤、血管疾病等加造影剂可以增加病变与正常组织之间的对比度。

（2）CT 图像下脊柱解剖结构

①椎管：颈部椎管略呈三角形，从颈 1 到颈 2 逐渐缩小，其余椎管差别不大。正常颈 1 前后径为 16～27mm，颈 2 以下为 12～21mm，一般认为小于 12mm 为狭窄。颈段椎管内脂肪组织很少，普通 CT 对硬膜囊显示不清楚。但蛛网膜腔比较宽大，脊髓横断面前后径约 2∶1。胸段椎管的外形大小比较一致，上胸段略呈椭圆形，下胸段略呈三角形，椎管内脂肪稍多于颈段，仅限于背侧及椎间孔部位。上腰段椎管呈圆形或卵圆形，下段为三角形，前后径 CT 测量正常范围为 15～25mm，椎弓间距离为 20～30mm，腰 4～5 段均大于腰 1～3 平面。

②椎间盘：颈胸段椎间盘平均厚度为 3～5mm，腰段为 15mm，而腰 5 骶 1 椎间盘厚度一般不超过 10mm。颈椎间盘横切面近乎圆形，胸椎及上四个腰椎间盘后缘呈长弧形凹陷，腰 4～5 椎间盘后缘弧形中部变浅，腰 5 骶 1 椎间盘后缘呈平直状或轻度隆凸，此段与颈段不同，椎管

内有丰富的脂肪组织分布在硬膜囊周围和侧隐窝内，厚度可达 3～4mm，由于脂肪的 CT 值稍低于椎间盘组织，所以普通 CT 扫描大都可以清楚看出椎间盘及硬膜囊的关系。

③脊髓：颈段脊髓横断面呈椭圆形，前缘稍平，在前正中可见浅凹陷为正中裂，后缘隆凸，后中沟看不清楚。胸段脊髓横断面为圆形，大约相当于胸 9～12 段为脊髓膨大，其远侧很快缩小成为脊髓圆锥。

④侧隐窝（神经根管）：侧隐窝是由前壁椎体和椎间盘、后壁上下关节突、外侧壁椎弓根所构成，在椎弓根上缘处最窄，为神经根到达神经根孔的通道，正常前后径为 5～7mm，一般小于 5mm 考虑为狭窄。

⑤黄韧带：正常厚度为 2～4mm，在椎管及腰神经孔部位稍变薄。

2. 椎管及椎管内软组织　因为腰椎段硬膜囊外的脂肪组织丰富，CT 扫描能够识别蛛网膜腔、神经、黄韧带，有时可以显示出椎管内的马尾神经、圆锥、硬膜外静脉。而颈段和胸段椎管的正常解剖常常不能清楚显示出来，这与该段椎管的大小、形态不同及硬膜外脂肪组织较少有关。

3. 椎间盘突出

（1）腰椎间盘突出　发生在腰 4～5 及腰 5 骶 1 间隙的约占 90%。CT 扫描可以显示突出位置，如侧方、中央、中间偏侧和最外侧的较小突出。突出邻近的硬膜外脂肪消失，硬膜囊受压变形，神经根位移、增粗、变形及突出髓核钙化等，因为脊柱解剖两侧自然对称，所以容易发生异常变化。椎间盘术后症状复发的患者，CT 扫描可以帮助区别骨或软组织的压迫，了解病变部位上、下椎间盘的情况。

（2）胸椎间盘突出　由于椎管相对较小，硬膜外脂肪也少，普通 CT 扫描不易发现突出，必要时可采用注入水溶性造影剂增强检查法，但一般常规脊髓造影也可以显示出来。

（3）颈椎间盘突出　颈椎管虽然比胸椎管宽大，但脂肪组织也少，有时普通 CT 扫描可以显示颈椎间盘突出，是由于椎间盘组织的 CT 值比硬膜囊高。为显示清楚，注射造影剂进行检查较好。

4. 椎管狭窄　椎管狭窄由先天性骨发育异常、脊柱退行性变或多种混合因素压迫脊髓、马尾和神经根而引起症状，最多见的是腰椎椎管狭窄，其次为颈椎管狭窄，胸椎管狭窄很少见。腰椎椎管狭窄表现为上下关节突增生肥大，椎管呈三叶状改变，通常椎管矢状径 12～15mm 和侧隐窝小于 5mm 者则为狭窄，黄韧带增厚是造成椎管狭窄的重要因素之一；当椎间盘退变伴有椎间盘膨出时，CT 图像可见椎体周围呈均匀性膨隆，有时呈多节段性，这与腰椎间盘局限性突出不同，椎间盘膨隆在脊柱原有退变的基础上可加重脊髓神经的压迫。CT 扫描能分清大多数椎管狭窄是发育型、退变型或混合型。颈椎管狭窄与腰椎椎管狭窄的原因基本相同，但由于颈椎解剖部位关系，临床症状比较复杂，大多数学者应用测量椎管矢状中径作为判断狭窄的依据，但不能作为诊断椎管狭窄的唯一依据。

5. 软组织及骨肿瘤　CT 扫描有助于肿瘤定位和受累范围的确定，还可了解肿瘤与邻近神经干、大血管的解剖关系。CT 扫描不受骨组织和内脏器官遮叠的影响，对早期发现脊柱、骨盆等解剖部位复杂的肿瘤有独特的作用。CT 可观察脊柱肿瘤骨质破坏程度、范围及与软组织等关系。对外向生长的骨肿块，CT 扫描可以明确肿块基底部与骨质的关系，有助于判断切除后局部骨质是否需要重建等情况。CT 扫描软组织肿瘤，可以从肿瘤密度的差异、边缘是否完

NOTE

整和有无包膜等区别恶性或良性肿瘤，如脂肪瘤、血管瘤等，但并不能够鉴别所有肿瘤。

6. 脊柱结核　一般正侧位 X 线片可以明确脊柱结核的诊断，但对椎间隙正常、骨质破坏和椎旁寒性脓肿阴影不明显者，X 线片往往不能明确诊断，CT 扫描检查可提供重要帮助。

7. 骨折　常规 X 线片基本上都能满足骨折临床诊断的需要。但普通 X 线平片不能满足脊柱、骨盆等部位骨折的检查，CT 扫描可以发现 X 平片很难辨认的小碎骨片，如陷入髋关节腔内的股骨头或髋臼缘骨折的小碎片，能够较好地显示出骨折片与椎管、脊髓的关系及脊柱后侧骨折累及的范围。应用 CT 扫描显示椎体爆裂骨折效果十分满意，能看到椎体破坏程度及骨折片穿入椎管压迫脊髓神经等，为计划手术方案摘除骨碎片提供重要依据。

三、MRI 检查

（一）MRI 应用原理

MRI 即磁共振成像术（magnetic resonance imaging，MRI）。质子从外加的射频脉冲中获得能量，受激发而发生"共振效应"，并以共振频率将能量放射至周围环境，这种能量可被检测出来，称为磁共振信号。信号的强弱在人体各部分根据质子的不同差数、活动质子的密度、质子的分子环境、温度与黏稠度等因素而有差异。磁共振器中的电子计算机利用磁共振信号的强弱重组信息，从而得到各种脏器显示出来的各种不同图像。不同组织在 MRI 图像上可显示不同的灰阶，其信号强度有高低不同。

（二）MRI 在骨伤科的应用

1. 骨折　目前 MRI 多以组织中的氢核质子的变化为信号来源，软组织氢核密度大，发出的信号多，分辨能力好。皮质骨缺乏信号，显示能力不如 X 线和 CT，但骨折缝隙仍可显示。松质骨内含大量骨髓，骨髓含脂量高，信号强，累及骨髓的肿瘤、变性、感染和代谢病，在 MRI 图像中均可详细显示。MRI 还可显示病变侵入软组织的程度。

2. 脊柱　脊柱是 MRI 临床应用的重要领域，可获取直接的多平面图像，而不像 X 线和 CT 那样会产生影像衰变，观察脊髓和神经根可以不用椎管内对比剂。对急性脊柱创伤进行 MRI 检查时，可不翻动伤员而获得各部骨结构与脊膜囊及脊髓之间相互关系的信息，也可显示蛛网膜下腔阻塞和脊髓肿胀情况。用 MRI 追踪观察脊髓创伤可显示脊髓萎缩、血肿吸收、脊髓坏死及随之而来的脊髓空洞等变化。

在 T_1 加权图像中，枕骨大孔前缘可被矢状突上方的高强度脂肪信号描出，其后缘不易辨认，因为颅骨皮质缘本身无信号。脊髓在中线矢状面图像中特别清楚，为中强度信号。脑脊液在 T_1 加权图像发现为低强度信号。正常椎体充满骨髓，在 T_1 加权图像中信号强度高于椎间盘，且均匀一致。枢椎齿状突信号低于其他椎体，椎间盘大体均匀。硬脊膜外脂肪信号强度高，产生极好的软组织反差，紧贴硬脊膜囊和环绕神经根。在 T_2 加权图像中，脑脊液信号显著加强。正常椎间盘髓核信号一般高于纤维环。腰椎间盘髓核常显示较低强度信号缝隙，可能表示纤维环组织凹入。

3. 椎间盘疾患　MRI 在椎间盘疾患的诊断中能发挥重要作用。T_1 和 T_2 加权图像都可以显示椎间隙变窄。T_2 加权图像对椎间盘变性最敏感。正常情况下纤维环含水约 78%，髓核含水约 85%～95%，但变性椎间盘二者的含水量均下降至 70% 左右，以致这两部分在 MRI 图像中变得难以区别。由于所有突出的椎间盘几乎都有变性，此种现象就更具临床意义。采用 T_2 加权 MRI 矢状面检查脊柱，能迅速排除椎间盘疾病。MRI 可直接识别突出的椎间盘物质，还可间接地从脊膜囊前方的硬脊膜外压迹或椎间孔内脂肪影的变化诊断椎间盘突出症。在 T_2 加权图像通常能分清脑脊液与变性的椎间盘，从而可估计椎管变窄程度。

4. 椎管狭窄　MRI 在椎管狭窄症中显示压迫部位及范围的精确度较高。尤其当椎管高度狭窄时，脊髓造影可能得不到关键部位的满意对比，而 T_2 加权 MRI 可较好地观察到脊膜管的硬膜外压迹。MRI 能显示蛛网膜下腔完全阻塞时梗阻的上、下平面。MRI 对神经根管狭窄的诊断特别有效，硬脊膜外脂肪和侧隐窝内脂肪减少是诊断神经根受压的重要标志。MRI 能迅速排除枕骨大孔疾病和髓内病变等其他病因。矢状面 MRI 屈、伸位动态检查可观察颈椎排列情况，用于颈椎融合术前、后，有助于确定融合部位及了解融合部位是否稳定。

5. 椎骨或椎间盘的感染　椎骨或椎间盘的感染在 MRI 图像显示特殊变化。受累椎骨或椎间盘在 T_1 加权图像显示信号强度一致性降低，而在 T_2 图像显示信号增强，同时髓核内的缝隙消失。如有椎旁脓肿，MRI 可明确显示。

6. 脊髓内、外肿瘤　MRI 所具有的显示整个脊髓和区分脊髓周围结构的能力有助于脊髓内、外肿瘤的诊断，并能确切区分肿瘤实质和囊性成分。髓外硬脊膜内肿瘤表现为脊膜囊内软组织包块，可使脊髓移位，并常见骨质异常改变或同时出现椎旁包块。多平面成像对神经纤维瘤的诊断特别有用，可以描绘出硬脊膜囊的扩张及肿瘤的硬脊膜内外成分。脂肪瘤在 T_1 及 T_2 加权 MRI 图像中显示特有的强信号。脊椎肿瘤不论原发抑或继发，在 T_1 加权图像表现为信号减弱，在 T_2 加权图像表现为信号增强。椎体血管瘤在 T_1 加权图像信号强度中等。

7. 膝关节　MRI 可显示膝关节前、后交叉韧带和侧副韧带，可用于急性韧带伤，特别是完全性韧带撕裂的诊断。膝关节韧带发出低强度信号，在 MRI 图像依靠具有较强信号的关节液和周围软组织的衬托对比识别。采用 MRI 检查半月板效果欠佳。膝关节影像要结合临床或手术所见加以解释。

四、放射性核素检查

（一）放射性核素应用原理

放射性核素显像是将可以被骨骼和关节浓聚的放射性核素或标记化合物注入人体后，通过扫描仪或 γ 照相仪探测，使骨骼和关节在体外显影成像的一种诊断技术。

骨骼内存在的羟基磷灰石结晶和未成熟的骨母质，与骨显像剂具有亲和能力，或进行离子交换（如 ^{85}Sr、^{18}F），或进行吸附与结合（如 ^{99m}Tc 或 ^{113m}In 标记的磷酸化合物）。由于这些物质具有放射性，故能使骨骼显像，且分布与骨代谢活性相一致。当骨骼有病变时，会发生骨质破坏及骨质修复两种改变，使放射性显像剂在病灶部位相对减少形成"冷区"或沉积增加形成"热区"。根据体内各部位放射性核素分布的情况，可以了解各部位的解剖结构及其功能变化。全身骨骼均可进行扫描，骨伤科常利用放射性核素显像协助诊断骨骼系统疾病。用放射性核素来检查骨骼系统疾病，可提高诊断阳性率，并且具有早期诊断的价值。

（二）放射性核素在骨伤科的应用

1. 骨骼系统疾病　^{99m}Tc 磷酸盐是亲骨作用强、血液清除率快的显像剂，由于骨骼摄取量高，所以骨骼显像清楚。它最大的优点是比 X 线检查早 3～6 个月发现病灶，其阳性发现率比 X 线检出率高 25%。全身骨骼均可进行扫描，可见颅骨、脊柱、骨盆、肩、肘、膝、踝等关节均浓集有放射性核素，肋骨亦见有散在点状分布的核素。用此核素来检查骨骼系统疾病，阳性率较高。

2. 原发性恶性肿瘤   放射性核素显像对诊断原发性骨肿瘤无特异性，但恶性骨肿瘤对核素聚集度较高。核素骨显像对原发性骨肿瘤的应用价值主要是确定放射治疗的照射野、截肢范围和活检定位。因为显像的病灶范围一般比 X 线所见的范围大，灵敏度高。

3. 骨转移灶   放射性核素显像可比 X 线检查提前 3~6 个月发现转移病灶。因此，被确诊癌症的病人，应定期进行全身骨骼显像，以便及时随访确定有无早期骨转移。

4. 骨病   诊断创伤性和非创伤性股骨头无菌性坏死，早期表现为股骨头局部出现放射性减低区或缺损区，坏死中期在缺损区周围出现不同程度的放射性浓集反应，坏死晚期整个股骨头呈放射性浓集区。早期诊断急性血源性骨髓炎，并通过核素血管动态造影和延迟显像对骨髓炎和蜂窝织炎等疾病进行鉴别诊断。另外，对各种骨代谢疾患，如原发性或继发性甲状旁腺功能亢进、骨质软化病、骨髓纤维化病、骨关节炎等，均可用以进行诊断。

5. 移植骨的血液供应及存活情况   要了解吻合血管是否通畅虽可进行 X 线血管造影术，但吻合的血管内膜异常敏感，碘油造影容易引起血管痉挛，而使用核素造影则无此危险。可在手术后 10 天左右进行，如血运畅通，或移植骨有代谢能力时，就会在该处出现浓聚区。

此外，骨伤科的临床检查还应根据骨伤病具体情况，选择采用实验室、肌电图、神经诱发电位、超声波、关节镜和病理等检查，以辅助诊断或明确诊断。

第四章　骨伤病的治疗方法

骨伤科的治疗方法主要有药物、手法、固定、练功等，临床上应根据病情有针对性地应用，必要时需配合采用针刀、微创、手术等综合疗法。

第一节　药　物

药物疗法是治疗骨伤科疾病的一种重要方法。人体是一个统一的整体，其正常生命活动依赖于气血、营卫、脏腑、经络等维持。若机体遭受损伤，则其正常活动必然受到影响，可导致内在气血、营卫、脏腑、经络功能失调。因此，治疗损伤，必须从整体观念出发，才能取得良好的效果。

一、内治法

根据损伤"专从血论"，"恶血必归于肝"，"肝主筋，肾主骨"，以及"客者除之，劳者温之，结者散之，留者攻之，燥者濡之"等骨伤科基本理论，临床应用可以归纳为下、消、清、开、和、续、补、舒等内治方法。

骨伤科常用内治法根据疾病分类不同，又可分为骨伤内治法与骨病内治法。

（一）骨伤内治法

1. 损伤三期辨证治法　根据损伤的发展过程，通常分初、中、后三期。三期分治方法是以调和疏通气血、生新续损、强筋壮骨为主要目的。临证时，必须结合患者体质及损伤情况辨证施治。

（1）*初期治法*　初期，一般在伤后 1~2 周内，由于气滞血瘀，需消肿止痛，以活血化瘀为主，即采用"下法"或"消法"；若瘀血积久不消，郁而化热，或邪毒入侵，或迫血妄行，可用"清法"；气闭昏厥或瘀血攻心，则用"开法"。

①攻下逐瘀法：适用于损伤早期蓄瘀，大便不通，腹胀拒按，舌苔黄，脉洪大而数的体实患者。临床多应用于胸、腰、腹部损伤蓄瘀而致的阳明腑实证，常用方剂有大成汤、桃核承气汤、鸡鸣散加减等。

攻下逐瘀法属"下法"，常用苦寒泻下药以攻逐瘀血，通泄大便，排除积滞。由于药效峻猛，对年老体弱、气血虚衰和妇女妊娠、经期及产后失血过多者，应当禁用或慎用该法。

②行气消瘀法：适用于损伤后有气滞血瘀，局部肿痛，无里实热证，或有某种禁忌而不能猛攻急下者。常用方剂有以消瘀活血为主的桃红四物汤、复元活血汤、活血止痛汤，以行气为主的柴胡疏肝散、复元通气散、金铃子散，以及活血祛瘀、行气止痛并重的血府逐瘀汤、膈下

逐瘀汤、顺气活血汤等。临证可根据损伤的不同，或重于活血化瘀，或重于行气止痛，或活血行气并重。

行气消瘀法属"消法"，具有消散瘀血的作用。行气消瘀方剂一般并不峻猛，如需逐瘀通下，可与攻下药配合；但对于年老、体虚、妊娠、产后、经期、幼儿等，仍需慎用。

③清热凉血法：本法包括清热解毒与凉血止血两法。适用于跌仆损伤后积瘀化热、热毒蕴结于内，或创伤感染，邪毒侵袭，火毒内攻，迫血错经妄行等证。常用清热解毒方剂有五味消毒饮、黄连解毒汤；凉血止血方剂有清营汤、犀角地黄汤等。

清热凉血法属"清法"，药性寒凉，若身体素虚，脏腑虚寒，饮食素少，肠胃虚滑，或妇女分娩后有热证者，均慎用。《疡科选粹》曰："盖血见寒则凝。"故应用本法时应注意防止寒凉太过。

④开窍活血法：属"开法"，是用辛香开窍、活血化瘀、镇心安神的药物，以治疗跌仆损伤后气血逆乱、气滞血瘀、瘀血攻心、神昏窍闭等危重症的一种急救方法。适用于头部损伤或跌打重症神志昏迷者。神志昏迷可分为闭证和脱证两种：闭证是实证，治宜开窍活血、镇心安神；脱证是虚证，是伤后元阳衰微、浮阳外脱的表现，治宜固脱，忌用开窍。常用方剂有苏合香丸、复苏汤、羚角钩藤汤、镇肝息风汤等。若热毒蕴结筋骨而致神昏谵语、高热抽搐者，宜用紫雪丹合清营凉血之剂。开窍药走窜性强，易引起流产、早产，孕妇慎用。

（2）中期治法　中期，一般在损伤后3~6周期间，虽损伤症状改善，肿胀瘀阻渐趋消退，疼痛逐步减轻，但瘀阻去而未尽，疼痛减而未止，仍应以活血化瘀、和营生新、接骨续筋为主，故以"和""续"两法为基础。

①和营止痛法：属"和法"，适用于损伤后，虽经消、下等法治疗，但仍气滞瘀凝，肿痛尚未尽除，而继续运用攻下之法又恐伤正气。常用方剂有和营止痛汤、橘术四物汤、定痛和血汤、和营通气散等。

②接骨续筋法：属"续法"，适用于损伤中期，筋骨已有连接但未坚实者。瘀血不去则新血不生，新血不生则骨不能合，筋不能续，所以使用接骨续筋药，佐活血祛瘀之药，以活血化瘀、接骨续筋。常用方剂有续骨活血汤、新伤续断汤、接骨丹、接骨紫金丹等。

（3）后期治法　后期，一般为损伤7~8周以后，瘀肿已消，但筋骨尚未坚实，功能尚未恢复，应以补气养血、补益肝肾、补养脾胃为主，称为"补法"；而筋肌拘挛，风寒湿痹，关节屈伸不利者则予以温经散寒、舒筋活络，称为"舒"法。

①补气养血法：是使用补养气血药物，使气血旺盛以濡养筋骨的治疗方法。凡外伤筋骨，内伤气血及长期卧床，出现气血亏损、筋骨痿弱等证候，均可应用本法。损伤气虚为主，用四君子汤；损伤血虚为主，用四物汤；气血双补用八珍汤或十全大补汤。对损伤大出血而引起的血脱者，补益气血法要及早使用，以防气随血脱，方选当归补血汤，重用黄芪。

②补益肝肾法：又称强壮筋骨法，凡骨折、脱位、筋伤的后期，年老体虚、筋骨痿弱、肢体关节屈伸不利、骨折迟缓愈合、骨质疏松等肝肾亏虚者，均可使用本法加强肝肾功能，加速骨折愈合，增强机体抗病能力，以利损伤的修复。常用方剂有壮筋养血汤、生血补髓汤；肾阴虚用六味地黄汤或左归丸；肾阳虚用金匮肾气丸或右归丸；筋骨痿软、疲乏衰弱者用健步虎潜丸、壮筋续骨丹等。在补益肝肾法中参以补气养血药，可增强养肝益肾的功效，加速损伤筋骨的康复。

③补养脾胃法：适用于损伤后期，耗伤正气，或长期卧床缺少活动，而导致饮食不消，四肢疲乏无力，肌肉萎缩等脾胃气虚者。补益脾胃可促进气血生化，充养四肢百骸，本法即通过助生化之源而加速损伤筋骨的修复，为损伤后期常用之调理方法。常用方剂有补中益气汤、参苓白术散、归脾汤、健脾养胃汤等。

④舒筋活络法：属"舒法"，适用于损伤后期，气血运行不畅，瘀血未尽，腠理空虚，复感外邪，以致风寒湿邪入络，遇气候变化则局部症状加重的陈伤旧疾的治疗。本法主要使用活血药与祛风通络药，以宣通气血，祛风除湿，舒筋通络。如陈伤旧患寒湿入络者用小活络丹、大活络丹、麻桂温经汤；肢节痹痛者，用蠲痹汤、舒筋汤、舒筋活血汤；腰痹痛者，用独活寄生汤、三痹汤。祛风寒湿药，药性多辛燥，易损伤阴血，故阴虚者慎用，或配合养血滋阴药同用。

对上述的分期治疗原则，必须灵活变通，对特殊病例尤须仔细辨证，正确施治，不可拘泥规则或机械分期。

2. 损伤部位辨证治法　损伤虽同属瘀血，但由于损伤的部位不同，治疗的方药也有所不同。因此，选用主方后，可根据损伤的部位不同加入几味引经药，使药力作用于损伤部位，加强治疗效果。明代医家异远真人《跌损妙方·用药歌》曰："归尾兼生地，槟榔赤芍宜。四味堪为主，加减任迁移。乳香并没药，骨碎以补之。头上加羌活，防风白芷随。胸中加枳壳，枳实又云皮。腕下用桔梗，菖蒲厚朴治。背上用乌药，灵仙妙可施。两手要续断，五加连桂枝。两胁柴胡进，胆草紫荆医。大茴与故纸，杜仲入腰支。小茴与木香，肚痛不须疑。大便若阻隔，大黄枳实推。小便如闭塞，车前木通提。假使实见肿，泽兰效最奇。倘然伤一腿，牛膝木瓜知。全身有丹方，饮酒贵满卮。苎麻烧存性，桃仁何累累。红花少不得，血竭也难离。"该歌诀介绍跌打损伤主方配合部位引经药和随证加减用药法，便于损伤辨证治疗。

（二）骨病内治法

骨病的发生可能与损伤有关，但其病理变化、临床表现与损伤并不相同，故其治疗有其特殊性。《素问·至真要大论篇》说："寒者热之，热者寒之……客者除之，劳者温之，结者散之。"骨病的用药基本遵循上述原则。如骨痈疽多属热证，"热者寒之"，宜用清热解毒法；骨痨多属寒证，"寒者热之"，宜用温阳驱寒法；痹证因风寒湿邪侵袭，"客者除之"，宜用舒筋活络法；骨病局部出现结节、肿块者，癥瘕积聚，"结者散之"，宜用祛痰散结法。"清法"与"舒法"已在骨伤内治法中阐述，骨病内治法补充"温法"与"散法"。

1. 温阳驱寒法　属"温法"，适用于阴寒内盛之骨痨或附骨疽。本法是用温阳通络的药物，使阴寒凝滞之邪得以驱散。流痰初起，患处漫肿酸痛，不红不热，形体恶寒，口不作渴，小便清利，苔白，脉迟等内有虚寒现象者，可选用阳和汤加减。

2. 祛痰散结法　属"散法"，适用于骨病见无名肿块，痰浊留滞于肌肉或经隧之内者。骨病的癥瘕积聚均为痰滞交阻、气血凝留所致。此外，外感六淫或内伤情志，以及体质虚弱等，亦能使气机阻滞，液聚成痰。本法在临床运用时要针对不同病因，与下法、消法、和法等配合使用，才能达到化痰、消肿、软坚之目的。常用方剂有二陈汤、温胆汤、苓桂术甘汤等。

二、外治法

损伤外治法是指对损伤局部进行治疗的方法，在骨伤科治疗中占有重要的地位。清代吴师

NOTE

机《理瀹骈文》说："外治之理，即内治之理；外治之药，即内治之药，所异者法耳。"临床外用药物大致可分为敷贴药、搽擦药、熏洗湿敷药与热熨药。

（一）敷贴药

外用药应用最多的剂型是药膏、膏药和药散三种。使用时将药物制剂直接敷贴在损伤局部，使药力发挥作用，可收到较好疗效。正如吴师机论其功用：一是拔，二是截，凡病所结聚之处，拔之则病自出，无深入内陷之患；病所经由之处，截之则邪自断，无妄行传变之虞。

1. 药膏　又称敷药或软膏，将药碾成细末，然后选加饴糖、蜜、油、水、鲜草药汁、酒、醋或医用凡士林等，调匀如厚糊状，涂敷伤处。如消瘀止痛药膏、定痛膏、双柏膏、接骨续筋药膏、金黄膏、四黄膏、生肌玉红膏等。

2. 膏药　古称薄贴，是中医学外用药物中的一种特有剂型。《肘后备急方》中就有膏药制法的记载，后世广泛地应用于各科的治疗上，骨伤科临床应用更为普遍。

膏药是将药物碾成细末配以香油、黄丹或蜂蜡等基质炼制而成，然后摊在皮纸或布上备用。临床应用时将膏药烘热烊化后贴患处，如狗皮膏、万灵膏等。

3. 药散　又称药粉、掺药。将药物碾成极细的粉末，收贮瓶内备用。使用时可将药散直接撒于伤口处，或置于膏药上，将膏药烘热后贴患处。如云南白药、丁桂散、桂麝散等。

（二）搽擦药

搽擦药始见于《素问·血气形志篇》："经络不通，病生于不仁，治之以按摩醪药。"醪药是配合按摩而涂搽的药酒。搽擦药可直接涂搽于伤处，或在施行理筋手法时配合推擦等手法使用，或在热敷熏洗后进行自我按摩时涂搽。

1. 酊剂　又称外用药酒或外用药水，用药与白酒、醋浸制而成。近年来还有用乙醇溶液浸泡加工炼制的酒剂。具有活血止痛、舒筋活络、追风祛寒的作用，如伤筋药水、正骨水等。

2. 油膏与油剂　用香油把药物熬煎去渣后制成油剂，或加黄蜡或白蜡收膏炼制而成油膏，具有温经通络、消散瘀血的作用。适用于关节筋络寒湿冷痛等证，也可配合手法及练功前后作局部搽擦。如跌打万花油、活络油膏、伤油膏等。

（三）熏洗湿敷药

1. 热敷熏洗　古称"淋拓""淋渫""淋洗"或"淋浴"，是将药物置于锅或盆中加水煮沸后熏洗患处的一种方法。先用热气熏蒸患处，待水温稍减后用药水浸洗患处。冬季气温低，可在患处加盖棉垫，以保持热度持久。1日2次，1次15~30分钟，1帖药可熏洗数次。药水因蒸发而减少时，可酌加适量水再煮沸熏洗。具有舒松关节筋络、疏导腠理、流通气血、活血止痛的作用。适用于关节强直拘挛、酸痛麻木或损伤兼夹风湿者。多用于四肢关节、腰背部的伤患，如散瘀和伤汤、海桐皮汤、八仙逍遥汤、上肢损伤洗方、下肢损伤洗方等。

2. 湿敷洗涤　古称"溻渍""洗伤"，在《外科精义》中有"其在四肢者溻渍之，其在腰腹背者淋射之，其在下部者浴渍之"的记载。多用于创伤，使用方法是"以净帛或新棉蘸药水"，"渍其患处"。现临床上把药制成水溶液，供创伤伤口湿敷洗涤用。如金银花煎水、野菊花煎水、2%~20%黄柏溶液，以及蒲公英等鲜药煎汁等。

（四）热熨药

热熨法是一种热疗方法。《普济方·折伤门》有"凡伤折者，有轻重浅深久新之异，治法亦有服食淋熨贴熻之殊"的记载。本法选用温经祛寒、行气活血止痛药物，加热后用布包裹，热熨患处，借助其热力作用于局部，适用于不宜外洗的腰脊躯体之新伤、陈伤。主要的剂型有下列几种：

1. 坎离砂 又称风寒砂，用铁砂加热后与醋水煎成药汁搅拌后制成，临用时加醋少许拌匀置布袋中，数分钟内会自然发热，热熨患处，适用于陈伤兼有风湿证者。

2. 熨药 俗称"腾药"，将药置于布袋中，扎好袋口放在蒸锅中蒸气加热后熨患处，适用于各种风寒湿肿痛者，具有舒筋活络、消瘀退肿的作用。如正骨熨药等。

3. 其他 如用粗盐、黄沙、米糠、麸皮、吴茱萸等炒热后装入布袋中热熨患处。民间还采用葱姜豉盐炒热，布包罨脐上治风寒。这些方法简便有效，适用于各种风寒湿型筋骨痹痛、腹胀痛及尿潴留等证。

第二节 手 法

手法在骨伤科治疗中占有重要地位，是骨伤科四大治疗方法（手法、固定、药物、练功）之一。《医宗金鉴·正骨心法要旨》说："夫手法者，谓以两手安置所伤之筋骨，使仍复于旧也。"该书还把手法归纳为"摸、接、端、提、按、摩、推、拿"八法，并详细阐述了各类手法的适应证、作用及其操作要领。按其功用，骨伤科手法可分为正骨手法与理筋手法两大类。

一、正骨手法

（一）正骨手法的注意事项

1. 明确诊断 复位之前，术者对病情要有充分了解，根据病史、受伤机制和 X 线检查结果作出明确诊断，同时分析骨折发生移位的机制，选择有效的整复手法。

2. 密切注意全身情况变化 对多发性骨折气血虚弱，严重骨盆骨折发生失血性休克，以及脑外伤重症等，均需暂缓整复，可采用临时固定或持续牵引等法，待危重病情好转后再考虑骨折整复。

3. 掌握复位标准 骨折断端发生移位后，应认真整复，争取达到解剖和接近解剖学对位。若某些骨折不能达到解剖对位，也应根据病人年龄、职业及骨折部位的不同，达到功能对位。所谓功能对位，即骨折在整复后无重叠移位，旋转、成角畸形得到纠正，肢体的力线正常，长度相等，骨折愈合后肢体的功能可以恢复到满意程度，不影响病人在工作或生活上的要求。如老年患者，虽骨折对位稍差，肢体有轻度畸形，只要关节活动不受影响，自理生活无困难，疗效亦算满意。儿童骨折治疗时要注意肢体外形，不能遗留旋转及成角畸形，轻度的重叠及侧方移位，在发育过程中可自行矫正。

4. 抓住整复时机 只要周身情况允许，整复时间越早越好。骨折后半小时内，局部疼痛、肿胀较轻，肌肉尚未发生痉挛，最易复位。伤后 4~6 小时内局部瘀血尚未凝结，复位也较易。一般成人伤后 7~10 天内可考虑手法复位，但时间越久复位难度越大。

5. 选择适当麻醉 根据病人具体情况，选择有效的止痛或麻醉。伤后时间不长，骨折又不复杂，可用 0.5%~2% 利多卡因局部浸润麻醉；如果伤后时间较长，局部肿硬，骨折较为复杂，估计复位有一定困难者，上肢采用臂丛神经阻滞麻醉，下肢采用腰麻或坐骨神经阻滞麻醉，尽量不采用全身麻醉。

6. 做好整复前的准备

（1）人员准备　确定主治者与助手，并做好分工。参加整复者应对伤员全身情况、受伤机理、骨折类型、移位情况等，进行全面的了解与复习，将X线片的显示与病人实体联系起来，仔细分析，确立整复手法及助手的配合等，做到认识一致，动作协调。

（2）器材准备　根据骨折的需要，准备好一切所需要的物品，如纸壳、石膏绷带、夹板、扎带、棉垫、压垫，以及需要的牵引装置等。还须根据病情准备好急救用品，以免在整复过程中发生意外。

7. 参加整复人员精力要集中　注意手下感觉，观察伤处外形的变化，注意患者的反应，以判断手法的效果，并防止意外事故的发生。

8. 切忌使用暴力　拔伸牵引须缓慢用力，恰到好处，勿太过或不及，不得施用猛力。整复时着力部位要准确，用力大小、方向应视病情而定，不得因整复而增加新的损伤。

9. 尽可能一次复位成功　多次反复地整复，易增加局部软组织损伤，肿胀更加严重，再复位难以成功，而且还有造成骨折迟缓愈合或关节僵硬之可能。

10. 避免X线伤害　为减少X线对患者和术者的损害，整复、固定尽量避免在X线直视下进行，若确实需要，应注意保护，尽可能缩短直视时间。在整复后常规拍摄正侧位X线片复查，以了解治疗效果。

（二）正骨手法操作要领

1. 拔伸　是正骨手法中重要步骤，用于克服肌肉拮抗力，矫正患肢的重叠移位，恢复肢体的长度。按照"欲合先离，离而复合"的原则，开始拔伸时，肢体先保持在原来的位置，沿肢体的纵轴，由远近骨折段作对抗牵引（图4-1）。然后，再按照整复步骤改变肢体的方向，持续牵引。牵引力的大小以患者肌肉强度为依据，要轻重适宜，持续稳妥。小儿、老年人及女性患者，牵引力不能太大。反之，青壮年男性患者，肌肉发达，牵引力应加大。对肌群丰厚的患肢，如股骨干骨折应结合骨牵引，但肱骨干骨折虽肌肉发达，在麻醉下骨折的重叠移位容易矫正，如果用力过大，常使断端分离，以致造成不愈合。

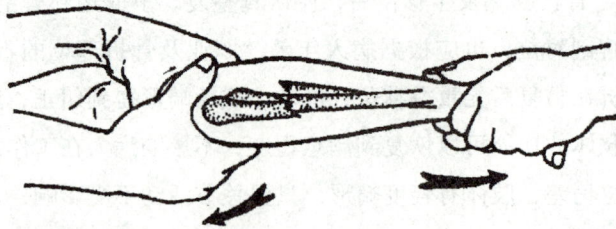

图4-1　拔伸

2. 旋转　主要矫正骨折断端的旋转畸形（图4-2）。单轴关节（只能屈伸的关节），只有将远骨折段连同与之形成一个整体的关节远端肢体共同旋向骨折近端所指的方向，畸形才能矫正，重叠移位也能较省力地克服。因此，肢体有旋转畸形时，可由术者手握其远段，在拔伸下围绕肢体纵轴向左或向右旋转，以恢复肢体的正常生理轴线。

3. 屈伸　术者一手固定关节的近段，另一手握住远段沿关节的冠状轴摆动肢体，以整复骨折脱位（图4-3）。如伸直型的肱骨髁上骨折，须在牵引下屈曲，屈曲型则须伸直。伸直型

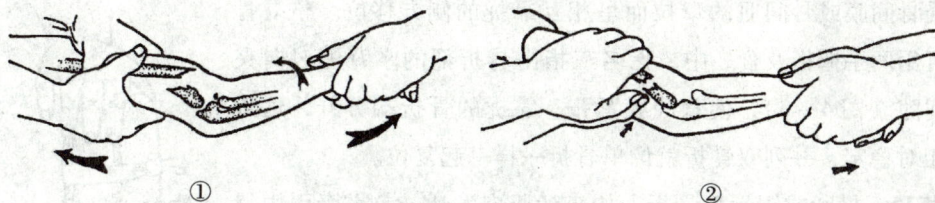

图 4-2 旋转

股骨髁上骨折可以在胫骨结节处穿针，在膝关节屈曲位牵引；反之，屈曲型股骨髁上骨折，则需要在股骨髁上处穿针，将膝关节处于半屈伸位牵引，骨折才能复位。

4. 提按 重叠、旋转及成角畸形矫正后，侧方移位就成为骨折的主要畸形。骨折侧方移位有前后侧方移位和内外侧方移位。提按手法主要用于矫正前后侧方移位（即上下侧或掌背侧）。操作时，术者两手拇指按突出的骨折一端向下，两手四指提下陷的骨折另一端向上，使骨折复位（图 4-4）。

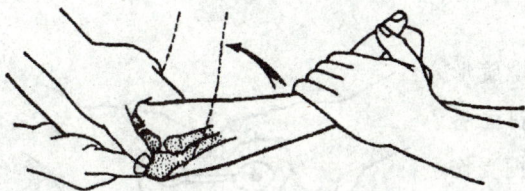

图 4-3 屈伸

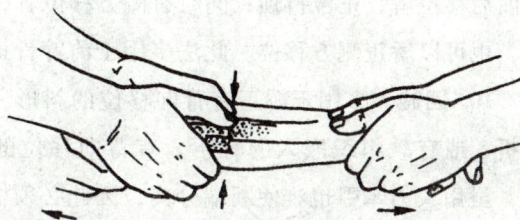

图 4-4 提按

5. 端挤 主要用于矫正内外侧方（即左右侧方）移位。操作时，术者一手固定骨折近端，另一手从侧方挤骨折远端靠向近端，迫使骨折复位（图 4-5）。提按端挤手法操作时手指用力要适当，方向要正确，部位要对准，着力点要稳固。术者手指与患者皮肤要紧密接触，通过皮下组织直接用力于骨折端，切忌在皮肤上来回摩擦，以免损伤皮肤。

6. 摇摆 主要用于横断、锯齿型骨折。经过上述整骨手法，一般骨折基本可以复位，但横断、锯齿型骨折其断端间可能仍有间隙。为了使骨折端紧密接触，增加稳定性，术者可用两手固定骨折部，由助手在维持牵引下轻轻地左右或前后方向摆动骨折的远段（图 4-6），待骨折断端的骨擦音逐渐变小或消失，则骨折断端已紧密吻合。

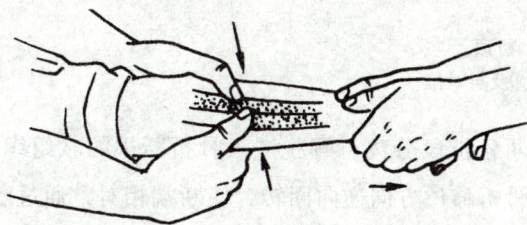

图 4-5 端挤

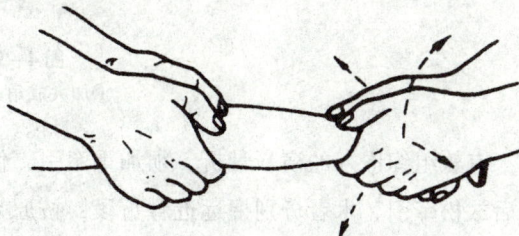

图 4-6 摇摆

7. 触碰 又称叩击手法，用于需使骨折部紧密嵌插者。横断型骨折发生于干骺端时，骨折整复夹板固定后，可用一手固定骨折部的夹板，另一手轻轻叩击骨折的远端，使骨折断端紧密嵌插，复位更加稳定（图 4-7）。

8. 分骨 是用于矫正两骨并列部位的骨折，如尺桡骨、胫腓骨、掌骨、跖骨骨折等，骨折段因受骨间膜或骨间肌的牵拉而呈相互靠拢的侧方移位。整复骨折时，可用两手拇指及食、中、无名三指由骨折部的掌背侧对向夹挤两骨间隙（图4-8），使骨间膜紧张，靠拢的骨折端分开，远近骨折段相对稳定，并列双骨折就像单骨折一样一起复位。

9. 折顶　横断或锯齿型骨折，如患者肌肉发达，单靠牵引力量不能完全矫正重叠移位时，可用折顶手法（图4-9）。术者两手拇指抵于突出的骨折一端，其他四指重叠环抱于下陷的骨折另一端，在牵引下两拇指用力向下挤压突出的骨折端，加大成角，依靠拇指的感觉，估计骨折的远近端骨皮质已经相顶时，而后骤然反折。反折时环抱于骨折另一端的四指将下陷的骨折端猛力向上提起，而拇指仍然用力将突出的骨折端继续下压，这样较容易矫正重叠移位。用力大小，依原来重叠移位的多少而定。用力的方向可正可斜。单纯前后移位者，正位折顶；同时有侧方移位者，斜向折顶。通过这一手法不但可以解决重叠移位，也可以矫正侧方移位。此法多用于前臂骨折。

10. 回旋　多用于矫正有背向移位的斜形、螺旋形骨折，或有软组织嵌入的骨折。有背向移位的斜面骨折，虽用大力牵引也难使断端分离，因此必须根据受伤的力学原理，判断背向移位的途径，以骨折移位的相反方向，施行回旋方法（图4-10）。操作时，必须谨慎，两骨折段需相互紧贴，以免损伤软组织，若感到回旋时有阻力，应改变方向，使背向移位的骨折达到完全复位。

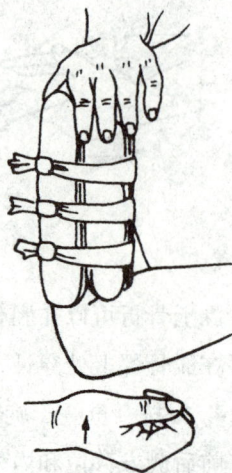

图4-7　触碰

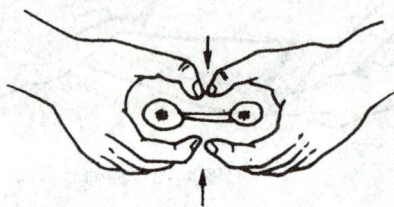

图4-8　分骨

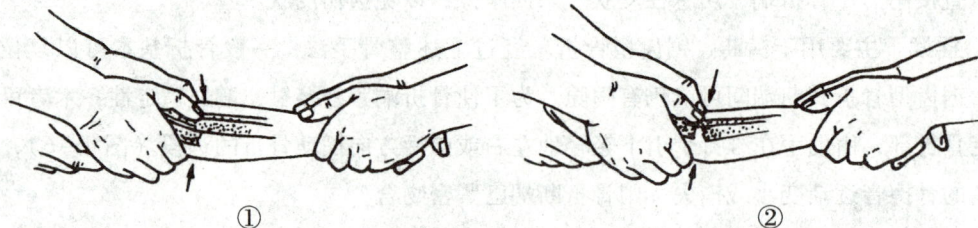

① ②

图4-9　折顶
①加大成角；②反折对位

有软组织嵌入的横断骨折，须加重牵引，使两骨折段分离，解脱嵌入骨折断端的软组织，而后放松牵引，术者分别握远近骨折段，按原来骨折移位方向逆向回转，使断端相对，通过断端的骨擦音来判断嵌入的软组织是否完全解脱。

11. 蹬顶　通常一个人操作，常用在肩、肘关节脱位及髋关节前脱位。以肩关节为例，患者仰卧床上，术者立于患侧，双手握住伤肢腕部，将患肢伸直并外展；术者脱去鞋子，用足底蹬于患者腋下（左侧脱位用左足，右侧脱位用右足），足蹬手拉，缓慢用力拔伸牵引，然后在牵引的基础上，使患肢外旋、内收，同时足跟轻轻用力向外顶住肱骨头，即可复位（图4-11）。

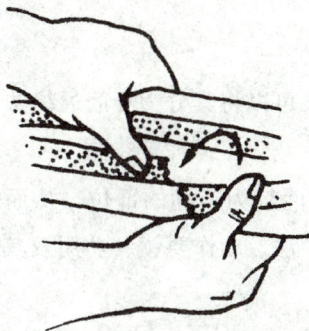

图 4 - 10　回旋

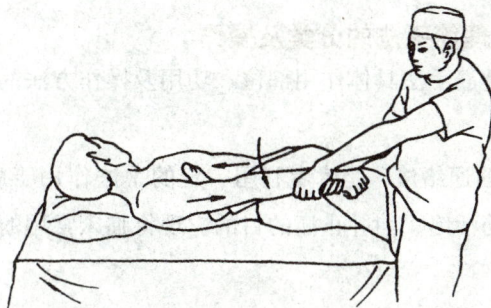

图 4 - 11　蹬顶

12. 杠杆　是利用杠杆为支撑点，力量较大，多用于难以整复的肩关节脱位或陈旧性脱位。采用一长 1m、直径为 4~5cm圆木棒，中间部位以棉垫裹好，置于患侧腋窝，两助手上抬，术者双手握住腕部，并外展 40°向下牵引，解除肌肉痉挛，使肱骨头摆脱盂下的阻挡，容易复位（图 4 -12）。整复陈旧性关节脱位，外展角度需增大，各方面活动范围广泛，以松解肩部粘连。本法因支点与牵引力量较大，活动范围亦大，如有骨质疏松和其他并发症者应慎用，并注意勿损伤神经及血管。

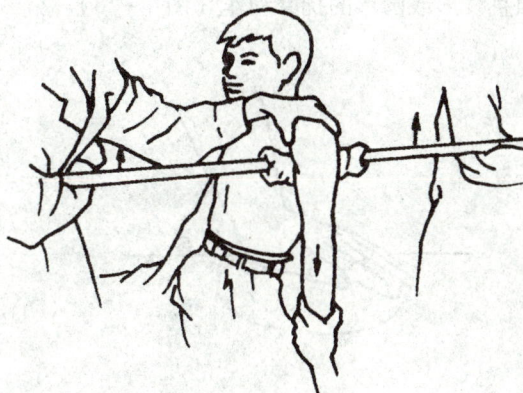

图 4 - 12　杠杆

此外，尚有椅背复位法、梯子复位法等，均属杠杆法。

二、理筋手法

理筋手法是由推拿按摩手法组成。手法内容丰富，流派较多，为了便于学习和掌握，将传统的理筋手法结合临床实际，重点加以讲述。

（一）理筋手法的功效

理筋手法是治疗筋伤的主要手段之一，手法作用也是多方面的，其主要功效有以下几点：

1. 活血散瘀，消肿止痛　手法按摩能解除血管、筋肉的痉挛，增进血液循环和淋巴回流，加速瘀血的吸收，达到活血散瘀、消肿止痛的目的，有利于组织损伤的修复。

2. 舒筋活络，解除痉挛　通过推拿按摩，能起到舒展和放松肌肉筋络的效应，使患部脉络通畅，疼痛减轻，从而能解除由于损伤所引起的反射性痉挛。

3. 理顺筋络，整复错位　理筋手法能使跌仆闪挫所造成的"筋出槽、骨错缝"得到整复。临床上常用于外伤所造成的肌肉、肌腱、韧带、筋膜组织的破裂、滑脱及关节半脱位，起将顺、整复、归位的作用。

4. 松解粘连，通利关节　理筋手法能活血散瘀、松解粘连、滑利关节，可使紧张僵硬的组织恢复正常。临床上对于组织粘连、关节功能障碍者，可用弹拨和关节活络手法，再配合练功活动，使粘连松解，关节功能逐渐得以恢复正常。

5. 通经活络，祛风散寒　理筋手法可以温通经络、祛风散寒、调和气血，从而调整机体

NOTE

内阴阳平衡失调，恢复肢体的功能。

（二）理筋手法的分类及操作

根据理筋手法具体作用部位、功用及操作方法的不同，可以将其分为舒筋通络法和活络关节法。

1. 舒筋通络法　是术者利用一定的手法作用于患者肌肉较为丰满的部位，从而达到疏通气血、舒筋活络、消肿止痛的目的。现将临床常用的基本手法、动作要领、功用及其适应证介绍如下：

（1）按摩法　根据手法轻重一般可分为轻度按摩和深度按摩两种。

①轻度按摩法：又称浅按摩法，用单手或双手的手掌或指腹放在患处，轻柔缓慢地用力做来回直线形或圆形的抚摩动作（图4-13）。

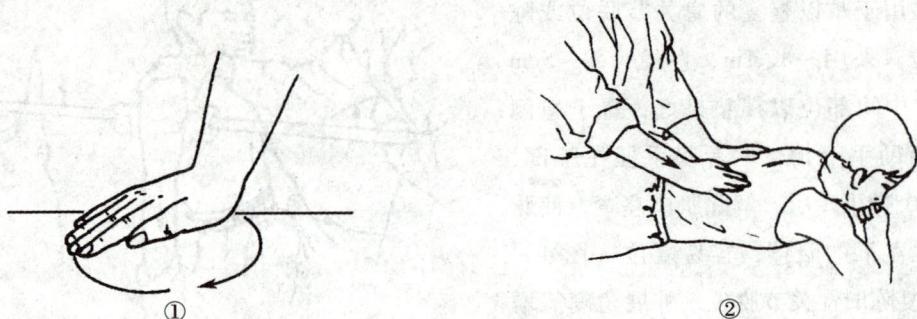

图4-13　浅按摩法
①单手按摩法；②双手按摩法

动作要领：按摩时动作要轻柔和谐，动作要缓慢。

功用：有消瘀退肿、镇静止痛的功效，并能缓解肌肉紧张疼痛。

适应证：在一般理筋手法开始和结束时应用，适合全身各部位，以胸腹胁肋处损伤较为常用。

②深部按摩法：又称推摩法，用手指、掌根及全掌施行推摩理筋手法，也可用双手重叠在一起操作，按摩部位要深，力量要大，要求力的作用直达深部软组织（图4-14）。

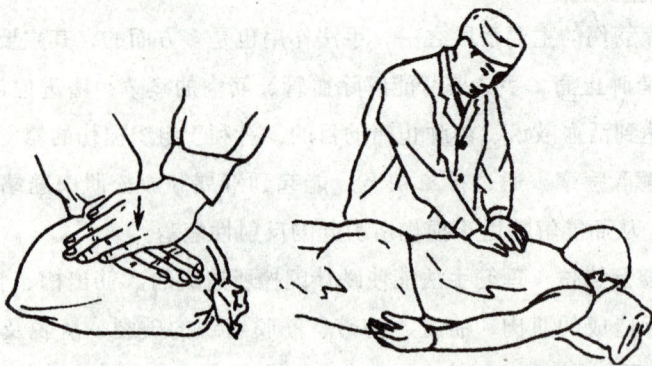

图4-14　推摩法

动作要领：摩动的频率快慢可根据病情、体质而决定，动作要协调，力量要均匀。

功用：舒筋活血，祛瘀生新，对消肿及缓解局部伤痛很有效。可以解除痉挛，使粘连的肌腱、韧带、瘢痕组织软化分离。

适应证：在理筋手法开始由轻度按摩法转入，或结合点穴进行，并可运用在各个手法中，是治伤最基本的手法之一。对肢体各部位的损伤、各种慢性劳损、风湿痹证等均可采用。

在深部按摩法中还有捋顺法和拇指推法。

捋顺法：由肢体的近端向远端推摩的手法称为捋顺法（图 4 - 15）。俗称"推上去，捋下来"，或"捋下来，顺上去"，其手法劲力与推摩相同，只是有向心与离心方向上的区别。

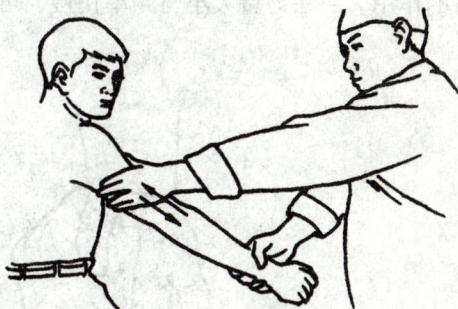
图 4 - 15 捋顺法

拇指推法：又称一指禅推法，是用拇指单独进行的摆动性推法。用大拇指端掌面或偏桡侧，着力于一定部位或经络穴位上，通过腕部的摆动和拇指关节的屈伸活动，使力持续作用于患部或穴位上，推动局部之筋肉（图 4 - 16），要求沉肩、垂肘、悬腕。临床根据需要或加按摩，或结合揉法中之拨络手法，或加压镇定。一般久伤主要用按摩，新伤主要用加压镇定。单指操作力量集中，指感确切，作用深透。

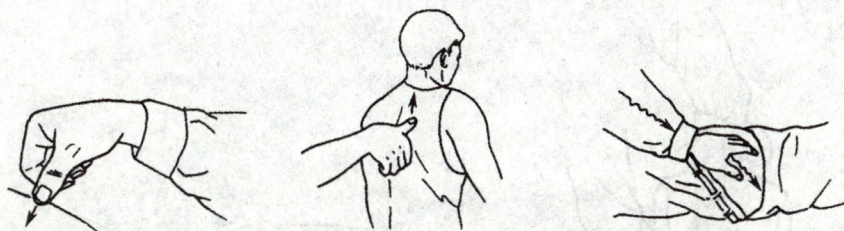
图 4 - 16 拇指推法

（2）揉擦法　揉、擦二法是理筋常用手法。

①揉法：用拇指或手掌在皮肤上做轻轻回旋揉动的一种手法。也可用拇指与四指成相对方向揉动，揉动的手指或手掌一般不移开接触的皮肤，仅使该处的皮下组织随手指或手掌的揉动而滑动（图 4 - 17）。

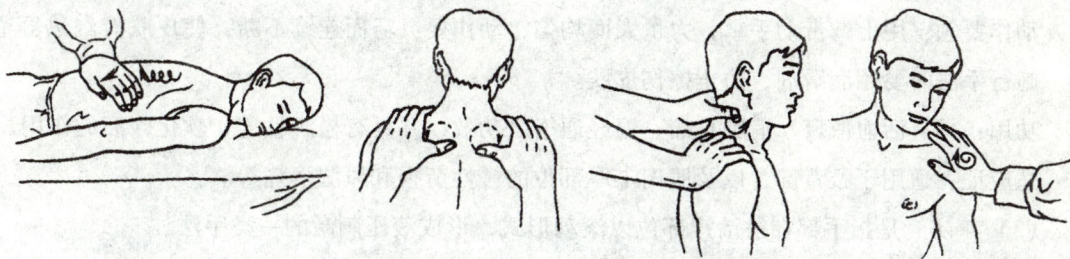
图 4 - 17 揉法

动作要领：动作应柔和，手指或手掌不要与皮肤摩擦，使皮下组织随手指或手掌滑动。

功用：具有放松肌肉、缓解症状、活血祛瘀、消肿止痛的作用。

适应证：适应于肢体各部位损伤、慢性劳损、风湿痹痛等。

［附］拨络法：用拇指加大劲力与筋络循行方向横向拨动，或拇指不动，其他四指取与肌束、肌腱、韧带的垂直方向，单向或反复揉拨（图 4 - 18），起到类似拨动琴弦一样的拨动

筋络的作用。手法力量大小与频率快慢，可根据伤情而定。

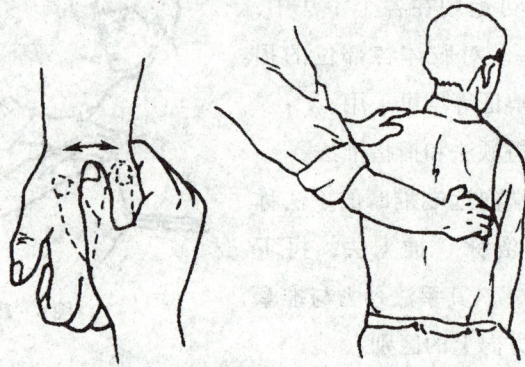

图 4 - 18　拨络法

功用：具有缓解肌肉痉挛、松解粘连、活血化瘀、通络止痛等作用。

适应证：适用于急慢性筋伤而致肌肉痉挛或粘连等。

②擦法：是用手掌、大小鱼际、掌根或手指在皮肤上摩擦的一种手法（图 4 - 19）。

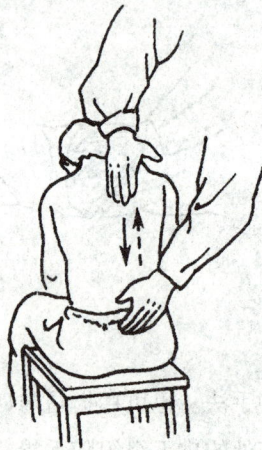

图 4 - 19　擦法

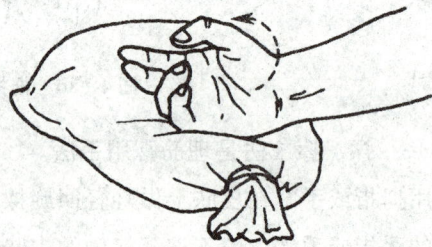

图 4 - 20　滚法

动作要领：用上臂带动手掌，力量大而均匀，动作要灵巧而连续不断，使皮肤有红热舒适感。施行手法时要用润滑剂，防止擦伤皮肤。

功用：具有活血散瘀、消肿止痛、温经通络之功效，并具有松解粘连、软化瘢痕的作用。

适应证：适用于腰背部，以及肌肉丰厚部位的慢性劳损和风湿痹痛等。

（3）滚法　是指手部在被治疗部位以滚动形式，形成滚压刺激的一类手法。

动作要领：用手的小鱼际尺侧缘及第 3、4、5 掌指关节的背侧，按于体表，沉肩、屈肘约 120°，手呈半握拳状，手腕放松，利用腕力和前臂的前后旋转，反复滚动，顺其肌肉走行方向自上而下或自左而右，按部位顺序操作（图 4 - 20），压力要均匀，动作要协调而有节律。

功用：具有调和营卫、疏通经络、祛风散寒、解痉止痛的作用。

适应证：适用于陈伤及慢性劳损，颈肩、腰背、四肢等肌肉丰厚部位的筋骨酸痛、麻木不仁，以及肢体瘫痪等。

（4）击打法　用拳捶击肢体的手法叫捶击法，用手掌拍打患处的手法叫拍打法，两法并用称击打法，用掌侧击打又称劈法。头部可用指尖及指间关节叩打（图4－21）。

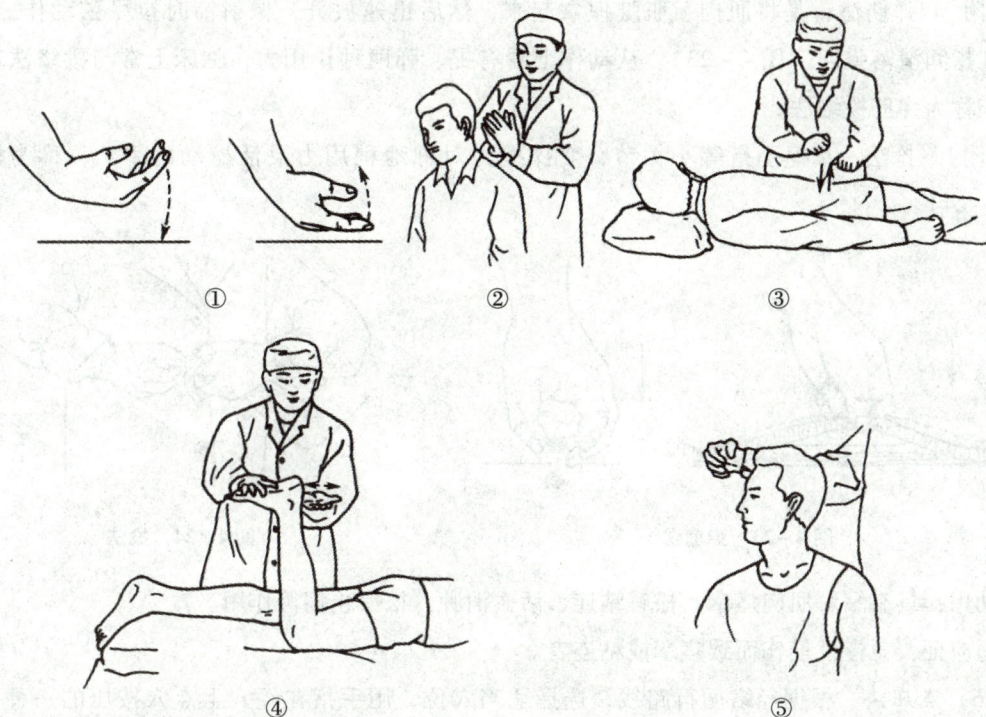

①②击打法；③捶击法；④劈法；⑤叩打

图4－21　击打法
①②击打法；③捶击法；④劈法；⑤叩打

动作要领：击打时要求蓄劲收提，即用力轻巧，又有反弹感，避免产生震痛感。动作要有节奏，快慢要适中，腕关节活动范围不宜过大，以免手掌接触皮肤时用力不均。

功用：能疏通周身气血，消除外伤瘀积及疲劳酸胀，又有祛风散寒的作用。

适应证：适用于胸背部因用力不当而屏伤岔气；亦适用于腰背部、大腿及臀部等肌肉肥厚的区域，因陈旧性损伤而兼有风寒湿证者。

（5）拿捏法　是用拇指与其他四指相对成钳形，一紧一松地用力拿捏，以挤捏肌肉、韧带等软组织的一种手法（图4－22）。本法在临床上有很多变化，可与揉法结合在一起，使其兼有揉捏两种作用。

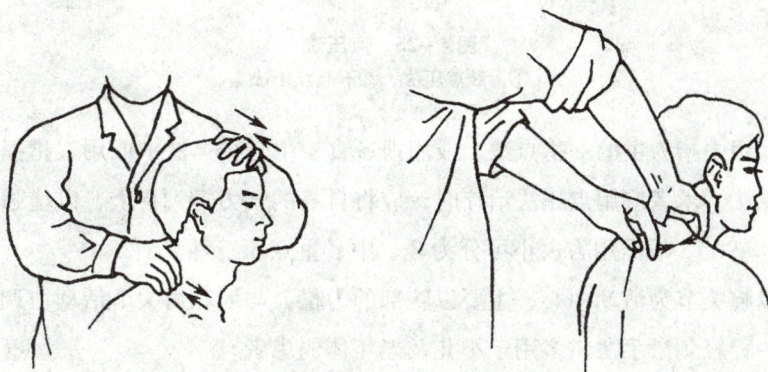

图4－22　拿捏法

动作要领：腕要放松，拇指与其他四指相对，逐渐用力内收，并连续不断地做揉捏动作，

NOTE

用力由轻到重，再由重到轻，不可突然用力。

[附]　弹筋法：是将肌肉、肌腱捏拿起来，然后迅速放开，像射箭时拉弓弦动作一样，让其在指间滑落弹回（图4－23）。从动作上看有提、弹两种作用力，临床上常与拨络法综合应用，称为弹筋拨络法。

[附]　捻法：拿捏手指等小关节，变揉捏为对称地稍用力灵活捻动的手法，称为捻法（图4－24）。

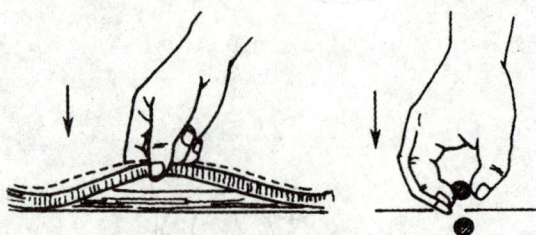
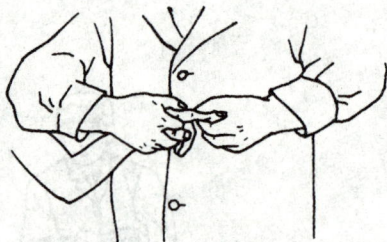

图4－23　弹筋法　　　　　　　　　　　图4－24　捻法

功用：具有缓解肌肉痉挛、松解粘连、活血消肿、祛瘀止痛等作用。

适应证：急慢性筋伤而致痉挛或粘连者。

（6）点压法　根据经络循行路线，选择适当穴位，用手指在经穴上点穴按压的一种手法（图4－25）。因用手指点压刺激经穴，与针刺疗法颇为相似，故又称点穴法、指针疗法，是中医骨伤特色手法之一。近年来，又在点压法的基础上发展成为指压按摩麻醉。点压法的取穴基本与针灸学相同，在治疗外伤时，除以痛为腧的取穴方法外，还可以循经取穴。

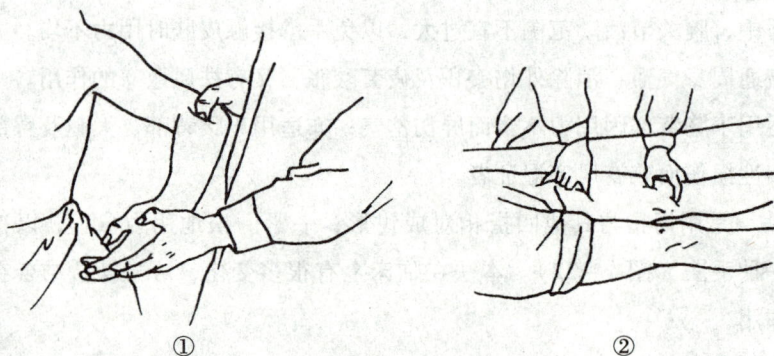

图4－25　点压法
①上肢点压法；②下肢点压法

动作要领：用中指为主的一指点法，或用拇、食、中三指点法，或用五指捏在一起，组成梅花状的五指点法。术者应用点压法治疗时，应将自身的气力运到指上，以增强指力。指与患者的皮肤成60°～90°。根据用力大小可分为轻、中、重点压三种。

轻点压是以腕关节为活动中心，主要以腕部的力量，与肘和肩关节活动协调配合。其力轻而有弹性，是一种轻刺激手法，多用于小儿及老年体弱患者。

中点压是以肘关节为活动中心，主要用前臂的力量，腕关节固定，肩关节协调配合，是一种中等刺激手法。

重点压以肩关节为活动中心，主要用上臂的力量，腕关节固定，肘关节协调配合，刺激较重，多用于青壮年及肌肉丰厚的部位。

功用：本法是一种较强的刺激手法，具有疏通经络、宣通气血、调和脏腑、平衡阴阳的作用。但对重要脏器所在部位应慎用，或使用时力量要适当减轻。

适应证：多用于胸腹部内伤、腰背部劳损、截瘫、神经损伤、四肢损伤及损伤疾患伴有内证者。

（7）搓抖法

①搓法：用双手掌面相对放置于患部两侧，用力做快速的搓揉，并同时做上下或前后往返移动的手法，称为搓法（图4-26）。

动作要领：双手用力要对称，搓动要快，移动要慢，动作要轻快、协调、连贯。

功用：具有调和气血、舒筋活络、放松肌肉的作用，能消除肌肉的疲劳。

适应证：多用于四肢及肩、肘、膝关节，也可用于腰背、胁肋部的筋伤。

②抖法：用双手握住患者上肢或下肢的远端，稍微用力做连续、小幅度、快速的上下抖动，使关节有松动感，称为抖法（图4-27）。

动作要领：抖动幅度要小，频率要快，轻巧舒适，

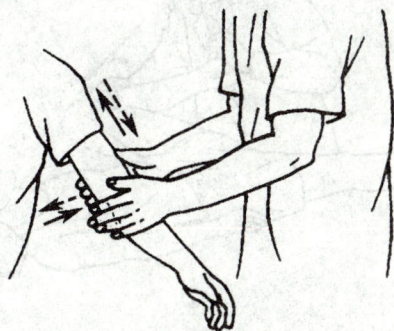

图4-26　搓法

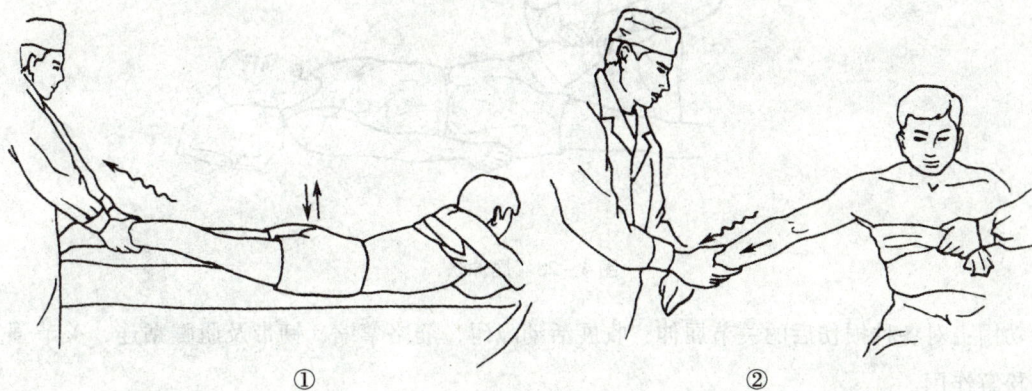

图4-27　抖法
①下肢抖法；②上肢抖法

嘱患者要充分放松肌肉。

功用：能松弛肌肉关节，缓解外伤所引起的关节功能障碍，并能减轻施行重手法后的反应，增加患肢的舒适感。

适应证：多用于四肢关节，以上肢为常用，常配合按摩与搓法，综合运用于理筋手法的结束阶段。

2. 活络关节法　是术者用一种或数种手法，作用于关节处，从而达到活络和通利关节的目的，一般在施行舒筋手法后应用。适用于组织粘连、挛缩，关节功能障碍、活动受限，或伤后关节间微有错落不合缝者。通过活络关节手法逐步使肢体功能恢复正常。

NOTE

（1）**屈伸法**　是针对有屈伸功能活动障碍的关节，做被动屈伸活动的一种手法。如内收、外展功能受限，可加用被动外展、内收的手法。

动作要领：一手握肢体的远端，一手固定关节部，然后缓慢、均匀、持续有力地做被动屈伸或外展、内收活动（图4-28）。在屈伸关节时，要稍微结合拔伸或按压。在特殊情况下可做过度屈曲或收展手法来分离粘连，但应防止粗暴的推扳而造成骨折等并发症，用力需恰到好处，刚柔相济。

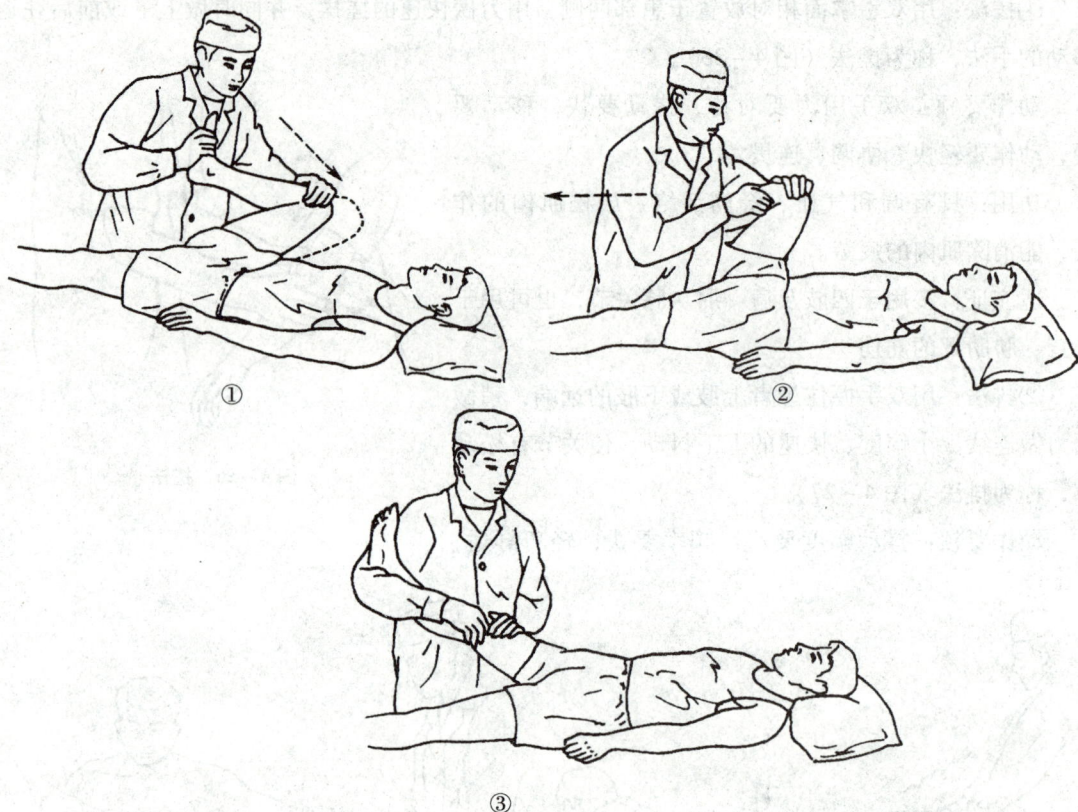

图4-28　屈伸法

功用：对各种损伤后的关节屈伸、收展活动障碍，筋络挛缩，韧带及肌腱粘连，关节强直均有松解作用。

适应证：适用于肩、肘、髋、膝、踝等关节伤后所致关节功能障碍。

（2）**旋转摇晃法**　是针对关节旋转功能障碍，做被动旋转摇晃活动的一种手法，临床常与屈伸法配合使用。

动作要领：四肢旋转摇晃法，操作时一手握住关节的近端，另一手握肢体的远端，做来回旋转及摇晃动作（图4-29），要按关节功能活动的范围，掌握旋转及摇晃的幅度。本法应轻柔，循序渐进，活动的范围由小到大，以不引起剧痛为原则。

颈部旋转法，又称扳颈手法，操作时一手托住下颌，另一手按扶头后，或一手托住下颌，另一手按住颈椎患部棘突上，做旋转动作（图4-30），可听到"格"的响声。

腰部旋转法，又称斜扳法。患者俯卧位，操作时一手扳肩，一手扶臀，向相反方向用力，使腰部产生旋转（图4-31）。本法也可采取坐位。

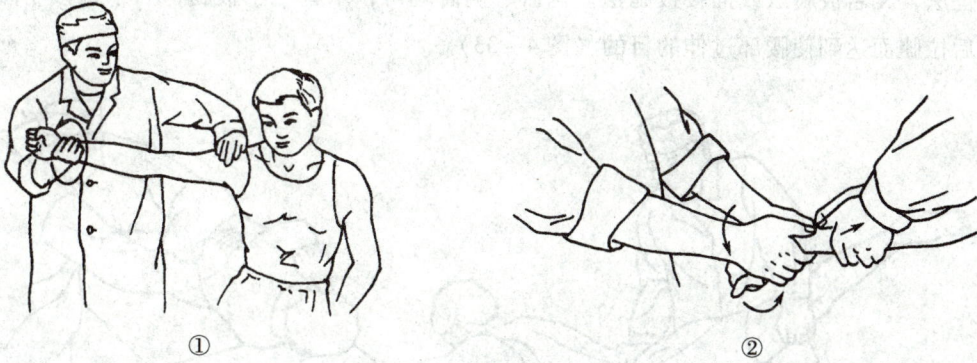

图4-29　四肢旋转摇晃法

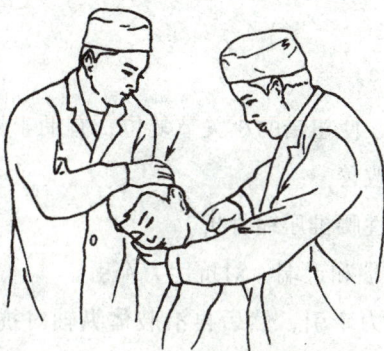

图4-30　颈部旋转法

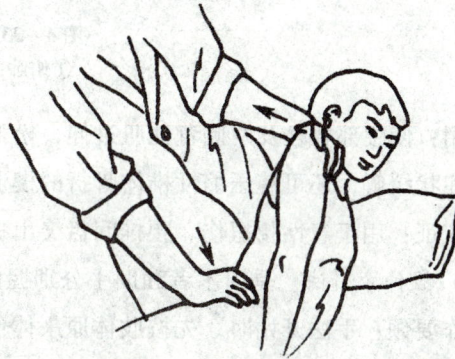

图4-31　腰部旋转法

功用：具有松解关节滑膜、韧带及关节囊之粘连，恢复关节活动功能的作用。

适应证：多用于四肢关节及颈椎、腰椎部的僵硬、粘连及小关节的滑脱、错位等。

（3）腰部背伸法　有拔伸与背伸两种作用力，分立位、卧位两式。

动作要领：立位法，又名背法。术者略屈膝，背部紧贴患者背部，使其骶部抵住患者之腰部，患者与术者双肘屈曲反扣，将患者背起，使其双足离地，同时以臀部着力晃动牵引患者腰部（图4-32）。臀部的上下晃动要和两膝的屈伸协调。

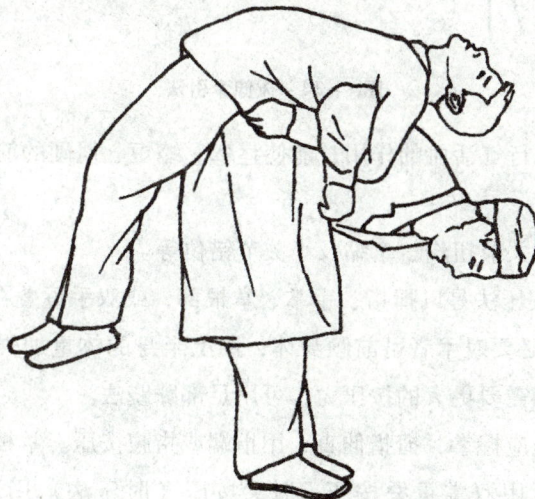

图4-32　腰部背伸法

NOTE

卧位法，又名扳腿法或推腰扳腿法。俯卧、侧卧均可，术者一手扳腿，一手推按于腰部，迅速向后拉腿而达到使腰部过伸的目的（图 4 - 33）。

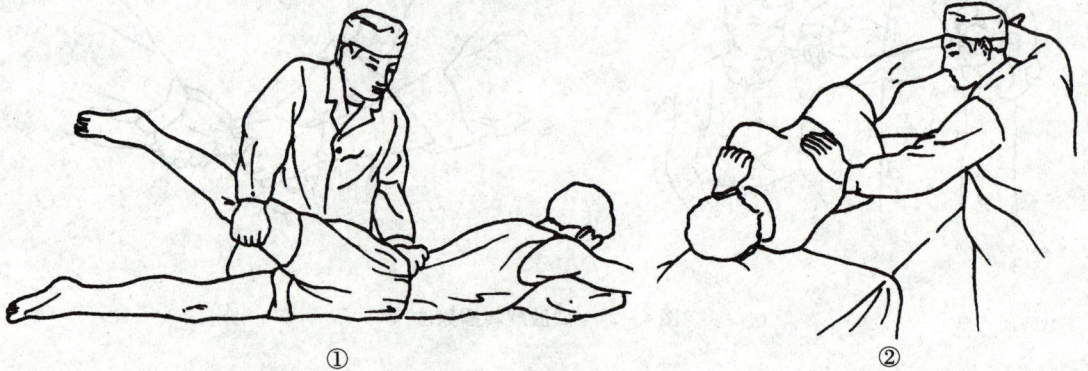

图 4 - 33　扳腿法
①俯卧；②侧卧

功用：使腰部脊柱及两侧背伸肌过伸，松弛肌紧张，使扭错的小关节复位，有助于腰椎间盘突出症状缓解，还可使压缩性椎体骨折的楔形变得以改善。

适应证：用于急性腰扭伤、腰椎间盘突出症及稳定性腰椎压缩骨折。

（4）**拔伸牵引法**　是由术者和助手分别握住患肢远端和近端，对抗用力牵引。

动作要领：手法开始时，先按肢体原来体位顺势用力牵引，然后再沿肢体纵轴对抗牵引，用力轻重得宜，持续稳准（图 4 - 34）。

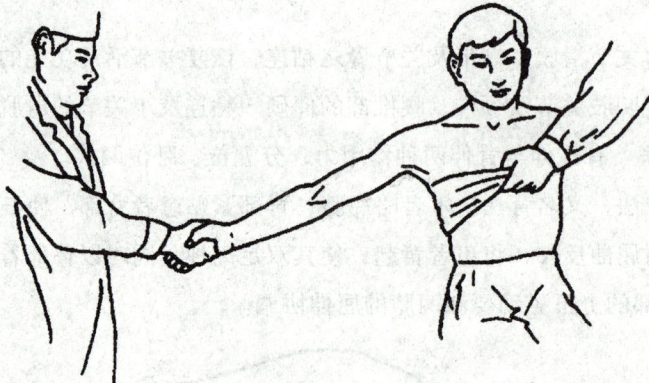

图 4 - 34　拔伸牵引法

功用：有疏通筋脉、行气活血的作用，能使痉挛、缩短、僵硬的筋脉松弛，或使挛缩的关节囊松解。

适应证：多用于肢体关节扭伤、挛缩及小关节错位等。

（5）**按压踩跷法**　按压法是以拇指、手掌、掌根部，或双手重叠在一起向下按压（图 4 - 35），使力作用于患部。必要时术者可前倾身体，用上半身的体重加强按压力，在腰臀部肌肉丰厚处可用肘尖按压。如需要更大的按压力，可用足部踩跷法。

动作要领：拇指按压应握拳，拇指伸直，用指端或指腹按压。掌根按压应用单掌或双掌掌根着力，向下按压，也可用双掌重叠按压。肘尖按压（肘压法）用屈肘时突出的鹰嘴部分按压。

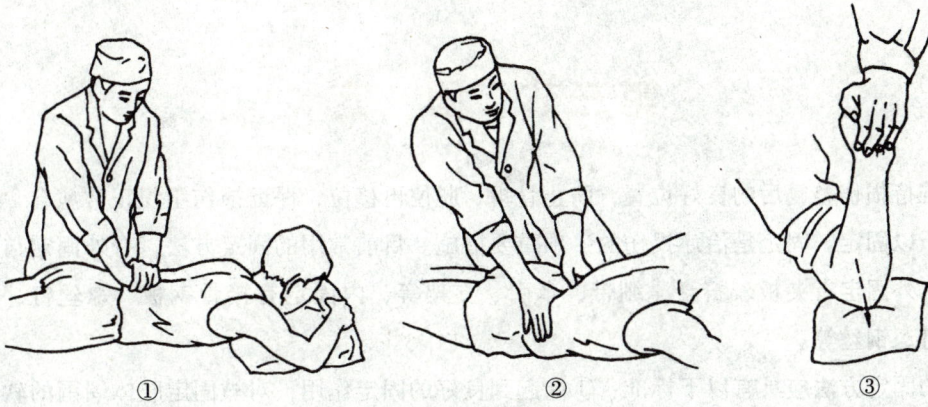

图 4 – 35　按压法
①②双手按压法；③肘尖按压法

踩跷法，操作时术者双足踏于患部，双手撑于特制的木架上（以控制用力之轻重）进行踏跳（图 4 – 36）。患者躯体下需垫软枕，以防损伤，并嘱患者做深呼吸配合，随着踏跳的起落，张口一呼一吸，切忌屏气。

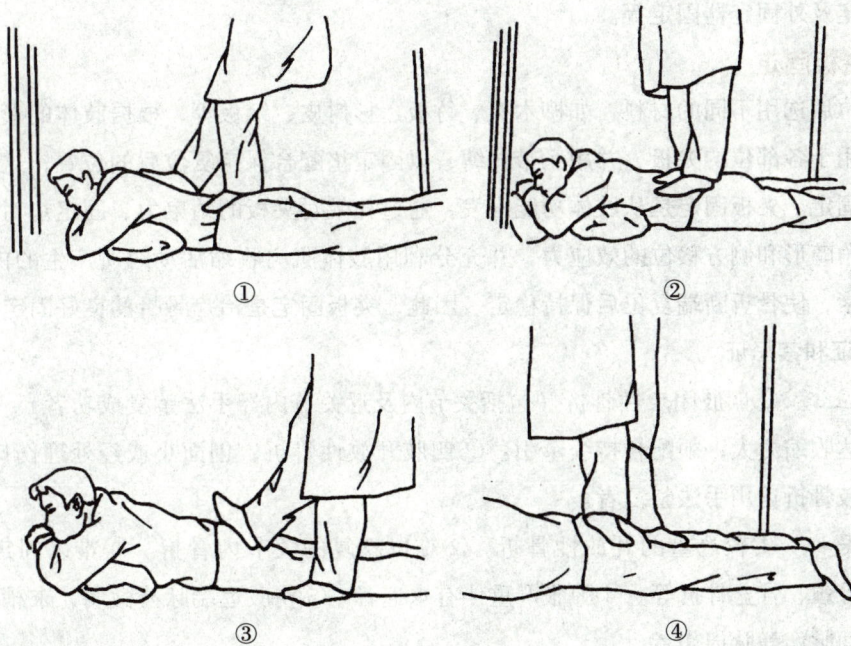

图 4 – 36　踩跷法

功用：具有通络止痛、放松肌肉、松解粘连的作用。

适应证：本法是一种较强的刺激手法，常与揉法结合应用。适用于肢体麻木、酸痛、腰肌劳损及腰椎间盘突出症等。拇指按压法适用于全身各个穴位；掌根按压法适用于腰背及下肢部；肘尖按压法与踩跷法压力较大，用于腰背臀部肌肉丰厚处。

第三节　固　定

为了维持损伤整复后的良好位置，防止骨折、脱位再移位，保证损伤组织正常愈合，在复位后必须予以固定。固定是治疗损伤的一项重要措施。目前常用的固定方法，有外固定与内固定两大类。外固定有夹板、石膏、绷带、牵引、支架等，内固定有接骨钢板、螺丝钉、髓内针、三翼钉、钢丝等。

良好的固定方法应具有以下标准：①能起到良好的固定作用，对被固定肢体周围的软组织无损伤，保持损伤处正常血运，不影响正常的愈合；②能有效地固定骨折，消除不利于骨折愈合的旋转、剪切和成角外力，使骨折端相对稳定，为骨折愈合创造有利的条件；③对伤肢关节约束小，有利于早期功能活动；④对骨折整复后的残留移位有矫正作用。

一、外固定

外固定是指损伤后用于体外的一种固定方法。目前常用的外固定方法有夹板固定、石膏固定、牵引固定及外固定器固定等。

（一）夹板固定

骨折复位后选用不同的材料，如柳木板、竹板、杉树皮、纸板等，根据肢体的形态加以塑形，制成适用于各部位的夹板，并用系带扎缚，以固定垫配合保持复位后的位置，这种固定方法称为夹板固定。夹板固定是从肢体功能出发，通过扎带对夹板的约束力、固定垫对骨折端防止或矫正成角畸形和侧方移位的效应力，并充分利用肢体肌肉收缩活动时所产生的内在动力，克服移位因素，使骨折断端复位后保持稳定。因此，夹板固定是治疗骨折的良好固定方法。

1. 适应证和禁忌证

（1）适应证　①四肢闭合性骨折（包括关节内及近关节内经手法整复成功者）。股骨干骨折因肌肉发达收缩力大，须配合持续牵引。②四肢开放性骨折，创面小或经处理伤口闭合者。③陈旧性四肢骨折运用手法整复者。

（2）禁忌证　①较严重的开放性骨折。②难以整复的关节内骨折。③难以固定的骨折，如髌骨、股骨颈、骨盆骨折等。④肿胀严重伴有水疱者。⑤伤肢远端脉搏微弱，末梢血循环较差，或伴有动脉、静脉损伤者。

2. 材料与制作要求　常用的夹板材料有杉树皮、柳木板、竹板、厚纸板、胶合板、金属铝板、塑料板等。夹板的材料应具备以下性能：

（1）可塑性　制作夹板材料能根据肢体各部的形态塑形，以适应肢体生理弧度的要求。

（2）韧性　具有足够的支持力而不变形，不折断。

（3）弹性　能适应肌肉收缩和舒张时所产生的肢体内部的压力变化，发挥其持续固定复位作用。

（4）吸附性与通透性　夹板必须具有一定程度的吸附性和通透性，以利肢体表面散热，不致发生皮炎和毛囊炎。

（5）质地宜轻　过重则增加肢体的重量，增加骨折端的剪力和影响肢体练功活动。

（6）能被 X 线穿透　有利于及时检查。

夹板长度应视骨折的部位不同而异，分不超关节固定和超关节固定两种。前者适用于骨干骨折，夹板的长度等于或接近骨折段肢体的长度，以不妨碍关节活动为度；超关节固定适用于关节内或近关节处骨折，其夹板通常超出关节处 2～3cm，以能捆住扎带为度。夹板固定一般为 4～5 块，总宽度相当于所需要固定肢体周径的 4/5 或 5/6 左右。每块夹板间要有一定的间隙。夹板不宜过厚或过薄，一般来说，竹板为 1.5～2.5mm，木板为 3～4mm，如夹板增长时，其厚度也应相应增加。纸板以市售工业用纸板为佳，厚度 1～2mm，可根据肢体的部位和形态剪裁，两板间距约一指宽，在夹板内面衬以 0.5cm 厚毡垫或棉花。

3. 固定垫　又称压垫，一般安放在夹板与皮肤之间。利用固定垫所产生的压力或杠杆力，作用于骨折部，以维持骨折断端在复位后的良好位置。固定垫必须质地柔软，并具一定的韧性和弹性，能维持一定的形态，有一定的支持力，能吸水，可散热，对皮肤无刺激。可选用毛头纸、棉花、棉毡等材料制作（内放金属纱网等）。固定垫的形态、厚薄、大小应根据骨折的部位、类型、移位情况而定。其形状必须与肢体外形相吻合，以维持压力平衡。压垫安放的位置必须准确，否则会起相反作用，使骨折端发生再移位。

（1）固定垫种类　常用的固定垫有以下几种（图 4-37）。

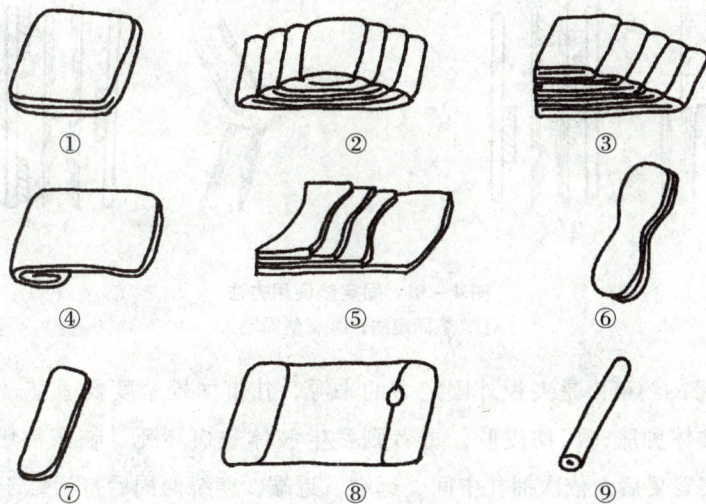

图 4-37　固定垫
①平垫；②塔形垫；③梯形垫；④高低垫；⑤抱骨垫
⑥葫芦垫；⑦横垫；⑧合骨垫；⑨分骨垫

①平垫：适用于肢体平坦部位，多用于骨干骨折。呈方形或长方形，其宽度可稍宽于该侧夹板，以扩大与肢体的接触面；其长度根据部位而定，一般 4～8cm；其厚度根据局部软组织厚薄而定，为 1.5～4cm。

②塔形垫：适用于肢体关节凹陷处，如肘、踝关节。做成中间厚、两边薄、状如塔形的固定垫。

③梯形垫：一边厚，一边薄，形似阶梯状。多用于肢体有斜坡处，如肘后、踝关节等。

④高低垫：为一边厚、一边薄的固定垫。用于锁骨骨折或复位后固定不稳的尺桡骨骨折。

⑤抱骨垫：呈半月状，适用于髌骨及尺骨鹰嘴骨折。最好用绒毡剪成。

⑥葫芦垫：厚薄一致，两头大、中间小，形如葫芦状。适用于桡骨头骨折或脱位。

⑦横垫：为长条形厚薄一致的固定垫，长 6～7cm，宽 1.5～2cm，厚约 0.3cm。适用于桡骨远端骨折。

⑧合骨垫：呈中间薄、两边厚的固定垫，适用于下尺桡关节分离。

⑨分骨垫：用一根铅丝为中心，外用棉花或纱布卷成（不宜过紧），其直径为 1～1.5cm，长 6～8cm。适用于尺桡骨骨折、掌骨骨折、跖骨骨折等。

⑩大头垫：用棉花或棉毡包扎于夹板的一头，呈蘑菇状。适用于肱骨外科颈骨折。

（2）固定垫使用方法　使用固定垫时，应根据骨折的类型、移位情况，在适当的位置放置固定垫。常用的固定垫放置法有一垫固定法、二垫固定法及三垫固定法。

①一垫固定法：主要压迫骨折部位，多用于肱骨内上髁骨折、外髁骨折，桡骨头骨折及脱位等。

②二垫固定法：用于有侧方移位的骨折。骨折复位后，将两垫分别置于两骨折端原有移位的一侧，以骨折线为界，两垫不能超过骨折端，以防止骨折再发生侧方移位（图 4-38①）。

③三垫固定法：用于有成角畸形的骨折。骨折复位后，一垫置于骨折成角突出部位，另两垫分别置于靠近骨干两端的对侧。三垫形成杠杆力，防止骨折再发生成角移位（图 4-38②）。

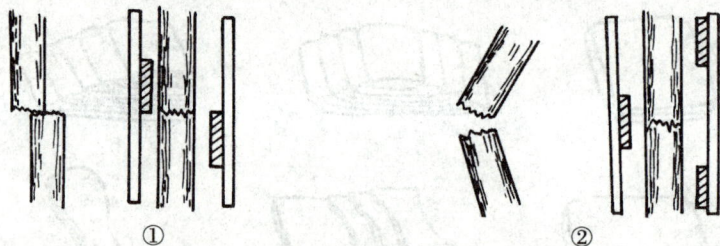

图 4-38　固定垫使用方法
①二垫固定法；②三垫固定法

4. 扎带　扎带的约束力是夹板外固定力的来源，扎带的松紧度要适宜。过松则固定力不够，过紧则引起肢体肿胀，压伤皮肤，重者则发生肢体缺血坏死。临床常用宽 1～2cm 布带 3～5 条，将夹板安置妥后，依次捆扎中间、远端、近端，缠绕两周后打活结于夹板的前侧或外侧，便于松紧。捆扎后要求能提起扎带在夹板上下移动 1cm，即扎带的拉力为 800g 左右，此松紧度较为适宜。

5. 操作步骤

（1）根据骨折的部位、类型及患者肢体情况，选择合适的夹板（经过塑形后），并将所需用的固定器材均准备齐全。

（2）整复完毕后，在助手维持牵引下，如需外敷药者将药膏摊平敷好，再将所需的压垫安放于适当的位置，用胶布贴牢。

（3）将棉垫或棉纸包裹于伤处，勿使其有皱褶，将夹板置于外层，排列均匀，夹板间距以 1～1.5cm 为宜。夹板的两端勿超过棉垫，骨折线最好位于夹板之中央，由助手扶持夹板，术者依次捆扎系带，两端扎带距夹板端 1～1.5cm 为宜，防止滑脱。

（4）固定完毕后，如需附长板加固者，可置于小夹板的外层，以绷带包缠；如需持续牵引者，按牵引方法处理。

6. 夹板固定后注意事项

（1）抬高患肢，以利肿胀消退。

（2）密切观察伤肢的血运情况，特别是固定后 3～4 天内更应注意观察肢端皮肤颜色、温度、感觉及肿胀程度。如发现肢端肿胀、疼痛、温度下降、颜色紫暗、麻木、伸屈活动障碍并伴剧痛者，应及时处理。切勿误认为是骨折引起的疼痛，否则有发生缺血坏死之危险。

（3）注意询问骨骼突出处有无灼痛感，如患者持续疼痛，则应解除夹板进行检查，以防止发生压迫性溃疡。

（4）注意经常调节扎带的松紧度，一般在 4 日内，因复位继发性损伤，局部损伤性炎症反应，夹板固定后静脉回流受阻，组织间隙内压有上升的趋势，可适当放松扎带。以后组织间隙内压下降，血循环改善，扎带松弛时应及时调整扎带的松紧度，保持 1cm 的正常移动度。

（5）定期进行 X 线检查，了解骨折是否发生再移位，特别是在 2 周以内要经常检查，如有移位及时处理。

（6）指导患者进行合理的功能锻炼，并将固定后的注意事项及练功方法向患者及家属交代清楚，取得患者的合作，方能取得良好的治疗效果。

7. 解除夹板固定的日期　夹板固定时间的长短，应根据骨折临床愈合的具体情况而定。达到骨折临床愈合标准，即可解除夹板固定。

（二）石膏固定

医用石膏系脱水硫酸钙，是由天然结晶石膏煅制而成。将天然石膏捣碎，碾成细末，加热至 100℃～200℃，使其失去水分，即成白色粉状，变为熟石膏。使用时石膏粉吸水后又变成结晶石膏而凝固，凝固的时间随温度和石膏的纯度而异，在 40℃～42℃温水中，10～20 分钟即凝固。石膏中加少许盐可缩短凝固时间。石膏凝固后体积膨胀 1/500，故使用石膏管型不宜过紧。石膏干燥一般需要 24～72 小时。

1. 石膏绷带的用法　使用时将石膏绷带卷平放在 30℃～40℃温水桶内，待气泡出净后取出，以手握其两端，挤去多余水分，即可使用。石膏在水中不可浸泡过久，或从水中取出后放置时间过长，因耽搁时间过长，石膏很快硬固，如勉强使用，各层石膏绷带将不能互相凝固成为一个整体，因而影响固定效果。

2. 石膏绷带内的衬垫　为了保护骨隆突部的皮肤和其他软组织不受压致伤，包扎石膏前必须先放好衬垫。常用的衬垫有棉纸、棉垫、棉花等。根据衬垫的多少，可分为有衬垫石膏和无衬垫石膏。有衬垫石膏衬垫较多，即将整个肢体先用棉花或棉纸自上而下全部包好，然后外面包石膏绷带。有衬垫石膏，患者较为舒适，但固定效果略差，多在手术后作固定用。无衬垫石膏，也需在骨突处放置衬垫，其他部位不放。无衬垫石膏固定效果较好，石膏绷带直接与皮肤接触，较服帖，但骨折后因肢体肿胀，容易影响血液循环或压伤皮肤。

3. 石膏绷带操作步骤

（1）*体位*　将患肢置于功能位（或特殊要求体位）。如患者无法持久维持这一体位，则需有相应的器具，如牵引架、石膏床等，或有专人扶持。

（2）*保护骨隆突部位*　放上棉花或棉纸。

（3）*制作石膏条*　在包扎石膏绷带时，先做石膏条，放在肢体一定的部位，加强石膏绷带某些部分的强度。其方法是在桌面上或平板上，按所需要的长度和宽度，往返折叠 6～8 层，每层石膏绷带间必须抹平，切勿形成皱褶（图4-39）。也可不用石膏条，在包扎过程中，可在石膏容易折断处或需加强部，按肢体的纵轴方向，往返折叠数层，以加强石膏的坚固性。

（4）**石膏托的应用**　将石膏托置于需要固定的部位，关节部为避免石膏皱褶，可将其横向剪开一半或1/3，呈重叠状，而后迅速用手掌将石膏托抹平，使其紧贴皮肤。对单纯石膏托固定者，按体形加以塑形。此时，内层先用石膏绷带包扎，外层则用干纱布绷带包扎。包扎时一般先在肢体近端缠绕两层，然后再一圈压一圈地依序达肢体的远端。关节弯曲部注

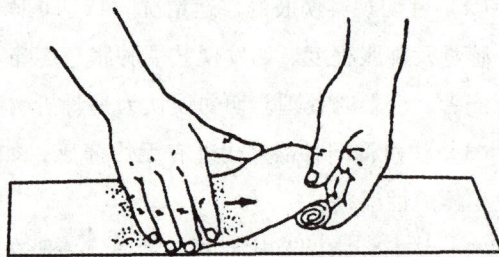

图4-39　制作石膏条

意勿包扎过紧，必要时应横向将绷带剪开适当宽度，以防边缘处的条索状绷带造成压迫。对需双石膏托固定者，依前法再做一石膏托，置于前者相对的部位，然后用纱布绷带缠绕二者之外。

（5）**管型石膏的操作方法**　采用石膏绷带环绕包缠肢体，则成管型石膏。一般由肢体的近端向远端缠绕，且以滚动方式进行，切不可拉紧绷带，以免造成肢体血液循环障碍。在缠绕的过程中，必须保持石膏绷带的平整，切勿形成皱褶，尤其在第一、二层更应注意。由于肢体的上下粗细不等，当需向上或向下移动绷带时，要提起绷带的松弛部并向肢体的后方折叠（图4-40），不可翻转绷带（图4-41）。操作要迅速、敏捷、准确，两手互相配合，即一手缠绕石膏绷带，另一手朝相反方向抹平，使每层石膏紧密贴合，勿留空隙。石膏的上下边缘及关节部要适当加厚，以增强其固定作用。整个石膏的厚度，以不致折裂为原则，一般应为8~12层。最后将石膏绷带表面抹光，并按肢体的外形或骨折复位的要求加以塑形。因石膏易于成形，必须在成形前数分钟内完成，否则不仅达不到治疗目的，反而易使石膏损坏。对超过固定范围部分和影响关节活动的部分（不需固定关节），应加以修削。边缘处如石膏嵌压过紧，可将内层石膏托起，并适当切开。对髋"人"字石膏、蛙式石膏，应在会阴部留有较大空隙。最后用色笔在石膏显著位置标记诊断及日期。有创面者应将创面的位置标明，以备开窗。

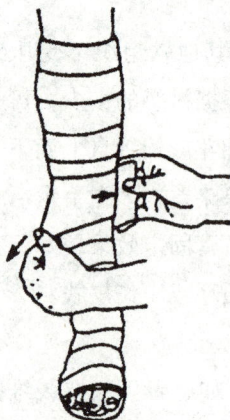

图4-40　将石膏绷带松弛部向后方折叠

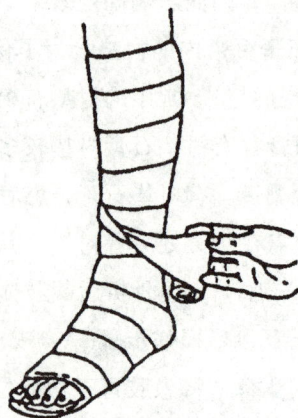

图4-41　错误的包扎法

4. 石膏固定后注意事项

（1）石膏定型后，可用电吹风或其他办法烘干。

（2）在石膏未干以前搬动病人，注意勿使石膏折断或变形，常用手托起石膏，忌用手指捏压，回病房后必须用软枕垫好。

（3）抬高患肢，注意有无受压症状，随时观察指（趾）血运、皮肤颜色、温度、肿胀、感觉及运动情况。如果有变化，立即将管型石膏纵向切开。待病情好转后，再用浸湿的纱布绷带自上而下包缠，使绷带与石膏粘在一起，如此石膏干固后不减其固定力。

（4）手术后及有伤口患者，如发现石膏被血或脓液浸透，应及时处理。

（5）注意冷暖，寒冷季节注意外露肢体保温；炎热季节，对包扎大型石膏病人，要注意通风，防止中暑。

（6）注意保持石膏清洁，勿被尿、便等浸湿污染。翻身或改变体位时，应保护石膏原形，避免折裂变形。

（7）如因肿胀消退或肌肉萎缩致使石膏松动者，应立即更换石膏。

（8）患者未下床前，须帮助其翻身，并指导患者作石膏内的肌肉收缩活动；情况允许时，鼓励患者下床活动。

（9）注意畸形矫正。骨折或因畸形做截骨术的患者，X线复查发现骨折或截骨处对位尚好，但有成角畸形时，可在成角畸形部位的凹面横行切断石膏周径的2/3，以石膏凸面为支点，将肢体的远侧段向凸面方向反折，即可纠正成角畸形。然后用木块或石膏绷带条填塞石膏之裂隙中，再以石膏绷带固定。

（三）牵引疗法

牵引疗法是通过牵引装置，利用悬垂之重量为牵引力，身体重量为反牵引力，达到缓解肌肉紧张和强烈收缩，整复骨折、脱位，预防和矫正软组织挛缩，以及对某些疾病术前组织松解和术后制动的一种治疗方法。多用于四肢和脊柱。

牵引疗法有皮牵引、骨牵引及布托牵引等，临床根据患者的年龄、体质、骨折的部位和类型、肌肉发达的程度和软组织损伤情况的不同，可分别选用。牵引重量根据缩短移位程度和患者体质而定，应随时调整，牵引重量不宜太过或不及。牵引力太重，易使骨折端发生分离，造成骨折迟缓愈合和不愈合；牵引力不足，则达不到复位固定的目的。

1. 皮肤牵引 凡牵引力通过对皮肤的牵拉使作用力最终达到患处，并使其复位、固定的技术，称皮肤牵引。此法对患肢基本无损伤，痛苦少，无穿针感染之危险。由于皮肤本身所承受力量有限，同时皮肤对胶布黏着不持久，故其适应范围有一定的局限性。

（1）适应证 骨折需要持续牵引疗法，但又不需要强力牵引或不适于骨骼牵引、布带牵引者。如小儿股骨干骨折、小儿轻度关节挛缩症、老年股骨转子间骨折及肱骨髁上骨折因肿胀严重或有水疱不能即刻复位者。

（2）禁忌证 皮肤对胶布过敏者；皮肤有损伤或炎症者；肢体有血循环障碍者，如静脉曲张、慢性溃疡、血管硬化及栓塞等；骨折严重错位需要强力牵引方能矫正移位者。

（3）牵引方法

①按肢体粗细和长度，将胶布剪成相应宽度（一般与扩张板宽度相一致），并撕成长条，其长度应根据骨折平面而定，即骨折线以下肢体长度与扩张板长度两倍之和。

②将扩张板贴于胶布中央，但应稍偏内侧2~3cm，并在扩张板中央孔处将胶布钻孔，穿入牵引绳，于扩张板之内侧面打结，防止牵引绳滑脱。

③防止胶布粘卷，术者将胶布两端按三等分或两等分撕成叉状，其长度为一侧胶布全长的1/3～1/2。

④在助手协助下，骨突处放置纱布，术者先持胶布较长的一端平整地贴于大腿或小腿外侧，并使扩张板与足底保持两横指的距离，然后将胶布的另一端贴于内侧，注意两端长度相一致，以保证扩张板处于水平位置。

⑤用绷带缠绕，将胶布平整地固定于肢体上（图4-42）。勿过紧以防影响血液循环。

⑥将肢体置于牵引架上，根据骨折对位要求调整滑车的位置及牵引方向。

⑦腘窝及跟腱处应垫棉垫，切勿悬空。

⑧牵引重量根据骨折类型、移位程度及肌肉发达情况而定，小儿宜轻，成人宜重，但不能超过5kg。

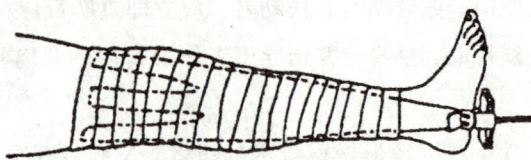

图4-42 皮肤牵引

（4）注意事项　须及时检查牵引重量是否合适，太轻不起作用，过重胶布易滑脱或引起皮肤水疱。注意有无皮炎发生，特别是小儿皮肤柔嫩，对胶布反应较大，若有不良反应，应及时停止牵引。注意胶布和绷带是否脱落，滑脱者应及时更换。特别注意检查患肢血运及足趾（指）活动情况。

2. 骨牵引　又称直接牵引，系利用钢针或牵引钳穿过骨质，使牵引力直接通过骨骼而抵达损伤部位，并起到复位、固定与休息的作用。其优点：可以承受较大的牵引重量，阻力较小；可以有效地克服肌肉紧张，纠正骨折重叠或关节脱位造成的畸形；牵引后便于检查患肢；牵引力可以适当增加，不致引起皮肤发生水疱、压迫性坏死或循环障碍；配合夹板固定，在保持骨折端不移位的情况下，可以加强患肢功能锻炼，防止关节僵直、肌肉萎缩，以促进骨折愈合。其缺点：钢针直接通过皮肤穿入骨质，如果消毒不严格或护理不当，易招致针眼处感染；穿针部位不当易损伤关节囊或神经血管；儿童采用骨牵引容易损伤骨骺。

（1）适应证　①成人肌力较强部位的骨折。②不稳定性骨折、开放性骨折。③骨盆骨折、髋臼骨折及髋关节中心脱位。④学龄儿童股骨不稳定性骨折。⑤颈椎骨折与脱位。⑥无法实施皮肤牵引的短小管状骨骨折，如掌骨、指（趾）骨骨折。⑦手术前准备，如人工股骨头置换术等。⑧关节挛缩畸形者。⑨其他需要牵引治疗而又不适于皮肤牵引者。

（2）禁忌证　①牵引处有炎症或开放创伤污染严重者。②牵引局部骨骼有病变及严重骨质疏松者。③牵引局部需要切开复位者。

（3）操作方法

①颅骨牵引：适用于颈椎骨折脱位。患者仰卧，头下枕一沙袋，剃光头发，用肥皂及清水洗净，擦干，用甲紫在头顶正中画一前后矢状线，分头顶为左右两半，再以两侧外耳孔为标记，经头顶画一额状线，两线在头顶相交为中点。张开颅骨牵引弓两臂，使两臂的钉齿落于距中点两侧等距离的额状线上，该处即为颅骨钻孔部位；另一方法是由两侧眉弓外缘向颅顶画两

条平行的矢状线，两线与上述额状线相交的左右两点，为钻孔的位置。以甲紫标记，常规消毒，铺无菌巾，局部麻醉后，用尖刀在两点处各作一长约1cm小横切口，深达骨膜，止血，用带安全隔板的钻头在颅骨表面斜向内侧约45°角，以手摇钻钻穿颅骨外板（成人约4mm，儿童约3mm）。注意防止穿过颅骨内板伤及脑组织。然后将牵引弓两钉齿插入骨孔内，拧紧牵引弓螺丝钮，使其牵引弓钉齿固定牢固，缝合切口并用酒精纱布覆盖伤口。牵引弓系牵引绳并通过滑车，抬高床头进行牵引（图4-43）。牵引重量一般第1~2颈椎用4kg，以后每下一椎体增加1kg。复位后其维持牵引重量一般为3~4kg。为了防止牵引弓滑脱，于牵引后第1、2天内，每天将牵引弓的螺丝加紧一扣。

　　②尺骨鹰嘴牵引：适用于难以复位或肿胀严重的肱骨髁上骨折和髁间骨折、粉碎型肱骨下端骨折、移位严重的肱骨干大斜形骨折或开放性骨折。患者仰位，屈肘90°，前臂中立位，常规皮肤消毒、铺巾，在尺骨鹰嘴下2cm、尺骨嵴旁一横指处，即为穿针部位，甲紫标记，局麻后，将克氏针自内向外刺入直达骨骼，注意避开尺神经，然后转动手摇钻，将克氏针垂直钻入并穿出对侧皮肤，使外露克氏针两侧相等，以酒精纱布覆盖针眼外，安装牵引弓进行牵引（图4-44）。儿童患者可用大号巾钳代替克氏针直接牵引。牵引重量一般为2~4kg。

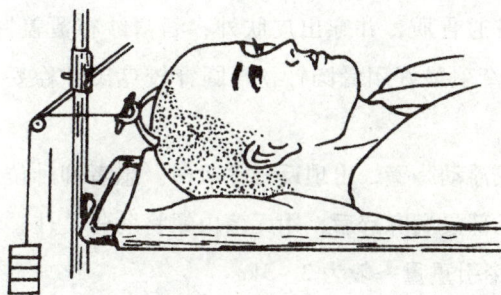

图4-43　颅骨牵引

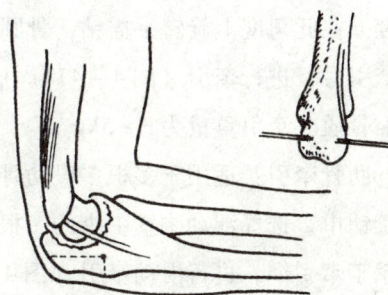

图4-44　尺骨鹰嘴牵引穿针部位

　　③股骨髁上牵引：适用于股骨干骨折、粗隆间骨折、髋关节脱位、骶髂关节脱位、骨盆骨折向上移位、髋关节手术前需要松解粘连者。患者仰卧位，伤肢置于牵引架上，使膝关节屈曲40°，常规消毒铺巾，局部麻醉后，在内收肌结节上2cm处标记穿针部位，此点适在股骨髁上前后之中点。向上拉紧皮肤，以克氏针穿入皮肤，直达骨质，掌握骨钻进针方向，徐徐转动手摇钻，当穿过对侧骨皮质时，同样向上拉紧皮肤，以手指压迫针眼处周围皮肤，穿出钢针，使两侧钢针相等，酒精纱布覆盖针孔，安装牵引弓，进行牵引（图4-45）。穿针时一定要从内向外进针，以免损伤神经和血管。穿针的方向应与股骨纵轴成直角，否则钢针两侧负重不平衡，易造成骨折断端成角畸形。牵引重量一般为体重的1/6~1/8，维持量为3~5kg。

　　④胫骨结节牵引：适用于股骨干骨折、伸直型股骨髁上骨折等。将患肢置于牵引架上。胫骨结节向后1.25cm，在此点平面稍向远侧部位即为进针点，标记后消毒铺巾，局部浸润麻醉后，由外侧向内侧进针，以免伤及腓总神经，钢针穿出皮肤后，使两针距相等，酒精纱布保护针孔，安置牵引弓进行牵引（图4-46）。如用骨圆针做牵引时，必须用手摇钻穿针，禁用锤击，以免骨质劈裂。牵引重量为7~8kg，维持量为3~5kg。

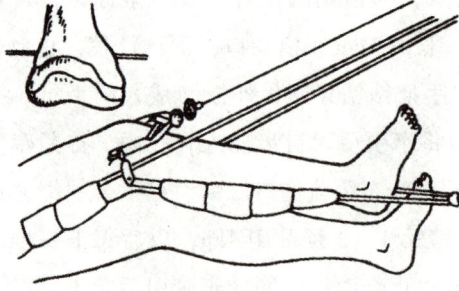

图4-45　股骨髁上牵引　　　　　　　　　图4-46　胫骨结节牵引

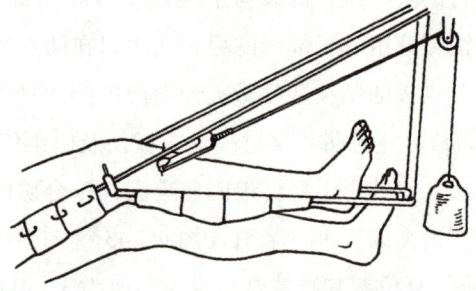

⑤跟骨牵引：适用于胫骨髁部骨折、胫腓骨不稳定性骨折、踝部粉碎性骨折、跟骨骨折向后上移位、膝关节屈曲挛缩畸形等。将伤肢置于牵引架上，小腿远端垫一沙袋使足跟抬高，助手一手握住前足，一手握住小腿下段，维持踝关节中立位。内踝尖与足跟后下缘连线的中点为穿针部位；或者内踝顶点下3cm处，再向后画3cm长的垂线，其顶点即是穿针处。以甲紫标记，常规消毒铺巾，局部麻醉后，以手摇钻将骨圆针自内侧钻入，直达骨质。注意穿针的方向，胫腓骨骨折时，针与踝关节面呈15°，即进针处低，出针处高，有利于恢复胫骨的正常生理弧度。在此角度上旋转手摇钻，骨圆针缓慢贯通骨质，并穿出皮肤外，酒精纱布覆盖针孔，安装牵引弓，进行牵引（图4-47）。成人跟骨牵引最好用骨圆针，骨圆针较克氏针稳妥，不易拉豁骨质。牵引重量为3~5kg。

⑥肋骨牵引：适用于多根多段肋骨骨折造成浮动胸壁，出现反常呼吸时。患者仰卧位，常规消毒铺巾，选择浮动胸壁中央的一根肋骨。局部浸润麻醉后，用无菌巾钳将肋骨夹住，钳子一端系于牵引绳，进行滑动牵引（图4-48）。牵引重量一般为2~3kg。

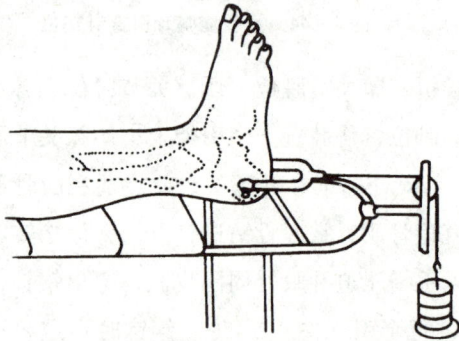

图4-47　跟骨牵引　　　　　　　　　　图4-48　肋骨牵引

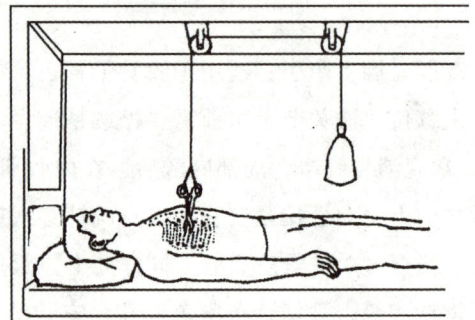

3. 布托牵引　系用厚布或皮革按局部体形制成各种兜托，托住患部，再用牵引绳通过滑轮连接兜托和重量进行牵引。常用的有以下几种：

（1）颌枕带牵引

①适应证：无截瘫的颈椎骨折脱位、颈椎间盘突出症及颈椎病等。

②操作方法：目前使用的颌枕带一般为工厂加工成品，分为大、中、小号。也可自制，用两条布带按适当角度缝在一起，长端托住下颌，短端牵引枕后，两带之间再以横带固定，以防牵引带滑脱，布带两端以金属横梁撑开提起，并系牵引绳通过滑轮连接重量砝码，进行牵引（图4-49）。牵引重量为3~5kg。此法简便易行，便于更换，不需特别装置。但牵引重量不宜

过大，否则影响张口进食，压迫产生溃疡，甚至滑脱至下颌部压迫颈部血管及气管，引起缺血窒息。

（2）骨盆悬吊牵引

①适应证：耻骨联合分离、骨盆环骨折分离、髂骨翼骨折向外移位、骶髂关节分离等。

②操作方法：布兜以长方形厚布制成，其两端各穿一木棍。患者仰卧位，用布兜托住骨盆，以牵引绳分别系住横棍之两端，通过滑轮进行牵引（图4-50）。牵引重量以能使臀部稍离开床面即可。一侧牵引重量为3~5kg。

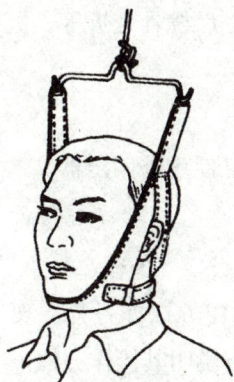

图4-49　颌枕带牵引　　　　　图4-50　骨盆悬吊牵引

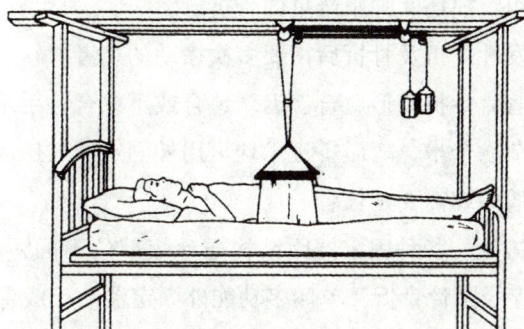

（3）骨盆牵引带牵引

①适应证：腰椎间盘突出症、腰椎小关节紊乱症、急性腰扭伤等。

②操作方法：用两条牵引带，一条固定胸部，并系缚在床头上，一条骨盆带固定骨盆，以两根牵引绳分别系于骨盆牵引带两侧扣眼，通过床尾滑轮进行牵引（图4-51）。一侧牵引重量为5~15kg。

4. 注意事项

（1）骨牵引装置安置完毕后将牵引针两端多余部分剪去，并套上小瓶，以防止针尖的损害。

（2）注意牵引针两侧有无阻挡，如有阻挡应及时调整，以免减低牵引力。

图4-51　骨盆牵引带牵引

（3）经常检查针眼处有无感染，为防止感染，隔日向针孔处滴75%酒精2~3滴。如感染明显又无法控制，应将其拔出，并根据病情采用他法。

（4）注意牵引针有无滑动或将皮肤拉豁。此种情况多见于克氏针，应及时调整牵引弓或重新更换。

（5）注意肢体有无压迫性溃疡。

（6）鼓励患者及时练习肌肉运动和进行指（趾）功能锻炼。

（7）每天测量肢体长度并与健侧比较。在牵引最初数日，应及时进行X线透视或摄片，以便了解骨折对位情况，如对位不良，应相应调节牵引方向或重量。牵引重量应一次加到适当最大量，以矫正骨折重叠移位。如系关节挛缩可逐渐增加重量，但应注意肢体运动情况及有无

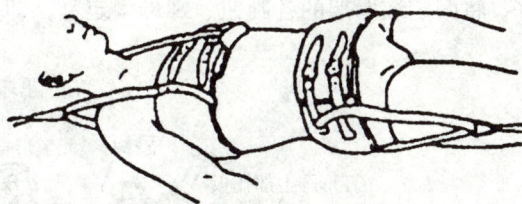

血液循环障碍。

（四）外固定器固定

应用骨圆针或螺纹针穿入骨折远近两端骨干上，外用固定器使骨折复位并固定，称为外固定器固定。

1. 适应证

（1）肢体严重的开放性骨折伴广泛的软组织损伤，需行血管、神经、皮肤修复者；或需维持肢体的长度，控制骨感染的二期植骨者，如小腿开放性骨折等。

（2）各种不稳定性新鲜骨折，如股骨、胫骨、髌骨、肱骨、尺桡骨骨折等。

（3）软组织损伤、肿胀严重的骨折。

（4）多发性骨折及骨折后需要多次搬动的患者。

（5）长管骨骨折畸形愈合、迟缓愈合或不愈合，手术后亦可使用外固定器。

（6）关节融合术、畸形矫正术均可用外固定器加压固定。

（7）下肢短缩需要延长者。

2. 操作方法　各种固定器因结构与治疗部位不同，而其操作方法亦各异。现以常用的复位固定器治疗胫腓骨骨折及单侧多功能外固定器治疗股骨干骨折说明其操作方法。

（1）复位固定器治疗胫腓骨骨折　常规消毒、铺巾、麻醉后，在胫骨的上、下端各穿一枚克氏针或骨圆针，穿针时注意避开神经、血管等重要组织。针要同骨之纵轴成90°，二针要平行。将复位固定器（图4-52）的克氏针插座和克氏针相连，把装置架装入插座上滑槽中，再将针插座固定好（图4-53）。扭动加压螺丝和六角形伸缩调节螺母，即将骨折部向上下延长（牵引作用）。在电视X线机下观察，可见骨折断端拉开，断端的远近端达到相合的水平（恢复胫骨的长度）。推动元宝形挂钩，在滑轨上调节定位固定螺母和复位固定调节螺杆，对准骨折移位部（侧方、成角移位），放上弧形压板和压垫，进行加压复位。透视下观察若对位良好，将固定装置架的各旋钮、螺母固定紧，即完成骨折复位与固定。

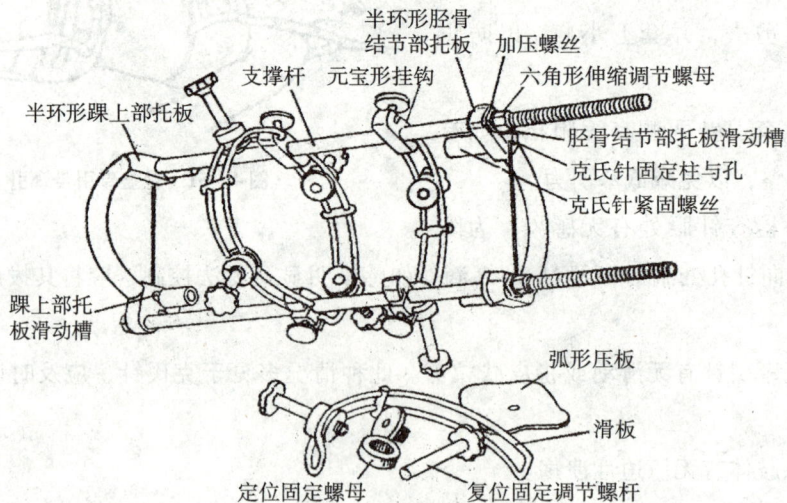

图4-52　复位固定器

（2）单侧多功能外固定器治疗股骨干骨折　在硬膜外麻醉下，患者仰卧床上，患肢外展

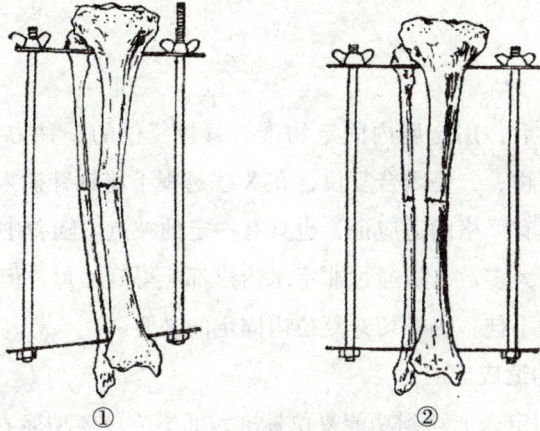

图 4 - 53　复位固定器的穿针法
①不正确；②正确

20°~30°，呈中立位。患侧大腿常规消毒铺巾，自股骨大粗隆顶点至股骨外髁画一连线，在电视 X 线机下确定骨折位置并作标志，在所画的连线上于骨折端的两侧各穿上两根固定针，一般要求穿出对侧皮质两个螺纹，四根固定针要相互平行。将固定针置入外固定器两端夹块的孔道内旋紧锁钮使之牢固夹紧，注意外固定器放置于离皮肤 1cm 处。电视 X 线机透视下，在牵引患肢的同时用手法或用复位钳夹紧外固定器两端的夹块，操纵骨段矫正各种移位，整复骨折直至对线对位满意后，立即将两侧万向关节的锁钮及延长调节装置的锁钮旋紧，手术完成（图4 - 54）。

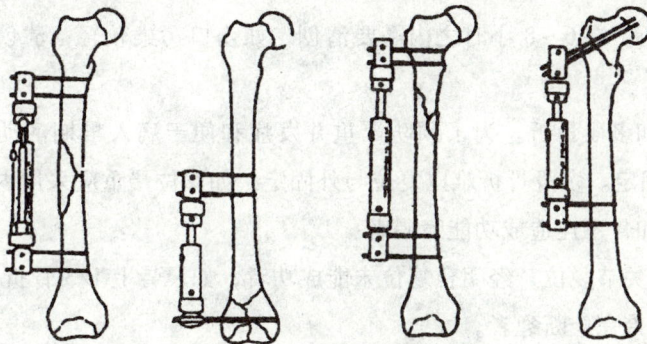

图 4 - 54　单侧多功能外固定器

3. 注意事项　外固定器术后适当给予抗生素，防止感染发生。开放性骨折要按常规治疗方法进行。针眼皮肤的护理是极其重要的，术后第二天即应更换敷料，清洁皮肤，用75% 酒精滴于针眼处，每天 2 次。下肢术后均在腘窝处垫薄枕，使膝关节屈曲20°~30°，鼓励病人术后行股四头肌的主动舒缩锻炼，并且主动和被动活动骨折远近端的关节，防止肌肉萎缩和关节僵硬。下肢骨折者在医生的指导下手术后 1 周左右扶双拐行走，并且随时 X 线检查了解骨折端有无移位，如发生移位，随时调节外固定器予以矫正。定期摄片，检查对线对位、骨痂生长和骨折愈合情况。

当 X 线片显示骨折线模糊、有骨痂时，可鼓励病人逐渐用患肢负重，先扶单拐而后无拐行走；当有临床愈合征象、X 线片显示连续性骨痂时可拆除外固定器，旋出固定针，针眼用酒精

NOTE

纱布及敷料覆盖，一般 1 周左右可愈合。

二、内固定

内固定是在骨折复位后，用金属内固定物维持骨折复位的一种方法。临床有两种置入方法：一是切开后置入固定物；二是闭合复位，在 X 线透视下将钢针插入固定骨折。内固定是治疗骨折的方法之一，但具有严格的适应证，也具有一定的缺点。随着中西医结合的发展，复位与外固定技术不断提高，大多数骨折通过非手术治疗都能得到治愈，但是有些复杂骨折及合并损伤采用非手术治疗效果不佳，仍有切开复位内固定的必要。

1. 切开复位内固定的适应证

（1）手法复位与外固定未能达到功能复位标准，而影响肢体功能者。

（2）骨折端有肌肉、肌腱、骨膜等软组织嵌入，手法复位失败者。

（3）某些血液供应较差的骨折，而闭合复位与外固定不能稳定和维持复位后的位置，应采用内固定，以利于血管长入血液供应不佳的骨折段，促进骨折愈合。如用空心加压螺纹钉内固定治疗股骨颈骨折。

（4）有移位的关节内骨折，手法不能达到满意复位，估计以后必将影响关节功能者，如肱骨外髁翻转骨折、胫骨髁间隆突骨折等。

（5）撕脱性骨折，多因强大肌群牵拉而致，外固定难以维持其对位者。如移位较大的髌骨骨折、尺骨鹰嘴骨折等。

（6）血管、神经复合损伤。骨折合并主要神经、血管损伤者，须探查神经、血管进行修复，并同时内固定骨折，如肱骨髁上骨折合并肱动脉损伤。

（7）开放性骨折，在 6 ~ 8 小时之内需要清创，如伤口污染较轻，清创又彻底，可直接采用内固定。

（8）多发骨折和多段骨折。为了预防严重并发症和便于病人早期活动，对多发骨折某些重要部位可选择内固定。多段骨折难以复位与外固定，如移位严重应采用内固定。

（9）畸形愈合和骨不连造成功能障碍者。

（10）骨折伴有关节脱位，经闭合复位未能成功者，如尺骨上 1/3 骨折合并桡骨头脱位。

（11）肌腱和韧带完全断裂者。

2. 切开复位内固定的缺点

（1）切开复位内固定，必然切断部分血管及软组织，剥离骨膜，影响骨折部的血液供应，导致骨折迟缓愈合或不愈合。

（2）手术中可能损伤肌腱、神经、血管，术后可能引起上述组织粘连。

（3）术后发生感染。骨折处周围软组织因暴力作用已有严重的损伤，手术可增加创伤和出血，致使局部抵抗力下降，如无菌技术不严格，易发生感染，影响骨折愈合。

（4）内固定器材质量不高，可因生锈和电解作用，发生无菌性炎症。也可产生螺丝钉松动，骨折端固定不牢，造成骨折迟缓愈合和不愈合。

（5）技术条件要求较高，内固定材料和手术器械要求较严，如选择不当，可在手术过程中产生困难，或影响固定效果。

（6）手术创伤和出血，甚至发生意外。

（7）骨折愈合后，有些内固定物还须手术取出，造成二次创伤和痛苦。

因此在临床上应严格掌握内固定的适应证，切忌滥用。

3. 内固定物的材料要求　用于人体内的内固定物，必须能与人体组织相容，能抗酸抗碱，而且不起电解作用；必须是无磁性，在相当长的时间内有一定的机械强度，不老化，不因长时间使用而发生疲劳性折断等。常用的不锈钢材料，有镍钼不锈钢、钴合金钢、钛合金钢、钴铬钼合金钢等，后两种材料性能较好。但必须设计合理，制作精细，否则亦会发生弯曲折断、骨折再移位，甚至发生迟缓愈合和不愈合。

在选择内固定材料时还须注意：同一部位使用的接骨板和螺丝钉，必须由同一种成分的合金钢制成，否则会产生电位差而形成电解腐蚀；内固定物光洁度要求很高，如表面粗糙或有损坏，也可形成微电池，而起电解腐蚀作用；内固定物不宜临时折弯，将其变形，否则将损坏钢材内部结构，发生应力微电池，在钢材内部起电解腐蚀作用。因此手术者必须知道内固定物原材料的性能，用过的钢板、螺丝钉等不能再使用。手术过程中要保护内固定物，不要损伤其表面的光洁度和内部结构等。

4. 内固定的器材和种类　根据手术部位不同，所采用的内固定术式也不同，需准备相应的内固定器材。常用的有不锈钢丝、钢板、螺丝钉、克氏针、斯氏针及各种类型的髓内针、螺纹钉等。还须准备手术所用的特殊器械，如手摇钻或电钻、三叉固定器、螺丝刀及固定器、持钉器、持骨器、骨撬等。

常用的内固定种类有钢丝内固定（图4-55）、螺纹钉内固定（图4-56）、钢板螺丝钉内固定（图4-57）、髓内钉内固定（图4-58）等。

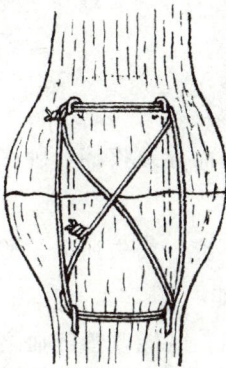

图4-55　髌骨骨折钢丝内固定

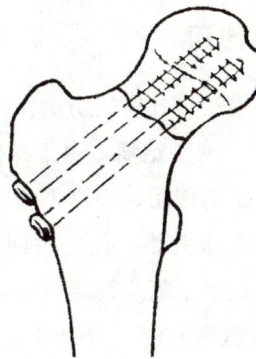

图4-56　股骨颈骨折加压螺纹钉内固定

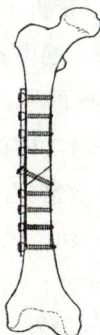

图4-57　股骨干中段骨折钢板螺丝钉内固定

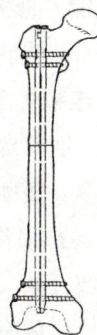

图4-58　股骨干中段骨折髓内钉内固定

NOTE

第四节　练　功

练功，又称功能锻炼，古称导引，它是通过自身运动防治疾病、增进健康、促进肢体功能恢复的一种疗法。

一、练功疗法分类

（一）按照锻炼的部位分类

1. 局部锻炼　指导患者进行伤肢主动活动，使功能尽快恢复，防止组织粘连、关节僵硬、肌肉萎缩。如肩关节受伤，练习耸肩、上肢前后摆动、握拳等；下肢损伤，练习踝关节背伸、跖屈，以及股四头肌舒缩活动、膝关节伸屈活动等。

2. 全身锻炼　指导患者进行全身锻炼，可使气血运行，脏腑功能尽快恢复。全身功能锻炼不但可以防病治病，而且还能弥补方药之不及，促使患者迅速恢复劳动能力。

（二）按有无辅助器械分类

1. 有器械锻炼　采用器械进行锻炼的目的，主要是加强伤肢力量，弥补徒手之不足，或利用其杠杆作用，或用健侧带动患侧。如用大竹管搓滚舒筋及蹬车活动锻炼下肢各关节功能，搓转胡桃或小铁球等进行手指关节锻炼，肩关节练功可用滑车拉绳。

2. 无器械锻炼　不应用任何器械，依靠自身机体作练功活动，这种方法锻炼方便，随时可用，简单有效，常用有太极拳、八段锦等。

二、练功疗法作用

练功疗法对损伤与骨病的防治作用可归纳为以下几点：

1. 活血化瘀、消肿定痛　由于损伤后瘀血凝滞、络道不通而导致疼痛、肿胀，局部与全身锻炼有活血化瘀的作用，通则不痛，可达到消肿定痛的目的。

2. 濡养患肢关节筋络　损伤后期及筋肌劳损，局部气血不充，筋失所养，酸痛麻木，练功后血行通畅，化瘀生新，筋络得到濡养，关节滑利，伸屈自如。

3. 促进骨折迅速愈合　功能锻炼既能活血化瘀，又能生新，既能改善气血之道不得宣通的状态，又有利于续骨。在夹板固定下功能锻炼，不仅能保持良好的对位，而且还可使骨折的轻度残余移位逐渐得到矫正，使骨折愈合与功能恢复同时并进，缩短疗程。

4. 防治筋肉萎缩　骨折或者较严重筋伤可导致肢体废用，所以骨折、筋伤复位、固定后，应积极进行功能锻炼，使筋伤修复快，愈合坚，功能好，减轻或防止筋肉萎缩。

5. 避免关节粘连和骨质疏松　关节粘连、僵硬强直及骨质疏松的原因是多方面的，但其主要的原因是患肢长期固定和缺乏活动锻炼，所以积极、合理地进行功能锻炼，可以促使气血通畅，避免关节粘连、僵硬强直和骨质疏松，是保护关节功能的有效措施。

6. 扶正祛邪　局部损伤可致全身气血虚损、营卫不固和脏腑不和，风寒湿外邪乘虚侵袭。通过练功能扶正祛邪，调节机体功能，促使气血充盈，肝血肾精旺盛，筋骨劲强，关节滑利，有利于损伤和整个机体的全面恢复。

三、练功注意事项

（一）内容和运动强度

确定练功内容和运动强度，制订锻炼计划，首先应辨明病情，估计预后，应因人而异，因病而异，根据伤病的病理特点，在医护人员指导下选择适宜各个时期的练功方法，尤其对骨折患者更应分期、分部位对待。

（二）动作要领

正确指导患者练功，是取得良好疗效的关键之一。要将练功的目的、意义及必要性对患者进行解释，使患者乐于接受，充分发挥其主观能动性，加强其练功的信心和耐心，从而自觉地进行积极的锻炼。

1. 上肢练功　主要目的是恢复手的功能。凡上肢各部位损伤，均应注意手部各指间关节、指掌关节的早期练功活动，特别要保护各关节的灵活性，以防关节发生功能障碍。

2. 下肢练功　主要目的是恢复负重和行走功能，保持各关节的稳定性。在机体的活动中，尤其需要依靠强大而有力的臀大肌、股四头肌和小腿三头肌，才能保持正常的行走。

（三）循序渐进

严格掌握循序渐进的原则，防止加重损伤和出现偏差。练功时动作应逐渐增加，次数由少到多，动作幅度由小到大，锻炼时间由短到长。

（四）随访

定期复查不仅可以了解患者病情和功能恢复的快慢，还可随时调整练功内容和运动量，修订锻炼计划。

（五）其他注意事项

1. 练功时应思想集中，全神贯注，动作缓慢。

2. 练功次数，一般每日 2～3 次。

3. 练功过程中，对骨折、筋伤患者，可配合热敷、熏洗、搓擦外用药水、理疗等方法。

4. 练功过程中，要顺应四时气候的变化，注意保暖。

四、全身各部位练功法

（一）颈项部练功法

可坐位或站立，站时双足分开与肩同宽，双手叉腰进行深呼吸并做以下动作：

1. 前屈后伸　吸气时颈部尽量前屈，使下颌接近胸骨柄上缘；呼气时颈部后伸至最大限度，反复6～8次。

2. 左右侧屈　吸气时头向左屈，呼气时头部还原正中位；吸气时头向右屈，呼气时头还原。左右交替，反复6～8次。

3. 左右旋转　深吸气时头向左转，呼气时头部还原正中位；深吸气时头向右转，呼气时头部还原正中位。左右交替，反复6～8次。

4. 前伸后缩　吸气时头部保持正中位，呼气时头部尽量向前伸，还原时深吸气，且头部稍用劲后缩。注意身体保持端正，不得前后晃动，反复伸缩6～8次。

（二）腰背部练功法

1. 前屈后伸　双足分开与肩同宽站立，双下肢保持伸直，双手叉腰，腰部作前屈、后伸活动，反复6~8次，活动时应尽量放松腰肌。

2. 左右侧屈　双足分开与肩同宽站立，双上肢下垂伸直，腰部作左侧屈，左手顺左下肢外侧尽量往下，还原。然后以同样姿势作右侧屈，反复6~8次。

3. 左右回旋　双足分开与肩同宽站立，双手叉腰，腰部作顺时针及逆时针方向旋转各1次，然后由慢到快、由小到大地顺逆交替回旋6~8次。

4. 五点支撑　仰卧位，双侧屈肘、屈膝，以头、双足、双肘五点作支撑，双掌托腰用力把腰拱起，反复多次（图4-59）。

5. 飞燕点水　俯卧位，双上肢靠身旁伸直，把头、肩并带动双上肢向后上方抬起，或双下肢直腿向后上抬高，进而两个动作合并同时进行成飞燕状，反复多次（图4-60）。

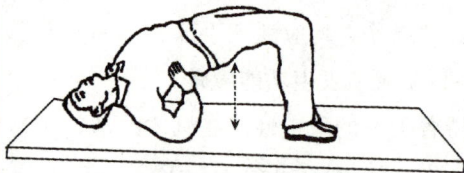

图4-59　五点支撑　　　　　　　　　　图4-60　飞燕点水

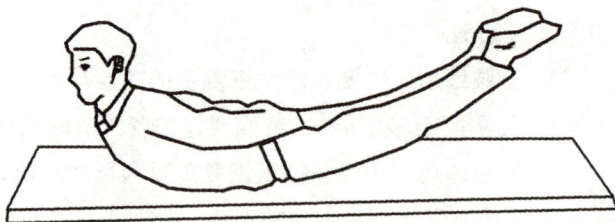

（三）肩肘部练功法

1. 前伸后屈　双足分开与肩同宽站立，双手握拳放在腰间，用力将一上肢向前上方伸直，用力收回，左右交替，反复多次。

2. 内外运旋　双足分开与肩同宽站立，双手握拳，肘关节屈曲，前臂旋后，利用前臂来回划圆圈作肩关节内旋和外旋活动，两臂交替，反复多次。

3. 叉手托上　双足分开与肩同宽站立，两手手指交叉，两肘伸直，掌心向前，健肢用力帮助患臂左右摆动，同时逐渐向上举起，以患处不太疼痛为度；亦可双手手指交叉于背后，掌心向上，健肢用力帮助患臂作左右或上下摆动，以患处不太疼痛为度。

4. 手指爬墙　双足分开与肩同宽站立，正面或侧身向墙壁，用患侧手指沿墙徐徐向上爬行，使上肢高举到最大限度，然后再沿墙归回原处，反复多次。

5. 弓步云手　双下肢前后分开，成弓步站立，用健手托扶患肢前臂使身体重心先后移，双上肢屈肘，前臂靠在胸前，再使身体重心移向前，同时把患肢前臂在同水平上作顺时或逆时针方向弧形伸出，前后交替，反复多次。

6. 肘部伸屈　坐位，患肘放在桌面的枕头上，手握拳，用力徐徐屈肘、伸肘，反复多次。

7. 手拉滑车　安装滑车装置，患者在滑车下，坐位或站立，两手持绳之两端，以健肢带动患肢，徐徐来回拉动绳子，反复多次（图4-61）。

（四）前臂腕手部练功法

1. 前臂旋转　将上臂贴于胸侧，屈肘90°，手握棒，使前臂作旋前旋后活动，反复多次。

2. 抓空握拳　将五指用力张开，再用力抓紧握拳，反复多次。

3. 背伸掌屈　用力握拳，作腕背伸、掌屈活动，反复多次。

4. 手滚圆球　手握两个圆球，手指活动，使圆球滚动或变换两球位置，反复多次。

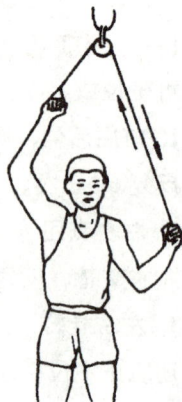

图4-61　手拉滑车

（五）下肢练功法

1. 举屈蹬腿　仰卧，将下肢直腿徐徐举起，然后尽量屈髋屈膝背伸踝，再向前上方伸腿蹬出，反复多次。

2. 股肌舒缩　又称股四头肌舒缩活动。患者卧位，膝部伸直，作股四头肌收缩与放松练习，当股四头肌用力收缩时，髌骨向上提拉，股四头肌放松时，髌骨恢复原位，反复多次。

3. 旋转摇膝　两足并拢站立，两膝稍屈曲成半蹲状，两手分别放在膝上，膝关节作顺、逆时针方向旋转活动，反复多次。

4. 踝部伸屈　卧位或坐位，足部背伸至最大限度，然后跖屈到最大限度，反复多次。

5. 足踝旋转　卧位或坐位，足按顺、逆时针方向旋转，互相交替，反复多次。

6. 搓滚舒筋　坐位，患足蹬踏圆棒，作前后滚动，使膝及踝关节作伸屈活动，反复多次（图4-62）。

7. 蹬车活动　坐在特制的练功车上，用足练习踏车，使下肢肌肉及各个关节均得到锻炼，反复多次（图4-63）。

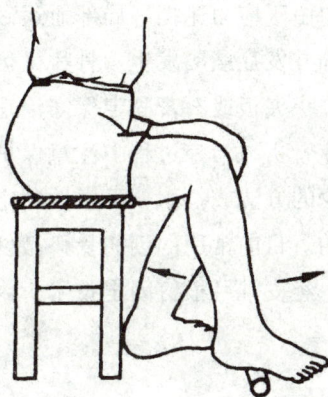

图4-62　搓滚舒筋　　　　图4-63　蹬车活动

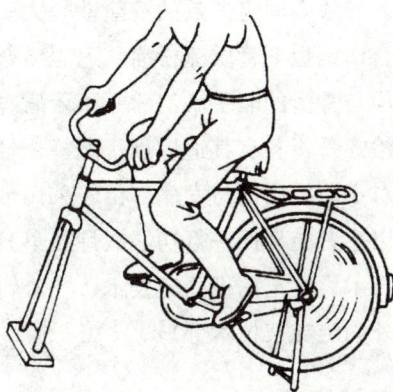

第五节　其他疗法

骨伤科的治疗方法较多，除药物、手法、固定、练功等主要疗法外，还有手术、针灸、针刀、封闭、拔火罐、物理疗法等治疗方法。目前微创技术、内镜技术在骨伤科得到了广泛应用。现扼要介绍针刀疗法、微创技术、内镜技术。

一、针刀疗法

凡是以针的方式刺入人体，不需长形切口，在人体内又能发挥刀的治疗作用，将针具和手术刀融为一体的医疗器械，称之针刀。针刀疗法是将针刺疗法和手术疗法的有机结合，其作用机制为恢复人体局部的组织平衡状态，起到松解瘢痕、解除挛缩、疏通组织、改善循环、减张减压、消肿止痛等作用。

针刀疗法主要适用于软组织粘连、挛缩、瘢痕而引起的顽固性疼痛，骨关节炎，腱鞘炎，滑囊炎，肌肉、韧带钙化，某些手术或创伤引起的病理性损伤后遗症。然而并不是以上所有的适应证都可应用，对于有发热症状者、严重糖尿病者、病变部位有感染者、凝血机能障碍者禁用。

NOTE

针刀手术是在无菌操作下进行的，以平衡理念为核心，以精细的解剖知识为基础，以精准的定位和细致的操作为治疗要点的微创手术方法。其操作要点是：①进针方法采用定点、定向、加压分离、刺入四步规程。定点，就是定进针点；定向，是在精确掌握进针部位的解剖结构前提下，选取手术入路能够确保手术成功，有效避开神经、血管和重要脏器；加压分离，是在浅层部位有效避开神经血管的一种方法；刺入，是以右手拇食指捏住针刀柄，其余三指作为支撑，压在进针点附近的皮肤上，防止刀锋刺入皮肤后，超过深度而损伤深部重要神经血管和脏器。②手术方法选择应用纵行疏通剥离法、横行剥离法、切开剥离法、铲磨削平法、瘢痕刮除法、骨痂凿开法、通透剥离法和切割肌纤维法八种方法进行治疗。术中应注意防止晕针、断针和损伤血管神经。

二、创伤骨科微创技术

创伤骨科微创技术的精髓是以比传统手术更小的创伤，达到与传统手术相同或更佳的疗效。骨折开放手术治疗由于强调解剖复位、坚强内固定的生物力学观点，客观上使内固定承受更大的应力，导致内固定失效的危险性较大。临床应用中由于应力遮挡、局部血运破坏较大而影响骨折愈合，钢板下骨质疏松症、迟缓愈合或不愈合等并发症屡屡发生。骨科微创手术治疗固然重要，但与骨折的非手术治疗并不矛盾，手法复位、小夹板或石膏固定保守治疗骨折和骨科微创手术治疗骨折各有其适应证。选择个性化方案治疗骨折，治疗过程中注意保护骨折端局部血运，针对不同的病情与发病部位，采用创伤尽可能少的方法或技术，可靠地固定复位后的骨折断端，以患者能早期进行功能锻炼及早日康复为目的。目前常用的创伤骨科微创技术包括髓内钉固定技术、锁定钢板固定技术、空心钉固定技术、经皮椎弓根钉固定技术、内镜下韧带重建技术、外固定支架技术等。

三、脊柱微创技术

脊柱微创技术适用于经严格保守治疗无效而不能承受开放手术的患者。椎间盘突出症者常用经皮椎间切吸术、经皮穿刺化学髓核溶解术（木瓜凝胶蛋白酶、胶原酶、软骨素酶）、经皮椎间盘髓核消融术（激光、等离子、臭氧）等；椎体压缩骨折者可采用经皮椎体成形术。应掌握脊柱微创技术的适应证和禁忌证，因为手术视野小，损伤神经血管等重要组织结构的概率可能比开放手术高，因此，必须熟悉局部解剖和通过严格操作训练后，才能应用于临床。

四、内镜技术

1. 腰椎间盘经皮椎间孔内镜技术　随着脊柱内镜和手术器械的不断发展，经皮椎间孔内镜技术发生了重大改变。经皮椎间孔内镜辅助下腰椎间盘切除术是在经皮椎间盘自动切吸术的基础上发展而来的，将直径适当的手术工作通道经椎间孔入路直接行椎间盘内或椎管内置入，并在内镜可视下直接取出突出或脱出的椎间盘致压物，从而达到治疗疾病的目的。

2. 关节镜技术　关节镜技术是以穿刺技术为基础，以小范围切开关节，基本保持关节原生理及解剖情况为特点，达到动态观察及针对性治疗目的的手术技术。通过内镜在显示器监视下进行关节软骨面及滑膜的修整、半月板切除、游离体摘除、韧带重建等，目前已广泛应用于膝、髋、踝、肩、肘等多处关节。

第五章　创伤急救

第一节　急救技术

创伤是一种机械或物理因素引起的损伤，亦称外伤。自然灾害、生产或交通事故，以及战争发生时，都可能在短时间内出现大批伤员，需要及时地进行抢救。创伤急救的目的是保护伤员的生命，避免继发性损伤，防止伤口污染。这就要求医护人员必须熟练掌握创伤急救知识与救护技能，力求做到快抢、快救、快送，尽快安全地将伤员转送至医院进行妥善治疗。

创伤急救原则是先抢后救、检查分类、先急后缓、先重后轻、先近后远、连续监护、救治同步、整体治疗。

创伤救护步骤：先止血、包扎、固定，然后正确搬运和及时转送。同时应保持伤员的呼吸道通畅，对心跳与呼吸骤停复苏，及时救治创伤昏迷等危急重症患者，积极防治休克与多器官衰竭等各种并发症。

一、现场急救技术

近年来急救医学把保持呼吸道通畅、止血、包扎、固定、搬运并称为现场急救的五大技术。

（一）保持呼吸道通畅

首先使伤员仰卧，头后仰，解开伤员衣领和腰带，及时清除口鼻咽喉中的血块、黏痰、呕吐物、假牙和其他异物等，保持呼吸道通畅。对呼吸道阻塞及有窒息危险的伤员，可插入口咽通气管（图5-1）或鼻咽通气管，或急用大针头穿刺环甲膜通气，或行环甲膜切开（图5-2、图5-3）插管、气管内插管及气管切开插管。对呼吸骤停者，可行口对口，或经口咽通气管，或鼻咽通气管行人工呼吸。对下颌骨骨折或昏迷伤员，有舌后坠阻塞呼吸道者，可将舌牵出，用别针或丝线穿过舌尖固定于衣服上，同时将伤员置于侧卧位。

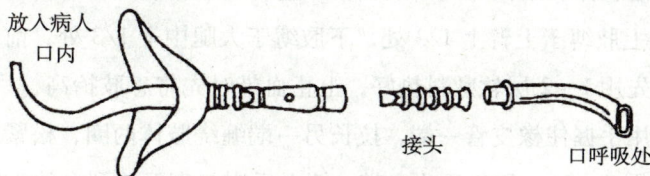

放入病人口内　　　接头　　　口呼吸处

图5-1　口咽通气管

NOTE

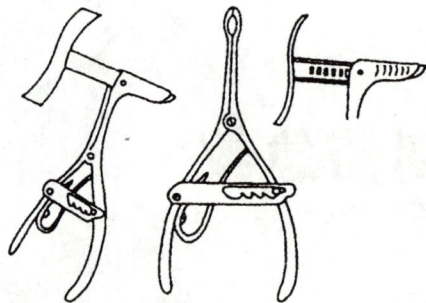

图 5-2　环甲膜切开器

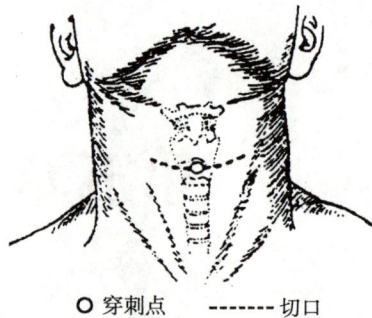

○ 穿刺点　------ 切口

图 5-3　环甲膜切开、穿刺部位

（二）止血

创伤出血是导致死亡的重要原因之一，故对创伤出血，首先要进行准确有效地止血，然后再作其他急救处理。常用的止血方法有：

1. 加压包扎止血法　躯干、四肢血管伤大多可用此法止血。先用较多无菌纱布或干净布类覆盖伤口，对较深较大的出血伤口，宜用敷料充填，再用较多敷料环绕伤段周径，外用绷带进行加压包扎。加压包扎以能止血为度，松紧要合适，使肢体远侧仍保持有血循环。包扎后应抬高患肢，注意观察出血情况和肢体远侧循环，并迅速送至有条件的医院作进一步处理。

2. 指压止血法　为止血的短暂应急措施。对判断为肢体主要动脉损伤、出血迅猛需立即控制者，可用手指或手掌压迫出血动脉的近心端，应把血管压向深部骨骼（图 5-4～图 5-6）。此方法仅适用于四肢及头面部的大出血急救，不宜长时间使用，也不便于伤员的搬运和转送，应及时更换其他有效的止血方法，或转送到医院进行治疗。

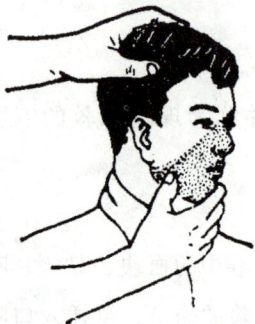

图 5-4　面动脉指压止血法　　　　图 5-5　上肢指压止血法　　　　图 5-6　下肢指压止血法

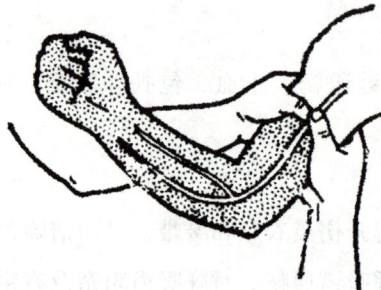

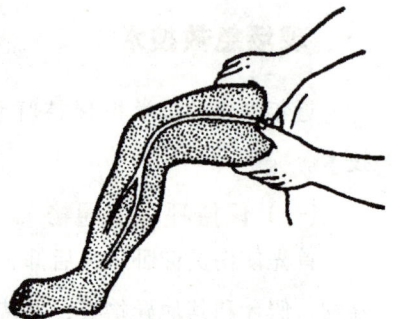

3. 止血带止血法　适用于四肢大血管出血用加压包扎止血法无效者。常用的止血带有橡皮管（条）与气压止血带两种，要严格掌握使用方法和注意事项。止血带缚上时间太长将导致肢体疼痛，甚至引起肢体缺血性坏死而致残，严重者可危及伤员生命。

（1）**操作方法**　上肢缚于上臂上 1/3 处，下肢缚于大腿中上 1/3 处，前臂和小腿禁用止血带。在扎止血带部位先用 1～2 层软敷料垫好，上止血带时先将患肢抬高，尽量使静脉血回流。若用橡皮管止血，则用手握住橡皮管一端，拉长另一端缠绕肢体两圈，松紧以不出血为度，在肢体外侧打结固定（图 5-7）。用气压止血带，缚上后充气直至达到有效止血。

（2）**注意事项**　使用止血带，以出血停止、远端无血管搏动为度。要标明上止血带的时间，扎止血带的时间应越短越好。如需延长，应每隔 1～1.5 小时放松 1 次，待肢体组织有新

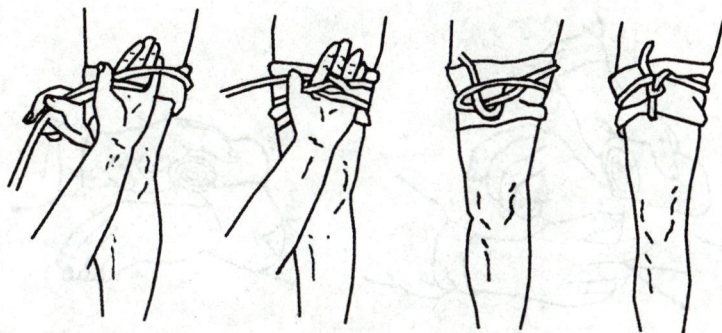

图 5 - 7　止血带止血法

鲜血液渗出后，再重新扎上，若出血停止则不必重复使用。缚之前用无菌敷料压住伤口以免过多渗血，解除止血带之前，要做好清创准备，以便迅速彻底止血。对失血较多者，应尽早输液、输血，防止休克和酸中毒等并发症的发生。严重挤压伤和远端肢体严重缺血者，忌用或慎用止血带。

4. 钳夹止血法　如有可能在伤口内用止血钳夹住出血的大血管断端，连同止血钳一起包扎在伤口内，迅速转送。切不可盲目钳夹以免损伤临近神经或组织，影响修复。

5. 血管结扎法　无修复条件而需长途运送者，可初步清创后结扎血管断端，缝合皮肤，不上止血带，迅速转送。可减少感染机会，防止出血和长时间使用止血带的不良后果。

（三）包扎

包扎可压迫止血，保护创面，固定创面敷料，减少污染，减轻疼痛，有利于搬运和转送。包扎时动作要轻巧、迅速、准确，敷料要严密遮住伤口，松紧适宜。包扎完毕应检查肢体远端血循环是否正常，若完全阻断，应予放松，重新包扎。

对开放性气胸应及时进行密封包扎，以改善呼吸。对颅脑伤口应将周围头发剃除或尽量剪短，并用生理盐水冲洗局部，以无菌纱布覆盖伤口并包扎。伤口内表浅异物可去除，但对血凝块和大血管附近的骨折不要轻易移动，以免再次出血。

在急救现场若遇腹部开放性损伤，腹腔脏器膨出，切忌将污染的脏器纳入腹腔内，先用无菌纱布覆盖，继之用纱布、毛巾做成环状保护圈（或用消毒碗）扣在膨出的脏器之上，再用三角巾或绷带包扎，避免继续脱出、干燥或受压等，同时避免运送途中因搬运伤员使伤口暴露增加感染或继发性损伤的机会。

外露的骨折端等组织亦不应还纳，以免将污染物带入深部组织，应用消毒敷料或清洁布类进行严密的保护性包扎。常用的包扎方法有以下几种：

1. 绷带包扎法　是最普遍使用的一种伤口包扎法，其取材、携带和操作方便，方法容易掌握。

（1）环形包扎法　环绕肢体数圈包扎，每圈需重叠，用于胸腹和四肢等处小伤口及固定敷料（图 5 - 8）。

（2）螺旋形包扎法　先环绕肢体 3 圈，固定始端，再斜向上环绕，后圈压住前圈的 1/2 ~ 2/3。用于肢体周径变化不大的部位，如上臂和足部等（图 5 - 9）。

（3）螺旋反折包扎法　先环绕肢体数圈以固定始端。再斜旋向上环绕，每圈反折 1 次，压住前圈的 1/2 ~ 2/3。此法用于肢体周径不等的部位，如小腿和前臂等（图 5 - 10）。

NOTE

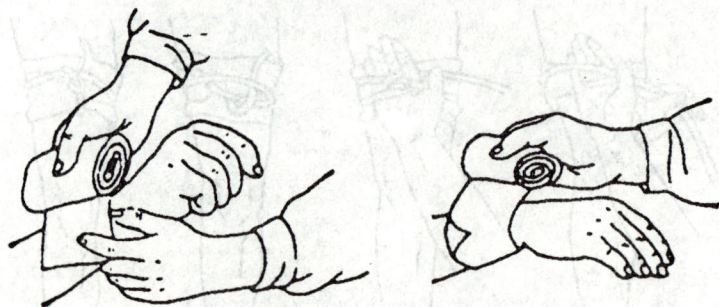

图 5 - 8　环形包扎法

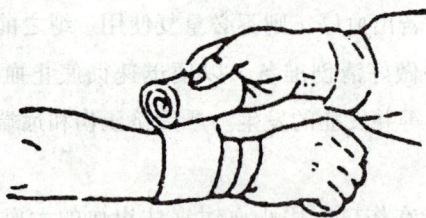

图 5 - 9　螺旋形包扎法

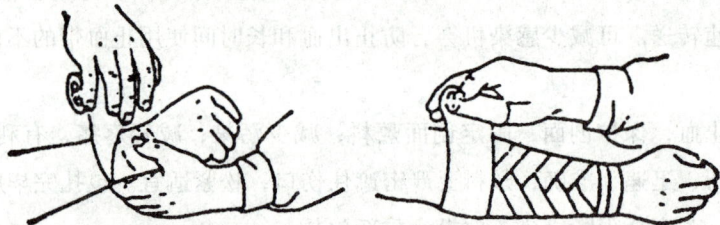

图 5 - 10　螺旋反折包扎法

（4）"8"字环形包扎法　先环绕肢体远端数圈以固定始端，再跨越关节一圈向上，一圈向下，每圈在中间和前圈交叉成"8"字形，此法用于关节部位的包扎（图 5 - 11）。

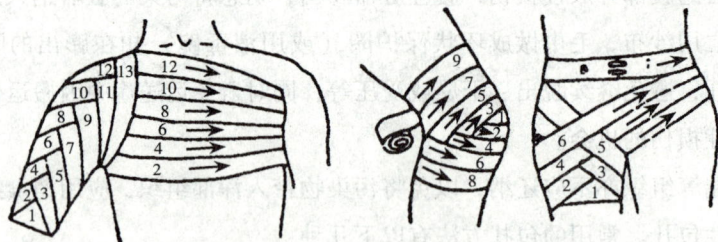

图 5 - 11　"8"字环形包扎法

2. 三角巾包扎法　三角巾包扎应用灵活，包扎面积大，效果好，操作快，适用于头面、胸腹、四肢等全身各部位。使用时要求三角巾边要固定，角要拉紧，中心舒展，敷料贴体。

3. 多头带包扎法　多用于头面部较小的创面和胸、腹部的包扎。操作时，先将多头带中心对准覆盖好敷料的伤口，然后将两边的各个头分别拉向对侧打结。

4. 急救包包扎法　多用于头胸部开放性损伤。使用时拆开急救包，将包中备有的无菌敷料和压垫对准伤口盖住，再按三角巾包扎法将带系好。

（四）固定

现场救护中，对怀疑有骨折、脱位、肢体挤压伤和严重软组织损伤的患者必须做可靠的临时固定。其一是减轻患者伤处的疼痛，预防疼痛性休克的发生；同时限制骨折断端或脱位肢体再移位等，避免产生新的损伤和并发症。

临时固定的范围应包括位于骨折处上下两个关节、脱位的关节和严重损伤的肢体；对开放性骨折按救护顺序先止血、包扎，后固定骨折断端。固定使用的器材常为夹板、绷带、三角巾、棉垫等，在救护现场也可采用树枝、竹竿、木棍、纸板等代替。固定时，固定物与肢体之间要加软衬垫（如棉垫等），以防皮肤压伤；固定四肢时要露出指（趾）端以便观察血液循环。固定后，如出现指（趾）苍白、青紫，肢体发凉、疼痛或麻木时，表明血液循环障碍。要立即查明原因，如为扎缚过紧，应放松缚带重新固定。

（五）搬运与转送

伤员经止血、包扎、固定等处理后，应尽快搬运与转送到急救中心或医院进行治疗。需要时应给予伤者镇痛药或抗感染药物，预防疼痛性休克和感染的发生，但颅脑损伤和未确诊的胸、腹部损伤患者不宜使用镇痛药物。

搬运的方式多种多样，如有昏迷或气胸的伤员，必须采用平卧式搬运法。搬运时两人或数人蹲在伤员同一侧，分别用双手托住伤员的头部、背部、腰部、臀部和腿部，动作协调一致地将伤员托起置于担架上。对疑有脊柱骨折的病人，在搬动时尽可能不变动原来的位置和减少不必要的活动，以免引起或加重脊髓损伤，禁止一人拖肩一人抬腿搬动病人或一人背送病人的错误做法。正确的搬运应由3人采用平卧式搬运法（图5-12），如人员不够时，可采用滚动式搬运法（图5-13）。

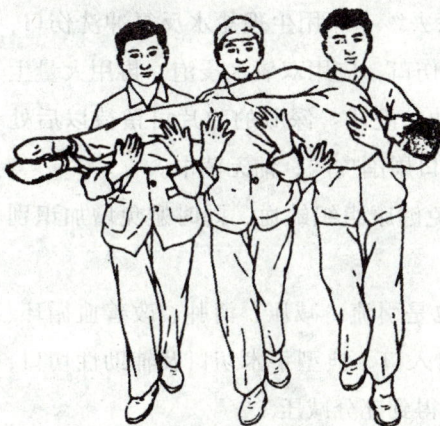

图5-12　卧式搬运法　　　　　图5-13　滚动式搬运法

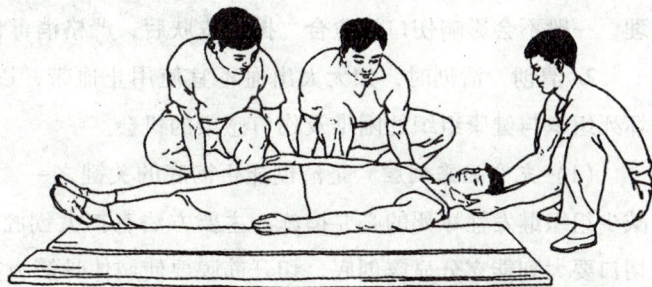

运送时昏迷伤员应采用半卧位或俯卧位，保持呼吸道通畅，避免分泌物和舌根后坠堵住呼吸道。有假牙者要取出，以免脱落时阻塞气管。骨折病人未作临时固定者应禁止运送。在无担架的情况下可用门板、长凳、布单等代替。

运送时要力求平稳、舒适、迅速，搬动要轻柔。运送途中应携带必要的急救药品和氧气等，救护人员要密切观察伤员的神志、呼吸、瞳孔、脉搏、血压等变化。用担架时要让伤员头在后，以便后面救护人员能随时观察伤员的情况。

NOTE

二、创口的处理

(一) 伤口

创伤常造成伤口，根据伤口的部位、大小深浅、是否与骨端或内脏相通可决定创伤的轻重程度。伤口一般分为创面、创缘、创腔和创底四个部分。根据伤口情况可判断损伤的性质：如创缘不整齐，多为钝器伤；边缘整齐，多为利器伤；创口小而深，多为锐器刺伤；创口周围有褐色的灼伤迹象，多属火器伤。

伤口若出血急促，血色鲜红，呈搏动性喷射状，为动脉出血；若出血呈黯红色，流出缓慢为静脉出血。出血多少与创伤部位、程度、深浅有关。创伤轻微仅有毛细血管破裂出血，出血量较少。创伤严重，较大的动、静脉血管破损，可造成大出血，伤员会出现肤色苍白、四肢厥冷、心烦口渴、胸闷呕恶、脉数尿少等休克现象。

(二) 清创术

清创术就是清除伤口内的异物、坏死组织和细菌，使污染伤口转变成为干净伤口，缝合后使之能一期愈合。伤后 6~8 小时内的伤口经彻底清创后可一期缝合，战伤及火器伤除外。伤后 8~24 小时（或超过 24 小时）的伤口，如果尚未感染，配合抗生素的有效使用仍可清创，是否缝合或延期缝合应根据伤口情况而定。如就诊时伤口已感染，不能清创或不能彻底清创者，应敞开伤口，清除坏死组织、血块和异物，冲洗和切开引流，更换敷料，等待延期缝合或植皮。气性坏疽和某些颅骨开放性骨折除外。

清创术的步骤：

1. 准备　在麻醉下进行伤口的清洗和消毒。麻醉后先用无菌纱布覆盖伤口，剃去伤口周围的毛发，清洗污物，肥皂水刷洗伤口周围皮肤 3 次。除去纱布，用生理盐水反复冲洗伤口，尽量清除伤口内异物和细菌，对较大、较深或污染严重的伤口，应用双氧水浸泡，再用大量生理盐水冲洗，对怀疑有异物黏附于深部组织的，可用脉冲冲洗法。深藏的弹片可留待以后处理，一般不会影响伤口的愈合。擦干皮肤后，严格消毒伤口周围皮肤，铺无菌巾。

2. 清创　清创时，如无大出血不宜使用止血带，以免健康组织缺血，同时避免增加识别坏死组织与健康组织的困难及伤口感染的机会。

(1) **充分显露创腔**　是清创能否彻底的关键之一，也是引流、减压、消肿、改善血循环、减少组织继发性坏死的必要措施。主要方法有扩大创腔出入口、典型手术切口及辅助性切口，切口要大到能充分显露创底，切开筋膜要使肢体骨筋膜室得到充分减压。

(2) **彻底止血**　活动性出血要止住，但各部位的主要血管尽量不结扎。对四肢主要血管的损伤，有条件时应尽量修复或吻合。

(3) **彻底切除坏死组织**　清除或切除创腔内的血凝块、异物和碎裂坏死组织，粉碎性骨折中与骨膜相连的骨片及大的游离骨折块不应清除，防止骨缺损。如伤口边缘不整齐，可切除伤口内缘 1~2mm，颜面、手指、关节附近和会阴区等部位的皮肤要尽量保留。

(4) **充分冲洗和引流**　清创后用 3% 双氧水、1:1000 新洁尔灭或生理盐水反复冲洗，进一步清除微小碎片及表面污染。冲洗后根据需要，另行切口放置引流条（管），伤口内尽量不放置引流条（管），尤其是关节腔内不宜放置引流条（管），避免发生关节僵硬。

3. 修复创口　尽量保护和修复重要的神经血管等组织器官，恢复其正常的解剖关系。神经、血管、肌肉、肌腱和皮肤等组织要逐层对应吻合，不可错乱吻合，避免愈合后出现或加重功能障碍；神经和肌腱因缺损不能一期吻合者，应原位固定覆盖，不可裸露，留待以后修复。

清创彻底的胸腹部伤口，应一期缝合。关节附近、头面颈部、外生殖器、阴囊与手部的伤口因属功能部位（且头面、外生殖器、阴囊血循环丰富），尽量一期缝合，必要时可放置皮下引流，以免瘢痕挛缩，影响功能。伤口大而深、边缘不整齐和组织损伤严重及可能继发感染者，应延期缝合。肢体深筋膜可以不缝合，术后如发生软组织肿胀则有减压作用，防止血循环障碍。缝合时不能留有无效腔，否则易积液感染等；皮肤应无张力下缝合，防止缺血坏死，如张力过大，可行减张缝合。

（三）术后处理

1. 有效固定　骨折、关节损伤、血管和软组织严重损伤等清创后都应适当固定，可减轻疼痛、防治休克和预防感染。一般情况下，严重污染的开放性骨与关节损伤、火器伤骨折初期不宜进行内固定，为方便更换敷料，可选用石膏、骨牵引或外固定支架等进行外固定。

2. 适当抬高患肢和更换敷料　抬高患肢与心脏位于同一水平线上，有利于消肿，又不会导致组织缺血。换药时，要按常规无菌操作。未感染伤口，不必过多更换敷料；伤口若发生感染，应及时打开敷料检查，伤口小而感染轻者，可用生理盐水或 0.2% 呋喃西林液等湿敷；感染严重、脓液多者，应拆除伤口缝线充分引流，用生理盐水或敏感抗生素溶液冲洗，清除坏死组织，争取二期缝合或植皮修复。

3. 密切观察患肢远端血循环和神经功能　防止筋膜间隔区综合征的发生，一旦出现，及时解开敷料，对症处理，必要时拆除缝线或重新切开，彻底减压，延期缝合。

4. 正确使用抗生素　早期使用破伤风抗毒素，预防破伤风的发生。根据伤口污染程度、清创情况、机体抵抗力的强弱和脓液的细菌培养及药物敏感试验决定抗生素的种类、是否联合用药、用药剂量和给药途径（局部和全身）。使用抗生素时间：一期缝合者 7～10 天，其他持续到二期处理之后。

5. 术后感染的处理　一方面根据伤口感染程度和全身情况进行抗感染治疗，防止感染性休克的发生，另一方面要按感染伤口处理，拆开缝线，充分引流、冲洗和换药，争取二期缝合或植皮修复伤口。

（四）内治

通过药物治疗，调和脏腑阴阳，使之气血流畅，纠正因受伤、感染引起的局部器官乃至全身组织的生理紊乱，积极治疗原发病、并发症与继发症，促进创伤的痊愈。

1. 预防伤口感染　使用抗生素，防治感染。联合使用五味消毒饮和黄连解毒汤合方加减，以清热解毒，化瘀通络。

2. 消肿止痛　伤口局部瘀肿疼痛较重者，以活血化瘀，消肿止痛为原则，采用复元活血汤或活血止痛汤加减治疗。

3. 伤口抗感染治疗　伤口感染者，按痈和附骨疽分三期"消""托""补"施治。可配合使用抗生素抗感染。

4. 防治休克、并发症和继发症　积极输液或输血补充血容量等防治休克，可根据患者具体情况，进行辨证施治。

NOTE

第二节　周围血管损伤

　　四肢血管损伤无论平时或战时都较多见，常与四肢骨折脱位和神经损伤同时发生。血管损伤中动脉损伤多于静脉，亦可见伴行的动静脉合并损伤和静脉的单独损伤。四肢血管损伤常导致致命的大出血和肢体缺血性坏死或功能障碍。过去，四肢血管损伤常用结扎止血法以挽救生命，截肢率高达50%以上。近年来，随着血管外科技术的发展、休克和多发性损伤诊疗技术的提高，四肢血管损伤的死亡率和截肢率明显下降。

　　【病因病机】

　　直接暴力和间接暴力均可导致血管开放性与闭合性损伤，但开放性损伤明显多于闭合性损伤，动脉损伤多于静脉损伤。间接暴力所致损伤中，要注意胸部降主动脉和腹部肠系膜动脉的疾驰减速伤，若救治不及时，常可导致伤员失血性休克和死亡。根据损伤原因和机理，血管损伤常见的病理类型有：血管部分和完全断裂，血管痉挛，血管内膜损伤，血管受压，创伤性动脉瘤和动静脉瘘（图5-14）。

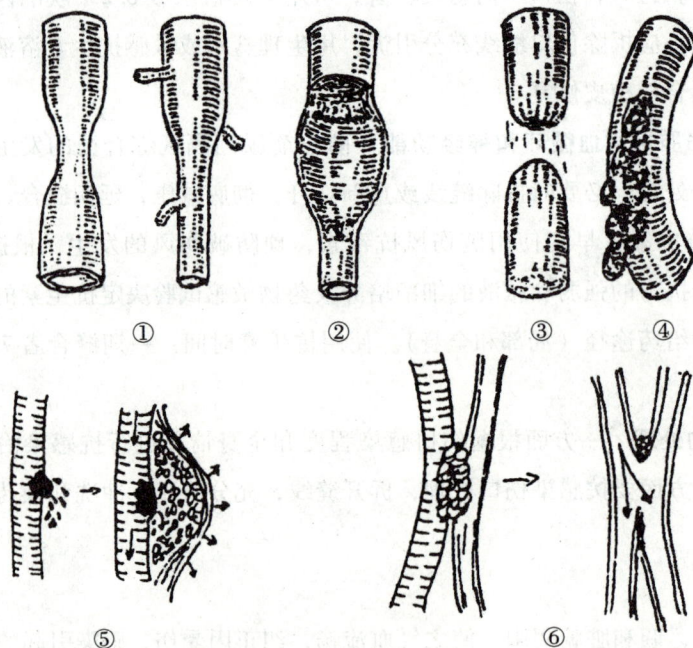

图5-14　动脉创伤类型
①动脉痉挛；②内膜撕裂；③动脉断裂；④动脉破裂；
⑤创伤性动脉瘤；⑥创伤性动静脉瘘

1. 血管断裂

　　（1）完全断裂　四肢主要血管若完全断裂，多有大出血，可合并休克或肢体缺血性坏死。因血管壁平滑肌和弹力组织的作用，血管裂口收缩促使血栓形成，同时因为大出血或休克使血压下降，血栓较易形成，从而闭塞管腔，可减少出血或使出血自行停止。肢体缺血的程度决定于损伤的部位、范围、性质和程度，同时与侧支循环的建立有关。

　　（2）部分断裂　可有纵形、横形或斜形的部分断裂，由于动脉收缩使裂口拉开扩大，不能自行闭合，常发生大出血，因此有时比完全断裂出血更多。部分出血可暂时性停止，但要警惕再次发生大出血；部分可形成创伤性动脉瘤或动静脉瘘。

2. 血管痉挛 多发生于动脉，可表现为节段性或弥漫性痉挛，是血管因拉伤或受骨折端、异物（如弹头、弹片等）的压迫，以及寒冷或手术的刺激而引起的一种防御性表现。此时，血管呈细条索状，血流受阻，甚则闭塞。通常情况下，痉挛可在 1~2 小时后缓解，部分可持续 24 小时以上，长时间血管痉挛常导致血栓形成，血流中断，可造成肢体远端缺血甚至肢体坏死。

3. 血管内膜损伤 血管内膜挫裂伤或内膜与中层断裂，由于损伤刺激或内膜组织卷曲而引起血管痉挛或血栓形成。还可因血管壁变薄弱而发生创伤性动脉瘤，动脉内血栓脱落堵塞末梢血管。

4. 血管受压 因骨折、脱位、血肿、异物、夹板、包扎或止血带止血等引起。动脉严重受压可使血流完全中断，血管壁也因此受伤，引起血栓形成导致肢体远端缺血性坏死。

5. 创伤性动脉瘤和动静脉瘘 当动脉部分断裂加之出口狭小时，出血被局部组织张力所限而形成搏动性血肿，6~8 周后血肿机化形成包囊，囊壁内面为新生血管内膜覆盖，成为假性动脉瘤，可压迫周围组织使远端血供减少。若伴行的动静脉同时部分损伤，动脉血径直流向静脉而形成动静脉瘘。

【诊查要点】

根据外伤史和临床检查，可对血管损伤做出及时准确的诊断，但应注意防止漏诊或误诊。

1. 临床表现

（1）皮肤颜色及温度改变 当肢体血液循环发生障碍时，患肢皮肤颜色会随之发生变化。如动脉受阻，供血断绝，则皮肤呈苍白色。如血流减慢，则皮肤呈现发绀。若静脉回流受阻，血液瘀滞，则发绀加深。皮肤温度随局部血流速度改变，血流缓慢或停止时，皮温立即下降。但是仅仅对受伤侧肢体温度的改变进行测量，是不能作为判断血液循环是否异常的根据。肢体的血液循环，特别是肢体末梢的血液循环，经常随环境温度或其他因素而变化，温度波动范围很大，所以必须与身体对称部位的皮温相对照，才有参考价值。若患侧较健侧低 2℃以上，表示患侧血流已缓慢；若低 4℃以上，则说明血液循环有严重障碍。

（2）疼痛 肢体缺血可产生疼痛，急性缺血可发生剧烈疼痛。疼痛产生的主要原因可能是血液循环中断后，肢体远端缺血、缺氧所致。另外，也可以由于动脉突然创伤或受阻，激惹动脉壁的神经而产生疼痛。

（3）肿胀 在闭合性血管创伤时肿胀较常见。肢体及血管创伤后，创伤的肢体很快会发生肿胀。其原因可由于软组织广泛创伤直接引起，也可能是血肿所致。此外，如静脉断裂、外力压迫、血栓形成等原因引起静脉回流受阻，以及组织缺血，特别是肌肉组织较长时间缺血后，细胞膜渗透压改变，发生组织水肿，也是造成肢体肿胀的原因。血管创伤可导致肢体肿胀，肢体肿胀可引起组织发生微循环障碍，进一步加重肢体缺血。前臂和小腿的肌肉，包在较厚韧的筋膜中，肿胀后无缓冲余地，如肿胀严重，持续时间较长，即使浅在的主要动脉（如桡动脉或胫前、后动脉）通畅，动脉搏动仍可触及，肌肉也可因缺血而坏死液化，发生缺血性肌挛缩。

（4）感觉及运动障碍 周围神经末梢及肌肉组织，对缺氧非常敏感，当肢体发生急性严重缺血时，皮肤感觉会很快减退或消失，肌肉发生麻痹。由于血液循环障碍而发生感觉消失及肌肉麻痹，表明组织缺血程度已十分严重。即使能触到末梢动脉的搏动，也不能放松对血液循环障碍的处理。

（5）血肿 可为进行性增大或搏动性血肿（动脉创伤），亦可为缓慢增大的非搏动性血肿（静脉创伤）。搏动性血肿多发生在闭合性血管创伤，动脉壁部分破裂或完全断裂，较多量的出血积存在肌肉和筋膜之间，动脉破口未闭合，血肿与动脉管腔相通，血肿随心脏搏动而搏动，并且常可听到血流杂音。血肿张力过大，可压迫伤肢侧支循环，进一步加重伤肢缺血。如伤肢能够存活，血肿又未及时处理，晚期可形成假性动脉瘤。

2. 检查

（1）X线检查 了解有无导致血管损伤的骨折、脱位或异物等。

（2）动脉造影术 血管损伤根据外伤史和细致检查，一般可明确诊断损伤的部位和类型等。当诊断和定位困难时，可做动脉造影。动脉造影可显示动脉多处伤、晚期动脉伤、创伤性动脉瘤或动静脉瘘等。但动脉造影可引起严重并发症，应谨慎进行。通过造影可了解血管有无断裂、狭窄、缺损或造影剂溢出等损伤的表现。

（3）其他 多普勒（Doppler）血流检测仪、彩色多普勒血流图像（color flow Doppler imaging）、双功能超声扫描（duplex Doppler scanning）和超声波血流探测器等方法，对血管损伤的诊断有一定帮助。

【治疗】

四肢血管损伤的处理首重及时诊断与止血，抗休克，挽救患者生命；其次是做好伤口的早期清创，正确修复损伤血管，尽早恢复肢体的血供，保全肢体，降低致残率；同时，认真处理好骨关节和神经等并发性损伤，密切观察和防治感染、继发性出血和血栓形成等继发症，最大限度地恢复肢体功能。血管损伤中动脉损伤是其主要矛盾，必须修复，大静脉要尽量修复。

1. 急救止血

（1）加压包扎止血法 四肢血管损伤大多可用加压包扎法止血，止血效果良好。紧急情况下，无消毒敷料和设备时，可用指压止血法。使用止血带止血要注意记录时间，防止并发症。

（2）血管钳止血法和血管结扎法 在医院检查创伤时，如有明显的动脉出血，可用血管钳夹住出血的动脉，送手术室进一步处理，但要防止钳伤血管邻近的神经和正常血管。对无修复条件而需长途运送者，经初步清创后，结扎血管断端，疏松缝合皮肤，不用止血带，立即转运。

2. 休克和多发性损伤的处理 四肢血管损伤因严重出血常伴有低血压与休克而威胁着伤员的生命，故应首先止血和输血、输液，补充血容量与抗休克，纠正脱水和电解质紊乱。同时迅速处理危及生命的内脏伤和多发性损伤。

3. 血管痉挛的处理 预防为主，如用温热盐水湿纱布覆盖创面，减少创伤、寒冷、干燥和暴露的刺激，及时解除骨折断端与异物的压迫等。无伤口而疑有动脉痉挛者，可试用普鲁卡因阻滞交感神经，也可口服或肌注盐酸罂粟碱。经上述处理仍无效者，应及早探查动脉。

4. 清创与探查术 对于开放性血管损伤，创口清创后再进行损伤血管的清创、探查和修复。及时彻底的清创是防治感染与成功修复血管的基础及重要环节，应争取在6~8小时内尽快清创。探查术的指征是：①肢体远端动脉搏动消失，皮温下降，皮肤苍白或发绀，感觉麻木、肌肉瘫痪、屈曲挛缩、伤口剧痛；②伤肢进行性肿胀，伴有血循环障碍；③伤口反复出血，骨折已整复，但缺血症状仍未消除者。

5. 手术治疗 血管损伤一般都需要在4~6小时内手术治疗，否则易发生血栓蔓延、缺血区域扩大和远端肢体严重缺血或坏死。手术方法有血管结扎术、端端吻合术、端侧吻合术、侧面修补术和移植修补术等。

（1）**手术治疗原则** ①血管损伤，如伤口曾有搏动性出血与血肿、内出血伴休克、交通性血肿和患肢远端有缺血性表现等诊断明确者应立即手术。不明确者可限时动态观察，必要时早期手术探查，以确定诊断和治疗方法。②对于血肿或创伤性动脉瘤，术前应钳夹血管远近断端，防止术中大出血。③应修复所有大的或主要的血管，根据动脉的重要程度可将其分为三类。第1类动脉，结扎后必将引起严重并发症的血管，如主动脉、头臂干动脉、颈总动脉、肾动脉、髂总动脉、股动脉和腘动脉等，一定要修复。第2类动脉，结扎后可能产生严重后果的动脉，应力争修复而不能轻易结扎，如锁骨下动脉、腋动脉、肱动脉及大部分腹腔内的动脉等。第3类动脉，除上述以外的动脉，如单纯的尺或桡动脉、胫前或胫后动脉、腓动脉、颈外动脉和髂内动脉等，因条件所限可结扎。④大静脉损伤，如股静脉和腘静脉，宜修复。尤其有严重软组织损伤和浅静脉损伤者，应同时修复动静脉，避免因血液回流不足，肢体肿胀，血肿形成，肌肉坏死而致肢体坏死。⑤创伤性动脉瘤与动静脉瘘切除后，行血管移植修复。⑥同时妥善处理血管周围的组织损伤，如骨折、肌腱和神经断裂等。⑦防治伤肢筋膜间隔区综合征，根据需要可早期行筋膜间隔区切开减压。

（2）**血管部分损伤修复术** 适用于血管被锐器整齐切割不超过血管周径 1/2，无需扩创者。不适用于火器伤与需清创的锐器伤或挫伤。先用无创血管夹分别将受损血管两端夹住，再用肝素溶液（每 100mL 生理盐水加肝素 10mg）冲洗血管腔，去除凝血块，切除少许不整齐边缘，根据管径大小选用 3－0 至 7－0 的聚丙烯单丝缝线和缝针做纵行或横行连续缝合，尽量不要缩小管径。

（3）**血管裂口修复术** 适用于伤口比较整齐清洁的锐器伤。如裂口较小，可用 5－0 或 7－0 的聚丙烯单丝缝线和缝针，间断或连续缝合裂口，缝合口应与血管长轴垂直。如裂口较大，直接缝合将导致管腔狭窄者，可取伤口附近自体小静脉一段，纵向切开制成片状，缝补在裂口上。

（4）**血管端端吻合术** 重要血管断裂，有条件的应努力行端端吻合，要求吻合处无张力。如血管缺损 2cm 左右，游离血管上下各一段即可。如长度仍不足，可屈曲关节克服不足和消除张力。吻合方法是用无创动脉夹夹住血管两断端，切除血管两端多余的外膜，用肝素溶液冲洗断端血管腔去除血栓。为防止血栓形成，术中应不停冲洗血管腔，同时保持血管组织的湿润度。

（5）**血管移植术** 如缺损过大不能端端吻合者或估计端端吻合时张力过大者，即用自身静脉或人造血管行移植术，取用静脉血管的长度应较缺损部长 1cm。不能选用伤侧静脉，避免影响伤侧静脉回流。

6. 血管损伤的术后处理 术后最常发生的主要问题有血容量不足、急性肾衰竭、伤肢血循环障碍、伤口感染和继发性出血等。

（1）**密切观察患者全身情况** 包括温度、呼吸、脉搏、血压、神志和血尿常规检查，尤其有合并损伤者更应密切注意，发现异常情况，及时对症处理。积极防治急性肾衰竭，纠正水电解质紊乱，补充血容量。

（2）**固定** 用石膏托或管形石膏固定患肢关节于半屈曲位 4~5 周，务必使吻合处无张力。以后逐渐伸直关节，但不可操之过急，避免缝线裂开引起大出血或创伤性动脉瘤等。

（3）**体位** 保持伤肢与心脏处于同一水平面，不可过高或过低。如静脉回流不畅，可稍抬高。

NOTE

（4）密切注意伤肢血循环　术后24小时内密切观察患肢脉搏、皮肤温度、颜色、感觉、肌肉活动和毛细血管充盈时间等是否正常，每小时记录1次。如患肢远端皮肤苍白、皮温骤降、脉搏减弱或消失而肿胀不明显，多为动脉栓塞或局部血肿压迫，应即行手术探查。如患肢肿胀与发绀明显，血液回流不良，抬高患肢而不能改善者，多为静脉栓塞，应即行手术探查，处理同上。若患肢软组织广泛挫伤，静脉与淋巴回流受阻，患肢肿胀严重，应即行患肢两侧深筋膜纵向切开减压术，改善患肢血供。若上述循环危象处理及时得当，血管修复术常获成功；若不及时得当可致血管修复失败。

（5）预防感染　血管损伤修复术后感染率一般为5%。感染可引起血管栓塞导致血管修复失败，还可引起继发性大出血而危及伤者生命，故应积极防治。具体方法是正确使用抗生素，认真处理伤口，保持引流通畅。

（6）继发性大出血　是一种严重并发症。出血原因多为止血不良、感染、吻合处血管破裂、被修复血管裸露而受引流物压迫坏死、动脉损伤漏诊和使用抗凝药物不当等，出血时间多在术后1~2周。应立即清除血肿，止血，次要动脉宜结扎，重要动脉应争取修复。伤口感染严重或肌肉广泛坏死者需截肢。床旁应常备止血器具和敷料等。

（7）抗凝药物的使用　术后每天静脉输入低分子右旋糖酐500mL，连续3~5天，降低血液的黏滞度。3~5天后，根据情况再酌情使用抗血小板或抗凝药。血管修复的成功主要取决于认真、细致地操作和处理正确，不宜术后立即使用全身抗凝剂，以免增加出血危险。

（8）中医治疗　根据临床表现进行辨证论治。①寒滞经脉：表现为四肢怕冷，发凉，疼痛，麻木，遇冷后症状加重，遇暖减轻。肤色或为苍白，舌淡紫，苔薄白，脉沉紧或涩。当温经散寒、化瘀通络，用当归四逆汤与桃红四物汤合方化裁。②瘀阻经脉：肢体肿胀刺痛，局部瘀血瘀斑和压痛明显，舌质青紫，脉弦紧或涩。当活血化瘀、通络止痛，用桃红四物汤与圣愈汤合方化裁。③经脉瘀热：肢体灼热，疼痛，肤色或为紫暗，舌紫暗或有瘀斑，舌尖或红，苔薄黄，脉弦紧或濡。当清热化瘀，用四妙勇安汤与桃红四物汤合方化裁。④湿阻经脉：肢体水肿、胀痛，抬高肢体症状可以减轻，舌淡紫，舌体胖大，苔白腻或厚腻，脉沉紧或濡。治以益气活血、利湿通络，用济生肾气丸与五苓散加减。⑤伤口感染，按痈和附骨疽分三期"消""托""补"施治；继发性大出血，又当辨证施治，或益气止血，或清热化瘀止血等。

第三节　周围神经损伤

周围神经系统是12对脑神经和31对脊神经的总称，它们把全身各部分组织器官与中枢神经系统联系起来，保证各种生理活动的正常进行。本节所讨论的主要是脊神经的损伤与治疗，造成周围神经损伤最主要的原因有四肢开放性损伤、骨折和暴力牵拉等。

周围神经支配肢体正常功能活动。若受伤周围神经不能恢复，可使四肢功能活动部分或完全丧失。

根据外伤史、症状体征和检查等可判定神经损伤的性质与程度，进而提出最佳治疗方案，以争取最大限度地恢复神经、关节与肌肉的功能。

周围神经损伤较常见，好发于尺神经、正中神经、桡神经、坐骨神经和腓总神经等。上肢神经损伤多于下肢，约占四肢神经损伤的60%~70%，常合并骨、关节、血管和肌肉肌腱等损伤。周围神经损伤早期处理恰当，大多可获得较好效果，神经的晚期修复也能获得一定疗效。

周围神经损伤属中医"痿证"范畴，可归于"肉痿"类，又名"肢瘫"，多因外伤引起。唐代蔺道人《仙授理伤续断秘方·乌丸子》载："打仆伤损，骨碎筋断，瘀血不散……筋痿乏力，左瘫右痪，手足缓弱。"指出了四肢瘫痪与损伤的关系。

周围神经纤维由神经元胞体发出。运动和感觉神经纤维均为有髓纤维，外有一层神经内膜。许多神经纤维组成一神经束，外有神经束膜。许多神经束集合成一支周围神经，外有神经外膜。自主神经的节后神经纤维随感觉支走行，故与感觉神经分布相同。

神经的血供较丰富，对缺血的耐受力比肌肉强。周围神经有两组互相吻合而功能上又相互独立的微血管系统，即内在与外在血管系统。因神经的血供经邻近组织通过神经系膜到神经，故广泛游离神经系膜时可致该神经缺血坏死，游离近端过多有可能发生神经缺血。神经缺血后，神经束间形成瘢痕，使神经发生功能障碍。手术时部分神经系膜受到破坏，该部分血供被阻断，但可通过侧支循环得到代偿。

【病因病机】

1. 周围神经损伤的原因及分类

（1）损伤原因 一般多见于开放性与闭合性损伤，战时多为火器伤。

1）开放性损伤：①锐器伤：如玻璃与刀等利器切割伤，多见于手、腕或肘部等，损伤多为尺神经、正中神经和指神经等。②撕裂伤：由牵拉造成的局部神经边缘不整齐的断裂，或一段神经的缺损。③火器伤：如子弹或弹片伤等，多合并开放性骨折、肌肉肌腱与血管损伤。

2）闭合性损伤：①牵拉伤：如肩、肘、髋关节脱位与长骨骨折引起的神经被过度牵拉所致的损伤。②神经挫伤：钝性暴力打击所致，但神经纤维及其鞘膜多较完整，可自行恢复。③挤压伤：多为外固定器械、骨折断端与脱位的关节头压迫神经所致，损伤多发生于正中神经、尺神经和腓总神经等。

（2）损伤分类 ①神经断裂：多见于开放性损伤造成的完全性与不完全性断裂，前者表现为感觉与运动功能完全性丧失并发肌肉神经营养不良性改变，后者为不完全性丧失。②轴索断裂：轴索断裂而鞘膜完好，但神经功能丧失，多见于挤压或牵拉损伤。当致伤因素解除后，受伤神经多在数月内完全恢复功能。③神经失用：神经轴索和鞘膜完整，但神经传导功能障碍，可持续几小时至几个月，多因神经受压或外伤引起，一般可自行恢复。

2. 周围神经损伤的病理过程 周围神经断裂后失去传导冲动的功能。如神经元细胞损伤坏死后不能再生，而神经纤维在一定条件下是可以再生的。

周围神经断裂后远端的神经轴索和髓鞘坏死碎裂，2～8周后被施万细胞消化及吞噬细胞吞噬而发生沃勒变性（Wallerian degeneration），施万鞘随之空虚塌陷；近端神经轴索和髓鞘只有一小段发生退变。以后神经膜细胞增生复原。神经修复术之后一段时间，近端神经轴索才开始以每日1～2mm的速度经施万管向远端长入，再生的神经纤维数由少到多，由细到粗，有髓鞘的再生髓鞘，无髓鞘的不再生髓鞘。神经如未修复，近端再生的神经纤维在断裂处与施万细胞及结缔组织形成假性神经瘤。

周围神经损伤后，所支配的肌肉瘫痪，肌细胞逐渐萎缩，细胞间纤维细胞增生，运动终板变形，最后消失；其感觉神经分布区的各种感觉丧失，肌肉可出现营养不良性退变。如能及时吻合断离的神经，效果较好，但一般不能完全恢复其功能。混合神经吻合效果较单纯运动或感觉神经为差，神经缺损可行移植术，但效果远不如吻合。

【诊查要点】

根据外伤史，结合不同神经损伤特有的症状体征、解剖关系和神经检查，可判断有无神经损伤或损伤的部位、范围、性质和程度等，必要时可做电生理检查。

1. 外伤史 了解损伤的时间、原因和现场情况，判断损伤的性质等。

2. 局部检查 根据损伤类型、部位和伤口的位置，可判断某一支或某一组神经损伤。伤口已愈合的病例，注意检查瘢痕硬度及其下面组织粘连的情况；有骨折者根据骨痂情况，判断神经是否受压；触诊还可扪到神经瘤或已纤维化的神经。

3. 神经损伤的症状体征

（1）畸形 由于神经损伤，肌肉瘫痪而致，多发生在伤后数周或更长一段时间内。如桡神经损伤后出现的腕下垂，尺神经损伤后出现的爪形指，正中神经损伤后出现的"猿手"畸形，腓总神经损伤后出现的足下垂等。

（2）感觉障碍 周围神经损伤后其所支配的皮肤区发生感觉障碍，检查感觉减退或消失的范围可判断是何神经损伤。临床上要注意检查痛觉、触觉、温觉和两点分辨能力的变化；其次，由于各感觉神经分布区的边界有互相重叠现象，因此受伤后短时间内感觉障碍仅表现为感觉区域的略缩小，这是附近神经的替代作用，而非损伤神经的再生现象。故要注意检查各部分神经自主支配区的感觉变化，以便为神经损伤定位。深感觉为肌肉和骨关节的感觉，可检查手指或足趾的位置觉和用音叉检查骨突出部的震动觉。感觉障碍可用6级法来判断其程度。

（3）运动障碍 神经损伤后所支配的肌肉瘫痪，通过检查肌肉瘫痪的程度可判断神经损伤的程度。定期反复检查，可以了解神经再生、肢体功能恢复和预后情况等，进而调整治疗方案。用6级法来检查肌力，可了解运动障碍的程度。肌力检查要注意每块肌肉主动收缩情况，还要注意区分是否为协同肌的代偿作用，故检查肌肉功能时不能单纯以关节活动为依据。例如肱二头肌麻痹时，可用肱肌、肱桡肌、旋前圆肌和桡侧腕屈肌来屈肘；屈腕肌麻痹时，可用屈指肌和掌长肌来屈腕。

（4）腱反射的变化 神经受伤后，有关肌腱的反射即消失。如坐骨神经损伤后跟腱反射消失，上臂肌皮神经受伤后，肱二头肌腱反射消失。

（5）自主神经功能障碍 周围神经损伤后所支配的皮肤出现营养障碍，如无汗、干燥、灼热和发红等，晚期皮肤发凉，失去皱纹，变得平滑、少汗、干燥，毛发过多和指甲变形。

可做出汗试验以判断交感神经是否损伤。方法是在伤肢上先涂以2%碘溶液，干后涂抹一层淀粉；然后用电灯烤，同时嘱患者饮热开水并适当运动，以使其出汗。出汗区表面转变为蓝色，无汗区表面不变色，结果表明无汗区有交感神经损伤。

（6）神经本身的变化 沿神经纤维走行区触诊和叩诊可了解神经本身的变化。神经不全损伤时，触诊可引起神经全段疼痛。叩击损伤神经的远端，引起该神经支配区针刺样麻痛，则表明该神经开始再生（Tinel征），是神经轴索再生的证据。临床上常以此推测神经再生的情况，Tinel征若停滞不前，说明神经纤维生长受阻；若远端反应敏感且越来越明显，表示神经生长良好。

4. 电生理检查

（1）肌电图检查 肌肉收缩可引起肌肉电位的改变。神经断裂后，主动收缩肌肉的动作电位消失，2~4周后出现去神经纤颤电位。神经再生后，去神经纤颤电位消失，而表现为主动运动电位。

（2）诱发电位检查 目前临床上常用的检查项目有感觉神经动作电位（SNAP）、肌肉动作电位（MAP）和体感诱发电位（SEP）等，其临床意义主要为神经损伤的诊断、评估神经再生和预后情况及指导神经损伤的治疗。

【治疗】

周围神经损伤常常合并于肢体损伤或继发于其后，临证时可根据肢体和神经损伤的具体情况采用手术或非手术疗法。肢体闭合性损伤合并的神经损伤，其中80%左右属于神经失用症或轴索断裂，常无需手术治疗多能自行恢复，余下20%属于神经断裂，需手术治疗。开放性损伤合并神经断裂，根据伤口情况，行一期神经修复或二期修复。

1. 非手术疗法 其目的是为神经和肢体功能的恢复创造条件，防止肌肉萎缩和关节僵硬等。

（1）妥善保护患肢 避免冻伤、烫伤与压伤及其他损伤等。

（2）复位解除骨折断端和关节头的压迫 凡因骨折脱位导致神经损伤，首先应整复骨折与脱位并加以固定，解除骨折断端和关节头对神经的压迫。未断裂的神经，有望在1~3个月后恢复其功能；如神经断裂或嵌入骨折断端或关节面之间，则应尽早手术探查处理。

（3）外固定 骨折脱位整复后需要外固定；神经损伤合并肢体一侧肌肉瘫痪，为避免拮抗肌将关节牵拉到畸形位引起的关节僵直，需用夹板与石膏等将患肢固定于功能位；神经损伤合并肢体全部肌肉瘫痪，为防治肢体重力导致的关节脱位，同样需用外固定将患肢固定于功能位，为日后肢体功能的全部恢复奠定良好的基础。如桡神经损伤引起的腕下垂，可用掌侧板固定患腕于背伸位等。

（4）手法治疗和功能锻炼 有针对性进行手法治疗和功能锻炼，保持肌张力，防治肌肉萎缩、肌纤维化、关节僵硬或关节萎缩及关节畸形等。手法由肢体近端到远端，反复捏揉数遍，强度以肌肉感觉酸胀为宜，可涂搽活血酒；瘫痪较重者用弹筋法和穴位推拿法。上肢取肩井、肩髃、曲池、尺泽、手三里、内关和合谷等穴，下肢取环跳、承扶、殷门、血海、足三里、阳陵泉、阴陵泉、承山、三阴交、解溪和丘墟等穴，强刺激以得气为度。最后，在患肢上来回揉滚1~2遍结束。

功能锻炼着重练习患肢各关节各方向的运动，待肌力逐步恢复，可训练抗阻力活动。

（5）药物治疗 损伤致经络气滞血瘀，筋脉失养。症见肢体瘫痪，张力减弱，感觉迟钝或消失，皮肤苍白湿冷，汗毛脱落，指甲脆裂，舌质紫暗或有瘀斑，脉弦涩。治宜活血化瘀，益气通络，用补阳还五汤加减，后期在此基础上重用补肝肾强筋骨之药，外用骨科外洗一方熏洗。

（6）针灸治疗 损伤中后期多用。根据证候循经取穴配以督脉相应穴位或沿神经干取穴，或兼取两者之长，用强刺激手法或电针。①正中神经损伤：取手厥阴心包经穴，如天泉、曲泽、郄门、间使、内关、大陵、劳宫和中冲等。②桡神经损伤：取手太阴肺经穴，如中府、侠白、尺泽、列缺、鱼际和少商等。③尺神经损伤：取手少阴心经穴，如少海、通里、阴郄、神门、少府、少冲等。④腓总神经损伤：取足少阳胆经穴和足阳明胃经穴，如阳陵泉、外丘、光明、悬钟、丘墟、足窍阴、足三里、丰隆、上巨虚、下巨虚、解溪、冲阳和内庭等。⑤胫神经损伤：取足太阳膀胱经穴和足太阴脾经穴，如委中、合阳、承筋、承山、阴陵泉、地机、三阴交、商丘、公孙、太白和隐白等。

2. 手术疗法 神经损伤修复的时机原则上越早越好，一期修复最好在6~8小时内进行，恢复效果好。二期手术时间最好在伤后1~3个月内进行，6个月内也能获得较好效果，之后则越来越差。正中神经和尺神经伤后6个月修复，其有效恢复率为56.7%；坐骨神经与桡神经损伤超过6～13个月后修复，则不能获得有效恢复。影响神经功能恢复的因素除时间外，还与手术操作细致与否、吻合处张力大小、损伤的神经种类与部位不同、伤者年龄大小及局部条件好坏等因素有关。

开放性损伤神经一期修复的条件有：①无菌手术中损伤的神经；②开放性指神经损伤；③整齐的锐器伤，肌腱等软组织损伤较少；④能够确定神经损伤范围，技术条件具备。应立即彻底清创，减少感染机会，修复相应的血管，吻合神经，处理骨折脱位与肌腱损伤等。

根据神经损伤的性质和范围，二期修复术有神经松解术、神经吻合术、神经转移与移植术、肌腱转移术和关节融合术等。

（1）神经松解术　神经受压迫、牵拉等可产生神经内瘢痕，导致神经缺血、变性。神经松解术能够将神经从受压或瘢痕组织中松解出来，改善受损伤神经的血循环，促使其功能的恢复。方法有神经外松解术和神经内松解术，神经外松解术能解除神经所受的直接压迫，游离和切除神经周围瘢痕组织；神经内松解术是在神经外松解术的基础上，切开或切除病变段神经外膜，分离神经束间粘连，切除束间瘢痕组织。

（2）神经吻合术　方法有神经外膜吻合术、神经束膜吻合术和神经束膜外膜联合吻合术。神经外膜吻合术主要用于周围神经近端（混合神经）损伤的吻合，以神经干和神经束断端的形态、神经干表面营养血管为标志，尽量精确吻合神经外膜，如臂丛神经、上臂部神经和坐骨神经等。神经束膜吻合术是在显微镜下分离出两断端的神经束，然后将相对应的神经束膜吻合。为减少粘连，神经束的吻合平面相互错开，每束缝合1～2针。神经束膜吻合和神经束膜外膜联合吻合术主要用于周围神经远端损伤的吻合，如腕部正中神经与尺神经，腘部腓总神经和胫神经等。

（3）神经转移术　并行的两根神经缺损严重而无法吻合者，可将其中一条不重要的神经或部分正常神经离断，将其近端转移到较重要的需要恢复肌肉功能的受损伤神经的远端，重建失神经支配的肌肉功能。

（4）游离神经移植术　适用于神经缺损超过2～4mm或超过该神经直径的4倍以上，用局部神经转移术、神经改道移位或屈曲关节等方法无法达到无张力吻合者，则需进行游离神经移植术。神经的弹性有一定限度，如缝合时张力过大或须过度屈曲关节才能缝合，术后吻合处易发生分离或损伤，或因过度牵拉而引起缺血坏死，导致神经束间纤维组织增生，影响神经的恢复。神经移植的方法有神经干移植、束间神经电缆式移植和带血管蒂神经移植术等。切取某些部位的皮神经，神经不宜太粗，按缺损所需要的长度截成数段，组成电缆式移植段修复缺损。还可用带血管的神经段移植，因移植的神经具有血供，有利于神经再生。

（5）神经植入术　当神经远端在进入肌肉处损伤，无法进行吻合时，则将神经近端分成若干神经束，植入肌肉组织内，通过重新长入原运动终板或再生新的运动终板，恢复神经的部分功能。将感觉神经近端植入皮肤下可恢复皮肤的感觉功能。

第四节　创伤性休克

创伤性休克是指因为机体遭受严重创伤，导致出血与体液渗出，使有效循环量锐减，激发疼痛与神经－内分泌系统反应，影响心血管功能，引起组织器官血流灌注不足、微循环衰竭、急性氧代谢障碍和内脏损害为特征的全身反应综合征。

【病因病机】

创伤性休克与大出血、体液渗出、剧烈疼痛、恐惧、组织坏死分解产物的吸收和创伤感染等一切导致机体神经、循环、内分泌等生理功能紊乱的因素有关。

1. 失血　创伤导致出血引起血流灌注不足。正常成人总血量为 4500~5000mL。引起休克的失血量因年龄、性别、健康状况和失血的速度而有所不同。一般来讲，一次突然失血量不超过总血量的 15%（约 750mL）时，机体通过神经体液的调节，可代偿性地维持血压于正常范围，此时如能迅速有效地止血、输液或输血等，可防止休克的发生。如失血量达到总血量的25%（约 1250mL）时，由于大量失血，有效循环血量减少，微循环灌注不足，全身组织和器官出现氧代谢障碍，即发生轻度休克。当失血量达到总血量的 35%（约 1750mL）时，即为中度休克；当失血量达到总血量的 45%（约 2250mL）时，为重度休克。

2. 神经内分泌功能紊乱　严重创伤和伴随发生的症状，如疼痛、恐惧、焦虑与寒冷等，都将对中枢神经产生不良刺激，当这些刺激强烈而持续时，可扩散到皮层下中枢而影响神经内分泌功能，导致反射性血管舒缩功能紊乱，末梢循环障碍而发生休克。末梢循环障碍还可致器官严重缺血缺氧，组织细胞变性坏死，引起器官功能不全，严重者可发生多器官衰竭，使休克加重。同时内分泌改变，使血糖升高等。

3. 组织破坏　严重的挤压伤，可导致局部组织缺血和组织细胞坏死。当压力解除后，由于局部毛细血管破裂和通透性增高，可导致大量出血、血浆渗出和组织水肿，有效循环血量下降，局部组织缺血；同时由于组织水肿，影响局部血液循环，使细胞氧代谢障碍加重，加速了组织细胞坏死的进程。组织细胞坏死后，释放出大量的酸性代谢产物和钾、磷等物质，又可引起酸碱平衡和电解质的紊乱。其中某些活性物质可破坏血管的通透性和舒缩功能，使血浆大量渗入组织间隙中，造成有效循环量进一步下降，导致休克的发生或加重休克的程度。

4. 细菌毒素作用　由于创伤继发严重感染，细菌产生大量的内、外毒素，这些毒素进入血液循环，均可引起中毒反应。并通过血管舒缩中枢或内分泌系统，直接或间接地作用于周围血管，使周围血管阻力发生改变，小动脉和毛细血管循环障碍，有效循环血量减少，动脉压下降，导致中毒性休克产生。另外，毒素还可直接损害组织，增加毛细血管的通透性，造成血浆的丢失，使创伤性休克的程度加重。

休克病理过程可分为休克代偿期、休克失代偿期（代偿衰竭期）和休克晚期（严重期）三个阶段。如休克不能及时纠正，常可产生弥散性血管内凝血（DIC）现象，使微循环衰竭更加严重，预后亦差。

【诊查要点】

1. 诊断要点

（1）病史　创伤性休克都有明显和较严重的外伤史，如撞击、高处坠落、机器绞伤、重物打击、挤压和火器伤等。

（2）症状体征　休克的临床表现与其严重程度有关。①意识与表情：轻度休克，患者表现为兴奋、烦躁、焦虑或激动，随着休克加重，患者表现由表情淡漠或意识模糊到神志不清与昏迷等。②皮肤：苍白、斑状阴影、四肢湿冷、口唇发绀，随着休克加重，皮肤可呈瘀紫色，表浅静脉枯萎，毛细血管充盈时间延长。③脉搏：脉率为 100~120 次/分以上，当出现心力衰竭时，脉搏又变缓慢且微细欲绝。④血压：在休克代偿期，血压波动不大，随着休克加重，出现血压降低。血压开始降低时主要表现为收缩压降低，舒张压升高，脉压减小，脉搏增快。而血压的变化要参照患者的基础血压而定，当血压下降超过基础血压的30%，脉压低于30mmHg时，要考虑休克的发生。⑤呼吸：休克患者常有呼吸困难和发绀。如出现代谢性酸中毒时，呼吸急促深快；严重代谢性酸中毒时，呼吸深而慢；发生呼吸衰竭或心力衰竭时，出现严重呼吸困难。⑥尿量：是内脏血液灌注量的一个重要标志，尿量减少是休克早期的征象。若每小时尿量少于30mL，常提示肾脏血液灌注量不足，有休克存在。应留置尿管，连续观测尿量、比重、pH值、电解质和蛋白等，预测休克的程度和发展。⑦中心静脉压（CVP）：正常值是6~12厘米水柱，当出现休克与血容量不足时，中心静脉压可降低。若要正确判断血容量情况和休克的程度，临床上应将血压、脉压、脉搏和每小时尿量测定等数据结合来综合分析。

（3）实验室检查 ①血红蛋白及红细胞压积测定：两项指标升高，常提示血液浓缩，血容量不足。②尿常规、比重和酸碱度测定：可反映肾脏功能情况，必要时可进一步做二氧化碳结合力及非蛋白氮的测定。③电解质测定：可发现钾钠及其他电解质丢失情况，由于细胞损伤累及胞膜，可出现高钾低钠血症。④血小板计数、凝血酶原时间和纤维蛋白原含量测定：如三项全部异常则说明休克可能已进入DIC阶段。⑤血儿茶酚胺和乳酸浓度测定：休克时其浓度均可升高，指标越高，预后越不佳。⑥血气分析：动脉血氧分压降低至30mmHg时，组织进入无氧状态。另外，动脉血二氧化碳分压、静脉血气和pH值的测定与动脉血相对照，可表明组织对氧的利用情况。

（4）心电图 休克时常因心肌缺氧而导致心律失常，严重缺氧时可出现局灶性心肌梗死，常表现为QRS波异常，ST段降低和T波倒置。

2. 辨证分型 创伤性休克归属于脱证范畴，临床上分为气脱、血脱、亡阴、亡阳四种类型。

（1）气脱 创伤后突然神色颓变，面色苍白，口唇发绀，汗出肢冷，胸闷气憋，呼吸微弱，舌质淡，脉虚细或结代无力。

（2）血脱 头晕眼花，面色苍白，四肢厥冷，心悸，唇干，舌质淡白，脉细数无力或芤脉。

（3）亡阴 烦躁，口渴唇燥，汗少而黏，呼吸气粗，舌质红干，脉虚细数无力。

（4）亡阳 四肢厥冷，汗出如珠，呼吸微弱，舌质淡润，脉细欲绝。

【治疗】

创伤性休克救治原则是积极抢救生命与消除不利因素的影响，补充血容量与调整机体生理功能，防治创伤及其并发症，纠正体液电解质和酸碱度的紊乱。采取中西医结合的综合措施，提高救治的成功率。

1. 一般治疗 平卧位，头略放低；注意安静，保暖防暑；保持呼吸道通畅，清除呼吸道分泌物，适当给氧。

2. 控制出血 导致创伤性休克最主要的原因是活动性大出血，故首要任务是进行有效地止血。唐容川云："平人被伤出血，既无偏阴偏阳之病，故一味止血为要，止得一分血，则保得一分命，其止血亦不分阴阳。"

3. 处理创伤 伴开放性创伤的患者，经抗休克治疗情况稳定后，应尽快手术清创缝合，消灭创口，防治感染，争取一期愈合。如开放性创伤不处理，休克难以纠正，则应在积极抗休克的同时，进行手术清创缝合。对于骨折与脱位等要进行复位和适当的内、外固定等，对危及生命的张力性或开放性气胸与连枷胸等应紧急处理。

4. 补充与恢复血容量 在止血的情况下补充与恢复血容量是治疗创伤性休克的根本措施。

（1）全血或红细胞混悬液　对创伤失血严重者，可改善贫血和组织缺氧。

（2）血浆　提高有效循环量，维持胶体渗透压，如鲜血浆、干冻血浆、代血浆均可选用。

（3）右旋糖酐　可提高血浆胶体渗透压。中分子右旋糖酐（平均分子量70000）输入后12小时体内尚存40%，为较理想的血浆增量剂。低分子右旋糖酐（分子量20000～40000）排泄较快，4～6小时内就失去增量作用，它能降低血液黏稠度，减少血管内阻力而改善循环，还能吸附于红细胞和血小板表面，防止凝集。

（4）葡萄糖和晶体液　葡萄糖能供给热量，但不能单独大量使用，在紧急情况下，可先用50%的葡萄糖60～100mL静脉注射，以暂时增强心肌收缩力和提高血压。晶体溶液供给电解质，如生理盐水、复方氯化钠或乳酸钠均可选用。

5. 血管收缩剂与舒张剂的应用　为解除血管痉挛，改善组织灌注与缺氧状况，使休克好转，可在补足血容量情况下应用血管扩张剂，如异丙肾上腺素、多巴胺等。若血容量已补足，血管扩张剂已用过，血压仍低，或无大血管出血，为使重要器官的低血流量状态不要拖延过久，可暂时使用血管收缩剂，升高血压，如去甲肾上腺素、甲氧明、间羟胺等。

6. 纠正电解质和酸碱度的紊乱　由于休克引起的组织缺氧必然导致代谢性酸中毒，而酸中毒可加重休克和阻碍其他治疗，故纠正电解质和酸碱度的紊乱是治疗休克的主要方法之一。纠正酸中毒及高钾血症应根据化验检查结果，适量应用碱性缓冲液及保钠排钾药物（如碳酸氢钠等）。

7. 防治并发症　心、脑、肺、肾等器官功能的衰竭和继发感染常常是休克的并发症，故在治疗创伤性休克时，应及早考虑到上述并发症的防治。

8. 中医疗法

（1）中药辨证施治　气脱宜补气固脱，急用独参汤；血脱宜补血益气固脱，用当归补血汤加减；亡阴宜益气养阴，用生脉饮加减；亡阳宜温阳固脱，用四逆汤和参附汤加减。

（2）针灸　针灸可行气活血，通络止痛，回阳固脱，调整阴阳。常选用涌泉、足三里、血海、人中为主穴，内关、太冲、百会为配穴，昏迷则加十宣穴，呼吸困难则加素髎穴。

第五节　脂肪栓塞综合征

脂肪栓塞综合征是指人体严重创伤骨折或骨科手术后，骨髓腔内游离脂肪滴进入血液循环，在肺血管床内形成栓塞，引起一系列呼吸、循环系统的改变，病变以肺部为主，表现为呼吸困难、意识障碍、皮下及内脏瘀血和进行性低氧血症为主要特征的一组症候群。本病是创伤的严重并发症，死亡率高，可达50%以上。

【病因病机】

脂肪栓塞综合征常发生于严重创伤多发骨折和骨折手术之后，也偶见于普通外科手术、一些内科疾病、高空飞行、胸外心脏按压等。其发病机理以机械和化学的联合学说为目前所公认。

1. 机械学说　骨折后，骨髓内脂肪滴释出，由于骨折局部血肿形成，或骨科手术操作如髓内针固定造成髓腔内压力增加，使脂肪滴进入破裂的静脉血流中，因为脂肪滴进入血流和创伤后机体的应激反应，使血液流变学发生改变，如血小板、红细胞、白细胞和血脂质颗粒，均可聚集在脂肪滴表面。加之，组织凝血活酶的释放，促发血管内凝血，纤维蛋白沉积，使脂肪滴体积增大不能通过毛细血管，而在肺血管床内形成脂肪栓塞，造成机械性阻塞。

2. 化学学说　创伤骨折后，机体应激反应通过交感神经－体液效应，释放大量儿茶酚胺，使肺及脂肪组织内的脂酶活力增加。脂肪在肺脂酶作用下发生水解，产生甘油及游离脂酸，过多的脂酸在肺内积聚，产生毒副作用，使肺内毛细血管通透性增加，而致肺间质水肿，肺泡出血，致肺不张和纤维蛋白栓子形成的一系列肺部病理改变，即化学性肺炎。

脂肪栓塞综合征的发生与创伤的严重程度有一定关系。创伤骨折越严重，脂肪栓塞发生率越高，症状也越严重，甚至可以栓塞全身各脏器，但肺、脑、肾栓塞在临床上较为重要。

临床上通常分为暴发型、临床型（完全型或典型症候群型）、亚临床型（不完全型或部分症候群型）三个类型。

【诊查要点】

1. 诊断要点

（1）主要诊断标准　呼吸系统症状和肺部 X 线多变的进行性肺部阴影改变，典型的肺部 X 线可见"暴风雪状"阴影（非胸部损伤引起）；点状出血常见于头、颈及上胸等皮肤和黏膜部位；神志不清或昏迷（非颅脑损伤引起）。

（2）次要诊断标准　血氧分压下降，低于 8kPa 以下；血红蛋白下降，低于 100g/L 以下。

（3）参考标准　心动过速，脉率快（120 次/分以上）；发热或高热（38℃~40℃）；血小板减少；尿、血中有脂肪滴；血沉增快（大于 70mm/h）；血清脂酶增加；血中游离脂肪酸增加。

在上述标准中主要标准有一项，而次要标准和参考标准有四项以上时可确定临床诊断。无主要诊断标准，只有一项次要诊断标准及四项以上参考标准者，可诊断为隐性脂肪栓塞综合征。

2. 辨证分型

（1）瘀阻肺络（不完全型或称部分症候群型）　患者创伤骨折后出现胸部疼痛，咳呛震痛，胸闷气急，痰中带血，神疲身软，面色无华，皮肤出现瘀血点，上肢无力伸举，脉多细涩。

（2）瘀贯胸膈（完全型或称典型症候群型）　患者创伤骨折后出现神志恍惚，严重呼吸困难，口唇发绀，胸闷欲绝，脉细涩。

（3）瘀攻心肺（暴发型）　患者创伤骨折后昏迷不醒，有时出现痉挛、手足抽搐等症状，呼吸喘促，面黑，胸胀，口唇发绀，颈侧方、腋下和侧胸壁出现瘀斑。

【治疗】

脂肪栓塞综合征轻者有自然痊愈倾向，而肺部病变明显的患者经呼吸系统支持疗法，绝大多数可以治愈。暴发型者，病情危笃，若不及时采取有力措施，则死亡率较高。

1. 呼吸支持疗法

（1）部分症候群　可予以鼻管或面罩给氧，使氧分压维持在 9.33~10.67kPa 以上即可，创伤后 3~5 天以内应定期行血气分析和胸部 X 线检查。

（2）典型症候群　应迅速建立通畅气道，暂时性呼吸困难可先行气管内插管，病程长者应行气管切开。进行性呼吸困难、低氧血症患者应尽早择用机械辅助通气。

2. 药物疗法

（1）激素　主要作用在于降低毛细血管通透性，减轻肺间质水肿，稳定肺泡表面活性物质。因此在有效的呼吸支持下血氧分压仍不能维持在8kPa以上时，可应用激素。一般采用大剂量氢化可的松，每日1.0~1.5g，连续用2~3天，停药后副作用小。

（2）抑肽酶 其主要作用可降低骨折创伤后一过性高脂血症，防治脂肪栓塞对毛细血管的毒副作用。抑制骨折血肿内激肽释放和组织蛋白分解，减慢脂肪滴进入血流的速度，并可对抗血管内高凝和纤溶活动。治疗剂量，每日用100万KIU，可获良好作用。

（3）高渗葡萄糖 单纯高渗葡萄糖或葡萄糖加氨基酸，或葡萄糖加胰岛素，对降低儿茶酚胺的分泌，减少体内脂肪动员，缓解游离脂肪酸毒性均有一定效果。使用时可采用常规用量。

（4）白蛋白 它能与游离脂肪酸结合，使脂肪酸毒性大大降低，故对肺脂肪栓塞有良好的治疗作用。

（5）其他药物 肝素、低分子右旋糖酐、氯贝丁酯等的应用尚无定论，应用时必须严密观察。

（6）抗生素 选用正确抗生素，按常规用量，预防感染。

3. 辅助治疗

（1）脑缺氧的预防 为减少脑组织和全身耗氧量，降低颅内压，防止高温反应等作用，应给予头部降温（冰帽）或进行冬眠疗法。更重要的是纠正低氧血症。

（2）骨折的治疗 需根据骨折的类型和患者的一般情况而定，对严重患者可做临时外固定，对病情许可者可早期行内固定。

4. 中医疗法

（1）中药辨证施治 ①瘀阻肺络者宜活血化瘀、化痰通络，用化痰通络汤；②瘀贯胸膈者宜豁痰醒神，用安宫牛黄丸合半夏白术天麻汤加减；③瘀攻心肺者宜醒神开窍，其中亡阴宜益气养阴，用生脉饮加减；亡阳宜温阳固脱，用四逆汤和参附汤加减。

（2）针灸 针灸可化瘀活血、通络化痰、调整阴阳。常选用涌泉、足三里、丰隆、血海、人中为主穴，内关、太冲、百会为配穴，昏迷则加十宣穴，呼吸困难则加素髎穴。

第六节 筋膜间隔区综合征

筋膜间隔区综合征，又称为骨筋膜室综合征、筋膜间室综合征等。因各种原因造成筋膜间隔区内组织压升高致使血管受压，血循环障碍，肌肉和神经组织血供不足，甚至缺血坏死，最后产生的一系列症状体征，统称为筋膜间隔区综合征。《诸病源候论·金疮伤筋断骨候》载："夫金疮始伤之时，半伤其筋，荣卫不通，其疮虽愈合后，仍令痹不仁也。"说明早在公元7世纪，中医对本病的病机"荣卫不通"及临床表现"痹而不仁"已有所认识。

【病因病机】

筋膜间隔区是由肌间隔、筋膜隔、骨膜、深筋膜与骨等构成（图5-15）。上臂和大腿的筋膜较薄而富有弹性，且肌肉丰厚又为单骨，故上臂和大腿受压后不易发生筋膜间隔区综合征。前臂和小腿为双骨，筋膜厚韧而缺乏弹性，且有骨间膜，致使筋膜间隔区的容积不能向外扩张，因此前臂和小腿受压后易发生筋膜间隔区综合征。间隔区内的组织主要是肌肉，血管神经穿行其中，在正常情况下，筋膜间隔区内保持一定的压力，称为组织压或肌内压。当间隔区内的容积突然减少（外部受压）或内容物突然增大（组织肿胀或血肿），则组织压急剧上升，致使血管、肌肉和神经组织遭受挤压。其发生原因有以下几种：

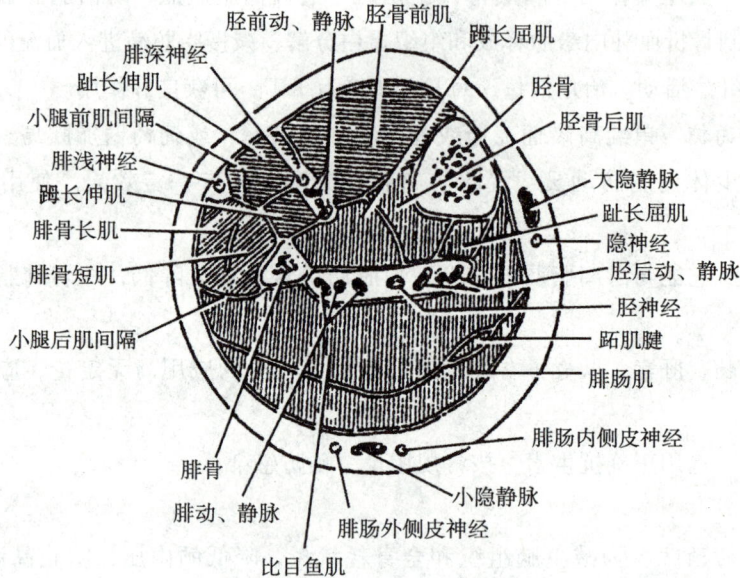

图 5-15 小腿筋膜间隔区

1. 肢体外部受压 肢体骨折脱位后，石膏、夹板、胶布、绷带等固定包扎过紧过久；车祸，房屋或矿井倒塌，肢体被重物挤压；昏迷或麻醉时，肢体长时间受自身体重压迫等，均可使筋膜间隔区容积变小，引起局部组织缺血而发生筋膜间隔区综合征。

2. 肢体内部组织肿胀 闭合性骨折严重移位或形成巨大血肿，肢体挫伤，毒蛇或虫兽伤害，针刺或药物注射，剧烈体育运动或长途步行，均可使肢体内组织肿胀，导致筋膜间隔区内压力升高。

3. 血管受损 主干动脉损伤、痉挛、梗死和血栓形成等致使远端筋膜间隔区内的组织缺血、渗出、水肿，间隔区内组织压升高而发生间隔区综合征。若主干动静脉同时受伤，可诱发筋膜间隔区综合征。

由于筋膜间隔区内血循环障碍，肌肉因缺血而产生类组胺物质，从而使毛细血管扩大，通透性增加，大量血浆和液体渗入组织间隙，形成水肿，使肌内压更为增高，形成缺血-水肿恶性循环（图 5-16），最后导致肌肉坏死，神经麻痹，即产生"痹而不仁"的症状。通常缺血30分钟，即发生神经功能异常；完全缺血 4~12 小时后，则肢体发生永久性功能障碍，出现感觉异常、肌肉挛缩与运动丧失等表现。

筋膜间隔区综合征的病理变化若局限于肢体部分组织，经修复后遗留肌肉挛缩和神经功能障碍，则对全身影响不大。如病变发生于几个筋膜间隔区或肌肉丰富的区域，大量肌组织坏死，致肌红蛋白、钾、磷、镁离子与酸性代谢产物等有害物质大量释放，将引起急性肾衰竭，全身不良反应严重，则发展成挤压综合征。

【诊查要点】

1. 诊断要点

（1）**病史** 伤者有肢体骨折脱位或较严重的软组织损伤史，伤后处理不当或延误治疗。

（2）**症状体征** 早期以局部为主，严重情况下才出现全身症状。

动静脉和淋巴管被压 ← 肌内压↑ ← 水肿

（组织压）

动脉痉挛　　静脉被压 → 毛细血管内压

小动脉压↓ ← 休克

经小动脉壁的压差

小动脉闭合

毛细血管渗透性↑

组织灌注↓ → 肌肉缺血和进行性坏死

肌红蛋白尿　　大量渗出液　　酸中毒高钾血症

肾功能衰竭　　休克　　心律不齐

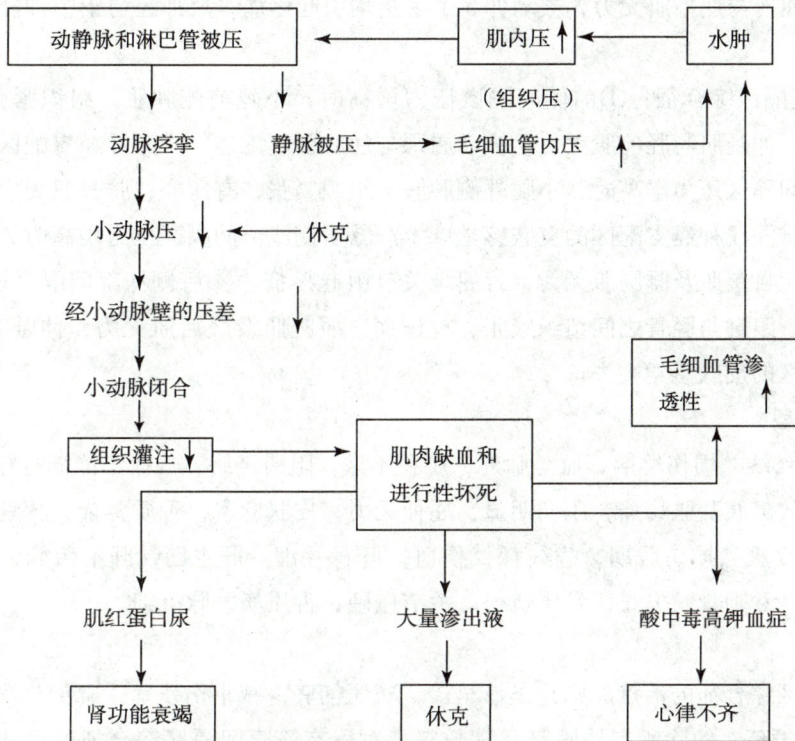

图5-16　缺血-水肿恶性循环

1）局部症状：①疼痛：初以疼痛、麻木与异样感为主，疼痛为伤肢深部广泛而剧烈的进行性灼痛。晚期，因神经功能丧失，则无疼痛。一般患者对麻木和异样感很少申诉，而剧痛可视为本病最早和唯一的主诉，应引起高度重视。②皮温升高：局部皮肤略红，皮温稍高。③肿胀：早期不显著，但局部压痛重，可感到局部组织张力增高。④感觉异常：受累区域出现感觉过敏或迟钝，晚期感觉丧失。其中两点分辨觉的消失和轻触觉异常出现较早，较有诊断意义。⑤肌力变化：早期患肢肌力减弱，进而功能逐渐消失，被动屈伸患肢可引起受累肌肉剧痛。⑥患肢远端脉搏和毛细血管充盈时间：因动脉血压较高，故绝大多数伤者的患肢远端脉搏可扪及，毛细血管充盈时间仍属正常。但若任其发展，肌内压继续升高可至无脉。若属主干动静脉损伤引起的筋膜间隔区综合征，早期就不能扪及脉搏。

2）全身症状：发热，口渴，心烦，尿黄，脉搏增快，血压下降等。

本病症状体征可归纳为5"P"症，即由疼痛转为无痛（painless）；苍白（pallor）或发绀，大理石花纹等；感觉异常（paresthesia）；肌肉瘫痪（paralysis）；无脉（pulselessness）。

（3）理学检查　正常前臂筋膜间隔区组织压为9mmHg，小腿为15mmHg。如组织压超过20~30mmHg者，即须严密观察其变化。当舒张压与组织压的压差为10~20mmHg时，必须紧急彻底切开深筋膜，以充分减压。

（4）影像学检查　超声多普勒检查血循环是否受阻，可供临床诊断参考。

（5）实验室检查　当筋膜间隔区内肌肉发生坏死时，白细胞总数和分类均升高，血沉加快；严重时尿中有肌红蛋白，电解质紊乱，即出现高钾低钠等。

（6）各部筋膜间隔区综合征特征

1）前臂间隔区综合征：①背侧间隔区压力增高时，患部肿胀，组织紧张，有压痛，伸拇与伸指肌无力，被动屈曲5个手指时引起疼痛。②掌侧间隔区压力增高时，患部肿胀，组织紧张，有压痛，屈拇与屈指肌无力，被动伸5个手指均引起疼痛，尺神经与正中神经支配区的皮肤感觉麻木。

2）小腿间隔区综合征：①前侧间隔区压力增高时，小腿前侧肿胀，组织紧张，有压痛，有时皮肤发红，伸趾肌与胫前肌无力，被动屈踝与屈趾引起疼痛，腓深神经支配区的皮肤感觉麻木。②外侧间隔区压力增高时，小腿外侧肿胀，组织紧张，有压痛，腓骨肌无力，内翻踝关节引起疼痛，腓深浅神经支配区的皮肤感觉麻木。③后侧浅部间隔区压力增高时，小腿后侧肿胀，有压痛，比目鱼肌及腓肠肌无力，背屈踝关节引起疼痛。④后侧深部间隔区压力增高时，小腿远端内侧、跟腱与胫骨之间组织紧张，有压痛，屈趾肌及胫后肌无力，伸趾时引起疼痛，胫后神经支配区的皮肤感觉丧失。

2. 辨证分型

（1）瘀滞经络　损伤早期，血溢脉外，瘀积不散，阻滞经络，气血不能循行敷布，受累部位筋肉失养，故患肢肿胀灼痛，压痛明显，屈伸无力，皮肤麻木，舌质青紫，脉紧涩。

（2）肝肾亏虚　损伤后期，病久耗气伤血，肝肾亏虚。肝主筋，肝不荣筋，筋肉拘挛萎缩；肾主骨，肾亏则骨髓失充，骨质疏松，关节僵硬，舌质淡，脉沉细。

【治疗】

筋膜间隔区综合征的治疗原则是早诊早治，减压彻底，减小伤残率，避免并发症。

1. 改善血循环　解除所有外固定及其敷料，对疑有筋膜间隔区综合征的肢体，应将患肢放置水平位，不可将其抬高，避免缺血加重，促使本病形成。

2. 切开减压　确诊后，最有效的办法是立即将所有的间隔区全长切开，解除间隔区内高压，打断缺血－水肿恶性循环链，促进静脉淋巴回流，加大动静脉的压差，恢复动脉的血运，让组织重新获得血供，消除缺血状态。在时间上，越早效果越好，越晚效果则越差，如果肌肉完全坏死，肌挛缩将无法避免。彻底解压后，局部血液循环应迅速改善。若无改善，则可能是间隔区外主干动静脉有损伤等，应扩大范围仔细检查，防止漏诊失治。

（1）切开位置　通常沿肢体纵轴方向作切口，深部筋膜切口应与皮肤切口一致或略长，以便充分减压。上臂和前臂均在旁侧作切口，手部在背侧作切口，大腿应在外侧切开，小腿应在前外侧或后内侧切开。必要时可在前臂掌背侧与小腿内外侧同时切开减压。

（2）切口范围　应切开每一个受累的筋膜间隔区，否则达不到减压的目的。小腿切开减压时，可将腓骨上2/3切除，以便将小腿四个筋膜间隔区充分打开。

（3）切开后的处理与注意事项　①尽量彻底清除坏死组织，消灭感染病灶。暂不缝合切口，以便更换敷料时密切观察组织的存活情况。如切口不大，可待其自行愈合或二期缝合；若创面较大，可植皮覆盖。②切口不可加压包扎，避免再度阻断血循环。③切口创面可用凡士林纱布、生理盐水纱布或生肌象皮膏加珍珠粉换药。④严格无菌操作，预防破伤风与气性坏疽。⑤注意观察伤口分泌物的颜色，必要时可将分泌物送细菌培养和药敏试验，以便选用适合的抗生素。

3. 防治感染及其他并发症　根据病情需要，选用适当的药物对症处理，防治其他并发症。

4. 中医治疗

（1）中药治疗　《伤科补要·跌打损伤内治证》说："虚人宜佐以四物汤。若瘀散，复元通气散调之。或伤处青肿坚实，痛难转侧，脉涩而滞者，防其气瘀上冲，宜投参黄散通瘀，又宜复元活血汤。或受伤日久才医者，败血坚凝，宜服紫金丹逐瘀，又祛伤散疏通为要，俟其色散淡，血和痛止为度。"根据《伤科补要》的辨证施治原则，筋膜间隔区综合征常用的方剂有四物汤、桃仁四物汤、复元通气散、参黄散、复元活血汤、正骨紫金丹等。经络受伤者，应祛瘀活络，通经散寒，可用祛伤散。

按照中医辨证分型，筋膜间隔区综合征可应用下列方药治疗：①瘀滞经络：治宜活血化瘀、疏经通络。方用圣愈汤加减，手足麻木者去白芍，加赤芍、三七、橘络、木通；肿胀明显者加紫荆皮、泽兰；刺痛者加乳香、没药。②肝肾亏虚：治宜补肝益肾、滋阴清热。方用虎潜丸加减，阴虚者去干姜，加女贞子、菟丝子、鳖甲；阳虚者去知母、黄柏，酌加鹿角片、补骨脂、仙灵脾、巴戟天、附子、肉桂等。

损伤后期，瘀阻经络，肢体麻木，筋肉拘挛萎缩，关节僵硬，应祛风除痹、舒经活络，方用大活络丹、小活络丹等。若风寒乘虚入络，关节僵硬痹痛者，宜除风散寒、通利关节，方用蠲痹汤、宽筋散或独活寄生汤等。

外治可选用八仙逍遥汤、舒筋活血洗方熏洗患肢或用活血散外敷患肢。

（2）理筋手法　对恢复期的筋膜间隔区综合征用理筋手法治疗效果较好。其步骤是先对前臂或小腿屈肌群从远端向近端，用摩、揉与推等手法，由浅入深，反复施行5分钟。然后逐一揉捏每个手指或足趾，被动地牵拉伸指（趾），以患者略感疼痛为度，不可用暴力。继而推、摩、揉与屈伸腕或踝关节，幅度由小渐大，维持3分钟左右。在患部外循经点揉穴位，上肢可取曲池、少海、合谷、内关、外关等穴，下肢可取足三里、丰隆、委中、承山、血海等穴，最后以双手揉搓前臂或小腿，放松挛缩肌群。

（3）练功活动　上肢用健肢协助患肢做屈伸腕指关节、握拳与前臂旋转动作，下肢练习屈伸踝趾关节与站立行走。

第七节　挤压综合征

挤压综合征是指四肢或躯干肌肉丰厚部位，遭受重物长时间挤压，解除压迫后，出现的肢体肿胀、肌红蛋白血症、肌红蛋白尿、高血钾、急性肾衰竭和低血容量性休克等症候群。中医学称之为"压迮伤"。从发病学来讲，筋膜间隔区综合征和挤压综合征同属一个疾病的范畴，二者具有相同的病理基础。筋膜间隔区综合征若救治不及时，就可发展成为挤压综合征，即筋膜间隔区综合征是挤压综合征的一个局部类型或过程。

【病因病机】

挤压综合征多发生于房屋倒塌、工程塌方、交通事故等意外伤害中，战时或发生强烈地震等严重自然灾害时可成批出现。此外，偶见于昏迷与手术的患者，肢体长时间被自身体重压迫所致。其病理变化归纳为：

1. 肌肉缺血坏死　挤压综合征的肌肉病理变化与筋膜间隔区综合征相似。患部肌肉组织遭受较长时间的压迫，在解除外界压力后，局部可恢复血供。但由于肌肉受压缺血产生的类组胺物质可使毛细血管通透性增加，从而引起肌肉发生缺血性水肿，肌内压上升，肌肉血循环发生障碍，形成缺血－水肿恶性循环，最后使肌肉神经发生缺血性坏死。

2. 肾功能障碍　由于肌肉缺血坏死，大量血浆渗出，造成低血容量性休克，肾血流量减少；休克和严重损伤诱发应激反应释放亲血管活性物质，使肾脏微血管发生强而持久的痉挛收缩致肾小管缺血，甚至坏死。肌肉坏死产生大量肌红蛋白、肌酸、肌酐与钾、磷、镁离子等有害的代谢物质，同时肌肉缺血缺氧和酸中毒可使钾离子从细胞内大量逸出，导致血钾浓度迅速升高。外部压力解除后，有害的代谢物质进入体内血液循环，加重了创伤后机体的全身反应。在酸中毒和酸性尿状态下，大量的有害代谢物质沉积于肾小管，加重对肾脏的损害，最终导致急性肾功能衰竭的发生。

综上所述，挤压综合征的发生主要是肾缺血和肌肉组织坏死所产生对肾脏有害的物质导致急性肾功能障碍的发生。

中医学认为，挤压伤可引起人体内部气血、经络、脏腑功能紊乱。隋·巢元方《诸病源候论·压迮坠堕内损候》指出："此为人卒被重物压迮，或从高坠下，致吐下血，此伤五内故也。"清·胡廷光《伤科汇纂·压迮伤》载："压迮伤，意外所迫致也。或屋倒墙塌，或木断石落，压著手足，骨必折断，压迮身躯，人必昏迷。"

【诊查要点】

1. 诊断要点

（1）**外伤史**　详细了解受伤原因与方式、受压部位、范围与肿胀时间，伤后症状及诊治经过等。注意伤后有无"红棕色""深褐色"或"茶色"尿及尿量情况，若每日少于 400mL 为少尿，少于 100mL 为无尿。

（2）**症状体征**　①局部表现：由于皮肉受损，血溢脉外，瘀阻气滞，经络不通，故有伤处疼痛与肿胀，皮下瘀血，皮肤有压痕，皮肤张力增加，受压处及周围皮肤有水疱。伤肢远端血循环状态障碍，部分患者动脉搏动可以不减弱，毛细血管充盈时间正常，但肌肉组织等仍有缺血坏死的危险。伤肢肌肉与神经功能障碍，如主动与被动活动及牵拉时出现疼痛，应考虑为筋膜间隔区内肌群受累的表现；皮肤感觉异常。检查皮肤与黏膜有无破损、胸腹盆腔内器官有无损伤等并发症。②全身证候：由于内伤气血、经络、脏腑，伤者出现头目晕沉，食欲不振，面色无华，胸闷腹胀，大便秘结等。积瘀化热可出现发热、面赤、尿黄、舌红、舌边瘀紫、苔黄腻、脉弦紧数等。严重者心悸、气急，甚至发生面色苍白，四肢厥冷，汗出如油，脉芤等脱证证候。

挤压综合征的全身表现主要有：①休克：少数患者早期可能不出现休克，或者休克期短暂未被发现。大多数患者由于挤压伤剧痛的刺激，组织广泛的破坏，血浆大量的渗出，而迅速产生休克，且不断加重。②肌红蛋白血症与肌红蛋白尿：这是诊断挤压综合征的一个重要依据。患者伤肢解除压力后，24 小时内出现褐色尿或自述血尿，同时尿量减少，比重升高，应考虑是肌红蛋白尿。肌红蛋白在血与尿中的浓度，待伤肢减压后 3～12 小时达到高峰，以后逐渐下降，1～2 天后恢复正常。③高血钾症：肌肉坏死，细胞内的钾大量进入循环，加之肾衰竭排钾困难，在少尿期血钾可每日上升 2mmol/L，甚者 24 小时内升高至致命水平。高血钾同时伴有高血磷、高血镁及低血钙，可以加重血钾对心肌抑制和毒性作用，应连续监测。少尿期患者常死于高血钾症。④酸中毒及氮质血症：肌肉缺血坏死后，大量磷酸根、硫酸根等酸性物质释出，使体液 pH 值降低，导致代谢性酸中毒。严重创伤后组织分解代谢旺盛，大量中间代谢产物集聚体内，非蛋白氮与尿素氮迅速升高，临床上可出现神志不清，呼吸深大，烦躁口渴，恶心等酸中毒与尿毒症等一系列表现。⑤由于缺血再灌流可引起心、肺、肝、脑等器官的损伤，出现相应的功能障碍与症状。

（3）**实验室检查**　①血尿常规检查：提示有代谢性酸中毒、高钾血症、肌红蛋白血症、肌红蛋白尿与肾功能损害。休克纠正后首次排尿呈褐色或棕红色，为酸性，尿量少，比重高，内含红细胞、血与肌红蛋白、白蛋白、肌酸、肌酐和色素颗粒管型等。每日应记出入量，经常观测尿比重，尿比重低于 1.018 以下者，是诊断急性肾衰竭的主要指标之一。多尿期与恢复期尿比重仍低，尿常规可渐渐恢复正常。②血红蛋白、红细胞计数与红细胞压积：估计失血、血浆成分丢失、贫血或少尿期水潴留的程度。③血小板与出凝血时间：可提示机体出凝血、溶纤机理的异常。④谷草转氨酶（AST），肌酸激酶（CK）：测定肌肉缺血坏死所释放的酶，可了解肌肉坏死程度及其消长规律。CK > 1 万 U/L，即有诊断价值。⑤血钾、血镁、血肌红蛋白测定：了解病情的严重程度。

2. 辨证分型

（1）瘀阻下焦　伤后血溢脉外，恶血内留，阻隔下焦，腹中满胀，尿少黄赤，大便不通，舌红有瘀斑，苔黄腻，脉弦紧数。此型多见于发病初期。

（2）水湿潴留　伤后患处气滞血瘀，气不行则津液不能敷布而为水湿。水湿潴留则小便不通，津不润肠则大便秘结，二便不通则腹胀满，津不上承故口干渴；湿困脾胃，中焦运化失常则苔腻厚，脉弦数或滑数。此型多见于肾衰少尿期。

（3）气阴两虚　患者长时间无尿或少尿，加之外伤、发热、纳差，致气阴两虚。肾气虚，固摄失司，故有尿多。尿多则进一步伤阴及气，而出现气短、乏力、盗汗、面色白、舌质红、无苔或少苔和脉虚细数等气阴两虚的一系列表现。此型多见于肾衰多尿期。

（4）气血不足　患者饮食与二便已基本正常，但肢体肌肉尚肿痛，面色苍白，全身乏力，舌质淡苔薄，脉细缓。此型多见于肾衰恢复期。

【治疗】

挤压综合征是骨伤科的危急重症，应做到早期诊断，积极救治，早期切开减压与防治肾衰；凡重压超过 1 小时以上者，均应按挤压综合征处理，密切注意其变化，积极防治并发症。

1. 现场急救处理

（1）医护人员迅速进入现场，尽早地解除重物对伤员的压迫，避免或降低本病的发生率。

（2）伤肢制动，减少坏死组织分解产物的吸收与减轻疼痛，强调活动的危险性。

（3）伤肢用凉水降温或裸露在凉爽的空气中。禁止按摩与热敷，防止组织缺氧的加重。

（4）不要抬高伤肢，避免降低其局部血压，影响血液循环。

（5）伤肢有开放性伤口和活动性出血者应止血包扎，但避免使用加压包扎法和止血带。

（6）凡受压伤员一律饮用碱性饮料（每 8 ~ 10g 碳酸氢钠溶于 1000mL 水中，再加适量糖与食盐），碱化尿液，避免肌红蛋白与酸性尿液作用后在肾小管中沉积。如不能进食者，可用 5% 碳酸氢钠 150mL 静脉点滴。

2. 伤肢处理

（1）早期切开减压　其适应证为：①有明显挤压伤史。②伤肢明显肿胀，局部张力高，质硬，有运动和感觉障碍者。③尿肌红蛋白试验阳性（包括无血尿时潜血阳性）或肉眼见有茶褐色尿。

切开可使筋膜间隔区内组织压下降，改善静脉回流，恢复动脉血供，防止或减轻挤压综合征的发生或加重。如肌肉已坏死，清除坏死组织，同时引流可防止坏死分解产物进入血液，减轻中毒症状，减少感染的发生或减轻感染程度。切开后伤口用敷料包扎时，不能加压；如伤口渗液量多，应保证全身营养供给，防治低蛋白血症。

（2）截肢　其适应证是：①伤肢肌肉已坏死，并见尿肌红蛋白试验阳性或早期肾衰的迹象。②全身中毒症状严重，经切开减压等处理仍不见症状缓解，已危及伤员生命者。③伤肢并发特异性感染，如气性坏疽等。

3. 全身治疗

（1）中医治疗　根据其辨证，予以中药治疗。

①瘀阻下焦：治宜化瘀通窍。方用桃仁四物汤合皂角通关散加琥珀20g。

②水湿潴留：治宜化瘀利水，益气生津。方用大黄白茅根汤合五苓散加减。

③气阴两虚：治宜益气养阴，补益肾精。方用六味地黄汤合补中益气汤加减。

④气血不足：治宜益气养血。方用八珍汤加鸡血藤30g，肉苁蓉30g，红花12g，木香10g。

（2）急性肾衰的治疗　对挤压综合征患者，一旦有肾衰竭的证据，应及早进行透析疗法。本疗法可以明显降低由于急性肾衰所致高钾血症等造成的死亡，是一个很重要的治疗方法。有条件的医院可以做血透析（即人工肾）；腹膜透析操作简单，对大多数患者亦能收到良好效果。

（3）其他治疗　纠正电解质紊乱，随时监测血钾、钠、氯和钙的浓度，严格控制使用含钾量高的药物和食物，不用长期库存血，发生酸中毒立即给予纠正；增进营养，给予高脂高糖低蛋白食物；正确应用抗生素防治感染等。

第六章　骨　折

第一节　骨折概论

骨的完整性或连续性遭到破坏者，称为骨折。骨折这一病名出自唐代王焘《外台秘要》。中医骨伤科在骨折复位、固定、练功活动和药物治疗等方面具有其独特的优势。

【病因病机】

1. 外因

（1）**直接暴力**　骨折发生在外来暴力直接作用的部位，如打伤、压伤、枪伤、炸伤及撞击伤等。这类骨折多为横断骨折或粉碎性骨折，骨折处的软组织损伤较严重。若发生在前臂或小腿，两骨骨折部位多在同一平面；如为开放性骨折，则因打击物由外向内穿破皮肤，故感染率较高。

（2）**间接暴力**　骨折发生在远离于外来暴力作用的部位。间接暴力包括传达暴力、扭转暴力等。多在骨质薄弱处造成斜形骨折或螺旋形骨折，骨折处的软组织损伤较轻。若发生在前臂或小腿，则两骨骨折的部位多不在同一平面。如为开放性骨折，则多因骨折断端由内向外穿破皮肤，故感染率较低。

（3）**筋肉牵拉力**　由于筋肉急骤地收缩和牵拉可发生骨折，如跌倒时股四头肌剧烈收缩可导致髌骨骨折。

（4）**累积性力**　骨骼长期反复受到震动或形变，外力的积累，可造成骨折。多发生于长途跋涉后或行军途中，以第2、3跖骨及腓骨干下1/3骨折为多见。这种骨折又称疲劳骨折，多无移位，但愈合缓慢。

2. 内因

（1）**年龄和健康状况**　年轻体健，筋骨坚韧，不易受损；年老体弱，平时缺少运动锻炼或长期废用者，其骨质脆弱、疏松，遭受外力作用容易引起骨折。

（2）**骨的解剖位置和结构状况**　幼儿骨膜较厚，胶质较多易发生青枝骨折；18岁以下青少年，骨骺未闭合易发生骨骺分离；老年人骨质疏松、骨的脆性增大，最易发生骨折。又如肱骨下端扁而宽，前面有冠状窝和后面有鹰嘴窝，中间仅一层较薄的骨片，这一部位就容易发生骨折。在骨质的疏松部位和致密部位交接处（如肱骨外科颈、桡骨远端等），或脊柱的活动段与静止段交接处（如脊柱胸腰段等）也易发生骨折。

（3）**骨骼病变**　如先天性脆骨病、营养不良、佝偻病、甲状腺功能亢进、骨感染和骨肿瘤等常为导致骨折的内在因素。

外力作用于人体，可由于年龄、健康状况、解剖部位、骨结构、骨骼是否原有病变等内在因素的差异，而产生各种不同类型的损伤。不同的致伤暴力又可有相同的受伤机理。例如，屈曲型脊椎压缩性骨折可因从高处坠下，足跟着地而引起，亦可因建筑物倒塌，重物自头压下而发生，但两者都要具备同一内在因素：脊柱处于屈曲位。因此，致伤外力是外因，而骨折则是外因和内因综合作用的结果。

3. 骨折移位　骨折移位的程度和方向，一方面与暴力的大小、作用方向及搬运情况等外在因素有关，另一方面还与肢体远侧端的重量、肌肉附着点及其收缩牵拉力等内在因素有关。

骨折移位方式有下列 5 种，临床上常合并存在。

（1）**成角移位**　两骨折段之轴线交叉成角，以角顶的方向称为向前、向后、向内或向外成角（图 6 – 1①）。

（2）**侧方移位**　两骨折端移向侧方。四肢按骨折远段、脊柱按上段的移位方向称为向前、向后、向内或向外侧方移位（图 6 – 1②）。

（3）**缩短移位**　骨折段互相重叠或嵌插，骨的长度因而缩短（图 6 – 1③）。

（4）**分离移位**　两骨折端互相分离，且骨的长度增加（图 6 – 1④）。

（5）**旋转移位**　骨折段围绕骨之纵轴而旋转（图 6 – 1⑤）。

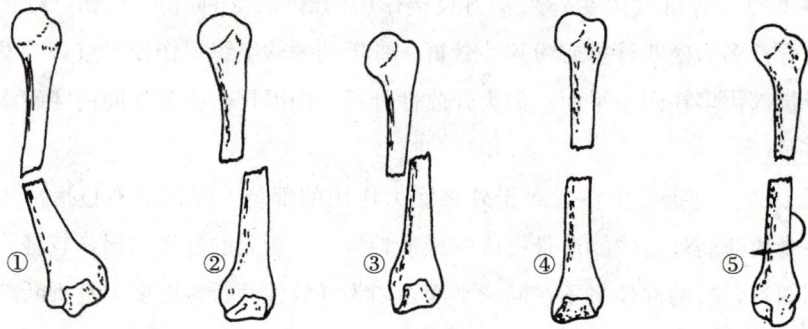

图 6 – 1　骨折的移位
①成角移位；②侧方移位；③缩短移位；④分离移位；⑤旋转移位

【分类】

对骨折进行分类，是决定治疗方法、掌握其发展变化规律的重要环节。骨折分类的方法甚多，兹将主要的分类方法介绍如下：

1. 根据骨折处是否与外界相通　可分为：

（1）**闭合骨折**　骨折断端不与外界相通者。

（2）**开放骨折**　有皮肤或黏膜破裂，骨折处与外界相通者。

2. 根据骨折的损伤程度　可分为：

（1）**单纯骨折**　无并发神经、重要血管、肌腱或脏器损伤者。

（2）**复杂骨折**　并发神经、重要血管、肌腱或脏器损伤者。

（3）不完全骨折　骨小梁的连续性仅有部分中断者。此类骨折多无移位。

（4）完全骨折　骨小梁的连续性全部中断者。管状骨骨折后形成远近两个或两个以上的骨折段。此类骨折断端多有移位。

3. 根据骨折线的形态　可分为：

（1）横断骨折　骨折线与骨干纵轴接近垂直（图6-2①）。

（2）斜形骨折　骨折线与骨干纵轴斜交成锐角（图6-2②）。

（3）螺旋形骨折　骨折线呈螺旋形（图6-2③）。

（4）粉碎骨折　骨碎裂成三块以上，称粉碎骨折（图6-2④）。骨折线呈"T"形或"Y"形时，又称"T"型或"Y"型骨折。

（5）青枝骨折　多发生于儿童。仅有部分骨质和骨膜被拉长、皱折或破裂，骨折处有成角、弯曲畸形，与青嫩的树枝被折时的情况相似（图6-2⑤）。

（6）嵌插骨折　发生在长管骨干骺端密质骨与松质骨交界处。骨折后，密质骨嵌插入松质骨内，可发生在股骨颈和肱骨外科颈等处（图6-2⑥）。

（7）裂缝骨折　或称骨裂，骨折间隙呈裂缝或线状，形似瓷器上的裂纹，常见于颅骨、肩胛骨等处。

（8）骨骺分离　发生在骨骺板部位，使骨骺与骨干分离，骨骺的断面可带有数量不等的骨组织，故骨骺分离亦属骨折的一种（图6-2⑦）。见于儿童和青少年。

（9）压缩骨折　松质骨因压缩而变形，多见于椎体（骨）及跟骨等部位（图6-2⑧）。

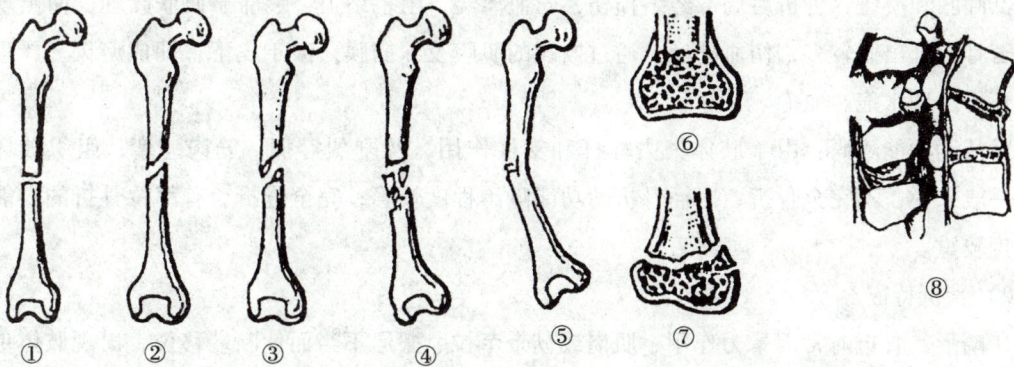

图6-2　骨折的种类
①横断骨折；②斜形骨折；③螺旋形骨折；④粉碎骨折；⑤青枝骨折；⑥嵌插骨折；⑦骨骺分离；⑧压缩骨折

4. 根据骨折整复后的稳定程度　可分为：

（1）稳定骨折　复位后经适当外固定不易发生再移位者，如裂缝骨折、青枝骨折、嵌插骨折、横形骨折等。

（2）不稳定骨折　复位后易于发生再移位者，如斜形骨折、螺旋形骨折、粉碎骨折等。

5. 根据骨折后就诊时间　可分为：

（1）新鲜骨折　伤后2～3周以内就诊者。

（2）陈旧骨折　伤后2～3周以后就诊者。

6. 根据受伤前骨质是否正常　可分为：

（1）外伤骨折　骨折前，骨质结构正常，纯属外力作用而发生骨折者。

（2）病理骨折　骨质原已有病变（如骨髓炎、骨结核、骨肿瘤等），经轻微外力作用而发生骨折者。

【诊查要点】

在骨折辨证诊断过程中，既要查看表浅伤，又要注意是否骨折；避免只查看一处伤，不注意多处伤；切忌只注意骨折局部，不顾全身伤情；防止只顾检查，不顾患者痛苦和增加损伤。通过询问受伤经过，详细进行体格检查，常规 X 线摄片检查，以及综合分析所得资料，即可得出正确诊断。

1. 受伤史　应了解暴力的大小、方向、性质和形式（高处跌下、车撞、打击、机器绞轧等），及其作用的部位，打击物的性质、形状，受伤现场情况，受伤姿势状态等，充分地估计伤情。

2. 临床表现

（1）全身情况　轻微骨折可无全身症状。一般骨折，由于瘀血停聚，积瘀化热，常有发热，体温一般不高于 38.5℃，5～7 天后体温逐渐降至正常，无恶寒或寒战，兼有口渴、口苦、心烦、尿赤、便秘、夜寐不安等症状，脉浮数或弦紧，舌质红、苔黄厚腻。如合并外伤性休克和内脏损伤，还有相应的表现。

（2）局部情况

1）一般症状

①疼痛和压痛：骨折后脉络受损，气机凝滞，阻塞经络，不通则痛，故骨折部出现不同程度的疼痛、直接压痛和间接压痛（纵轴叩击痛和骨盆、胸廓挤压痛等）。

②肿胀和瘀斑：骨折后局部经络损伤，营血离经，阻塞络道，瘀滞于肌肤腠理，而出现肿胀。若骨折处出血较多，伤血离经，通过撕裂的肌膜及深筋膜，溢于皮下，即成瘀斑，严重肿胀时还可出现水疱、血疱。

③活动功能障碍：由于肢体失去杠杆和支柱作用，及剧烈疼痛、筋肉痉挛、组织破坏所致。一般来说，不完全骨折、嵌插骨折的功能障碍程度较轻；完全骨折、有移位骨折的功能障碍程度较重。

2）骨折特征

①畸形：骨折时常因暴力作用、肌肉或韧带牵拉、搬运不当而使断端移位，出现肢体形状改变，而产生畸形。

②骨擦音：由于骨折断端相互触碰或摩擦而产生，一般在局部检查时用手触摸骨折处而感觉到。

③异常活动：骨干部无嵌插的完全骨折，可出现如同关节一样能屈曲旋转的不正常活动，又称假关节活动。

畸形、骨擦音和异常活动是骨折的特征，这三种特征只要其中一种出现，即可初步诊断为骨折。但在检查时不应主动寻找骨擦音或异常活动，以免增加患者痛苦、加重局部损伤或导致严重的并发症。若骨折端移位明显而无骨擦音，则骨折断端间可能有软组织嵌入。

3. X 线检查　诊断骨折，应常规 X 线摄片检查确诊，并明确骨折类型、移位方向、骨折端形状等情况。

有些无移位的腕舟状骨、股骨颈骨折早期，或肋软骨骨折，X 线片不容易发现。当 X 线片与临床其他诊断有矛盾，尤其是临床上有肯定体征，而 X 线片显示阴性时，必须以临床诊断为主，或是进一步做 CT 或 MRI 检查予以证实，或是加摄健侧 X 线片对比，确定是否有骨折。若仍不能排除骨折，应定期随诊，再行摄片或其他影像学检查，加以证实或排除。

临床检查应与 X 线等影像学检查相互补充，彼此印证，使诊断更为确切可靠。在急救现场，缺乏 X 线设备时，主要依靠临床检查来诊断和处理骨折。

【骨折的并发症】

机体遭受暴力后，除发生骨折外，还可能合并各种局部或全身的并发症。有些并发症可于短时间内影响生命，必须紧急处理；有的需要与骨折同时治疗；有的则需待骨折愈合后处理。因此，必须做周密的全身检查，确定有无并发症，然后决定处理方法。

1. 早期并发症

（1）创伤性休克　多见于遭受严重损伤的病人，病情复杂，发展迅速，若不及时处理，可能危及生命。

（2）感染　开放性骨折如不及时清创或清创不彻底，有发生化脓性感染或厌氧性感染的可能。

（3）内脏损伤　①肺损伤：肋骨骨折可合并肺实质损伤或肋间血管破裂，引起血胸或闭合性气胸、开放性气胸、张力性气胸、血气胸。②肝、脾破裂：暴力打击胸壁下段时，除可造成肋骨骨折外，还可发生肝或脾破裂，特别在有脾大时更易破裂，形成严重内出血和休克。③膀胱、尿道、直肠损伤：耻骨和坐骨支同时断裂时，容易导致后尿道损伤，若此时膀胱处于充盈状态，则可被移位的骨折端刺破，这种膀胱损伤多为腹膜外损伤。骶尾骨骨折还可并发直肠损伤。

（4）重要血管损伤　多见于严重的开放性骨折和移位较大的闭合性骨折。如肱骨髁上骨折伤及肱动、静脉（图 6-3），股骨髁上骨折伤及腘动、静脉，胫骨上段骨折伤及胫前或胫后动、静脉。动脉损伤可有下列几种情况：①开放性骨折合并动脉破裂则鲜血从伤口喷射流出。②由于骨折压迫或刺伤可发生血管痉挛，使血流不畅或完全不通，导致血栓形成。③动脉被骨折端刺破，形成局部血肿，后期可形成假性动脉瘤，若动、静脉同时被刺破，可形成动、静脉瘘。重要动脉损伤后，肢体远侧疼痛、麻木、冰冷、苍白或发绀、脉搏减弱或消失。

（5）缺血性肌挛缩　这是筋膜间隔区综合征产生的严重后果。上肢多见于肱骨髁上骨折或前臂双骨折，下肢多见于股骨髁上或胫骨上段骨折。上、下肢的重要动脉损伤后，血液供应不足或因包扎过紧超过一定时限，前臂或小腿的肌群因缺血而坏死。由于神经麻痹，以及肌肉坏死经过机化后形成瘢痕组织，肢体逐渐挛缩而形成特有的畸形——爪形手、爪形足，可造成严重的残废（图 6-4）。

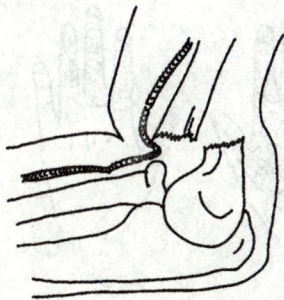

图 6-3　损伤肱动脉的肱骨髁上骨折　　　　图 6-4　缺血性肌挛缩典型畸形

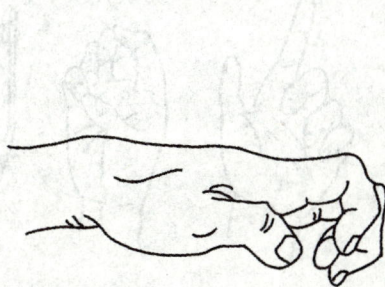

NOTE

（6）脊髓损伤 多发生在颈段和胸、腰段脊柱骨折脱位时（图6-5），造成损伤平面以下截瘫。

（7）周围神经损伤 早期可因骨折时神经受牵拉、压迫、挫伤或刺激所致。后期可因外固定压迫、骨痂包裹或肢体畸形牵拉所致。肱骨髁上骨折可合并桡神经、正中神经损伤。腓骨小头上端骨折可合并腓总神经损伤。神经损伤后，其所支配的肢体范围即可发生感觉障碍和运动障碍，后期出现神经营养障碍（图6-6～图6-9）。

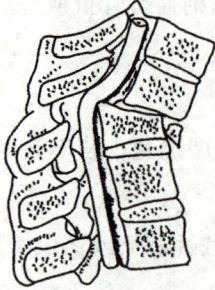

图6-5 脊柱骨折脱位时损伤脊髓

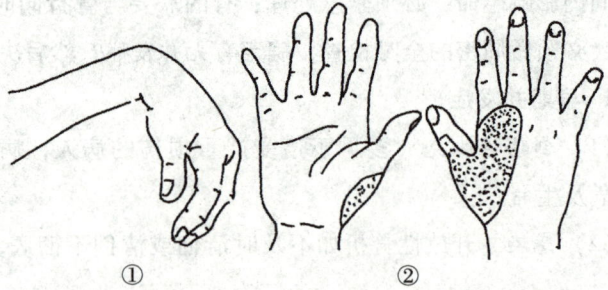

图6-6 桡神经损伤
①腕下垂、拇指不能外展和背伸；②感觉障碍区图

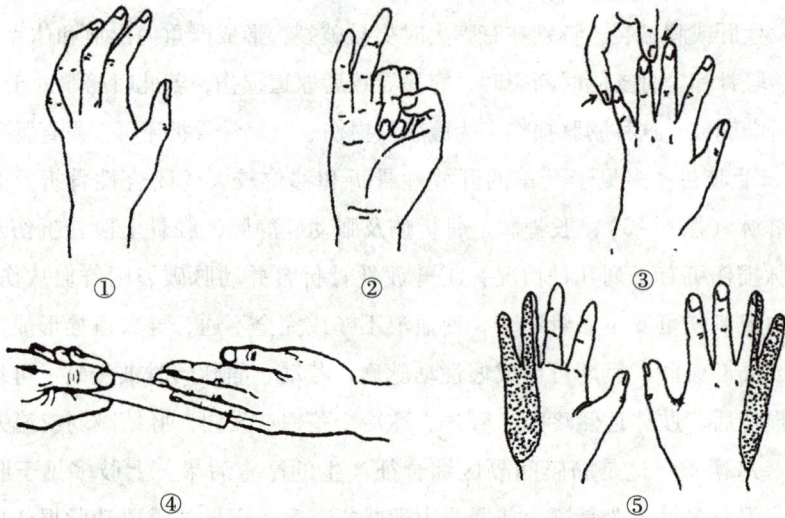

图6-7 尺神经损伤
①爪形手；②第4、5指屈伸不全；③第2、3、4、5指间不能外展和内收；
④第2、3、4、5指间不能夹紧纸片；⑤感觉障碍区

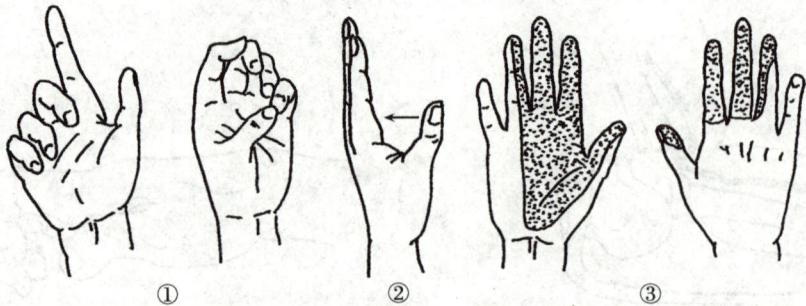

图6-8 正中神经损伤
①第1、2指不能屈曲，第3指屈曲不全；②拇指不能对掌，不能掌侧运动；③感觉障碍区

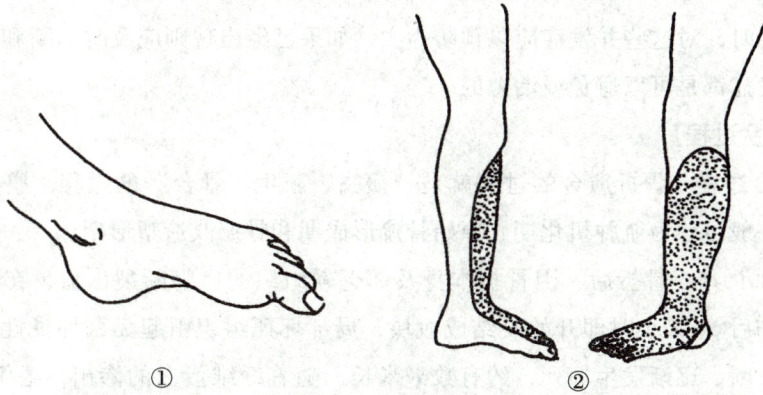

图 6-9 腓总神经损伤
①足下垂；②感觉障碍区

（8）脂肪栓塞 是少见而严重的骨折并发症，近年来随着复杂损伤增多而发病率有所增加。成人骨干骨折，髓腔内血肿张力过大，骨髓脂肪侵入血流，形成脂肪栓塞堵塞血管，可以引起肺、脑等重要脏器或组织的缺血，因而危及生命。

2. 晚期并发症

（1）坠积性肺炎 下肢和脊柱骨折，须长期卧床，致肺功能减弱，痰涎积聚，咳出困难，引起呼吸系统感染。老人常因此而危及生命，故患者在卧床期间应多做深呼吸，或主动按胸咳嗽帮助排痰，注意练功活动。

（2）压疮 严重损伤昏迷或脊柱骨折并发截瘫者，某些骨突部（如骶尾、后枕和足跟等处）受压，而致局部循环障碍，组织坏死，形成溃疡，经久不愈。故应加强护理，早作预防。对压疮好发部位要保持清洁、干燥，给予定时翻身、按摩，或在局部加棉垫、毡垫或空气垫圈等，以减少压迫。

（3）尿路感染及结石 骨折长期卧床或合并截瘫者，长期留置导尿管，若处理不当，可引起逆行性尿路感染，发生膀胱炎、肾盂肾炎等。故要在无菌条件下，定期换导尿管和冲洗膀胱，并鼓励患者多饮水，保持小便通畅。

（4）损伤性骨化（骨化性肌炎） 关节内或关节附近骨折脱位后，因损伤严重、急救固定不良、反复施行粗暴的整复手法和被动活动，致使血肿扩散或局部反复出血，渗入被破坏的肌纤维之间，血肿机化后，通过附近骨膜化骨的诱导，逐渐变为软骨，然后再钙化、骨化。在X线片上可能见到骨化阴影。临床上以肘关节损伤多见，常可严重影响关节活动功能。

（5）创伤性关节炎 关节内骨折整复不良或骨干骨折成角畸形愈合，以致关节面不平整或关节面压力状况改变，可引起关节软骨面损伤，形成创伤性关节炎。

（6）关节僵硬 严重的关节内骨折可引起关节骨性僵硬。长期外固定可引起关节周围软组织粘连和肌腱挛缩，而致关节活动障碍。因此，对关节内骨折并有积血者，应尽量抽净。固定的范围和时间要恰当，并早期进行关节的练功活动。

（7）缺血性骨坏死 骨折段的血供障碍可发生缺血性骨坏死。以股骨颈骨折并发股骨头坏死、手舟骨腰部骨折并发近侧段坏死为多见。

（8）迟发性畸形 少年儿童骨骺损伤，可影响该骨关节生长发育，日后逐渐（常需若干年）出现肢体畸形。肱骨外髁骨折可出现肘外翻，因尺神经受牵拉而出现爪形手畸形。

在治疗骨折时，对这些并发症应以预防为主，如果已经出现则应及时诊断和妥善治疗，这样，大多数并发症都是可以避免或治愈的。

【骨折的愈合过程】

1. 骨折愈合过程　骨折愈合的过程就是"瘀去、新生、骨合"的过程。整个过程是持续的和渐进的，一般可分为血肿机化期、原始骨痂形成期和骨痂改造塑形期。

（1）**血肿机化期**　骨折后，因骨折本身及邻近软组织的血管断裂出血，在骨折部形成了血肿，血肿于伤后6~8小时即开始凝结成血块，局部坏死组织引起无菌性炎性反应。骨折断端因血液循环中断，逐渐发生坏死，约有数毫米长。随着纤维蛋白的渗出，毛细血管的增生，成纤维细胞、吞噬细胞的侵入，血肿逐渐机化，形成肉芽组织，并进而演变成纤维结缔组织，使骨折断端初步连接在一起，这就叫纤维连接，约在骨折后2~3周内完成。同时，骨折端附近骨外膜的成骨细胞在伤后不久即活跃增生，1周后即开始形成与骨干平行的骨样组织，并逐渐向骨折处延伸增厚。骨内膜亦发生同样改变，只是为时稍晚（图6-10）。这一时期若发现骨折对线对位不良，尚可再次用手法整复、调整外固定或牵引方向加以矫正，内服活血化瘀药物，以加强骨折断端局部血液循环，并清除血凝块及代谢中的分解产物。

（2）**原始骨痂形成期**　骨内膜和骨外膜的成骨细胞增生，在骨折端内、外形成的骨组织逐渐骨化，形成新骨，称为膜内化骨。随着新骨的不断增多，紧贴骨皮质内、外面逐渐向骨折端生长，彼此会合形成梭形，称为内骨痂和外骨痂（图6-11①）。骨折断端及髓腔内的纤维组织亦逐渐转化为软骨组织，并随软骨细胞的增生、钙化而骨化，称为软骨内成骨，而在骨折处形成环状骨痂和髓腔内骨痂（图6-11②）。两部分骨痂会合后，这些原始骨痂不断钙化而逐渐加强，当其达到足以抵抗肌肉收缩及成角、剪力和旋转力时，则骨折已达到临床愈合，一般约需4~8周。此时X线片上可见骨折处四周有梭形骨痂阴影，但骨折线仍隐约可见。

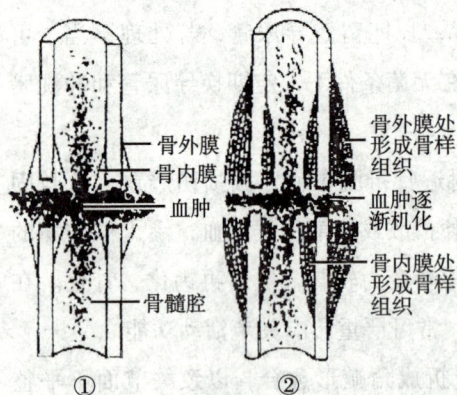

图6-10　骨折愈合过程的血肿机化期
①骨折后血肿形成；②血肿逐渐机化，
　骨内、外膜处开始形成骨样组织

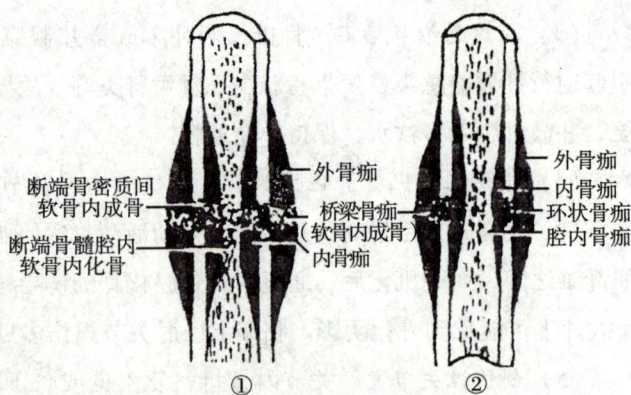

图6-11　骨折愈合过程的原始骨痂形成期
①膜内化骨及软骨内成骨过程逐渐完成
②膜内化骨及软骨内成骨过程基本完成

骨折愈合过程中，膜内化骨与软骨内成骨在其相邻处互相交叉，但前者远比后者为快，故应防止在骨折处形成较大的血肿，以减少软骨内成骨的范围，加速骨折愈合。骨性骨痂主要是经膜内化骨形成，并以骨外膜为主。因此，骨外膜在骨痂形成中具有重要作用，任何对骨外膜的损伤均对骨折愈合不利。如X线片显示骨折线模糊，周围有连续性骨痂，则可解除外固定，加强患肢的活动锻炼。但此时若发现骨折复位不良，则手法整复已相当困难，调整外固定亦难以改善骨折位置。

（3）骨痂改造塑形期 原始骨痂中新生骨小梁逐渐增加，且排列逐渐规则和致密，骨折断端经死骨清除和新骨形成的爬行代替过程，骨折部位形成骨性连接。这一过程一般约需8～12周。随着肢体活动和负重，应力轴线上的骨痂不断得到加强，应力轴线以外的骨痂，逐渐被清除，并且骨髓腔重新沟通，恢复骨的正常结构（图6-12），最终骨折的痕迹从组织学和放射学上完全消失。

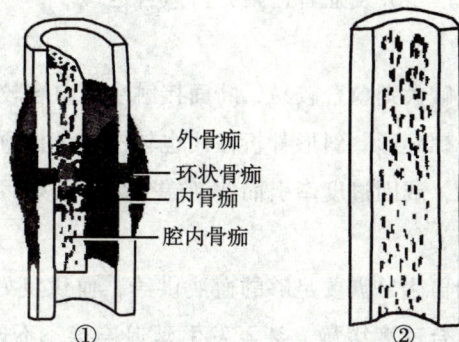

外骨痂
环状骨痂
内骨痂
腔内骨痂
① ②

图6-12 骨折愈合过程的骨痂改造塑形期
①外骨痂、内骨痂、环状骨痂及腔内骨痂形成后立体剖面示意图；②骨痂改造塑形已完成

近年来研究表明，多种骨生长因子与骨折愈合有关，它们共同作用可刺激成骨细胞的活性，调节局部成骨。如胰岛素生长因子Ⅰ、Ⅱ（IGF-Ⅰ、IGF-Ⅱ）、血小板衍生生长因子（PDGF）、碱性成纤维细胞因子（bFGF）、β转化生长因子（TGF-β）等在炎性阶段可进一步刺激间充质细胞聚集、增殖及血管形成。骨形态发生蛋白（BMP）有较强的跨种诱导成骨活性（即诱导未分化的间充质细胞分化形成软骨或骨，其作用无种属特异性）和骨损伤修复作用。某些骨生长因子的缺乏，将影响骨折愈合。

2. 骨折的临床愈合标准和骨性愈合标准 掌握骨折的临床愈合和骨性愈合的标准，才有利于确定外固定的时间、练功计划和辨证用药。

（1）骨折的临床愈合标准

①局部无压痛，无纵向叩击痛；

②局部无异常活动；

③X线片显示骨折线模糊，有连续性骨痂通过骨折线；

④功能测定：在解除外固定情况下，上肢能平举1kg达1分钟，下肢能连续徒手步行3分钟，并不少于30步。

⑤连续观察2周骨折处不变形，则观察的第一天即为临床愈合日期。

②、④两项的测定必须慎重，以不发生变形或再骨折为原则。

（2）骨折的骨性愈合标准

①具备临床愈合标准的条件；

②X线片显示骨小梁通过骨折线。

3. 影响骨折愈合的因素 认识影响骨折愈合的因素，以便利用对愈合有利的因素和避免对愈合不利的因素。

（1）全身因素

①年龄：骨折愈合速度与年龄关系密切。小儿的组织再生和塑形能力强，骨折愈合速度较快，如股骨干骨折的临床愈合时间，小儿仅需要1个月，成人往往需要3个月左右，老年人则更慢。

②健康情况：身体总是动员体内一切力量促进骨折愈合的。身体强壮，气血旺盛，对骨折愈合有利；反之，慢性消耗性疾病，气血虚弱，如糖尿病、重度营养不良、钙代谢障碍、骨软化症、恶性肿瘤或骨折后有严重并发症者，则骨折愈合迟缓。

（2）局部因素

①断面的接触：断面接触大则愈合较易，断面接触小则愈合较难，故整复后对位良好者愈合快，对位不良者愈合慢，螺旋形、斜形骨折往往也较横断骨折愈合快。若有肌肉、肌腱、筋膜等软组织嵌入骨折断端间，或因过度牵引而使断端分离，则妨碍了骨折断面的接触，愈合就更困难。

②断端的血供：组织的再生，需要足够的血液供给，血供良好的松质骨部骨折愈合较快，而血供不良的部位骨折则愈合速度缓慢，甚至发生延迟连接、不连接或缺血性骨坏死。例如，胫骨干下1/3的血供主要依靠由上1/3进入髓腔的营养血管，故下1/3骨折后，远端血供较差，愈合迟缓。股骨头的血供主要来自关节囊和圆韧带的血管，故头下部骨折后，血供较差，就有缺血性骨坏死的可能。手舟骨的营养血管由掌侧结节处和背侧中央部进入，腰部骨折后，近段的血供就较差，愈合迟缓（图6-13）。一骨有数段骨折愈合速度也较慢。

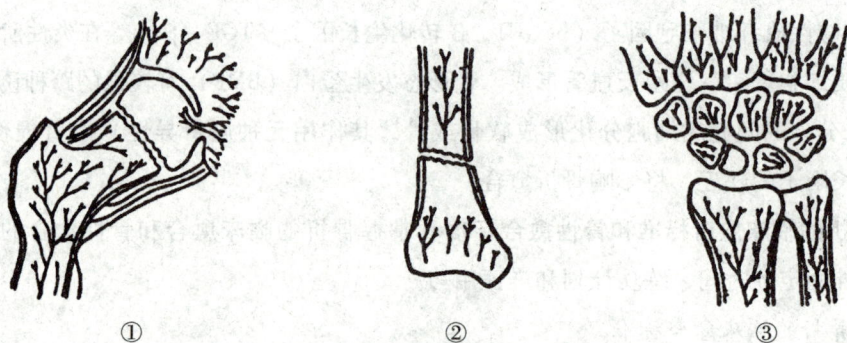

图6-13　因血液供应差而影响骨折愈合的常见部位
①股骨颈头下型骨折；②胫骨干下1/3骨折；③手舟骨骨折

③损伤的程度：有大块骨缺损的骨折或软组织损伤严重、断端形成巨大血肿者，骨折的愈合速度就较慢。骨痂的形成，主要来自外骨膜和内骨膜，故骨膜的完整性对骨折愈合有较大的影响，骨膜损伤严重者，愈合也较困难。

④感染的影响：感染引起局部长期充血、组织破坏、脓液和代谢产物的堆积，均不利于骨折的修复，迟缓愈合和不愈合率大为增高。

⑤固定和运动：固定可以维持骨折端整复后的位置，防止软组织再受伤和血肿再扩大，保证修复顺利进行。但固定太过使局部血运不佳，骨代谢减退，骨质疏松，肌肉萎缩，对愈合不利。如果能在保证骨折不再移位的条件下，进行上下关节功能锻炼，从而使患肢肌肉有一定的生理舒缩活动，局部循环畅通，则骨折可以加速愈合。

成人常见骨折临床愈合时间须根据临床愈合的标准而决定，表6-1仅供夹缚固定时参考。

表6-1 成人常见骨折临床愈合时间参考表

骨折名称	时间（周）
锁骨骨折	4~6
肱骨外科颈骨折	4~6
肱骨干骨折	4~8
肱骨髁上骨折	3~6
尺桡骨干骨折	6~8
桡骨远端骨折	3~6
掌、指骨骨折	3~4
股骨颈骨折	12~24
股骨转子间骨折	7~10
股骨干骨折	8~12
髌骨骨折	4~6
胫腓骨干骨折	7~10
踝部骨折	4~6
跖部骨折	4~6

【治疗】

治疗骨折时，必须在继承中医丰富的传统理论和经验的基础上，结合现代自然科学（如生物力学和放射学等）的成就，贯彻固定与活动统一（动静结合）、骨与软组织并重（筋骨并重）、局部与整体兼顾（内外兼治）、医疗措施与患者的主观能动性密切配合（医患合作）的治疗原则，辨证地处理好骨折治疗中的复位、固定、练功活动、内外用药之间的关系。尽可能做到骨折复位不增加局部组织损伤，固定骨折而不妨碍肢体活动，因而可以促进全身气血循环，增强新陈代谢，骨折愈合和功能恢复齐头并进，并可使患者痛苦少、骨折愈合快。

1. 复位 复位是将移位的骨折段恢复正常或近乎正常的解剖关系，重建骨骼的支架作用。在全身情况许可下，复位越早越好。复位的方法有两类，即闭合复位和切开复位。闭合复位又可分为手法复位和持续牵引。持续牵引既有复位作用，又有固定作用。

（1）手法复位 应用手法使骨折复位，称手法复位。绝大多数骨折都可用手法复位取得满意的效果。手法复位的要求是及时、稳妥、准确、轻巧而不增加损伤，力争一次手法整复成功。

1）复位标准

①解剖复位：骨折之畸形和移位完全纠正，恢复了骨的正常解剖关系，对位（指两骨折端的接触面）和对线（指两骨折段在纵轴上的关系）完全良好时，称为解剖复位。解剖复位可使骨折端稳定，便于早期练功，骨折愈合快，功能恢复好。对所有骨折都应争取达到解剖复位。

②功能复位：骨折复位虽尽了最大努力，某种移位仍未完全纠正，但骨折在此位置愈合后，对肢体功能无明显妨碍者，称为功能复位。对不能达到解剖复位者，应力争达到功能复位。为了追求解剖复位，滥用粗暴方法反复多次手法复位，或轻率采用切开复位，会增加软组

NOTE

织损伤，影响骨折愈合，且可引起并发症。功能复位的要求按患者的年龄、职业和骨折部位的不同而有所区别。例如，治疗老年人骨折，首要任务是保存其生命，对骨折复位要求较低。然而，对于年轻的舞蹈演员、体育运动员，骨折的功能复位则要求很高，骨折复位不良则影响其功能。关节内骨折，对位要求也较高。

功能复位的标准是：A. 对线：骨折部位的旋转移位必须完全矫正。成角移位若关节活动与原方向一致，日后可在骨痂改造塑形期有一定的矫正和适应，但长骨干骨折成角移位成人不宜超过10°，儿童不宜超过15°。成角移位若肢体关节活动方向不能保持一致，日后不能矫正和适应，则必须完全复位。例如，膝关节与踝关节的关节活动应保持一致，否则关节内、外两侧在负重时所受压力不均，日后可继发创伤性关节炎，引起疼痛及关节畸形。上肢骨折在不同部位，要求亦不同，肱骨干骨折一定程度成角对功能影响不大；前臂双骨折若有成角畸形将影响前臂旋转功能。B. 对位：长骨干骨折，对位至少应达1/3以上，干骺端骨折对位至少应达3/4左右。C. 长度：儿童处于生长发育时期，下肢骨折缩短2cm以内，若无骨骺损伤，可在生长发育过程中自行矫正，成人则要求缩短移位不超过1cm。

2）复位前准备

①麻醉：骨折复位应采用麻醉止痛，便于复位操作。麻醉特别是全麻前，对全身情况应有足够估计。局部麻醉是较安全实用的麻醉方法，常用于新鲜闭合性骨折的复位。局部麻醉时，无菌操作必须严格，以防骨折部感染。在骨折局部皮肤上先做少量皮内注射，将注射针逐步刺入深处，当注射针进入骨折部的血肿后，可抽出暗红色的陈旧血液，然后缓慢注入麻醉剂。四肢骨折用2%利多卡因注射液5~10mL。麻醉剂注入血肿后，即可均匀地分布于骨折部（图6-14）。通常在注射后10分钟，即可产生麻醉作用。对简单骨折，完全有把握在极短时间内获得满意复位者，也可以不用麻醉。

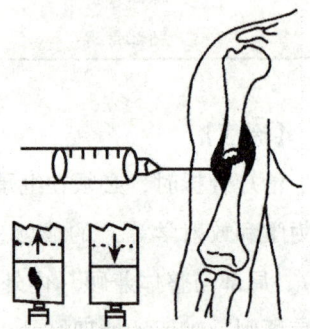

图6-14　局部麻醉注射

②摸诊：在麻醉显效后、使用手法复位前，要根据肢体畸形和X线片的图像，先用手触摸其骨折部，手法宜先轻后重，从上到下，从近端到远端，了解骨折移位情况，以便进行复位。

3）复位基本手法：四肢各部分都有彼此拮抗的肌肉及肌群。在复位时，应先将患肢所有关节放在肌肉松弛的位置，以利于复位。骨折复位必须掌握"以子求母"，即以远端对近端的复位原则。于复位时移动远断端（子骨）去凑合近断端（母骨）为顺，反之为逆，逆则难以达到复位的目的。常用基本复位手法有：拔伸、旋转、屈伸、提按、端挤、摇摆、触碰、分骨、折顶、回旋等。

复位后需检查和观察肢体外形，触摸骨折处的轮廓，与健肢对比，并测量患肢的长度，即可了解大概情况，X线透视或摄片检查，可进一步肯定复位的效果。不宜在X线透视下反复做手法复位，因日久可对术者造成损害。

（2）切开复位　手术切开骨折部的软组织，暴露骨折段，在直视下将骨折复位。

2. 固定　固定是治疗骨折的一种重要手段，复位后，固定起到主导作用和决定性作用。已复位的骨折必须持续地固定在良好的位置，防止再移位，直至骨折愈合为止。目前常用的固定方法分外固定和内固定两类。外固定有夹板、石膏绷带和持续牵引和外固定架等；内固定如钢板、螺丝钉、髓内钉、钢丝、克氏针及椎弓根螺钉固定系统等。

3. 练功　练功活动是骨折治疗的重要组成部分，骨折经固定后，必须尽早进行练功活动，使伤肢及全身在解除疼痛的情况下，做全面的主动活动，以促进骨折愈合，防止发生筋肉萎缩、骨质疏松、关节僵硬及坠积性肺炎等并发症。练功活动必须根据骨折部位、类型、稳定程度，选择适当的姿势，在医护人员指导下进行。练功动作要协调，循序渐进，逐步加大活动量，从复位、固定后即开始锻炼，并且贯穿于整个治疗过程中。

（1）**骨折早期**　伤后1~2周内，患肢局部肿胀、疼痛，容易再发生移位，筋骨正处于修复阶段。此期练功的目的是消瘀退肿，加强气血循环，方法是使患肢肌肉做舒缩活动，但骨折部上下关节则不活动或轻微活动。例如前臂骨折时，可做抓空握拳及手指伸屈活动，上臂仅做肌肉舒缩活动，而腕、肘关节不活动。下肢骨折时可做股四头肌舒缩及踝部伸屈活动等。健肢及身体其他各部关节也应进行练功活动，卧床患者须加强深呼吸练习并结合自我按摩等。练功时以健肢带动患肢，次数由少到多，时间由短到长，活动幅度由小到大，以患处不痛为原则，切忌任何粗暴的被动活动。

（2）**骨折中期**　2周以后患肢肿胀基本消退，局部疼痛逐渐消失，瘀未尽去，新骨始生，骨折部日趋稳定。此期练功的目的是加强去瘀生新、和营续骨的能力，防止局部筋肉萎缩、关节僵硬及全身的并发症。练功活动的形式除继续进行患肢肌肉的舒缩活动外，并在医务人员的帮助下逐步活动骨折部上下关节。动作应缓慢，活动范围应由小到大，至接近临床愈合时应增加活动次数，加大运动幅度和力量。例如股骨干骨折，在夹板固定及持续牵引的情况下，可进行撑臂抬臀、举屈蹬腿、伸屈髋膝等活动；胸腰椎骨折做飞燕点水、五点支撑等活动。

（3）**骨折后期**　骨折已临床愈合，夹缚固定已解除，但筋骨未坚，肢体功能未完全恢复。此期练功的目的是尽快恢复患肢关节功能和肌力，使筋骨强劲、关节滑利。练功的方法常取坐位或立位，以加强伤肢各关节的活动为重点，如上肢着重各种动作的练习，下肢着重于行走负重训练。在练功期间可同时进行热熨、熏洗等。部分患者功能恢复有困难时，或已有关节僵硬者可配合按摩推拿手法，以协助达到舒筋活络之目的。

4. 药物　内服与外用药物是治疗骨折的两个重要方法。古代骨伤科医家积累了不少秘方、验方，都各有特长，但总是以"跌打损伤，皆瘀血在内而不散也，血不活则瘀不能去，瘀不去则折不能续"和"瘀去、新生、骨合"作为理论指导的。内服和外用药物，对纠正因损伤而引起的脏腑、经络、气血功能紊乱，促进骨折的愈合均有良好作用。

（1）内服药

①初期：由于筋骨脉络的损伤，血离经脉，瘀积不散，气血凝滞，经络受阻，故宜活血化瘀、消肿止痛为主，可选用桃红四物汤、活血止痛汤、复元活血汤、八厘散、肢伤一方等，如有伤口者多吞服玉真散。

如损伤较重，瘀血较多，应防其瘀血流注脏腑而出现昏沉不醒等症，则可用大成汤通利之。

②中期：肿胀逐渐消退，疼痛明显减轻，但瘀肿虽消而未尽，骨尚未连接，故治宜接骨续筋为主，可选用新伤续断汤、和营止痛汤、续骨活血汤、肢伤二方等，接骨药有自然铜、血竭、土鳖虫、骨碎补、续断等。

③后期：一般已有骨痂生长，治宜壮筋骨、养气血、补肝肾为主，可选用壮筋养血汤、生

血补髓汤、六味地黄汤、八珍汤、健步虎潜丸、肢伤三方和续断紫金丹等。

骨折后期，尚应适当注意补益脾胃，可用健脾养胃汤、补中益气汤、归脾汤等加减。

（2）外用药

①初期：以活血化瘀、消肿止痛类的药膏为主，如消瘀止痛药膏、双柏散、定痛膏、紫荆皮散。红肿热痛时可外敷清营退肿膏。

②中期：以接骨续筋类药膏为主，如接骨续筋药膏、外敷接骨散、驳骨散、碎骨丹等。

③后期：骨折已接续，可用舒筋活络类膏药外贴，如万应宝珍膏、损伤风湿膏、坚骨壮筋膏、金不换膏、跌打膏等。

骨折后期，关节附近的骨折，为防止关节强直、筋脉拘挛，可外用熏洗、熨药及伤药水揉擦，配合练功活动，达到活血散瘀、舒筋活络、迅速恢复功能的目的。一般常用的熏洗及熨药方有海桐皮汤、骨科外洗一方、骨科外洗二方、舒筋活血洗方、上肢损伤洗方、下肢损伤洗方等，常用的伤药水有伤筋药水、正骨水、活血酒等。

5. 骨折畸形愈合、迟缓愈合、不愈合的处理原则

（1）骨折畸形愈合　骨折发生重叠、旋转、成角而愈合，称骨折畸形愈合。只要在整复后，给予有效的固定、合理的功能锻炼，并密切观察或做X线复查，发现骨折断端再移位及时给予矫正，骨折畸形愈合是可以防止发生的。若骨折后仅2~3个月，因骨痂尚未坚硬，可在麻醉下，用手法折骨，再行整复，给予正确的局部固定，使骨折在良好的位置中愈合。但邻近关节与小儿骨骺附近的畸形愈合，不宜做手法折骨，以免损伤关节周围韧带和骨骺。畸形愈合如较坚固，手法折骨不能进行时，可手术切开，将骨折处凿断，并清除妨碍复位的骨痂，做新鲜骨折处理矫正畸形，选用适当的内、外固定。对肢体功能无影响的轻度畸形，则不必行手术矫正。

（2）骨折迟缓愈合　骨折经处理后，愈合速度缓慢，已超出该类骨折正常临床愈合时间较多，骨折端尚未连接，且患处仍有疼痛、压痛、纵轴叩击痛、异常活动现象，X线片上显示骨折端所产生的骨痂较少，骨折线不消失，骨折断端无硬化现象，而有轻度脱钙，但骨痂仍有继续生长的能力，只要找出发生的原因，做针对性的治疗，骨折还是可以连接起来的，称骨折迟缓愈合。因固定不恰当引起者，常见于股骨颈囊内骨折后，骨折断端往往存在剪力和旋转力，一般的外固定，尚不能控制这两种伤力，比较理想的治疗是应用螺纹钉内固定或钢针闭合内固定。舟状骨骨折，常存在剪式伤力，而局部血液供应也较差，应作较大范围和较长时间的固定。感染引起者，只要保持伤口的引流通畅和良好的制动，经过有效抗生素的应用，还是可以愈合的。如果感染伤口中，有死骨形成或其他异物存留，应给予清除。过度牵引引起者，应立即减轻重量，使骨折断端回缩，鼓励患者进行肌肉舒缩活动。如骨折断端牵开的距离较大，骨折愈合十分困难者，可考虑植骨手术治疗。

（3）骨折不愈合　骨折所需愈合时间再三延长后，骨折仍没有愈合，断端仍有异常活动，X线片显示骨折断端互相分离，骨痂稀少，两断端萎缩光滑，骨髓腔封闭，骨端硬化者，称骨折不愈合。临床上常由于骨折端夹有较多的软组织，或开放性骨折清创中过多地去除碎骨片，造成骨缺损，多次的手术整复破坏了骨折部位的血液循环，对造成骨折迟缓愈合的因素没有及时去除，发展下去也可造成骨折不愈合。常用的有效治疗方法为植骨术。

第二节 上肢骨折

上肢是劳动操作的主要器官。它是以上臂和前臂为杠杆，各关节为运动枢纽，通过手部操作而体现其功能的。因此，对上肢功能的要求灵活性高于稳定性。治疗上，必须重视手部早期练功活动，固定时间一般较下肢略为缩短。

锁骨骨折

锁骨是有两个弯曲的长骨，位置表浅，桥架于胸骨与肩峰之间，是肩胛带同上肢与躯干间的骨性联系。锁骨呈"⌣"形，内侧段前凸，且有胸锁乳突肌和胸大肌附着，外侧段后突，有三角肌和斜方肌附着，外侧肩锁关节面接近水平，内侧的胸锁关节面接近额状面。锁骨骨折较常见，尤以幼儿多见，中1/3为内外两端移行处，直径最小，是锁骨的薄弱点，因此骨折多发生在中1/3处。

【病因病机】

多因肩部外侧或手掌先着地跌倒，外力经肩锁关节传至锁骨而发生，以短斜形骨折为多。临床可分为内1/3、中1/3和外1/3骨折。中1/3骨折患者，内侧段因胸锁乳突肌的牵拉向后上方移位，外侧段因上肢的重力和三角肌牵拉则向前下方移位（图6-15）。

直接暴力多引起横断或粉碎骨折，临床较少见。骨折严重移位时，锁骨后方的臂丛神经和锁骨下动、静脉可能合并损伤。幼儿锁骨骨折多为青枝骨折，骨折往往向上成角。

【诊查要点】

因锁骨位于皮下，骨折后局部肌肉痉挛、肿胀、畸形、疼痛、压痛、活动受限均较明显，可摸到移位的骨折端，故不难诊断。患肩向内、下、前倾斜，常以健手托着患侧肘部，以减轻上肢重量牵拉，头向患侧倾斜，下颌偏向健侧，使胸锁乳突肌松弛而减少疼痛。幼年患者缺乏自诉能力，且锁骨部皮下脂肪丰厚，

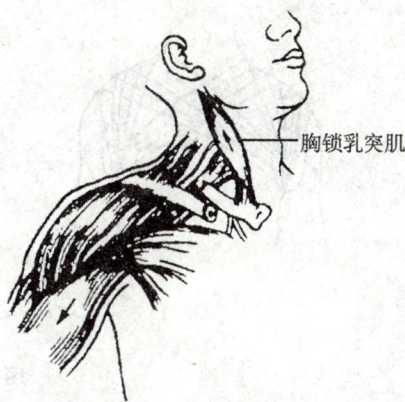

胸锁乳突肌

图6-15 锁骨骨折的典型移位

不易触摸，尤其是青枝骨折，临床表现不明显，易贻误诊断，但在穿衣、上提其手或从腋下托起时，会因疼痛加重而啼哭，常可提示诊断。X线正位片可显示骨折类型和移位方向。根据受伤史、临床表现和X线检查即可作出诊断。

锁骨外侧1/3骨折时，需要判断喙锁韧带是否已损伤，因为该韧带损伤与否直接关系到治疗方法的选择和预后。不能肯定诊断时，可摄双侧应力X线片。即让患者坐位或站立位，给双侧腕部各悬挂一2.25~6.75kg重物（不是提在手中），放松上肢肌肉，然后摄双肩正位X线片。如患肩喙锁韧带断裂，则X线片显示为骨折移位加大，并且喙突与锁骨之间距离增宽。锁骨的胸骨端或肩峰端关节面的骨折，常规X线片有时较难确定诊断，必要时需行CT检查。

诊断骨折的同时，应详细检查患侧血液循环、肌肉活动及皮肤感觉，以排除锁骨下神经、

NOTE

血管的损伤。

【治疗】

婴幼儿由于骨塑形能力强，较小的畸形在发育过程中可自行矫正。幼儿无移位骨折或青枝骨折可用三角巾悬吊患侧上肢，限制患肢活动2~3周。较大儿童或成人有移位骨折需要复位，常用"∞"字绷带或双圈固定4~6周。

1. 整复方法 患者坐位，挺胸抬头，双手叉腰，术者将膝部顶住患者背部正中，双手握其两肩外侧，向背侧徐徐牵引，使之挺胸伸肩，此时骨折移位即可复位或改善，如仍有侧方移位，可用提按手法矫正（图6-16）。

2. 固定方法 在两腋下各置棉垫，用绷带从患侧背部经肩上、前方绕过腋下至肩后，横过背部，经对侧肩上、前方绕过腋下，横回背部至患侧肩上、前方，包绕8~12层。包扎后，用三角巾悬吊患肢于胸前，即为"∞"字绷带固定法（图6-17①）；亦可用双圈固定法（图6-17②）。

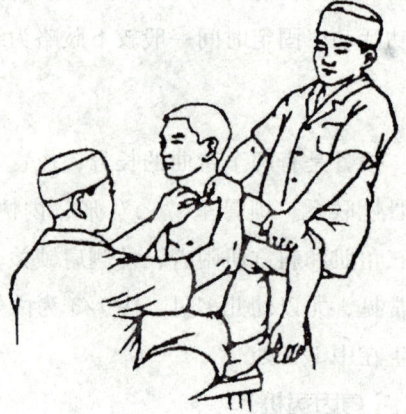

图6-16 锁骨骨折整复方法

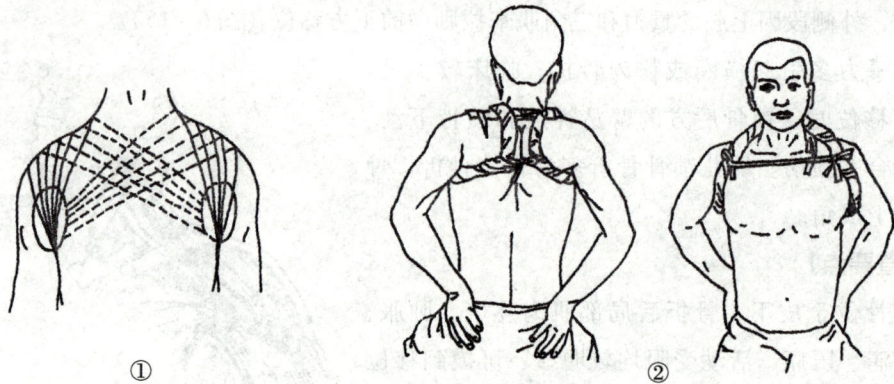

图6-17 锁骨骨折固定法
①"∞"字绷带固定法；②双圈固定法

3. 练功活动 初期可做腕、肘关节屈伸活动，中后期逐渐做肩部练功活动，重点是肩外展和旋转运动，防止肩关节因固定时间太长而致功能受限制。

4. 药物治疗 初期宜活血祛瘀、消肿止痛，可内服活血止痛汤或肢伤一方加减，外敷接骨止痛膏或双柏散；中期宜接骨续筋，内服可选用新伤续断汤、续骨活血汤、肢伤二方，外敷接骨续筋药膏；中年以上患者，易因气血虚弱，血不荣筋，并发肩关节周围炎，故后期宜着重养气血、补肝肾、壮筋骨，可内服六味地黄丸或肢伤三方，外敷坚骨壮筋膏。儿童患者骨折愈合迅速，如无兼症，后期不必用药。

5. 手术治疗 锁骨骨折有轻度上下移位或重叠移位，愈合后对患肢功能无明显妨碍，一般不需行切开复位内固定手术。如锁骨骨折严重移位，骨折断端欲刺破皮肤，或开放性骨折，或合并臂丛神经、锁骨下动静脉损伤者，可考虑行切开复位克氏针或钢板螺钉内固定。锁骨外侧端骨折，可行切开复位锁骨钩内固定。骨折不愈合者，可行内固定加植骨术。

【预防与调护】

复位固定后嘱患者尽量保持挺胸位，睡眠时需平卧免枕，肩胛间垫高，以保持双肩后仰，有利于维持骨折复位。固定期间如发现上肢神经或血管受压症状或绷带松动，应及时调整绷带松紧度。

肱骨外科颈骨折

肱骨外科颈骨折是指肱骨解剖颈下 2~3cm 处的骨折。肱骨外科颈位于解剖颈下方，相当于大、小结节下缘与肱骨干的交界处，是松质骨和密质骨交界处，是应力上的薄弱点，易发生骨折。而肱骨解剖颈很短，骨折较罕见。紧靠肱骨外科颈内侧有腋神经向后进入三角肌内，臂丛神经、腋动静脉通过腋窝，严重移位骨折时可合并神经血管损伤。肱骨外科颈骨折较常见，多见于老年人，女性发病率高。

【病因病机】

多因跌倒时手掌或肘部先着地，传达暴力所引起，若上臂在外展位则为外展型骨折，若上臂在内收位则为内收型骨折。直接暴力打击可引起裂缝骨折。临床常有以下五种类型。

1. 裂缝骨折 直接暴力打击肩部外侧，或肩部着地跌倒遭到撞击，造成大结节骨裂与外科颈骨折，骨折多系骨膜下，多无移位。

2. 嵌插骨折 受传达暴力所致。暴力较小或上臂外展内收不明显，断端互相嵌插。

3. 外展型骨折 受外展传达暴力所致。断端外侧嵌插而内侧分离，多向前、内侧突起成角。有时远端向内侧移位，常伴有肱骨大结节撕脱骨折（图 6-18①）。

4. 内收型骨折 受内收传达暴力所致。断端外侧分离而内侧嵌插，向外侧突起成角（图6-18②）。

5. 肱骨外科颈骨折合并肩关节脱位 受外展外旋传达暴力所致。若暴力继续作用于肱骨头，可引起前下方脱位，有时肱骨头受喙突、肩盂或关节囊的阻滞得不到整复，关节面向内下，骨折面向外上，位于远端的内侧。临床较少见，若处理不当，常容易造成患肢严重的功能障碍（图 6-18③）。

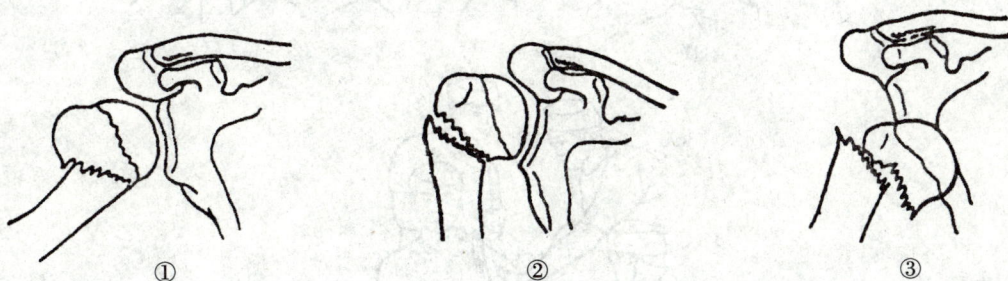

图 6-18 肱骨外科颈骨折
①外展型骨折；②内收型骨折；③骨折合并脱位

肱骨外科颈骨折是接近关节的骨折，周围肌肉比较发达，肩关节的关节囊和韧带比较松弛，骨折后容易发生软组织粘连，或结节间沟不平滑。中年以上患者，易并发肱二头肌长头肌腱炎、冈上肌腱炎或肩关节周围炎。

【诊查要点】

伤后局部疼痛、肿胀、功能障碍，有压痛和纵轴叩击痛，上臂内侧可见瘀斑。非嵌插骨折可出现畸形、骨擦音和异常活动。肩关节正位、穿胸侧位（或外展侧位）X线片可确定骨折类型及移位情况。根据受伤史、临床表现和X线检查可作出诊断。必要时进一步作CT检查加三维重建以明确诊断。

【治疗】

无移位的裂缝骨折或嵌插骨折，可用三角巾悬吊患肢，3周后开始肩部活动。有移位骨折需进行手法复位。若合并血管神经损伤者则选用手术治疗。

1. 整复方法　患者坐位或卧位，一助手用布带绕过腋窝向上提拉，屈肘90°，前臂中立位，另一助手握其肘部，沿肱骨纵轴方向牵引，纠正缩短移位（图6-19①），然后根据不同类型再采用不同的复位方法。

（1）外展型骨折　术者双手握骨折部，两拇指按于骨折近端的外侧，其他各指抱骨折远端的内侧向外端提，助手同时在牵引下内收其上臂即可复位（图6-19②）。

（2）内收型骨折　术者两拇指压住骨折部向内推，其他四指使远端外展，助手在牵引下将上臂外展即可复位（图6-19③）。如成角畸形过大，还可继续将上臂上举过头顶；此时术者立于患者前外侧，用两拇指推挤远端，其他四指挤按成角突出处，如有骨擦感，断端相互抵触，则表示成角畸形矫正。

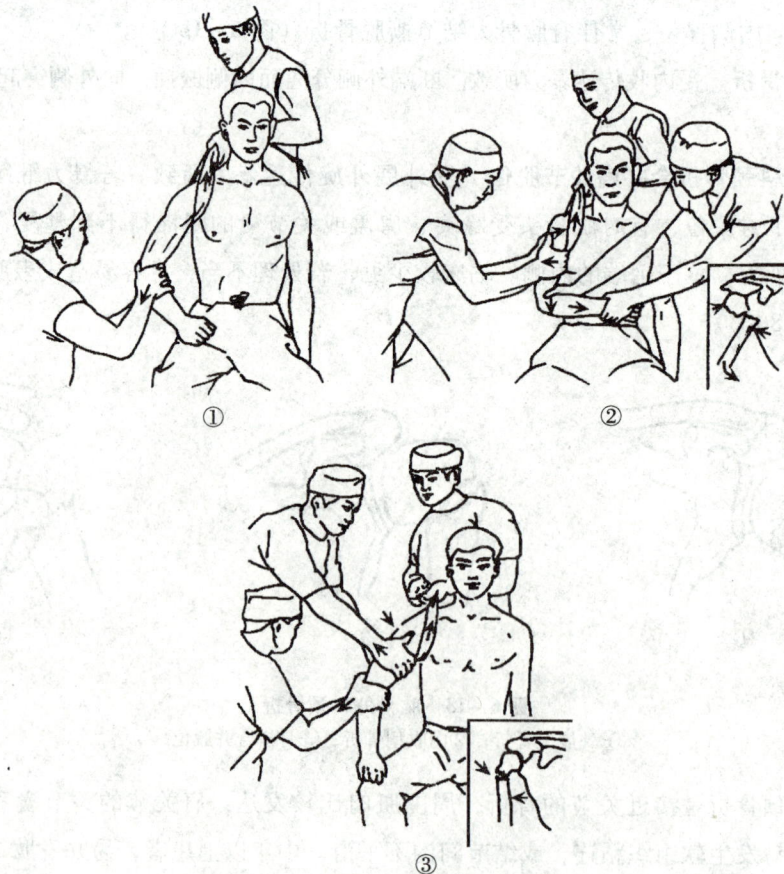

图6-19　肱骨外科颈骨折复位法
①纵轴牵引；②外展型的整复；③内收型的整复

对合并肩关节脱位者，有些可先整复骨折，然后用手法推送肱骨头；亦可先持续牵引，使肩盂间隙加大，纳入肱骨头，然后整复骨折。

2. 固定方法

（1）夹板规格 长夹板三块，下达肘部，上端超过肩部，夹板上端有固定环，防止夹板向下滑脱，以便做超关节固定。短夹板一块，由腋窝下达肱骨内上髁以上，夹板的一端用棉花包裹，即成蘑菇头样大头垫夹板。

（2）固定方法 在助手维持牵引下，将棉垫3~4个放于骨折部的周围，短夹板放在内侧，若内收型骨折，大头垫应放在肱骨内上髁的上部；若外展型骨折，大头垫应顶住腋窝部，并在成角突起处放一平垫，三块长夹板分别放在上臂前、后、外侧，用三条扎带将夹板捆紧，然后用长布带绕过对侧腋下用棉花垫好打结（图6-20）。内收型骨折固定患肩外展位，外展型骨折固定患肩内收位。固定时间为4~6周。

对移位明显的内收型骨折，除夹板固定外，尚可配合皮肤牵引3周，肩关节置于外展前屈位，其角度视移位程度而定。

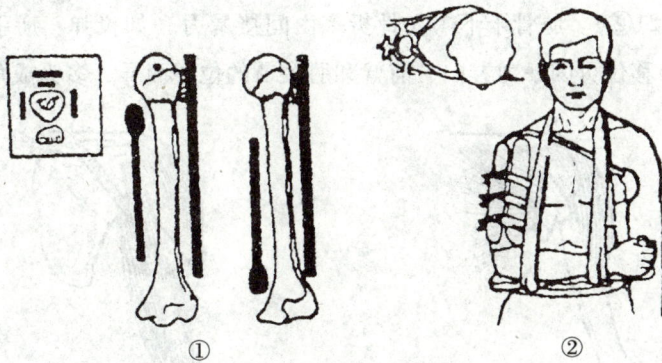

图6-20 肱骨外科颈骨折的夹板固定
①加垫部位；②固定形式

3. 练功活动 初期先让患者握拳，屈伸肘、腕关节，舒缩上肢肌肉等活动，3周后练习肩关节各方向活动，活动范围应循序渐进，每日练习十多次。一般在4周左右即可解除外固定。后期应配合中药熏洗，以促进肩关节功能恢复。练功活动对老年患者尤为重要。

4. 药物治疗 初期宜活血祛瘀、消肿止痛，内服可选用桃红四物汤、活血止痛汤、肢伤一方加减，外敷消瘀止痛药膏、双柏散；老年患者则因其气血虚弱，血不荣筋，易致肌肉萎缩，关节不利，故在中后期宜养气血、补肝肾、壮筋骨，还应加用舒筋活络、通利关节的药物，内服可选用和营止痛汤、接骨丹、生血补髓汤或肢伤三方加减，外敷接骨续筋膏和接骨膏等。解除固定后可选用海桐皮汤、骨科外洗一方、骨科外洗二方熏洗。

5. 手术治疗 肱骨外科颈骨折一般不需要手术治疗。如骨折严重移位且手法复位失败，或治疗较晚不能手法复位，以及骨折合并血管神经损伤者，应切开复位，可选用钢针或钢板等进行内固定。

【预防与调护】

外展型骨折应使肩关节保持在内收位，切不可做肩外展抬举动作，尤其在固定早期更应注意这一点，以免骨折再移位。对内收型骨折，在固定早期则应维持在外展位，勿使患肢做内收动作。老年患者外伤后肩周围软组织已有损伤，固定时间过长可引起肩关节周围软组织粘连，并容易导致肩周炎，因此护理时要注意鼓励和协助患者进行肩部功能锻炼。

肱骨干骨折

肱骨干骨折是指肱骨外科颈以下至肱骨内外髁上 2 ~ 3cm 处的骨折。肱骨干为长管状密质骨，上部较粗，自中 1/3 以下逐渐变细，至下 1/3 渐成扁平状，并稍向前倾。肱骨干中下 1/3 交界处后外侧有一桡神经沟，有桡神经紧贴骨干通过，故中下 1/3 交界处骨折，易并发桡神经损伤。肱骨干骨折很常见，多见于青壮年，好发于肱骨干中部和中下 1/3 交界处。

【病因病机】

肱骨干中上部骨折多因直接暴力引起，多为横断或粉碎骨折。肱骨干周围有许多肌肉附着，由于肌肉的牵拉，故在不同平面的骨折就会造成不同方向的移位。上 1/3 骨折（三角肌止点以上）时，近端因胸大肌、背阔肌和大圆肌的牵拉而向前、向内移位；远端因三角肌、喙肱肌、肱二头肌和肱三头肌的牵拉而向上、向外移位（图 6 - 21①）。中 1/3 骨折（三角肌止点以下）时，近端因三角肌和喙肱肌牵拉而向外、向前移位；远端因肱二头肌和肱三头肌的牵拉而向上移位（图 6 - 21②）。肱骨干下 1/3 骨折多由间接暴力（如投弹、掰手腕）所致，常呈斜形、螺旋形骨折。移位可因暴力方向、前臂和肘关节的位置而异，多为成角、内旋移位。

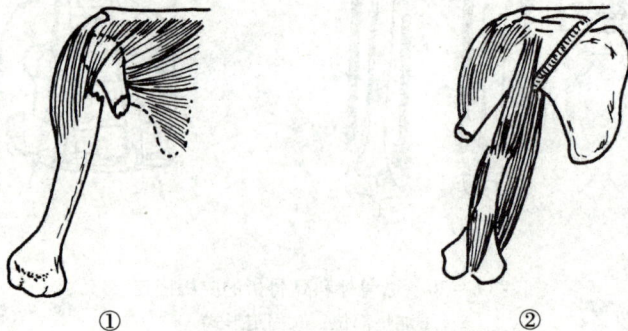

图 6 - 21　肱骨干骨折的移位
①三角肌止点以上骨折；②三角肌止点以下骨折

【诊查要点】

伤后局部有明显疼痛、压痛、肿胀和功能障碍。绝大多数为有移位骨折，上臂有短缩或成角畸形，并有异常活动和骨擦音。检查时应注意检查腕背伸功能及虎口区是否有感觉异常，以便确定桡神经是否有损伤。上臂正侧位 X 线片可明确骨折的部位、类型和移位情况。根据受伤史、临床表现和 X 线检查可作出诊断。

【治疗】

无移位的肱骨干骨折仅用夹板固定 3 ~ 4 周，早期进行功能锻炼。有移位的肱骨干骨折需及时行手法整复和夹板固定。治疗肱骨干骨折时，如过度牵引，或体质虚、肌力弱的患者，合并上肢重量悬垂作用，在固定期间可逐渐发生分离移位。如处理不及时或不恰当，则可致骨折迟缓愈合甚至不愈合。因此，在治疗过程中，必须防止骨折断端分离移位。

1. 整复方法　患者坐位或平卧位。一助手用布带通过腋窝向上，另一助手握持前臂在中立位向下，沿上臂纵轴对抗牵引，一般牵引力不宜过大，否则易引起断端分离移位。待重叠移位完全矫正后，根据骨折不同部位的移位情况进行整复。

（1）上1/3骨折 在维持牵引下，术者两拇指抵住骨折远端外侧，其余四指环抱近端内侧，将近端托起向外，使断端微向外成角，继而拇指由外推远端向内，即可复位（图6-22①）。

（2）中1/3骨折 在维持牵引下，术者以两拇指抵住骨折近端外侧挤按向内，其余四指环抱远端内侧向外端提（图6-22②），纠正移位后，术者捏住骨折部，助手徐徐放松牵引，使断端互相接触，微微摇摆骨折远端或从前后内外以两手掌相对挤压骨折处，可感到断端摩擦音逐渐减小，直至消失，骨折处平直，表示基本复位。

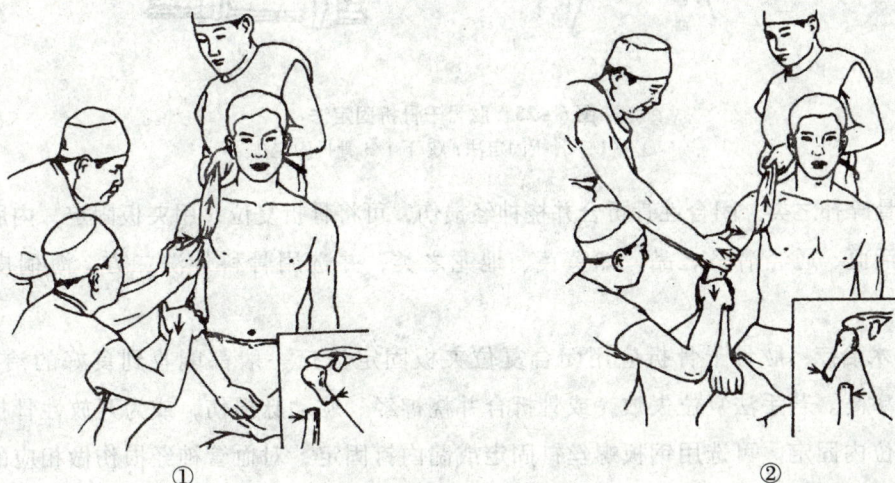

图6-22 肱骨干骨折复位法
①上1/3骨折复位法；②中1/3骨折复位法

（3）下1/3骨折 多为螺旋或斜形骨折，仅需轻微力量牵引，矫正成角畸形，将两斜面挤按复正。

2. 固定方法 前后内外四块夹板，其长度视骨折部位而定。上1/3骨折要超肩关节，下1/3骨折要超肘关节，中1/3骨折则不超过上、下关节，并应注意前夹板下端不能压迫肘窝。如果移位已完全纠正，可在骨折部的前后方各放一长方形大固定垫，将上、下骨折端紧密包围。若仍有轻度侧方移位时，利用固定垫两点加压；若仍有轻度成角，利用固定垫三点加压，使其逐渐复位。若碎骨片不能满意复位时，也可用固定垫将其逐渐压回，但应注意固定垫厚度宜适中，防止皮肤压迫性坏死。在桡神经沟部位不要放固定垫，以防桡神经受压而麻痹。固定时间成人约6~8周，儿童约3~5周。中1/3处骨折是迟缓愈合和不愈合的好发部位，固定时间应适当延长，经X线复查见有足够骨痂生长才能解除固定。固定后肘关节屈曲90°，以木托板将前臂置于中立位，患肢悬吊在胸前（图6-23①②）。应定期做X线透视或摄片复查，以及时发现在固定期间骨折端是否有分离移位。若发现断端分离，应加用弹性绷带上下缠绕肩、肘部，使断端受到纵向挤压而逐渐接近。

3. 练功活动 固定后即可做伸屈指、掌、腕关节活动，有利于气血畅通。肿胀开始消退后，患肢上臂肌肉应用力做舒缩活动，应逐渐进行肩、肘关节活动。骨折愈合后，应加强肩、肘关节活动，并配合药物熏洗，使肩、肘关节活动功能早日恢复。

4. 药物治疗 按骨折三期辨证用药。骨折迟缓愈合者，应重用接骨续损药，如土鳖虫、

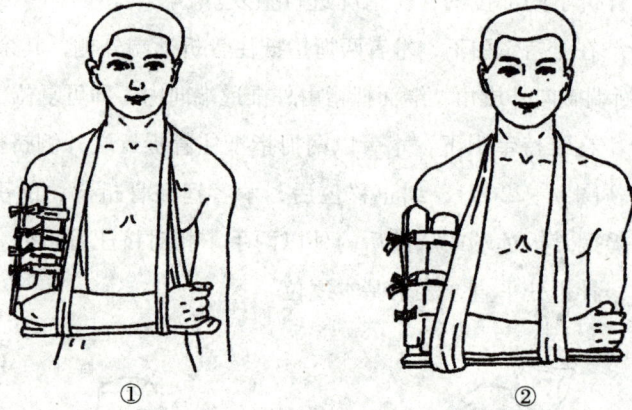

图6-23 肱骨干骨折固定法
①中1/3骨折固定法；②下1/3骨折固定法

自然铜、骨碎补之类。闭合性骨折合并桡神经损伤，可将骨折复位，用夹板固定，内服药还应加入行气活血、通经活络之品，如黄芪、地龙之类，并选用骨科外洗二方、海桐皮汤加强熏洗。

5. 手术治疗 肱骨干骨折应用闭合复位夹板固定治疗一般都能收到良好的治疗效果，骨折愈合率高。若手法复位失败，或骨折合并桡神经、肱动脉损伤，或为开放性骨折，应手术切开复位内固定。可选用钢板螺丝钉固定或髓内钉固定，对血管神经损伤做相应的处理。

【预防与调护】

夹板固定患者，2周内应经常调节扎带松紧度，以免发生再移位；加强两骨折端在纵轴上的挤压力，防止断端分离，保持骨折部位相对稳定。若发现断端分离时，术者可一手按肩，一手按肘部，沿纵轴轻轻挤压，或使用触碰手法使骨断端接触，并适当延长木托板悬吊日期，直到分离消失、骨折愈合为止。手、前臂肿胀时，可嘱患者每日自行轻柔按摩手和前臂。

肱骨髁上骨折

肱骨髁上骨折是指肱骨内外髁上方2～3cm处的骨折。肱骨下端较扁薄，后有鹰嘴窝，前有冠状窝，两窝之间仅为一层极薄的骨片，两髁稍前屈，并与肱骨纵轴形成向前30°～50°的前倾角（图6-24）。前臂完全旋后，肘关节伸直时，上臂与前臂纵轴呈10°～15°外翻的携带角，骨折移位可使此角改变而呈肘内翻或肘外翻畸形，大于此角称肘外翻，小于此角称肘内翻。肱动脉和正中神经从肱二头肌腱膜下通过，桡神经通过肘窝前外方并分成深浅两支进入前臂（图6-25）。肱骨髁上骨折时，易被刺伤或受挤压而合并血管神经损伤。尺神经紧贴肱骨内上髁后方的尺神经沟进入前臂，骨折断端移位或迟发性肘内、外翻均可损伤或压迫该神经。肘关节有三个显而易见的标志为肘后三角，它们是鹰嘴突、肱骨内上髁和外上髁。伸直时此三点处于同一水平线，屈曲时此三点为一等腰三角形。肱骨髁上骨折多见于儿童，男性多于女性。

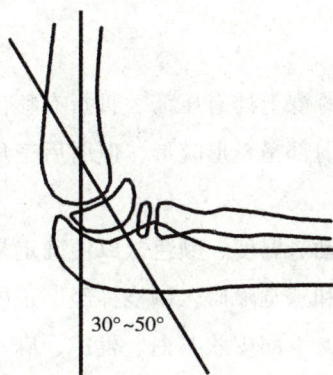

图 6－24　肱骨干与肱骨髁部的前倾角

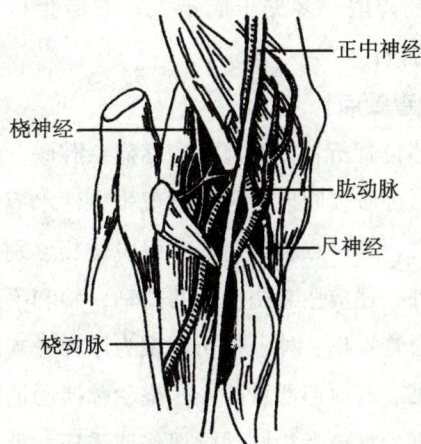

图 6－25　经过肘窝的神经和血管

正中神经

桡神经

肱动脉

尺神经

桡动脉

【病因病机】

肱骨髁上骨折常因跌倒所致。根据暴力形式和受伤机理不同，可将肱骨髁上骨折分为伸直型、屈曲型和粉碎型三种（图 6－26）。

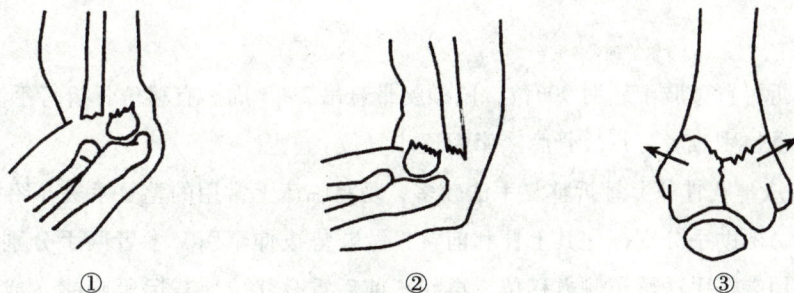

图 6－26　肱骨髁上骨折类型
①伸直型；②屈曲型；③粉碎型

1. 伸直型　占 90% 以上。跌倒时肘关节在半屈曲或伸直位，手掌触地，暴力经前臂传达至肱骨下端，将肱骨髁推向后方，由于重力将肱骨干推向前方，造成肱骨髁上骨折。骨折线由前下斜向后上方。骨折近端常刺破肱前肌损伤正中神经和肱动脉。骨折时，肱骨下端除接受前后暴力外，还可伴有侧方暴力，按移位情况又分尺偏型和桡偏型。

（1）尺偏型　骨折暴力来自肱骨髁前外方，骨折时肱骨髁被推向后内方，内侧骨皮质受挤压，产生一定塌陷。前外侧骨膜破裂，内侧骨膜完整，骨折远端向尺侧移位，因此，复位后远端容易向尺侧再移位。即使达到解剖复位，因内侧皮质挤压缺损而会向内偏斜，尺偏型骨折后肘内翻发生率最高。

（2）桡偏型　与尺偏型相反。骨折断端桡侧骨皮质因挤压而塌陷，外侧骨膜保持连续，尺侧骨膜断裂，骨折远端向桡侧移位。

2. 屈曲型　占 2% ~ 10%。肘关节在屈曲位跌倒，肘部着地，暴力由后下方向前上方撞击尺骨鹰嘴，髁上骨折后远端向前移位，骨折线常为后下斜向前上方，与伸直型相反。很少发生血管、神经损伤。

NOTE

3. 粉碎型 多见于成年人。该型骨折属肱骨髁间骨折，按骨折线形状可分 "T" 形和 "Y" 形骨折。

【诊查要点】

无移位骨折者，肘部可有疼痛、肿胀、功能障碍，肱骨髁上处有压痛。骨折有移位者，肘部疼痛、肿胀较明显，甚至出现张力性水疱，伸直型骨折肘部呈靴形畸形，但肘后三角关系仍保持正常，这一点可与肘关节后脱位相鉴别。

此外，还应注意桡动脉的搏动，腕和手指的感觉、活动、温度、颜色，以便确定是否合并神经或血管损伤。神经损伤表现为该神经支配范围的运动和感觉障碍，以桡神经、正中神经损伤为多见。若肘部严重肿胀，桡动脉搏动消失，患肢剧痛，手部皮肤苍白、发凉、麻木，被动伸指有剧烈疼痛者为肱动脉损伤或受压，处理不当则前臂屈肌发生肌肉坏死，纤维化后形成缺血性肌挛缩。骨折畸形愈合的后遗症以肘内翻为多见，肘外翻少见。粉碎型骨折多后遗肘关节不同程度的屈伸活动功能障碍。

肘关节正侧位 X 线片可显示骨折的类型和移位方向。伸直型骨折远端向后上移位，骨折线多从前下方斜向后上方。屈曲型骨折远端向前上方移位，骨折线从后下方斜向前上方。粉碎型骨折两髁分离，骨折线呈 "T" 形或 "Y" 形。根据受伤史、临床表现和 X 线检查可作出诊断。

【治疗】

无移位骨折可置患肢于屈肘 90° 位，用颈腕带悬吊 2~3 周。有移位骨折行手法复位后用夹板固定。手法复位困难者可行尺骨鹰嘴牵引逐步复位。

1. 整复方法 肱骨髁上骨折整复手法较多，现将临床上常用的整复手法介绍如下。

患者仰卧，两助手分别握住其上臂和前臂，做顺势拔伸牵引，术者两手分别握住远近段，相对挤压，先用端挤手法矫正侧方移位，再纠正前后重叠移位。若远段旋前（或旋后），应首先纠正旋转移位，使前臂旋后（或旋前）。纠正上述移位后，若整复伸直型骨折，则以两拇指从肘后推按远端向前，两手其余四指重叠环抱骨折近段向后提拉，并令助手在牵引下徐徐屈曲肘关节，常可感到骨折复位时的骨擦感；整复屈曲型骨折时，手法与上述相反，应在牵引后将远端向背侧压下，并徐徐伸直肘关节（图 6 – 27）。

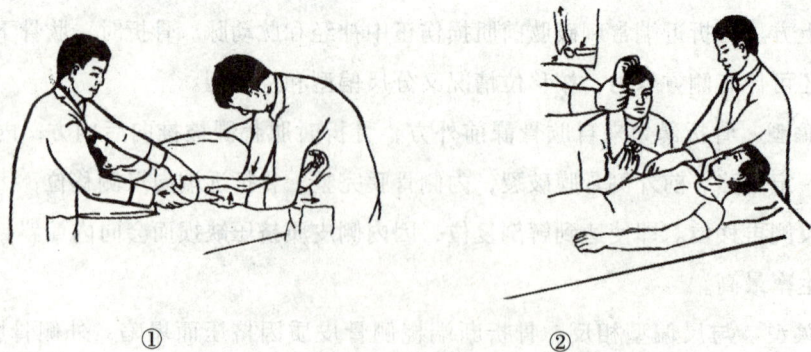

① ②

图 6 – 27 肱骨髁上伸直型骨折复位方法
①矫正侧方移位；②矫正前后移位

尺偏型骨折容易后遗肘内翻畸形，是由于整复不良或尺侧骨皮质遭受挤压，而产生塌陷嵌插所致。因此，在整复肱骨髁上骨折时，应特别注意矫正尺偏畸形，以防止发生肘内翻。

开放性骨折则应在清创后进行手法复位，再缝合伤口。若系粉碎型骨折或软组织肿胀严重，水疱较多而不能手法整复或整复后固定不稳定者，可在屈肘45°~90°位行尺骨鹰嘴牵引或皮肤牵引，重量为1~2kg，一般在3~7天后再进行复位。肱骨髁上粉碎骨折并发血循环障碍者，必须紧急处理，首先应在麻醉下整复移位的骨折断端，并行尺骨鹰嘴牵引，以解除骨折端对血管的压迫，如冰冷的手指温度逐渐转暖，手指可主动伸直，则可继续观察。如经上述处理无效，就必须及时探查肱动脉情况。肱骨髁上骨折所造成的神经损伤一般多为挫伤，在3个月左右多能自行恢复，除确诊为神经断裂者外，不须过早地进行手术探查。

2. 固定方法 复位后固定肘关节于屈曲90°~110°位置3周。夹板长度应上达三角肌中部水平，内外侧夹板下达（或超过）肘关节，前侧板下至肘横纹，后侧板远端呈向前弧形弯曲，并嵌有铝钉，使最下一条布带斜跨肘关节缚扎而不致滑脱；采用杉树皮夹板固定时，最下一条布带不能斜跨肘关节，而在肘下仅扎内、外侧夹板。为防止骨折远端后移，可在鹰嘴后方加一梯形垫；为防止内翻，可在骨折近端外侧及远端内侧分别加塔形垫。夹缚后用颈腕带悬吊（图6-28）。屈曲型骨折应固定肘关节于屈曲40°~60°位置3周，以后逐渐屈曲至90°位置1~2周。如外固定后患肢出现血循环障碍，应立即松解全部外固定，置肘关节于屈曲45°位置进行观察。

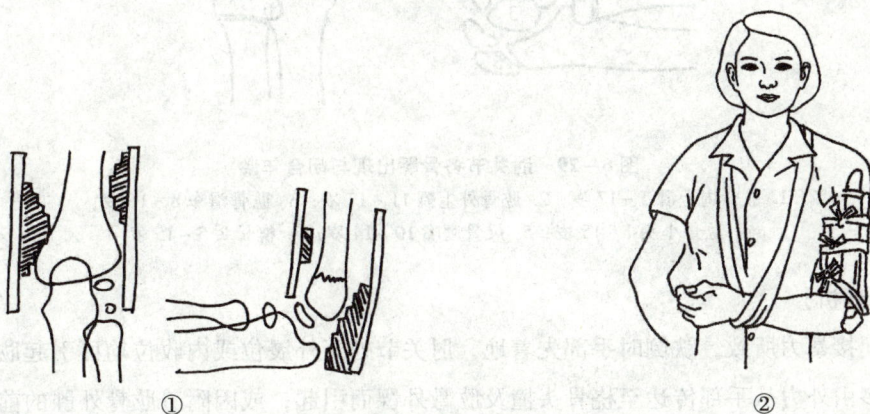

图6-28 伸直型肱骨髁上骨折夹板固定法
①加垫法；②夹板固定法

3. 练功活动 固定期间多做握拳、腕关节屈伸等活动，粉碎骨折应于伤后1周在牵引固定下开始练习肘关节屈伸活动，其他类型骨折应在解除固定后，积极主动锻炼肘关节屈伸活动，严禁暴力被动活动。

4. 药物治疗 肱骨髁上骨折的患者以儿童占大多数，且骨折局部血液供应良好，愈合迅速。内服药治疗原则，早期重在活血祛瘀、消肿止痛。肿胀严重、血运障碍者加用三七、丹参，并重用祛瘀、利水、消肿药物，如白茅根、木通之类；中、后期内服药可免。成人骨折仍按三期辨证用药。合并神经损伤者，应加用行气活血、通经活络之品。早期局部水疱较大者可用针头刺破，或将疱内液体抽吸，并用酒精棉球挤压干净，外涂紫药水。解除夹板固定以后，可用中药熏洗，有舒筋活络、通利关节的作用，是预防关节强直的重要措施。

5. 手术治疗 肱骨髁上骨折一般无需手术治疗。若手法复位后，外固定不能维持复位，可采用经皮穿针固定。若手法复位失败或伴有血管神经损伤，可考虑切开复位，采用克氏针或钢板螺丝钉固定，并对血管神经损伤做相应的处理。

【预防与调护】

肱骨髁上骨折多数为伸直型骨折，早期换药、调整夹板松紧度或护送病者拍 X 线片检查等都不可使患肘伸直，否则易引起骨折再移位。反之，屈曲型骨折，早期就不可随意做屈肘动作。骨折固定后，应密切观察患肢血运情况。

肱骨外髁骨折

儿童肘关节有 6 个骨骺，即肱骨下端 4 个骨骺、桡骨头骨骺和鹰嘴骨骺。肘部各骨骺的出现和闭合都有一定年龄（图 6 - 29）。肱骨外髁包含非关节面（包括外上髁）和关节面两部分。前臂伸肌群附着于肱骨外髁。肱骨外髁骨折是常见肘关节损伤之一，多发生于 5 ~ 10 岁的儿童，成年人少见，故又名肱骨外髁骨骺骨折。

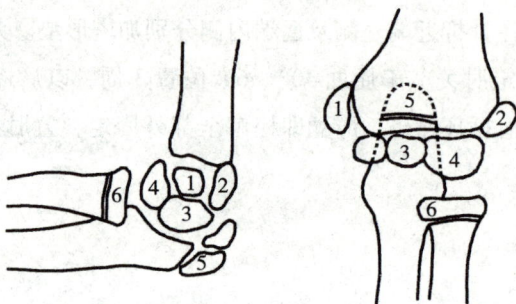

图 6 - 29 肘关节各骨骺出现与闭合年龄
1. 肱骨内上髁 5 ~ 17 岁；2. 肱骨外上髁 11 ~ 17 岁；3. 肱骨滑车 8 ~ 16 岁；
4. 肱骨小头 1 ~ 15 岁；5. 尺骨鹰嘴 10 ~ 14 岁；6. 桡骨头 5 ~ 15 岁

【病因病机】

多由间接暴力所致，跌倒时手部先着地，肘关节处于外展位或内收位均可引起肱骨外髁骨折。一般多由外力从手部传达至桡骨头撞及肱骨外髁而引起，或因附着肱骨外髁的前臂伸肌群强烈收缩而将肱骨外髁拉脱。分离的骨折块包括整个肱骨外髁、肱骨小头骨骺、邻近的肱骨滑车一部分和属于肱骨小头之上的一部分干骺端。外髁骨折后，由于前臂伸肌群的牵拉，骨折块可发生翻转移位，有的甚至可达 180°。根据骨折块的移位情况可分为无移位骨折、轻度移位骨折和翻转移位骨折三种（图 6 - 30），翻转移位骨折又可分为前移翻转型和后移翻转型。若旋转发生于两个轴上，表明骨折块上的筋膜完全被撕裂，由于前臂伸肌群的牵拉，致关节面指向内侧，而骨折面指向外侧。在纵轴上旋转，还可致骨折块的内侧部分转向外侧，而外侧部分转向内侧。

【诊查要点】

伤后肘关节呈半屈伸位，活动功能严重障碍，以肘外侧为中心明显肿胀、疼痛，相当于肱骨外髁部压痛明显，分离移位时，在肘外侧可摸到活动的骨折块或骨擦感，但早期可因明显肿胀而掩盖畸形，及至消肿以后，在肘外侧才发现骨突隆起，肘关节活动障碍。晚期可出现骨不连接、进行性肘外翻和牵拉性尺神经麻痹。

肘关节正侧位 X 线片可明确骨折的类型和移位方向。在年幼患者，大部分骨折块是属于软

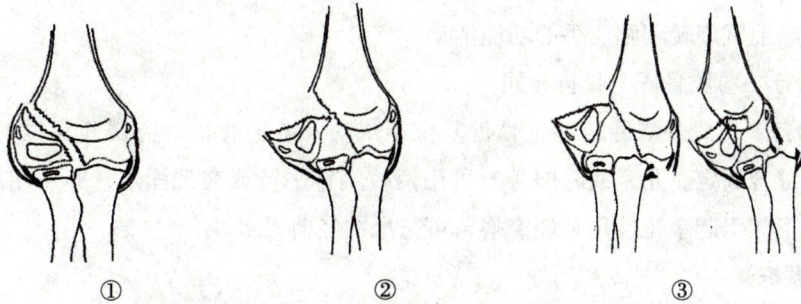

图6-30 肱骨外髁骨折的分类
①无移位骨折；②轻度移位骨折；③翻转移位骨折

骨性的，仅骨化中心才在 X 线片上显影，以致常被误认为仅是一块小骨片的轻微骨折，甚至被漏诊。事实上，骨折块是相当大的一块，几乎等于肱骨下端的一半，属关节内骨折，若处理不恰当，往往会引起肢体严重的畸形和功能障碍。故在处理时，应当充分估计这一点，不能完全以 X 线显示的形态来衡量骨折的严重程度。根据受伤史、临床表现和 X 线检查可作出诊断。

【治疗】

无明显移位的肱骨外髁骨折，仅屈肘 90°、前臂悬吊胸前即可。有移位的骨折，要求解剖复位，最好争取在软组织肿胀之前，在适当的麻醉下，予以手法整复。若伤后时间超过 1 周或闭合复位不满意，应切开复位。

1. 整复方法 如单纯向外移位者，屈肘、前臂旋后，将骨折块向内推挤，使骨折块进入关节腔而复位。有翻转移位者，凡属前移翻转型者，先将骨折块向后推按，使之变为后移翻转型，然后用以下方法整复。

复位时（以右肱骨外髁翻转骨折为例，阐述其整复步骤），可先用拇指指腹轻柔按摩骨折部，仔细摸认骨折块的滑车端和骨折面，辨清移位的方向及翻转、旋转程度。然后术者左手握患者腕部，置肘关节于屈曲 45°前臂旋后位，加大肘内翻，使关节腔外侧间隙增宽，腕背伸以使伸肌群松弛。并以右食指或中指扣住骨折块的滑车端，拇指扣住肱骨外上髁端，先将骨折块稍平行向后方推移，再将滑车端推向后内下方，把肱骨外上髁端推向外上方以矫正旋转移位，然后用右拇指将骨折块向内挤压，并将肘关节伸屈、内收、外

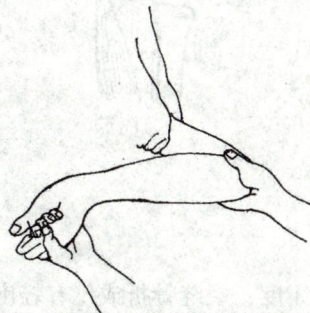

图6-31 肱骨外髁骨折手法复位

展以矫正残余移位（图 6-31）。若复位确已成功，则可触及肱骨外髁骨嵴平整，压住骨折块进行肘关节伸屈活动良好，且无响声。另一方法是用钢针插入顶拨翻转移位的外髁骨折块的上缘，使之复位。

2. 固定方法 有移位骨折闭合整复后，肘伸直，前臂旋后位，外髁处放固定垫，尺侧肘关节上、下各放一固定垫，四块夹板从上臂中上段到前臂中下段，四条布带缚扎，使肘关节伸直而稍外翻位固定 2 周，以后改屈肘 90°位固定 1 周。亦可用四块夹板固定肘关节屈曲 60°位 3 周，骨折临床愈合后解除固定。

3. 练功活动 有移位骨折在复位 1 周内，可做手指轻微活动，不宜做强力前臂旋转、握

拳、腕关节屈伸活动。1周后，逐渐加大指、掌、腕关节的活动范围。解除固定之后，开始进行肘关节屈伸、前臂旋转和腕、手的功能活动。

4. 药物治疗　与肱骨髁上骨折相同。

5. 手术治疗　肱骨外髁翻转移位骨折复位不成功及陈旧骨折，应切开复位，幼儿新鲜骨折可用粗丝线缝合固定，儿童或陈旧骨折可用两枚钢针平行或交叉固定，亦可用螺丝钉固定。晚期肘外翻畸形如引起牵拉性尺神经麻痹，可行尺神经前置术。

【预防与调护】

固定期间应注意观察患肢血液循环，经常调整夹板松紧度，若肱骨外髁处有疼痛时，应拆开夹板检查有无压疮，如皮肤呈局限性红暗时，应放松夹板或稍移动位置。

肱骨内上髁骨折

肱骨内上髁为前臂屈肌群和旋前圆肌的附着处，其后方有尺神经紧贴尺神经沟通过。肱骨内上髁骨折好发于儿童和青少年。

【病因病机】

肱骨内上髁骨折多由间接暴力所致。常见于儿童跌倒时手掌着地引起，或青少年的举重、投掷等运动损伤。受伤时，肘关节处于伸直、过度外展位，使肘部内侧受到外翻应力，同时前臂屈肌群急骤收缩，而将其附着的内上髁撕脱。骨折块被拉向前下方，甚至产生旋转。根据骨折块移位的程度一般可分为四度（图6－32）。

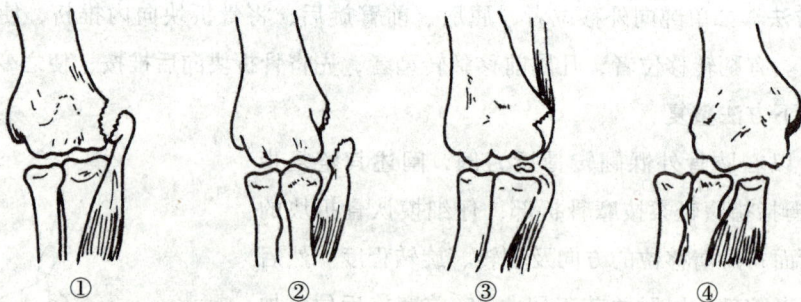

图6－32　肱骨内上髁骨折
①Ⅰ度；②Ⅱ度；③Ⅲ度；④Ⅳ度

Ⅰ度：裂缝骨折或仅有轻度移位，因其部分骨膜尚未完全断离。

Ⅱ度：骨折块有分离和旋转移位，但骨折块仍位于肘关节间隙的水平面以上。

Ⅲ度：由于肘关节遭受强大的外翻暴力，使肘关节的内侧关节囊等软组织广泛撕裂，肘关节腔内侧间隙张开，致使撕脱的内上髁被带进其内，并有旋转移位，且被肱骨滑车和尺骨半月切迹关节面紧紧夹住。

Ⅳ度：骨折块有旋转移位并伴有肘关节向桡侧脱位，骨折块的骨折面朝向滑车，并嵌入尺骨鹰嘴和肱骨滑车之间。此类骨折常易被忽略，而被误认为单纯肘关节脱位，仅采用一般肘关节脱位复位手法，致使骨折块嵌入尺骨鹰嘴和肱骨滑车之间，转成Ⅲ度骨折。

【诊查要点】

伤后肘关节呈半屈伸位，肘关节功能障碍，肘内侧肿胀、疼痛、压痛明显，有皮下瘀斑。分离移位时在肘内侧可触及活动的骨折块，Ⅰ、Ⅱ度骨折时仅有肘内侧牵拉性疼痛，关节活动轻度障碍。Ⅲ度骨折时肘关节屈伸明显障碍，Ⅳ度骨折时肘关节明显畸形，肿胀较严重，肘后三点关系不正常，有弹性固定。Ⅲ度和Ⅳ度骨折可合并尺神经损伤，晚期因骨痂压迫或尺神经沟粗糙，亦有可能损伤尺神经，应注意检查。肘关节正侧位 X 线片可明确骨折的类型和移位方向。根据受伤史、临床表现和 X 线检查可作出诊断。但 6 岁以下儿童该骨骺尚未出现，只要临床检查符合即可诊断，不必完全依赖 X 线片。必要时进一步作 CT 检查以明确诊断。

【治疗】

Ⅰ度骨折者用夹板固定于屈肘 90°位约 2 周即可。有移位骨折应尽早行手法整复固定。

1. 整复方法 Ⅱ度骨折手法整复时，在屈肘 45°前臂中立位，术者以拇、食指固定骨折块，拇指自下方向上方推挤，使其复位。Ⅲ度骨折手法复位时，在拔伸牵引下，伸直肘关节，前臂旋后、外展，造成肘外翻，使肘关节的内侧间隙增宽，术者拇指在肘关节内侧触到骨折块的边缘时，助手即强度背伸患肢手指及腕关节，使前臂屈肌群紧张，将关节内的骨折块拉出，必要时术者还可用拇指和食指抓住尺侧屈肌肌腹的近侧部向外牵拉，以辅助将骨折块拉出关节间隙，以后再按Ⅱ度骨折做手法整复。Ⅳ度骨折应先将脱位的肘关节整复，助手两人分别握住患肢远、近端，尽量内收前臂，使肘内侧间隙变窄，防止骨折块进入关节腔内，术者用推挤手法整复肘关节侧方脱位，使其转化为Ⅰ度或Ⅱ度骨折，再按上法处理，整复时应注意勿使转变为Ⅲ度骨折，整复后应及时进行 X 线复查。整复后，应常规检查尺神经有无损伤。

2. 固定方法 对位满意后，在骨折块的前内下方放一固定垫，再用夹板超肘关节固定于屈肘 90°位 2~3 周。

3. 练功活动 1 周内只做手指轻微屈伸活动；1 周后可逐渐加大手指屈伸活动幅度，禁忌做握拳及前臂旋转活动；2 周后可开始做肘关节屈伸活动；解除固定后可配合中药熏洗并加强肘关节屈伸活动。

4. 药物治疗 与肱骨髁上骨折相同。

5. 手术治疗 手法复位失败，则切开复位内固定，并做尺神经前置术。陈旧性内上髁骨折无骨性连接者可考虑切开复位，或切除骨折块并将肌腱止点缝合于近侧骨折端处。

【预防与调护】

参照肱骨外髁骨折。

尺骨鹰嘴骨折

尺骨鹰嘴为肱三头肌的附着处，尺骨半月切迹关节面与肱骨滑车关节面构成肱尺关节，是肘关节屈伸的枢纽。尺骨鹰嘴骨折多见于成年人和老年人。

【病因病机】

尺骨鹰嘴骨折多数由间接暴力造成。跌倒时，肘关节突然屈曲，同时肱三头肌强烈收缩，则发生尺骨鹰嘴撕脱骨折，近端被肱三头肌牵拉而向上移位（图 6-33）。直接暴力亦可造成尺骨鹰嘴骨折，如肘后部受直接打击，或跌倒时肘后着地而使鹰嘴受直接撞击，常发生粉碎骨折，但多数无明显移位。鹰嘴骨折线多数侵入半月切迹，为关节内骨折；少数撕脱的骨折片较小，骨折线可不侵入关节。

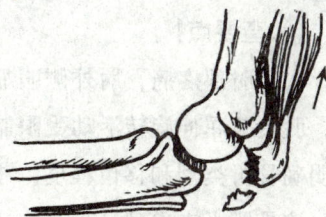

图 6-33 尺骨鹰嘴骨折移位

【诊查要点】

伤后尺骨鹰嘴部疼痛，压痛明显，局限性肿胀，肘关节活动功能障碍。分离移位时，在局部可扪及鹰嘴骨片向上移和明显的骨折间隙或骨擦感，主动伸肘功能丧失。关节内积血时，鹰嘴两侧凹陷处隆起。肘关节侧位 X 线片可明确骨折的类型和移位程度。根据受伤史、临床表现和 X 线检查可作出诊断。

【治疗】

无移位骨折或老人粉碎性骨折移位不显著者，不必手法整复。有分离移位者，则必须整复。

1. 整复方法　先把血肿抽吸干净，术者站在患肢近端外侧，两手环握患肢，以两拇指推迫其近端向远端靠拢，两食指与两中指使肘关节徐徐伸直，即可复位。

2. 固定方法　无移位骨折、已施行内固定者或肱三头肌成形术者，可固定肘关节于屈曲 20°~60°位 3 周；有移位骨折手法整复后，在尺骨鹰嘴上端用抱骨垫固定，并用前、后侧超肘夹板固定肘关节于屈曲 0°~20°位 3 周，以后再逐渐改为固定在屈肘 90°位 1~2 周。

3. 练功活动　3 周以内只做手指、腕关节屈伸活动，禁止肘关节屈伸活动，第 4 周以后才逐步做肘关节主动屈伸锻炼，严禁暴力被动屈肘。此外，可配合进行肩关节练功活动。

4. 药物治疗　按骨折三期辨证用药，解除固定后加强中药熏洗。

5. 手术治疗　手法整复不满意者，可切开复位用丝线或钢丝缝合固定，修补肱三头肌肌腱。移位明显的粉碎骨折，可考虑将骨碎片切除，行肱三头肌成形术。

【预防与调护】

保持肘关节处于伸直位固定，逐渐屈曲肘关节。捆扎带缚绑既不能过紧，也不宜过松，过紧会阻碍远端血运，过松则起不到固定作用。

桡骨头骨折

桡骨近端包括桡骨头、颈和结节。桡骨头关节面呈浅凹形，与肱骨小头构成肱桡关节。桡骨头尺侧边缘与尺骨的桡切迹相接触，构成尺桡近侧关节。桡骨头和颈的一部分位于关节囊内，环状韧带围绕桡骨头。桡骨头骨折临床上易被忽略，若未能及时治疗，将造成前臂旋转功能障碍或引起创伤性关节炎。桡骨头骨折多见于少年儿童，青壮年亦可发生。

【病因病机】

桡骨头骨折多由间接暴力造成。跌倒时手掌先着地，肘关节处于伸直和前臂旋前位，暴力沿前臂桡侧向上传达，引起肘部过度外翻，使桡骨头撞击肱骨小头，产生反作用力，使桡骨头受挤压而发生骨折。在儿童则发生桡骨头骨骺分离。桡骨头骨折可分为青枝骨折，无移位或轻度移位骨折，有移位的嵌插、粉碎和劈裂骨折等（图 6-34）。

【诊查要点】

伤后肘部疼痛，肘外侧明显肿胀（若血肿被关节囊包裹，可无明显肿胀），桡骨头局部压痛，肘关节屈伸旋转活动受限制，尤以旋转前臂时，桡骨头处疼痛加重。肘关节正侧位 X 线片可明确骨折类型和移位程度。根据受伤史、临床表现和 X 线检查可作出诊断。但 5 岁以下儿童，该骨骺尚未出现，只要临床表现符合，即可诊断，不必完全依赖 X 线片。

【治疗】

对无移位或轻度移位的嵌插骨折而关节面倾斜度在 30°以下者，估计日后影响肘关节功能

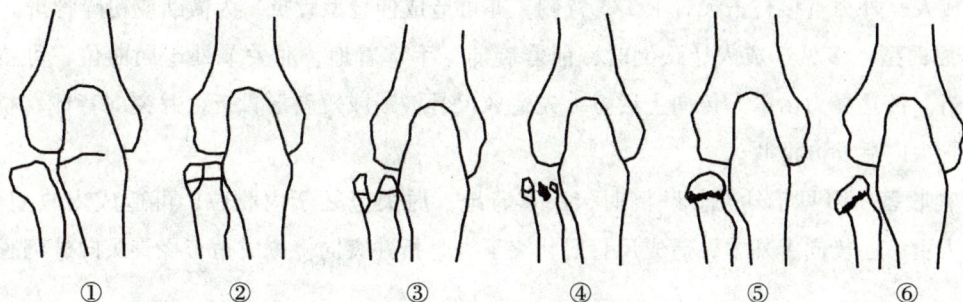

图 6 - 34 桡骨头骨折
①青枝骨折；②裂纹骨折；③劈裂骨折；④粉碎骨折；⑤嵌插骨折；⑥嵌插合并移位

的可能性不大，则不必强求解剖复位。对明显移位骨折则应施行整复。

1. 整复方法 整复前先用手指在桡骨头外侧进行触摸，准确地摸出移位的桡骨头。复位时一助手固定上臂，术者一手牵引前臂在肘关节伸直内收位来回旋转，另一手的拇指把桡骨头向上、向内侧按挤，使其复位。

若手法整复不成功，可使用钢针撬拨复位法：局部皮肤消毒，铺巾，在 X 线透视下，术者用不锈钢针自骨骺的外后方刺入，针尖顶住骨骺，向内、上方拨正。应注意避开桡神经，并采用无菌操作。

2. 固定方法 各类型骨折复位后均应固定肘关节于屈曲 90° 位置 2 ~ 3 周。

3. 练功活动 整复后即可做手指、腕关节屈伸活动，2 ~ 3 周后做肘关节屈伸活动。桡骨头切除术后，肘关节的练功活动应更提早一些。

4. 药物治疗 早期治疗原则是活血祛瘀、消肿止痛，儿童骨折愈合较快，在中后期主要采用中药熏洗，可不用内服药物。

5. 手术治疗 移位严重，手法整复不成功者，应切开复位细钢针内固定。如成年人的粉碎、塌陷、嵌插骨折，关节面倾斜度在 30° 以上者，可做桡骨头切除术，但 14 岁以下的儿童不宜做桡骨头切除术，恐引起发育畸形。

【预防与调护】

复位固定后，要注意患肢血运情况，定期检查石膏、夹板固定情况及松紧度，术后要注意检查腕部和手指的感觉及运动情况，以了解是否损伤桡神经深支。

尺骨上 1/3 骨折合并桡骨头脱位

尺骨上 1/3 骨折合并桡骨头脱位是指尺骨半月切迹以下的上 1/3 骨折，桡骨头同时自肱桡关节、尺桡近侧关节脱位，而肱尺关节没有脱位，又称为孟氏骨折。这与肘关节前脱位合并尺骨鹰嘴骨折应有所区别。该损伤可见于各个年龄组，但以儿童和少年多见。

【病因病机】

直接暴力和间接暴力均能引起尺骨上 1/3 骨折合并桡骨头脱位，而以间接暴力所致者为多。根据暴力方向及骨折移位情况，临床上可分为伸直、屈曲、内收三型（图 6 - 35）。

1. 伸直型 比较常见，多见于儿童。跌倒时，前臂旋后，手掌先着地，肘关节处于伸直位或过伸位，可造成伸直型骨折。传达暴力由掌心通过尺、桡骨传向上前方，先造成尺骨斜形骨折，继而迫使桡骨头冲破或滑出环状韧带，向前外方脱出，骨折断端随之突向掌侧及桡侧成角。在成人，外力直接打击尺骨上 1/3 背侧，亦可造成伸直型骨折，为横断或粉碎骨折。

2. 屈曲型 多见于成人。跌倒时，前臂旋前，手掌着地，肘关节处于屈曲位，可造成屈曲型骨折。传达暴力由掌心传向上后方，先造成尺骨横断或短斜形骨折，并突向背侧、桡侧成角，桡骨头向后外方滑脱。

3. 内收型 多见于幼儿。跌倒时，手掌着地，肘关节处于内收位，可造成内收型骨折。传达暴力由掌心传向上外方，造成尺骨冠状突下方骨折并突向桡侧成角，桡骨头向外侧脱出。

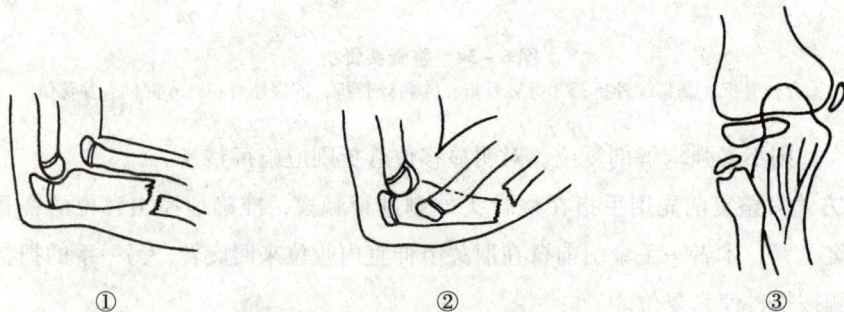

图 6－35　尺骨上 1/3 骨折合并桡骨头脱位的类型
①伸直型；②屈曲型；③内收型

【诊查要点】

伤后肘部及前臂肿胀、移位明显者，可见尺骨成角畸形，在肘关节前、外或后方可摸到脱出的桡骨头，骨折和脱位处压痛明显。检查时应注意腕和手指感觉和运动功能，以便确定是否因桡骨头向外脱位而合并桡神经挫伤。对儿童的尺骨上 1/3 骨折，必须仔细检查桡骨头是否同时脱位。前臂正侧位 X 线片可明确骨折类型、移位情况和桡骨头的脱位方向。X 线检查必须包括肘、腕关节，以免遗漏上下尺桡关节脱位的诊断。正常桡骨头与肱骨小头相对，桡骨干纵轴线向上延长，一定通过肱骨小头的中心（图 6－36）。如正位或侧位 X 线片出现桡骨干纵轴线有向外或向上偏移，应诊断为尺骨上 1/3 骨折合并桡骨头脱位。肱骨小头骨骺一般在 1～2 岁时出现，因此对 1 岁以内的患儿，最好同时摄健侧 X 线片以便对照。桡骨头脱位后可能自动还纳，X 线片仅见骨折而无脱位，若此时忽略对桡骨头的固定，可能发生再脱位。根据受伤史、临床表现和 X 线检查可作出诊断。

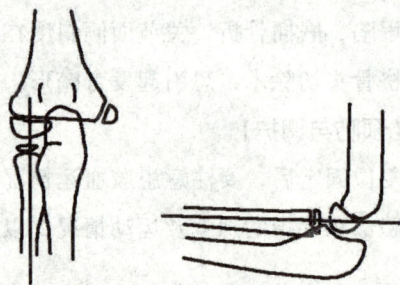

图 6－36　正常桡骨头长轴通过肱骨小头的中心

【治疗】

新鲜尺骨上 1/3 骨折合并桡骨头脱位绝大多数可采用手法复位，前臂超肘关节夹板固定。合并桡神经挫伤者亦可采用手法复位、前臂超肘关节夹板固定，桡骨头脱位整复后，桡神经多在 3 个月内自行恢复。

1. 整复方法 原则上先整复桡骨头脱位，后整复尺骨骨折。患者平卧，前臂置中立位，两助手顺势拔伸，矫正重叠移位。对伸直型骨折，术者两拇指放在桡骨头外侧和前侧，向尺侧、背侧按挤，同时肘关节徐徐屈曲 90°，使桡骨头复位，然后术者捏住骨折断端进行分骨，在骨折处向掌侧加大成角，再逐渐向背侧按压，使尺骨复位；对屈曲型骨折，两拇指放在桡骨头的外侧、背侧，向内侧、掌侧挤按，同时肘关节徐徐伸直至0°位，使桡骨头复位，有时还可听到或感觉到桡骨头复位的滑动声，然后先向背侧加大成角，再逐渐向掌侧挤按，使尺骨复位；对内收型骨折，助手在拔伸牵引的同时，外展患侧的肘关节，术者拇指放在桡骨头外侧，向内侧推按桡骨头，使之还纳，尺骨向桡侧成角亦随之矫正。

2. 固定方法　先以尺骨骨折平面为中心，在前臂的掌侧与背侧各置一分骨垫，在骨折的掌侧（伸直型）或背侧（屈曲型）置一平垫；在桡骨头的前外侧（伸直型）或后外侧（屈曲型）或外侧（内收型）放置葫芦垫；在尺骨内侧的上下端分别放一平垫，用胶布固定。然后在前臂掌、背侧与桡、尺侧分别放上长度适宜的夹板，用四道布带捆绑（图6-37）。伸直型骨折脱位应固定于屈肘位4~5周；屈曲型或内收型宜固定于伸肘位2~3周后，改屈肘位固定2周。

3. 练功活动　在伤后3周内，做手、腕诸关节的屈伸锻炼，以后逐步做肘关节屈伸锻炼。前臂的旋转活动须在X线片显示尺骨骨折线模糊并有连续性骨痂生长时，才开始锻炼。

4. 药物治疗　按骨折三期辨证用药，中后期加强中药熏洗。

图6-37　分骨垫和压垫放置法

5. 手术治疗　手法整复失败者，应早期切开整复，选用髓内钉或钢板内固定。对陈旧性骨折畸形愈合者，成人可行桡骨头切除术，儿童则须切开整复，将桡骨头整复、环状韧带重建、尺骨再折断复位内固定。

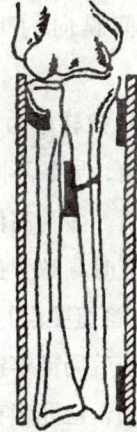

【预防与调护】

复位固定后，应注意观察患肢血液循环情况，卧床休息时抬高患肢，以利肿胀消退，要经常检查夹板固定的松紧度，注意压垫是否移动，且应防止压疮。定期X线复查，了解骨折对位及愈合情况。

尺桡骨干双骨折

前臂骨由尺骨、桡骨组成。尺骨上端粗而下端细，是构成肘关节的重要部分。桡骨上端细而下端粗，是构成腕关节的重要部分。正常的尺骨是前臂的轴心，通过尺桡近侧、远侧关节及骨间膜与桡骨相连，桡骨沿尺骨旋转，自旋后位至旋前位，回旋幅度可达150°。前臂肌肉较多，有屈伸肌群、旋前旋后肌群等。骨折后可出现重叠、成角、旋转及侧方移位，故整复较难。前臂骨间膜是致密的纤维膜，几乎连接尺桡骨的全长，其松紧度随着前臂的旋转而发生改变。前臂中立位时，两骨干接近平行，骨干间隙最大，骨干中部距离最宽，骨间膜上下松紧一致，对尺桡骨起稳定作用；当旋前或旋后位时，骨干间隙缩小，骨间膜上下松紧不一致，而两骨间的稳定性消失。因此，在处理尺桡骨干双骨折时，为了保持前臂的旋转功能，应使骨间膜上下松紧一致，并预防骨间膜挛缩，故尽可能在骨折复位后将前臂固定在中立位。尺桡骨干双骨折是常见的前臂损伤之一，多见于儿童或青壮年，多发生于前臂中1/3和下1/3部。

【病因病机】

尺桡骨干双骨折可由直接暴力、传达暴力或扭转暴力所造成（图6-38）。

1. 直接暴力　多由于重物打击、机器或车轮的直接压轧，或刀砍伤，导致同一平面的横

NOTE

断或粉碎性骨折。由于暴力的直接作用，多伴有不同程度的软组织损伤，包括肌肉、肌腱断裂，神经血管损伤等。

2. 间接暴力　跌倒时手掌着地，暴力通过腕关节向上传导，由于桡骨负重多于尺骨，暴力作用首先使桡骨骨折，若残余暴力比较强大，则通过骨间膜向内下方传导，引起低位尺骨斜形骨折。

3. 扭转暴力　跌倒时手掌着地，同时前臂发生旋转，导致不同平面的尺桡骨螺旋形骨折或斜形骨折。多为高位尺骨骨折和低位桡骨骨折。

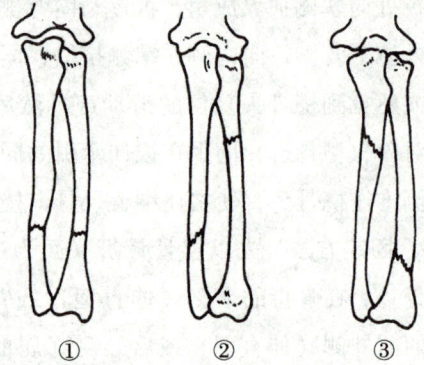

图 6－38　不同外力所致的尺桡骨干双骨折

有时导致骨折的暴力因素复杂，难以分析其确切的暴力因素。

【诊查要点】

伤后局部疼痛、肿胀，压痛明显，前臂功能丧失。完全骨折时多有成角畸形、骨擦音和异常活动，但儿童青枝骨折仅有成角畸形。前臂正侧位X线片可明确骨折类型和移位方向。X线检查必须包括肘、腕关节，以免遗漏上下尺桡关节脱位的诊断。根据受伤史、临床表现和X线检查可作出诊断。若骨折后患肢疼痛剧烈、肿胀严重，手指麻木发凉，皮肤发绀，被动活动手指疼痛加重，应考虑为前臂筋膜间隔区综合征。

【治疗】

尺桡骨干双骨折可发生多种移位，如重叠、成角、旋转及侧方移位等。若治疗不当可发生尺、桡骨交叉愈合，影响前臂旋转功能。因此治疗的目标除了良好的对位、对线以外，特别应注意恢复前臂的旋转功能。

1. 整复方法　患者平卧，肩外展90°，肘屈曲90°，中、下1/3骨折取前臂中立位，上1/3骨折取前臂旋后位，由两助手做拔伸牵引，矫正重叠、旋转及成角畸形。尺桡骨干双骨折均为不稳定时，如骨折在上1/3，则先整复尺骨；如骨折在下1/3，则先整复桡骨；骨折在中段时，应根据两骨干骨折的相对稳定性来决定。若前臂肌肉比较发达，加之骨折后出血肿胀，虽经牵引后重叠未完全纠正者，可用折顶手法加以复位。若斜形骨折或锯齿形骨折有背向侧方移位者，应用回旋手法进行复位。若尺、桡骨骨折断端互相靠拢时，可用挤捏分骨手法，术者用两手拇指和食、中、环三指分置骨折部的掌、背侧，用力将尺、桡骨间隙分到最大限度，使骨间膜恢复其紧张度，向中间靠拢的尺、桡骨断端向尺、桡侧各自分离。

2. 固定方法　若复位前尺、桡骨相互靠拢者，可采用分骨垫放置在两骨之间（图6－39）；若骨折原有成角畸形，则采用三点加压法。各垫放置妥当后，依次放掌、背、桡、尺侧夹板；掌侧板由肘横纹至腕横纹，背侧板由鹰嘴至腕关节或掌指关节，桡侧板由桡骨头至桡骨茎突，尺侧板自肱骨内上髁下达第5掌骨基底部，掌背两侧夹板要比尺桡两侧夹板宽，夹板间距离约1cm。缚扎后，再用铁丝托或有柄托板固定，屈肘90°，三角巾悬吊，前臂原则上放置在中立位，固定至临床愈合。固定时间成人6~8周，儿童3~4周（图6－40）。

3. 练功活动　初期鼓励患者做手指、腕关节屈伸活动及上肢肌肉舒缩活动；中期开始做肩、肘关节活动，如弓步云手，活动范围逐渐增大，但不宜做前臂旋转活动。解除固定后做前臂旋转活动。

4. 药物治疗 按骨折三期辨证用药，若尺骨下 1/3 骨折愈合迟缓时，要着重补肝肾、壮筋骨以促进其愈合，若后期前臂旋转活动仍有阻碍者，应加强中药熏洗。

5. 手术治疗 尺桡骨干双骨折手法复位失败，或多段骨折、斜形骨折或螺旋形、粉碎严重的骨折等不稳定骨折，或骨折合并神经、血管、肌腱损伤者，应切开复位内固定，可选用钢板或髓内针等进行固定（图 6 - 41）。

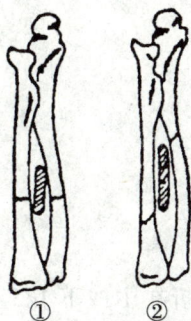

图 6 - 39 分骨垫放置法　　图 6 - 40 夹板固定外观　　图 6 - 41 尺桡骨干双骨折钢板内固定

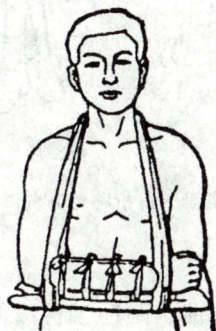

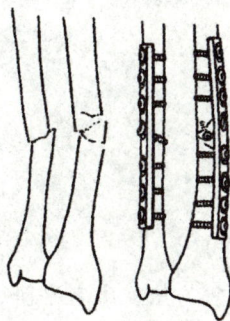

【预防与调护】

复位固定后，应注意患肢远端血运情况以及时调整夹板松紧度，肿胀较重者可适当轻柔按摩患侧手部。若固定后患肢疼痛剧烈，肿胀严重，手指麻木发凉，皮肤发绀，应及时解除外固定。在固定期间，应使前臂维持在中立位，要鼓励和正确指导患者做适当的练功活动。固定早期应每隔 3 ~ 4 天复查 X 线片 1 次，注意有无发生再移位，发现再移位，应及时纠正。此外，在更换外敷伤药、调整夹板松紧度及拍片复查时，应用双手托平患肢小心搬动，切不可用一手端提患肢，同时还应避免伤肢前臂的任何旋转活动，以防骨折再移位。

尺桡骨干单骨折

尺桡骨干单骨折多发生于青少年，临床较少见。

【病因病机】

直接暴力与间接暴力均可造成。尺桡骨干单骨折，因为有对侧骨的支持，一般无严重移位；由于骨间膜作用，断端易向对侧骨移位，但当有明显移位时，可合并上或下尺桡关节脱位，而出现成角、重叠畸形。成人桡骨干上 1/3 骨折，骨折线位于旋前圆肌止点之上时，由于附着于桡骨结节的肱二头肌及附着于桡骨上 1/3 的旋后肌的牵拉，使骨折近端向后旋转移位；附着于桡骨中部及下部的旋前圆肌和旋前方肌的牵拉，使骨折远端向前旋转移位。桡骨干中 1/3 或中下 1/3 骨折、骨折线位于旋前圆肌止点以下时，因肱二头肌与旋后肌的旋后倾向，被旋前圆肌的旋前力量所抵消，骨折近端处于中立位；骨折远端因受旋前方肌的牵拉而向前旋转移位（图 6 - 42）。幼儿多为青枝骨折。

【诊查要点】

伤后局部疼痛、肿胀，压痛明显，完全骨折时，可有骨擦音，前臂旋转功能障碍，但不全骨折时，尚可有旋转功能。较表浅骨段，可触及骨折端。前臂正侧位 X 线片应包括上、下关节，注意有无合并脱位。根据受伤史、临床表现和 X 线检查可作出诊断。

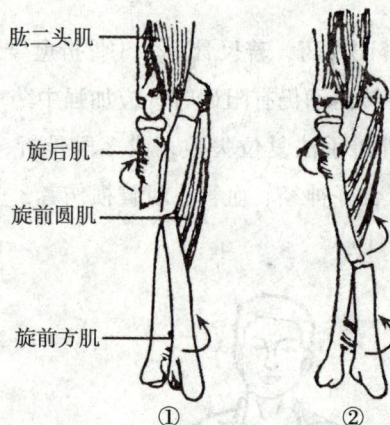

肱二头肌

旋后肌

旋前圆肌

旋前方肌

①　　　②

图 6-42　桡骨干骨折移位方向

【治疗】

1. 整复方法　患者平卧，肩外展、肘屈曲，两助手行拔伸牵引。骨折在中或下 1/3 部位时，前臂置中立位牵引 3~5 分钟，待断端重叠拉开后，若两骨靠拢移位，可采用分骨手法纠正，若掌背侧移位则用提按手法纠正，但在桡骨干上 1/3 骨折时，应逐渐由中立位改成旋后位牵引，术者一手拇指将骨折远端提向桡侧、背侧，另一手拇指挤按近端向尺侧、掌侧，即可复位。

2. 固定方法　先放置掌、背侧分骨垫各 1 个，再放好其他固定垫，桡骨上 1/3 骨折须在近端的桡侧再放 1 个小固定垫，以防止向桡侧移位。然后放置掌、背侧夹板并用手捏住，再放尺、桡侧板。桡骨干下 1/3 骨折时，桡侧板下端超腕关节，将腕部固定于尺偏位（图 6-43），借紧张的腕桡侧副韧带

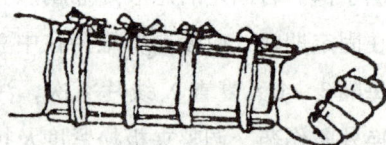

图 6-43　桡骨干骨折固定外观

限制远端尺偏移位；尺骨下 1/3 骨折则尺侧板须超腕关节，使腕部固定于桡偏位。最后用 4 条布带固定。一般屈肘 90°，前臂中立位，用三角巾悬挂于胸前。

3. 练功活动　初期鼓励患者做握拳锻炼，待肿胀基本消退后，开始肩、肘关节活动，如弓步云手；解除固定后，可做前臂旋转活动锻炼。

4. 药物治疗　与尺桡骨干双骨折相同。

5. 手术治疗　尺桡骨干单骨折手法复位失败者，应切开复位内固定。可选用钢板螺丝钉或髓内针等进行固定。

【预防与调护】

同尺桡骨干双骨折。

桡骨下 1/3 骨折合并尺桡远侧关节脱位

桡骨下 1/3 骨折合并尺桡远侧关节脱位，又称盖氏骨折。下尺桡关节由桡骨尺切迹与尺骨小头构成，三角纤维软骨的尖端附着在尺骨茎突，三角形的底边则附着在桡骨下端尺切迹边缘，前后与关节滑膜连贯。下尺桡关节的稳定，主要由坚强的三角纤维软骨与较薄弱的掌、背侧下尺桡韧带维持。前臂旋转时，桡骨尺切迹则围绕着尺骨小头旋转，若三角纤维软骨、尺侧

腕韧带或尺骨茎突被撕裂，则容易造成下尺桡关节脱位。儿童的桡骨中、下 1/3 骨折可以合并尺骨下端骨骺分离，而不发生下尺桡关节脱位，治疗时应注意。桡骨下 1/3 骨折合并尺桡远侧关节脱位多见于成人，儿童较少见。

【病因病机】

直接暴力和间接暴力均可引起，以间接暴力所致者多见。直接暴力多为前臂遭受重物打击、砸压或机器绞伤所致，桡骨多为横断或粉碎骨折，桡骨远端常因旋前方肌牵拉而向尺侧移位，还可同时合并尺骨下 1/3 骨折。间接暴力多为向前跌倒，手掌先着地，暴力通过桡腕关节向上传达至桡骨下 1/3 处而发生骨折，多为短斜或螺旋骨折，骨折远端向上移位并可向掌侧或背侧移位，同时三角纤维软骨及尺侧腕韧带被撕裂或尺骨茎突被撕脱，造成下尺桡关节脱位。跌倒时，若前臂在旋前位，则桡骨远端向背侧移位；若前臂旋后位或中立位，则桡骨远端向掌侧移位，一般向掌侧移位多见（图 6 - 44）。骨折发生后，桡骨骨折远端受拇长展肌、拇短伸肌的挤压向尺侧成角和向尺侧、掌侧移位，受旋前方肌的牵拉而旋前移位，受肱桡肌等牵拉向近端短缩移位。儿童桡骨下 1/3 骨折可为青枝骨折，下尺桡关节脱位有时不明显，常发生尺骨远端骨骺分离。脱位的方向有骨折近端向近侧移位、尺骨小头向掌侧或背侧移位和尺骨小头向外分离移位，临床上常同时存在。按照骨折的稳定程度及移位方向，临床可分为三种类型。

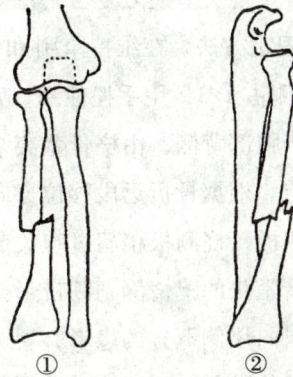

图 6 - 44　桡骨下 1/3 骨折合并尺桡远侧关节脱位
①正位；②侧位

1. 稳定型　桡骨下 1/3 横断骨折或青枝骨折、成角畸形合并下尺桡关节脱位，或尺骨远端骨骺分离，常见于儿童。

2. 不稳定型　桡骨下 1/3 短斜或螺旋或粉碎骨折，骨折移位较多，下尺桡关节脱位明显。此型最常见，多见于成人。

3. 特殊型　桡、尺骨下 1/3 双骨折伴下尺桡关节脱位。成人脱位较严重，青少年桡、尺骨双骨折位置较低，移位不大，有时尺骨可有弯曲畸形，骨折相对稳定。

【诊查要点】

伤后前臂及腕部肿胀、疼痛，桡骨下 1/3 部向掌侧或背侧成角，尺骨小头向尺侧、背侧突起，腕关节呈桡偏畸形。桡骨下 1/3 压痛及纵轴叩击痛明显，有异常活动和骨擦音，下尺桡关节松弛并有挤压痛，前臂旋转功能障碍。当检查桡骨下 1/3 部有明显假关节活动而尺骨尚完整时，即应想到本病。前臂正侧位 X 线片应包括腕、肘关节，以观察是否有下尺桡关节脱位和合并尺骨茎突骨折，以及确定骨折的类型和移位情况。正位片上，下尺桡关节间隙变宽，成人若超过 2mm，儿童若超过 4mm，则为下尺桡关节分离。侧位片上，尺桡骨干正常应相互平行重叠，若两骨干发生交叉，尺骨头向背侧移位，则为下尺桡关节脱位。根据受伤史、临床表现和 X 线检查可作出诊断。

【治疗】

稳定型骨折按儿童尺桡骨远端骨折处理，尺骨骨骺滑脱必须矫正。特殊型骨折按尺桡骨双骨折处理，对尺骨仅有弯曲无骨折者，须先将尺骨的弯曲畸形矫正，桡骨骨折及下尺桡关节脱位才能一起复位。尺骨弯曲畸形不能矫正，或整复固定失败者，则切开复位内固定。不稳定型骨折按如下方法整复固定。

1. 整复方法　不稳定型骨折一般先整复骨折，然后整复下尺桡关节脱位。患者平卧，肩外展，肘屈曲，前臂中立位，两助手行拔伸牵引3~5分钟，将短缩移位牵开。然后可以用分骨手法纠正桡骨远折端向尺侧的移位，用提按折顶手法纠正向掌侧或背侧的移位。如果桡骨远折端向尺侧掌侧移位时，一手做分骨，另一手拇指按近折段向掌侧，食、中、环三指提远折段向背侧，使之对位；如果桡骨远折段向尺侧背侧移位时，一手做分骨，另一手拇指按远折段向掌侧，食、中、环三指提近折段向背侧，使之对位；最后术者用一手捏住整复的桡骨断端，一手扣紧下尺桡关节使之复位（图6-45）。

2. 固定方法　在维持牵引和分骨下，掌、背侧各放一个分骨垫。分骨垫在骨折线远侧占2/3，近侧占1/3，用手捏住掌、背侧分骨垫，各用2条粘膏固定（图6-46①）。将备妥的合骨垫置于腕部背侧，由桡骨茎突掌侧处绕过背侧到尺骨茎突掌侧，作半环状包裹，再用宽绷带缠绕固定。根据骨折远段移位方向，加用小平垫。然后再放置掌、背侧夹板，用手捏住，再放桡、尺侧板，桡侧板稍超过腕关节，以限制手的桡偏，尺侧板下端不超过腕关节，以利于手的尺偏，借紧张的腕桡侧副韧带牵拉桡骨远折段向桡侧，克服其尺偏倾向。对于桡骨骨折线自桡侧上方斜向尺侧下方的患者，置分骨垫于骨折线近侧（图6-46②）；桡侧夹板平腕关节，尺侧夹板超腕关节，可达第5掌骨颈的尺侧，以限制手的尺偏，利于骨折对位。4块夹板放置后，用四道扎带捆绑，屈肘90°，三角巾悬吊固定。固定时间成人为6周，儿童则为4周。

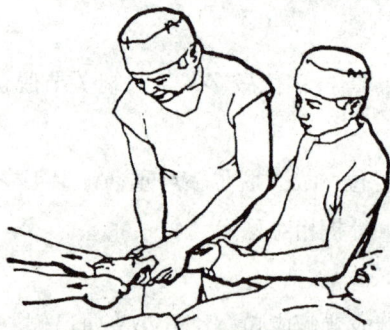

图6-45　整复下尺桡关节脱位手法

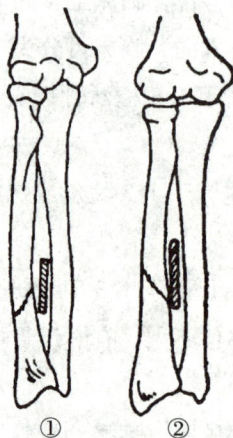

图6-46　分骨垫放置法

3. 练功活动　复位固定后，应做指、掌关节的屈伸、握拳活动，以减轻患肢远端的肿胀，并可使骨折断端紧密接触，而增加其稳定性。禁止前臂旋转活动和腕关节伸屈活动。中期可进行肩关节和肘关节的活动功能锻炼。解除夹板固定后，逐步进行前臂旋转活动和腕关节伸屈、旋转活动。

4. 药物治疗　按骨折三期辨证用药，解除固定后加强熏洗。

5. 手术治疗　桡骨下1/3骨折合并尺桡远侧关节脱位必须得到较好的复位，才能维持前臂良好的旋转功能。如果手法复位失败，应采用手术切开复位内固定治疗。可以选用髓内钉或钢板固定。钢板限制旋转较好，但是必须有足够长度。

【预防与调护】

桡骨下 1/3 骨折合并尺桡远侧关节脱位属于不稳定性骨折，复位与固定后极易发生再移位，3 周内必须严密加以观察，如有移位，应及时整复。要经常检查夹板和分骨垫的位置是否合适，发现位置发生偏移应及时进行调整。早期练功活动，要严格限制前臂旋转及腕关节伸屈活动。

桡骨远端骨折

桡骨远端骨折是指桡骨远端关节面以上 2～3cm 范围内的骨折。桡骨远端与腕骨（舟状骨与月骨）形成关节面，其背侧边缘长于掌侧，故关节面向掌侧倾斜 10°～15°。桡骨远端内侧缘切迹与尺骨头形成下尺桡关节，切迹的下缘为三角纤维软骨的基底部所附着，三角软骨的尖端起于尺骨茎突基底部。前臂旋转时桡骨沿尺骨头回旋，而以尺骨头为中心。桡骨远端外侧的茎突，较其内侧长 1～1.5cm，故其关节面还向尺侧倾斜 20°～25°（图 6-47）。这些关系在骨折时常被破坏，在整复时应尽可能恢复正常解剖。桡骨远端骨折是腕部最常见的骨折，多见于老年人和青壮年。

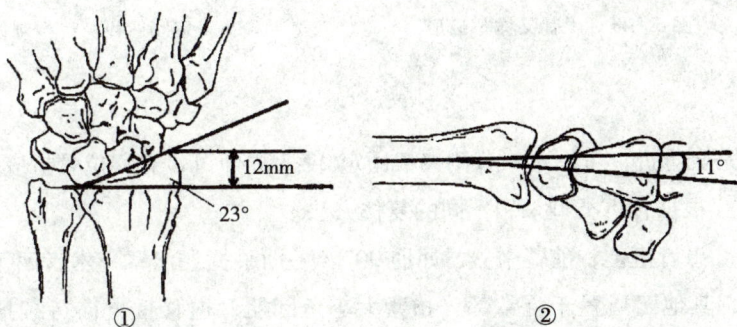

图 6-47 桡骨远端正侧位观
①正位；②侧位

【病因病机】

多为间接暴力所致，跌倒时，躯干向下的重力与地面向上的反作用力交集于桡骨远端而发生骨折。骨折是否有移位与暴力的大小有关。根据受伤姿势和骨折移位的不同，可分为四种类型的骨折。

1. 伸直型 又称 Colles 骨折，此型最多见。跌倒时，肘部伸直前臂旋前，腕关节呈背伸位，手掌先着地，暴力引起桡骨远端骨折。暴力较轻时，骨折嵌插而无明显移位。暴力较大时，骨折远段向桡侧和背侧移位，桡骨远端关节面改向背侧倾斜，向尺侧倾斜减少或完全消失，甚至向桡侧倾斜。

2. 屈曲型 又称 Smith 骨折。跌倒时，手背着地，腕关节急剧掌屈所致。远侧骨折端向掌侧及桡侧移位。

3. 背侧缘型 跌倒时，前臂旋前，腕背伸位手掌着地，外力使腕骨冲击桡骨远端关节面的背侧缘，造成桡骨远端背侧缘劈裂骨折，伴有腕关节向背侧脱位或半脱位。远端骨折块呈楔形，包括该关节面的 1/3，骨折块移向近侧及背侧，腕骨随之移位，此类骨折较少见。

4. 掌侧缘型 跌倒时，腕关节呈掌屈位，手背先着地，造成桡骨远端掌侧缘劈裂骨折，同时伴有腕关节向掌侧脱位或半脱位。

【诊查要点】

伤后局部疼痛、肿胀,手腕功能部分或完全丧失。伸直型骨折从腕部侧位观,骨折远端向背侧移位时,可见"餐叉样"畸形(图6－48);从腕部正位观,向桡侧移位时,呈"枪刺样"畸形(图6－49)。缩短移位时,可触及上移的桡骨茎突;无移位或不完全骨折时,肿胀多不明显,仅觉局部疼痛和压痛,可有环状压痛和纵轴压痛,腕和指运动不便,握力减弱,须注意与腕部软组织扭伤鉴别。腕关节正侧位X线片可明确骨折类型和移位方向。根据受伤史、临床表现和X线检查可作出诊断。

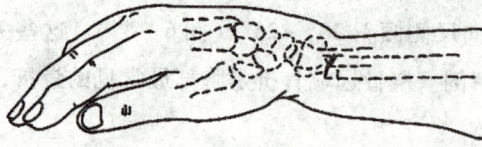

图6－48　"餐叉样"畸形　　　　　　图6－49　"枪刺样"畸形

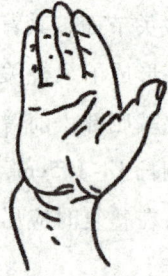

【治疗】

无移位或不完全骨折,可用掌、背侧夹板固定2～3周即可;有移位骨折应复位固定。

1. 整复方法　根据骨折类型采用不同的复位方法。

(1)伸直型　患者坐位,前臂中立,屈肘90°。一助手握住上臂,术者两手拇指并列置于骨折远端的背侧,其他四指置于腕掌部,扣紧大小鱼际肌,逆移位方向持续摇摆牵引,感到(或听到)骨擦音,估计骨折重叠、嵌插已牵开时,将远端旋前10°～15°,猛力牵抖并迅速尺偏掌屈,骨折即可复位(图6－50)。

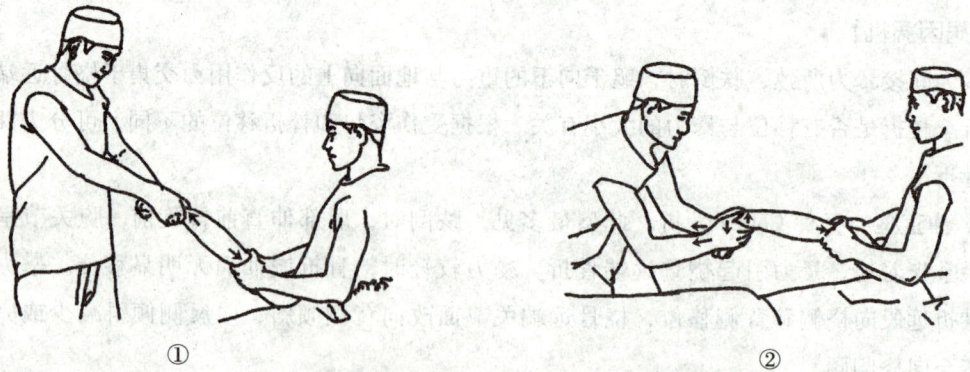

①　　　　　　　　　　　　　　②

图6－50　桡骨远端骨折伸直型复位手法

(2)屈曲型　患者取坐位或卧位,患肢前臂旋前,手掌向下。术者一手握前臂下段,另一手握腕部,两手沿原来移位方向拔伸牵引3～5分钟,待嵌入或重叠移位矫正后,握前臂的拇指置于骨折远端桡侧向尺侧按捺,同时将腕关节尺偏,以矫正其向桡侧移位。然后拇指置于近端背侧用力向下按压,食指置于骨折远端掌侧用力向上端提,同时将患腕背伸,使之复位。

(3)背侧缘型　患者取仰卧位,术者与助手先拔伸牵引,并将腕部轻度屈曲,然后两手相对挤压，在腕背之手用拇指推按背侧缘骨折片，使之复位。

（4）掌侧缘型 患者取坐位，前臂中立位。助手握持上臂下段，一助手持握手指，两助手拔伸牵引，并将患肢轻度背伸。术者两手掌基底部在骨折处掌、背侧相对挤按，使掌侧缘骨折片复位。

2. 固定方法 伸直型骨折先在骨折远端背侧和近端掌侧分别放置一平垫，然后放上夹板，夹板上端达前臂中、上 1/3，桡、背侧夹板下端应超过腕关节，限制手腕的桡偏和背伸活动；屈曲型骨折则在远端的掌侧和近端的背侧各放一平垫，桡、掌侧夹板下端应超过腕关节，限制桡偏和掌屈活动。扎上 3 条布带，最后将前臂悬挂胸前。固定时间为 4～5 周。背侧缘型或掌侧缘型骨折，在整复成功后，可用石膏做超腕关节固定。

3. 练功活动 固定期间积极做指间关节、指掌关节屈伸锻炼及肩肘部活动。解除固定后，做腕关节屈伸和前臂旋转锻炼。

4. 药物治疗 儿童骨折早期治疗原则是活血祛瘀、消肿止痛，中后期可不用内服药物。中年人按骨折三期辨证用药。老人骨折中后期着重养气血、壮筋骨、补肝肾。解除固定后，均应用中药熏洗以舒筋活络，通利关节。

5. 手术治疗 桡骨远端伸直型和屈曲型骨折绝大多数采用手法复位加夹板固定治疗能够获得满意效果，若复位固定失败，可采用经皮穿针固定或切开复位钢板螺钉固定治疗。桡骨远端掌侧缘或背侧缘骨折，如骨折块较大，复位后不稳定而夹板固定困难者，可采用闭合复位经皮穿针固定或切开复位钢板螺丝钉固定。

【预防与调护】

复位固定后应观察手部血液循环，随时调整夹板松紧度；注意将患肢保持在旋后 15°或中立位，纠正骨折再移位倾向；伸直型骨折固定期间应避免腕关节桡偏与背伸活动。粉碎性骨折者，骨折线通过关节面，对位不良者容易遗留腕关节功能障碍，或导致创伤性关节炎，故要求正确对位，并加强患者肢体功能锻炼，以避免后遗症发生。

手舟骨骨折

手舟骨是近排腕骨中最长、最大的一块，其状如舟，分为结节、腰部和体部三个部分。其远端超过近排腕骨，而平远排头状骨的中部，其腰部相当于两排腕骨间关节的平面。舟骨与桡骨远端及 7 块腕骨中的 4 块相关节，其表面大部分为关节软骨所覆盖，仅背侧的一小部分及掌侧舟骨结节处有韧带附着，为营养血管进入的孔道。手舟骨骨折是腕部常见的骨折，多发生于青壮年，不发生于儿童。

【病因病机】

多为间接暴力所致。跌倒时，手掌先着地，腕关节强度桡偏背伸，暴力向上传达，舟骨被锐利的桡骨关节面的背侧缘或茎突缘切断。骨折可发生于腰部、近端或结节部（图 6-51），其中以腰部多见。舟骨腰部发生骨折后，舟骨远侧的骨折块与远排腕骨一起活动，两排腕骨间就通过舟骨骨折断面活动，故手舟骨骨折端所受剪力很大，难以固定。且由于掌侧腕横韧带附着在舟骨结节部，而舟骨其余表面多为关节软骨所覆盖，血液供应较差，故除结节部骨折愈合较佳外，其余部位骨折容易发生迟缓愈合、不愈合或缺血性坏死。

【诊查要点】

伤后局部轻度疼痛，腕关节活动功能障碍，鼻烟窝部位肿胀、压痛明显，将腕关节桡倾、

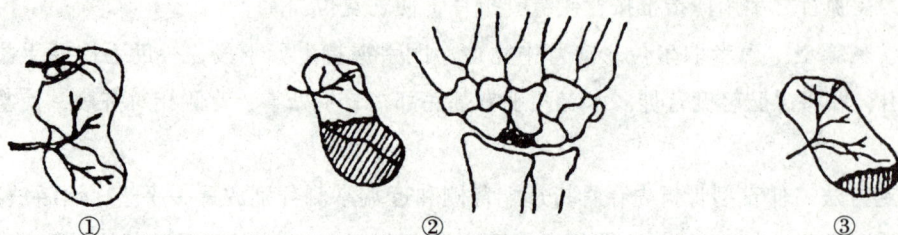

图 6 - 51　手舟骨骨折的不同部位
①结节骨折；②腰部骨折；③近端骨折

屈曲拇指和食指而叩击其掌指关节时亦可引起疼痛。腕关节正侧位及尺偏斜位 X 线片可明确骨折的部位类型。根据受伤史、临床表现和 X 线检查可作出诊断。但第一次拍摄 X 线片未发现骨折而临床表现仍有可疑时，可于 2 ~ 3 周以后重复 X 线检查，因此时骨折端的骨质被吸收，骨折较易显露。

【治疗】

手舟骨骨折很少移位，一般不需整复。若有移位时，可在用手牵引下使患腕尺偏，以拇指向内按压骨块，即可复位。鼻烟窝部位处放棉花球作固定垫，然后用塑形夹板或纸壳夹板固定腕关节伸直而略向尺侧偏、拇指于对掌位，固定范围包括前臂下 1/3、腕、拇掌及拇指指间关节，新鲜及陈旧性骨折均可采用。亦可用短臂石膏管形固定腕关节于背伸25°~30°、尺偏10°、拇指对掌和前臂中立位。结节部骨折一般约 6 周均可愈合，其余部位骨折愈合时间可为 3 ~ 6 个月，甚至更长时间，故应定期做 X 线检查。如骨折仍未愈合则须继续固定，加强功能锻炼，直至正斜位 X 线片证实骨折线消失、骨折已临床愈合，才能解除外固定。对迟缓愈合的手舟骨骨折，中后期应加强接骨续筋、益肝补肾等中药内服和熏洗。

骨折长时间不愈合且有明显症状，以及发生缺血性坏死者，可根据患者的年龄、工作性质、临床症状及手舟骨的病理变化，而采用不同的手术方法。对于年轻患者，骨折端有轻度硬化，舟骨腰部骨折，时间已超过 3 个月，仍无愈合征象，但未并发创伤性关节炎者可考虑行自体骨植骨术；舟骨腰部骨折，近侧骨折端发生缺血坏死，已有创伤性关节炎形成，腕桡偏时，因桡骨茎突阻挡而发生剧烈疼痛者，可行单纯桡骨茎突切除；舟骨近端骨折块发生缺血坏死，腕关节疼痛，但无创伤性关节炎发生时，可行近端骨折块切除术；手舟骨骨折不愈合，关节活动受限，腕关节疼痛，且有严重创伤性关节炎者，可行腕关节融合术。

【预防与调护】

手舟骨骨折患者，可靠地固定是保证疗效的关键。应定期做 X 线摄片检查，根据骨折愈合情况而决定解除固定的时间，以免过早解除固定，影响治疗效果。

掌骨骨折

掌骨有 5 块，并列成排，按其解剖部位可分为头、颈、干和基底部。第 1 掌骨短而粗，第 2、3 掌骨长而细，且较突出，第 4、5 掌骨既短又细。掌骨骨折多发生在第 1 掌骨，多见于成年人，儿童较少见。

【病因病机】

直接暴力与间接暴力均可造成掌骨骨折。临床常见下列几种骨折。

1. 第 1 掌骨基底部骨折　多由间接暴力引起，骨折远端受拇长屈肌、拇短屈肌与拇指内收肌的牵拉，近端受拇长展肌的牵拉，骨折总是向桡背侧突起成角。

2. 第 1 掌骨基底部骨折脱位　亦由间接暴力引起，骨折线呈斜形经过第 1 掌腕关节面，第 1 掌骨基底部内侧的三角形骨块，因有掌侧韧带相连，仍留在原位，而骨折远端从大多角骨关节面上脱位至背侧及桡侧（图 6－52）。

3. 掌骨颈骨折　由间接暴力或直接暴力所致，但以握拳时掌骨头受到冲击的传达暴力所致者为多见。第 5 掌骨因其易暴露和受打击，故最多见，第 2、3 掌骨次之。骨折后断端受骨间肌与蚓状肌的牵拉，而向背侧突起成角，掌骨头向掌侧屈转；又因手背伸肌腱牵拉，以致近节指骨向背侧脱位，掌指关节过伸，手指越伸直，畸形越明显（图 6－53）。

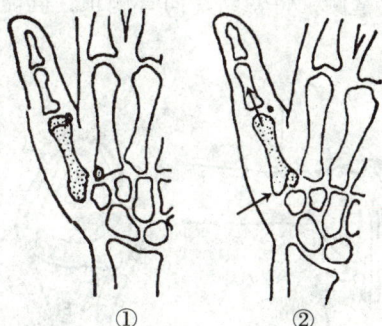

图 6－52　第 1 掌骨基底部骨折脱位
①移位方向；②整复方法

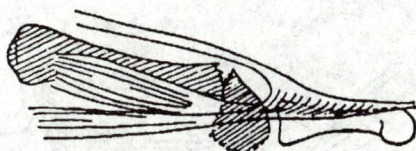

图 6－53　掌骨颈骨折畸形

4. 掌骨干骨折　可为单根骨折或多根骨折。由直接暴力所致者，多为横断或粉碎骨折。扭转及传达暴力引起者，多为斜形或螺旋形骨折。骨折后因骨间肌及屈指肌的牵拉，使骨折向背侧成角及侧方移位，单根的掌骨骨折移位较轻，而多根骨折则移位较明显，且对骨间肌的损伤也比较严重。

【诊查要点】

伤后局部肿胀疼痛，功能障碍，有明显压痛，纵轴挤压或叩击掌骨头则疼痛加剧，如有重叠移位，则该掌骨短缩畸形，可见掌骨头凹陷畸形。第 1 掌骨基底部骨折或骨折脱位时，拇指不能做收展活动，握力减弱。掌骨颈和掌骨干骨折可有骨擦音。手部正位与斜位 X 线片可明确骨折部位和移位情况。根据受伤史、临床表现和 X 线检查可作出诊断。

【治疗】

手的功能复杂，灵巧精细，骨折必须正确对线和对位，畸形愈合有碍手部功能的恢复。

1. 第 1 掌骨基底部骨折　在常规麻醉下，先将拇指向远侧与桡侧牵引，以后将第 1 掌骨头向桡侧与背侧推扳，同时以拇指用力向掌侧与尺侧按顶骨折处以矫正向桡侧与背侧突起成角。手法整复后应用外展夹板固定（图 6－54），4 周后解除外固定，进行功能锻炼。

2. 第 1 掌骨基底部骨折脱位　整复手法和固定方法同掌骨基底部骨折。但因这种骨折脱位很不稳定，容易引起短缩与移位。若复位后不能稳定时，可采用细钢针经皮肤做闭合穿针内固定。亦可采用局部加压短臂石膏管形外固定的同时加用拇指牵引，在石膏上包一粗铁丝，于拇指的两侧粘一条 2cm×10cm 胶布做皮肤牵引，或做拇指末节指骨骨牵引 3～4 周（图 6－55）。陈旧性骨折脱位宜行切开复位内固定，固定拇指于握拳位。

NOTE

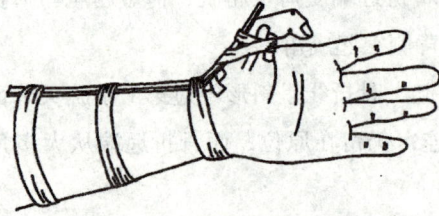

图6-54 第1掌骨基底骨折固定法　　　图6-55 第1掌骨基底骨折脱位固定法

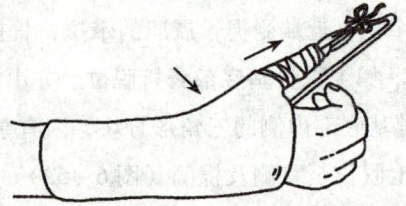

3. 掌骨颈骨折 由于骨折端向背侧成角，常有错误地将掌指关节固定于过伸位者。因在过伸位时，侧副韧带松弛，掌骨头仍向掌侧屈转不能整复。只有在屈曲90°位时，侧副韧带紧张，用食指压顶近节指骨头，使指骨基底部位于掌骨头之掌侧，将骨断片向背侧顶，同时用拇指将掌骨干向掌侧压才能准确整复（图6-56）。

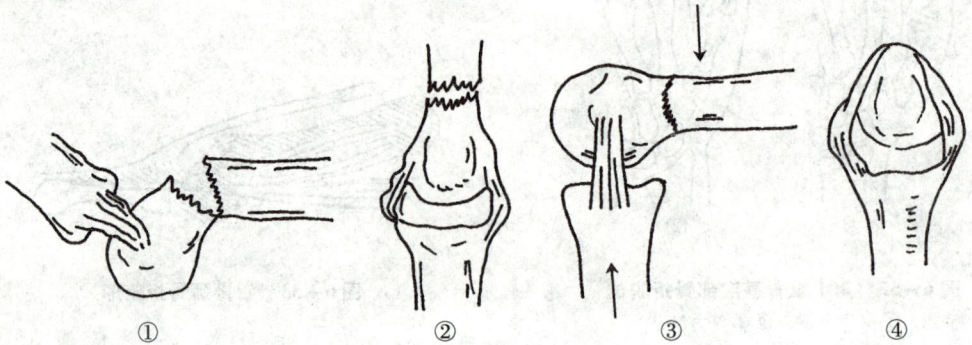

图6-56 掌骨颈骨折的整复
①②不正确的整复；③④正确的整复

4. 掌骨干骨折 横断骨折、短斜骨折整复后比较稳定者，宜采用手法整复、夹板固定。在牵引下先矫正向背侧突起成角，以后用食指与拇指在骨折的两旁自掌侧与背侧行分骨挤压，并放置两个分骨垫以胶布固定，如骨折片向掌侧成角则在掌侧放一小毡垫以胶布固定，最后在掌侧与背侧各放一块夹板，厚2~3mm，以胶布固定，外加绷带包扎（图6-57）。斜形、粉碎、短缩较多的不稳定骨折，宜加用指骨末节骨牵引。

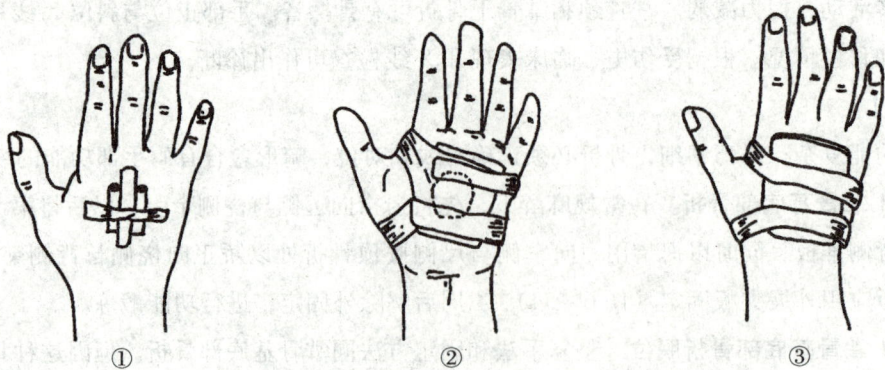

图6-57 第3掌骨干骨折固定外观

【预防与调护】

复位固定后，应密切观察患部血运情况，及时调整夹板松紧度，压垫不宜过厚过硬，以免引起压迫溃疡。手指要保持适当的位置，以防造成重新移位、骨折畸形愈合及关节僵硬。此类骨折如果复位良好，固定正确，护理得当，一般都可痊愈，预后较好。但如果整复不当或固定不良，可造成掌指关节创伤性关节炎。

指骨骨折

指骨共 11 块，为短管状骨，每节指骨的近端称为基部，远端称为头部，基部和头部除末节外，都有关节软骨覆盖，成为关节面。指总伸肌腱附着于末节指骨基底的背侧，指深屈肌腱附着于末节指骨基底的掌侧，近节指骨底有骨间肌附着，背侧有蚓状肌附着，这些肌肉的牵拉是造成骨折移位的原因之一。指骨骨折处理不当可发生畸形愈合，还可因关节囊挛缩，骨折端与邻近肌腱相粘连而导致关节功能障碍，对手的功能产生不良影响。指骨骨折为手部最常见的骨折，多见于成年人。

【病因病机】

指骨骨折多由直接暴力所致，易引起开放性骨折。有横断、斜形、螺旋、粉碎或波及关节的骨折。骨折可发生于近节、中节或末节。

1. 近节指骨骨折 以近节骨干骨折多见，骨折近端受骨间肌与蚓状肌牵拉，骨折远端受伸肌腱牵拉，造成骨折端向掌侧突起成角（图 6－58）。

2. 指骨颈骨折 骨折亦向掌侧突起成角，由于伸肌腱中央部的牵拉，远端可向背侧旋转达 90°，使远端的背侧与近端的断面相对而阻止骨片的整复（图 6－59）。

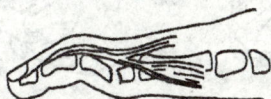

图 6－58 近节指骨骨折的移位   图 6－59 指骨颈骨折的移位

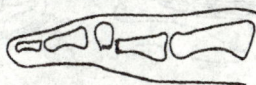

3. 末节指骨基底背侧撕脱骨折 末节指骨基底背侧为指伸肌腱扩张的止点，多由于手指伸直时，指端受暴力弯曲引起撕脱性骨折。如在接球时，指端被球撞击所致。骨折后末节手指屈曲呈典型的锤状畸形，不能主动伸直，又称锤状指。

【诊查要点】

伤后局部明显的肿胀疼痛，手指伸屈功能受限。由于指骨浅居皮下较易扪及骨擦感。有明显移位时，近节、中节指骨骨折可有成角畸形，末节指骨基底部背侧撕脱骨折有锤状指畸形。手指正侧位或斜位 X 线片可明确骨折部位和移位情况。根据受伤史、临床表现和 X 线检查可作出诊断。

【治疗】

指骨骨折必须尽量做到解剖复位，不能有成角、旋转、重叠畸形，以免愈合后造成手指的功能障碍。对于闭合性骨折，可用手法复位、夹板固定。对于开放性骨折，应彻底清创，力求伤口一期愈合，复位后手指尽量固定在功能位。

1. 指骨干骨折 在神经阻滞麻醉下拔伸牵引，用拇指与食指自尺桡侧挤压矫正侧方移位，然后将远端逐渐掌屈，同时以另一手拇指将近端自掌侧向背侧顶住以矫正向掌侧突起成角。复位后根据成角情况放置小固定垫，用夹板局部固定患指，再令患指握一裹有 3～4 层纱布的小圆柱状固定物（小木棒或玻璃瓶），使手指屈向舟状骨结节，以胶布固定，外加绷带包扎（图

NOTE

6-60)。3周后去除固定，用舒筋活血药熏洗，进行功能锻炼。

2. 指骨颈骨折　整复时应加大畸形，用反折手法：将骨折远端呈90°向背侧牵引，然后迅速屈曲手指，屈曲时应将近端的掌侧屈向背侧。固定方法与指骨干骨折相同（图6-61）。

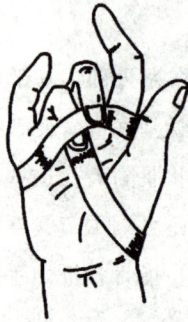

图6-60　近节指骨骨折固定外观

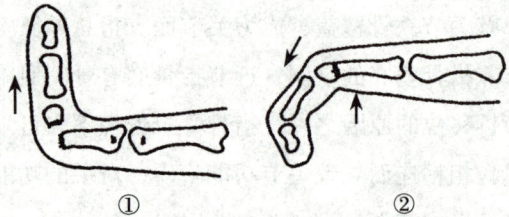

图6-61　指骨颈骨折整复方法
①反折手法；②整复后

3. 末节指骨基底背侧撕脱骨折　整复和固定较容易，只要将近侧指间关节屈曲、远侧指间关节过伸，便可使指骨基底向被撕脱的骨片靠近，然后用塑料夹板或石膏固定（图6-62）。如系末节指骨粉碎骨折或指端骨折，其折块较小；如合并开放性骨折，在清创缝合时，应将碎片切除，以免将来指端引起疼痛。

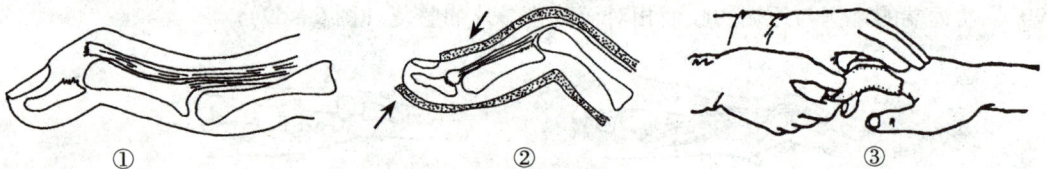

图6-62　末节指骨基底背侧撕脱骨折
①移位；②整复；③固定

【预防与调护】

末节指骨骨折，在愈合过程中，不可能有大量的外骨痂出现，在观察X线片时，只要骨折线较为模糊，临床症状已无疼痛，即说明骨折已愈合，不应因看不到明显骨痂即认为骨折尚未愈合，而长期进行固定。开放性骨折应彻底清创，争取一期愈合。除位于指浅屈肌腱止点近侧的中节指骨骨折外，其余应固定在功能位，以免引起关节囊和侧副韧带挛缩，而造成关节僵硬。固定后，要抬高患肢，以利于消肿除胀，在不影响患指移位的情况下，活动其余手指，防止其发生功能障碍。

第三节　下肢骨折

下肢的主要功能是负重和行走，故需要良好的稳定结构，两下肢要等长。当下肢发生骨折后，对骨折整复要求高，不仅需要患肢与健肢的长度相等，而且要求对位对线良好。若患肢成角畸形，将会影响肢体的承重力；若患肢短缩在2cm以上者，则会出现跛行。下肢肌肉发达，骨折整复后，单纯夹板固定难以保持断端整复后的位置，尤其是股骨干骨折及不稳定的胫腓骨骨折，常需配合持续牵引，固定时间也应相对长些，以防止过早负重而发生畸形或再骨折。

股骨颈骨折

股骨颈骨折是指股骨头下至股骨颈基底部的骨折。股骨颈和股骨干之间形成一个角度称内倾角，又称颈干角，正常值在110°～140°之间。颈干角随年龄的增加而减小，儿童平均为151°，而成人男性为132°，女性为127°。颈干角大于正常值为髋外翻，小于正常值为髋内翻（图6-63）。股骨颈的中轴线与股骨两髁中点间的连线形成一个角度，称前倾角或扭转角，正常在12°～15°之间（图6-64）。在治疗股骨颈骨折时，必须注意保持正常的颈干角和前倾角，特别是前倾角，否则会遗留髋关节畸形，而影响髋关节的功能。

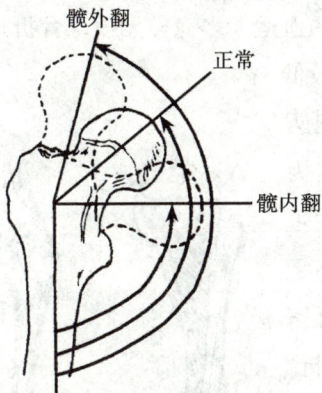

图6-63 股骨颈内倾角

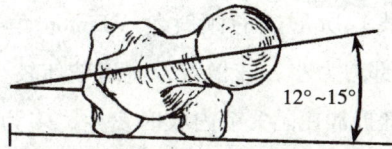

图6-64 股骨颈前倾角

股骨头、颈部的血运主要来自三个途径（图6-65）：①关节囊的小动脉来源于旋股内动脉、旋股外动脉、臀下动脉和闭孔动脉的吻合部到关节囊附着部，分为髋外动脉、上干骺端和下干骺端动脉，进入股骨颈，供应股骨颈和大部分股骨头的血运。②股骨干滋养动脉仅达股骨颈基底部，小部分与关节囊的小动脉有吻合支。③圆韧带的小动脉较细，仅供应股骨头内下部分的血运，与关节囊小动脉之间有吻合支。此三条血管均比较细小，且股骨头的血液供应主要依靠关节囊和圆韧带的血管。由于股骨头、颈的血运较差，因此，在临床治疗中存在骨折不愈合和股骨头缺血性坏死两个主要问题。股骨颈骨折常发生于老年人，女性略多于男性，随着人们寿命的延长，其发病率日渐增高。

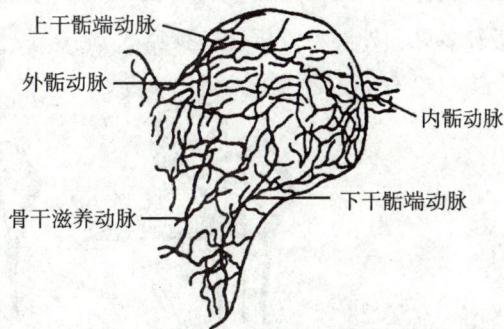

图6-65 股骨头、颈的血液供应

【病因病机】

由于股骨颈部细小，处于疏松骨质和致密骨质交界处，负重量大，又因老年人肝肾不足，筋骨衰弱，骨质疏松，即使受轻微的直接外力或间接外力，如平地滑倒，髋关节旋转内收，臀部着地，便可引起股骨颈骨折。青壮年、儿童发生股骨颈骨折较少见，若发生本骨折，必因遭受强大暴力所致，如车祸、高处跌下等。此种股骨颈骨折病人，常合并有其他骨折，甚至内脏损伤。股骨颈骨折若按其部位之不同，可分为头下部、颈中部和基底部骨折三种（图6-66）。

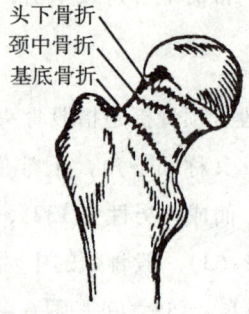

图6-66　股骨颈骨折的部位

头下部和颈中部骨折的骨折线在关节囊内，故称囊内骨折；基底部骨折因骨折线的后部在关节囊外，故又称囊外骨折。移位多的囊内骨折，股骨头脱离了来自关节囊及股骨干的血液供应，以致骨折近端缺血，不但骨折难以愈合，而且容易发生股骨头缺血性坏死。股骨颈的骨折线越高，越易破坏颈部的血液供应，因而骨折不愈合、股骨头缺血性坏死的发生率就越高。基底部骨折因骨折线部分在关节囊外，而且一般移位不多，除由股骨干髓腔来的滋养血管的血供断绝外，由关节囊来的血运大多完整无损，骨折近端血液供应良好，因此骨折不愈合和股骨头缺血性坏死的发生率较低。

股骨颈骨折按X线片的表现可分为外展型和内收型两种（图6-67）。外展型骨折常在髋关节外展时发生，多为头下骨折，骨折端常互相嵌插，骨折线与股骨干纵轴的垂直线（水平线）所形成的倾斜角（Linton角），往往小于30°，骨折局部剪力小，较稳定，血运破坏较少，故愈合率高。内收型骨折常在髋关节内收时发生，多为颈中部骨折，亦可发生在头下部或基底部，骨折线与股骨干纵轴的垂直线所形成的倾斜角，往往在45°左右，颈干角小于正常值，如角度大于70°时，两骨折端往往接触很少，且有移位现象，骨折处剪力大，极不稳定，血运破坏较大，骨折愈合率低，股骨头缺血性坏死率高（图6-68）。临床上内收型骨折较多见，外展型骨折比较少见。

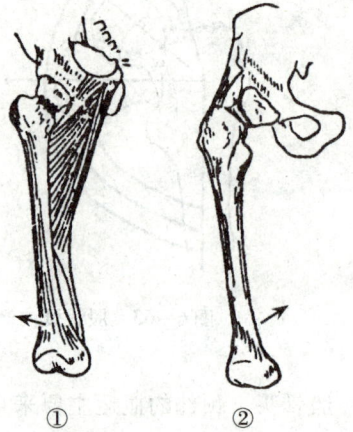

图6-67　股骨颈骨折的类型
①外展型；②内收型

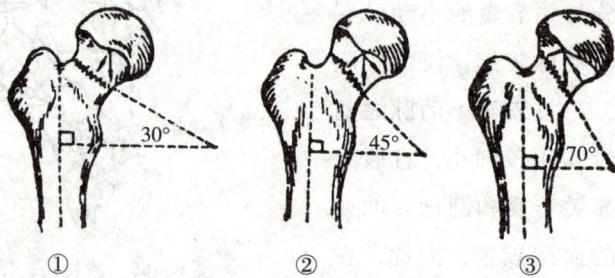

图6-68　骨折线的倾斜角与剪式伤力的关系

目前应用较广泛的还有Garden分类法，将股骨颈骨折分为不完全骨折（GardenⅠ型）、无移位骨折（GardenⅡ型）、轻度移位骨折（GardenⅢ型）、完全移位骨折（GardenⅣ型）四种类型。该分类法有助于指导治疗和判断预后。

【诊查要点】

老年人跌倒后诉髋部疼痛，不敢站立和行走，应首先考虑到有股骨颈骨折的可能。有移位的骨折伤肢外旋、缩短，髋、膝关节轻度屈曲。囊内骨折足外旋约45°～60°，囊外骨折则外旋角度较大，常达90°，并可扪及大粗隆上移。伤后髋部除有疼痛外，腹股沟附近有压痛，在患肢足跟部或大转子部有叩击痛。局部可有轻度肿胀，但囊内骨折由于有关节囊包裹，局部血液供应较差，其外为厚层肌肉，故肿胀瘀斑常不明显，患髋功能障碍，不能站立行走，但有部分嵌入骨折仍可短时站立或跛行。对这些病人要特别注意，不要因遗漏诊断而使无移位的稳定骨折变为有移位的不稳定骨折。髋关节正侧位 X 线片可明确骨折部位、类型和移位情况。根据受伤史、临床表现和 X 线检查可作出诊断。有些股骨颈无移位骨折 X 线检查未能显示骨折，而临床仍有怀疑者，有条件者可行 MRI 或 CT 检查，能够做出明确的诊断；也可嘱患者卧床休息，1～2 周后再行 X 线片复查，若有骨折则此时骨折线清晰可见。

【治疗】

应按照骨折的时间、类型和患者的全身情况等决定治疗方案。新鲜无移位骨折或嵌插骨折不需复位，但患肢应制动；移位骨折应尽早给予复位和固定；陈旧性股骨颈骨折可采用髋关节重建术或改变下肢负重力线的截骨术，以促进骨折愈合或改善功能。

1. 整复方法

（1）屈髋屈膝法　患者仰卧，助手固定骨盆，术者握其腘窝，并使膝、髋均屈曲90°，向上牵引，纠正缩短畸形。然后内旋外展髋关节并伸直下肢，以纠正成角畸形，并使折面紧密接触。复位后可做手掌试验，如患肢外旋畸形消失，表示已复位（图6-69）。

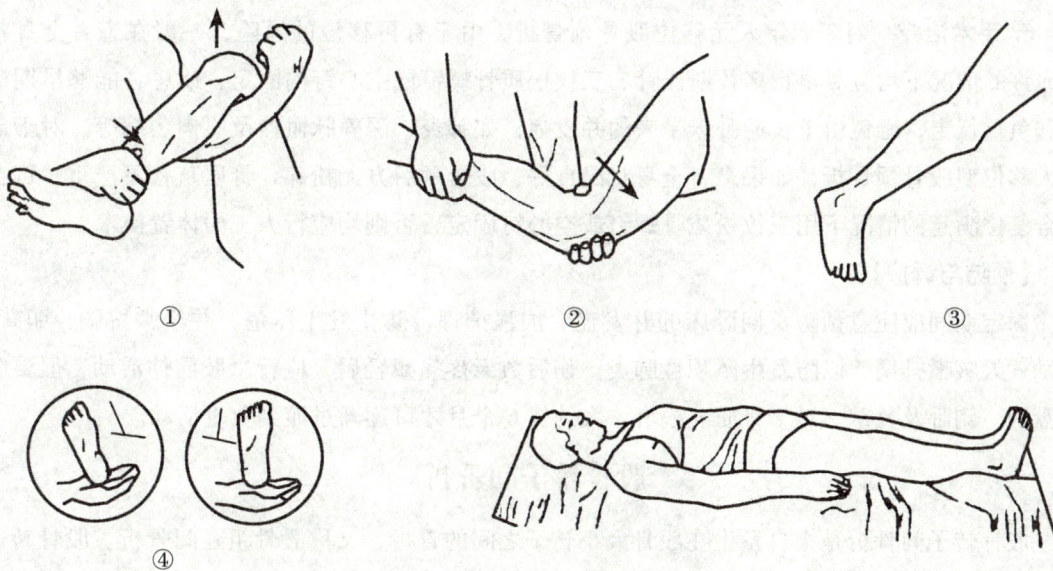

图6-69　股骨颈骨折复位法
①牵引；②外展内旋；③伸直下肢；④手掌试验

（2）牵引复位法　为了减少对软组织的损伤，保护股骨头的血运，目前多采用骨牵引逐步复位法。若经骨牵引一周左右仍未复位，可采用上述手法整复剩余的轻度移位。

2. 固定方法　无移位或嵌插型骨折，可让病人卧床休息，将患肢置于外展、膝关节轻度屈曲、足中立位。为防止患肢外旋，可在患足穿一带有横木板的丁字鞋（图6-70）。亦可用轻重量的皮肤牵引固定6～8周。在固定期间应嘱咐病人做到"三不"：不盘腿，不侧卧，不下地负重。有移位的新鲜股骨颈骨折，可采用股骨髁上骨牵引，如无特殊禁忌证，可用多根钢针或螺纹钉内固定（图6-71）治疗。

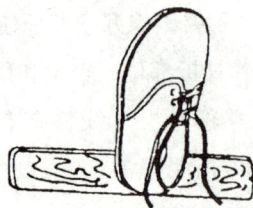

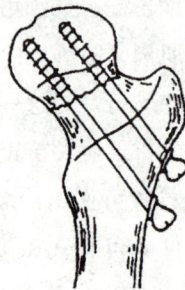

图 6-70　丁字鞋　　　　　　图 6-71　股骨颈骨折螺纹钉内固定

3. 练功活动　固定期间应积极进行患肢股四头肌的收缩活动，以及踝关节和足趾关节的屈伸功能锻炼，以防止肌肉萎缩、关节僵硬及骨质脱钙现象。解除固定和牵引后，逐渐加强患肢髋、膝关节的屈伸活动，并可扶双拐不负重下床活动。以后每 1~2 个月 X 线片复查 1 次，至骨折坚固愈合，股骨头无缺血性坏死现象时，方可弃拐逐渐负重行走，一般需半年左右。

4. 药物治疗　早期宜活血化瘀，消肿止痛，方用桃红四物汤加三七等。若有大便秘结、脘腹胀满等症，可酌加枳实、大黄等通腑泄热。中期宜舒筋活络，补养气血，方用舒筋活血汤。后期宜补益肝肾，强壮筋骨，方用壮筋养血汤。

5. 手术治疗　对于老年人无移位股骨颈骨折，由于有再移位的风险，一般在患者全身状态允许的情况下均应尽早行多枚斯氏针、三枚松质骨螺钉或空心钉内固定，使患者能够早期活动和负重行走，避免由于长期卧床带来的并发症，如肺炎、深静脉血栓及肌肉萎缩等。对于老年人移位型股骨颈骨折，如果患者全身状况良好，股骨颈后方无粉碎，骨质疏松不严重，可在闭合复位满意的情况下用三枚松质骨螺钉或空心钉固定，否则均应行人工假体置换术。

【预防与调护】

固定期间应注意预防长期卧床的并发症，加强护理，防止发生压疮，并经常按胸、叩背，鼓励病人咳嗽排痰，以防发生坠积性肺炎。伤后数天疼痛减轻后，应行患肢屈伸活动，但要防止盘腿、侧卧及负重。对于骨质疏松者，大约需 6 个月才可逐渐过渡到负重活动。

股骨转子间骨折

股骨转子间骨折是指自发生在股骨大小转子之间的骨折，又称股骨粗隆间骨折。股骨转子间骨折是老年人的常见损伤，与股骨颈骨折相比，股骨转子间骨折发病率较低，但平均发病年龄却偏高。在临床治疗中主要的问题有全身长期卧床并发症和髋内翻畸形。卧床并发症严重者可导致死亡，髋内翻畸形可引起跛行。因此在骨折治疗的同时，更应注意预防、治疗并发症。

【病因病机】

发病原因及受伤机制与股骨颈骨折相同。因转子部骨质松脆，故多为粉碎性骨折。与股骨颈骨折不同，转子间骨折部位血运丰富，很少发生骨折不愈合及股骨头缺血性坏死。根据骨折线的方向和位置，临床上可分为三型：顺转子间型、反转子间型、转子下型（图 6-72）。

1. 顺转子间骨折　骨折线自大转子顶点开始，斜向内下方行走，达小转子部。根据暴力的情况不同，小转子或保持完整，或成为游离骨片，但股骨上端内侧的骨支柱保持完整，骨的支撑作用还比较好，髋内翻不严重，移位较少，远端因下肢重量而轻度外旋。粉碎型则小转子变为游离骨块，大转子及其内侧骨支柱亦破碎，髋内翻严重，远端明显上移，患肢呈外旋短缩

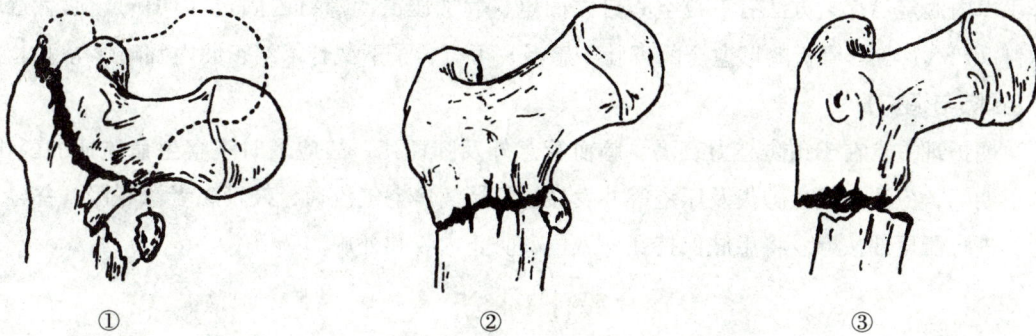

①　　　　　　　　　②　　　　　　　　　③

图 6 – 72　股骨转子间骨折的类型

畸形。

2. 反转子间骨折　骨折线自大转子下方斜向内上方行走，达小转子的上方。骨折线的走向与转子间线或转子间嵴大致垂直。骨折近端因外展肌与外旋肌的收缩而外展、外旋，远端因内收肌与髂腰肌的牵引而向内、向上移位。

3. 转子下骨折　骨折线经过大小转子的下方。

其中，顺转子间粉碎型、反转子间骨折及转子下骨折者，均属不稳定型骨折。

目前常用的分型方法还有 Evans 分型，将股骨转子间骨折分为稳定型骨折、欠稳定型骨折和不稳定型骨折。该分型主要考虑到骨折后的初始稳定性，以及复位后的稳定与否，有助于指导治疗和判断预后。

【诊查要点】

伤后局部疼痛、肿胀明显，患者不能站立或行走，患肢明显短缩、内收、外旋畸形。髋关节正侧位 X 线片可明确骨折的部位、类型和移位情况。根据受伤史、临床表现和 X 线检查可作出诊断。股骨转子间骨折和股骨颈骨折均多发于老年人，临床表现和全身并发症也大致相仿。但股骨转子部血运丰富，肿胀明显，有广泛的瘀斑，压痛点多在大转子处，预后良好；而股骨颈骨折瘀肿较轻，压痛点在腹股沟中点，囊内骨折愈合较难。

【治疗】

1. 整复方法　无移位骨折无须整复，有移位骨折应采用手法（与股骨颈骨折同）整复，亦可先行骨牵引，待 3~4 天缩短畸形矫正后，用手法将患肢外展内旋，以矫正髋内翻和外旋畸形。

2. 固定方法　无移位的骨折采用丁字鞋固定。有移位的骨折应采用持续牵引与外展夹板固定结合，牵引重量为 6~8kg，固定患肢于外展中立位 6~8 周。

3. 练功活动　固定期间，应鼓励患者早期在床上进行全身锻炼，嘱患者每天做踝关节屈伸运动与股四头肌收缩锻炼。解除固定后，先在床上做髋、膝关节的功能活动，以后可扶双拐做不负重步行锻炼，待 X 线片证实骨折愈合后才可逐步负重。

4. 药物治疗　根据骨折三期辨证用药，早期尤应注意采用活血化瘀、消肿止痛之品，对年老体衰气血虚弱者，不宜重用桃仁、红花之类，宜用三七、丹参等活血止痛之品，使瘀去而又不伤新血。后期宜补气血、壮筋骨，可内服八珍汤、健步虎潜丸等。局部瘀肿明显者，可外敷消肿止痛膏，肿胀消退后，则外敷接骨续筋药膏。

5. 手术治疗　少数不稳定性骨折，因年老不宜长期卧床，或经手法复位而不理想者，可选择手术内固定治疗，方法有三枚空心钉内固定、髋加压滑动螺钉内固定（DHS）、股骨近端髓内钉（PFN）等。骨折畸形愈合的青壮年患者，可行转子下截骨术纠正髋内翻畸形等手术。

【预防与调护】

早期护理重点在于预防心力衰竭、脑血管意外及肺梗死，故应及时观察生命体征的变化。在牵引期间，应防止发生肺炎及压疮等并发症。保持病房空气流通，鼓励患者深呼吸，并经常拍背，进行骶尾部按摩。将患肢保持在外展位，防止内收和外旋。

股骨干骨折

股骨干骨折是指股骨小转子下 2~5cm 至股骨髁上 2~5cm 之间的股骨骨折。股骨是人体中最长的管状骨，股骨干有一个轻度向前外的弧度，有利于股四头肌发挥其伸膝作用，股骨干表面光滑，后面有一条隆起的粗线，称为股骨嵴，是肌肉附着处。股骨干的皮质厚而致密，骨髓腔略呈圆形，上、中 1/3 的内径大体均匀一致，下 1/3 的内径较膨大。股骨干周围由三群肌肉包围，其中以股神经支配的前侧伸肌群（股四头肌）为最大，由坐骨神经支配的后侧屈肌群（腘绳肌）次之，由闭孔神经支配的内收肌群最小。坐骨神经和股动脉、股静脉，在股骨下 1/3 处紧贴着股骨下行至腘窝部，若此处发生骨折，最易损伤血管和神经。股骨干骨折多见于儿童及青壮年，男性多于女性。

【病因病机】

股骨干骨折多数由强大的直接暴力所致，如打击、挤压等，多引起横断或粉碎骨折；少数由间接暴力所致，如杠杆作用、扭转作用、高处跌落等，多引起斜形或螺旋形骨折。儿童的股骨干骨折可能为不完全或青枝骨折。成人股骨干骨折后，内出血可达 500~1000mL，出血多者，可能出现休克。由挤压伤所致的股骨干骨折，有引起挤压综合征的危险。下 1/3 骨折，可能损伤大血管。股骨干骨折多由强大暴力所造成，骨折后断端移位明显，软组织损伤常较重。骨折移位的方向，除受外力和肢体重心的影响外，主要是受肌肉牵拉所致。

1. 股骨干上 1/3 骨折 骨折近端因受髂腰肌、臀中肌、臀小肌，以及其他外旋肌群的牵拉而产生屈曲、外展、外旋移位，骨折远端由于内收肌群作用则向后、向上、向内移位（图 6-73①）。

2. 股骨干中 1/3 骨折 两骨折段除有重叠畸形外，移位方向依暴力而定，但多数骨折近端呈外展屈曲倾向，远端因内收肌的作用向内上方移位。无重叠畸形的骨折，因受内收肌收缩的影响有向外成角的倾向（图 6-73②）。

3. 股骨干下 1/3 骨折 因膝后方关节囊及腓肠肌的牵拉，骨折远端往往向后移位。严重者，骨折端有损伤腘动、静脉及坐骨神经的危险（6-73③）。

【诊查要点】

伤后局部肿胀、疼痛、压痛、功能丧失，出现缩短、成角或旋转畸形，有异常活动，可扪及骨擦音。严重移位的股骨下 1/3 骨折，在腘窝部有巨大的血肿，小腿感觉和运动障碍，足背动脉、胫后动脉搏动减弱或消失，末梢血循环障碍，应考虑有血管、神经的损伤。损伤严重者，由于剧痛和出血，早期可合并外伤性休克。严重挤压伤、粉碎性骨折或多发性骨折，可并发挤压综合征和脂肪栓塞综合征。大腿正侧位 X 线片可显示骨折的部位和移位情况。根据受伤史、临床表现和 X 线检查可作出诊断。

【治疗】

处理股骨干骨折，应注意患者全身情况，积极防治外伤性休克，重视对骨折的急救处理，

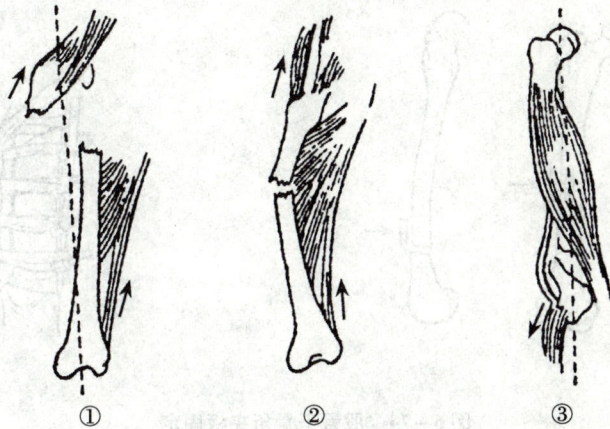

图 6 – 73 股骨干骨折移位

现场严禁脱鞋、脱裤或做不必要的检查，应用简单而有效的方法给予临时固定，急速送往医院。股骨干骨折的治疗采用非手术疗法，多能获得良好的效果。但因大腿的解剖特点是肌肉丰厚，拉力较强，骨折移位的倾向力大，在采用手法复位、夹板固定的同时需配合短期的持续牵引治疗。必要时，还需切开复位内固定。

1. 整复方法 患者取仰卧位，一助手固定骨盆，另一助手用双手握小腿上段，顺势拔伸，并徐徐将伤肢屈髋屈膝各 90°，沿股骨纵轴方向用力牵引，矫正重叠移位后，再按骨折的不同部位分别采用下列手法。

（1）股骨上 1/3 骨折 将伤肢外展，并略加外旋，然后术者一手握近端向后挤按，另一手握住远端由后向前端提。

（2）股骨中 1/3 骨折 将伤肢外展，术者以手自断端的外侧向内挤按，然后以双手在断端前、后、内、外夹挤。

（3）股骨下 1/3 骨折 在维持牵引下，膝关节徐徐屈曲，并以紧挤在腘窝内的双手作支点将骨折远端向近端推迫。

对于成年人或较大年龄儿童的股骨干骨折，特别是对粉碎骨折、斜行骨折或螺旋骨折，多采用较大重量的骨骼牵引逐渐复位，只要牵引方向和牵引重量合适，往往能自动得到良好的对位，无须进行手法复位。3 ~ 5 天后经 X 线床头透视或摄片，骨折畸形已纠正，可逐步减轻牵引重量。若为横断骨折仍有侧方移位者，可施行端提和挤按手法以矫正侧方移位。粉碎骨折可用四面挤按手法，使碎片互相接近，斜形骨折如两斜面为背向移位时，可用回旋手法使远端由前或由后绕过对面。粉碎骨折因愈合较慢，牵引时间可适当延长。

2. 固定方法

（1）夹板固定 骨折复位后，在维持牵引下，根据上、中、下不同部位放置压垫，防止骨折的成角和再移位。股骨干上 1/3 骨折，应将压垫放在近端的前方和外方；股骨干中 1/3 骨折，把压垫放在骨折线的外方和前方；股骨干下 1/3 骨折，把压垫放在骨折近端的前方（图 6 – 74①）。再按照大腿的长度放置 4 块夹板，后侧夹板上应放置一较长的塔形垫，以保持股骨正常的生理弧度，然后用 4 条布带捆扎固定（图 6 – 74②）。

（2）持续牵引 由于大腿部肌肉丰厚，肌力强大，加之下肢杠杆力量强，对骨折施行手法复位夹板固定术后，仍有可能使已复位的骨折端发生成角甚至侧方移位。因此，还应按照病

NOTE

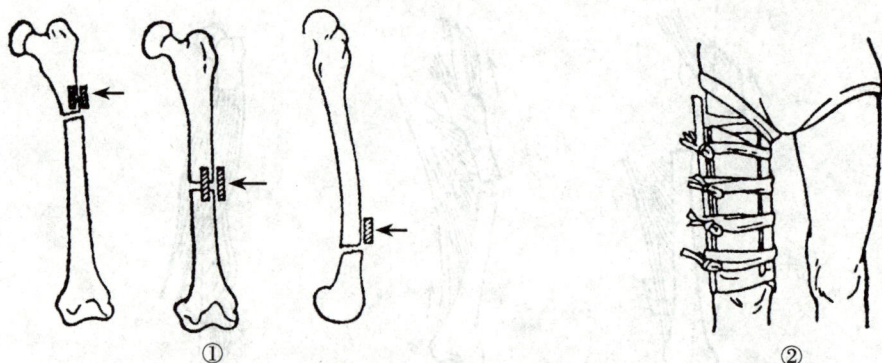

图6-74　股骨干骨折夹板固定
①加垫位置；②夹板固定外观

人年龄、性别、肌力的强弱，分别采用持续皮肤牵引或骨牵引，才能维持复位后的良好位置。皮肤牵引适用于儿童和年老、体弱的成年人，骨骼牵引适用于下肢肌肉比较发达的青壮年或较大年龄的儿童。儿童牵引重量约1/6体重，时间3~4周；成人牵引重量约1/7体重，时间8~10周。1周后床边X线片复查，如骨折对位良好，即可将牵引的重量逐渐减轻至维持重量，一般成人为5kg左右，儿童为3kg左右。在维持牵引的过程中，应注意调整牵引的重量和方向，检查牵引装置，保持牵引效能，防止过度牵引，以达到维持骨折良好的对位对线的目的。股骨干骨折常用的持续牵引方法有以下几种：

①垂直悬吊皮肤牵引：适用于3岁以内的儿童。此法是把患肢和健肢同时用皮肤牵引向上悬吊，用重量悬起，以臀部离开床面一拳之距为宜，依靠体重作对抗牵引（图6-75）。如果臀部接触床面，说明牵引重量不够，要重新调整重量，使臀部离开床面。牵引期间要注意双下肢血液循环情况。此法患儿能很快地适应，对治疗和护理都比较方便。一般牵引3~4周后，骨折均可获得良好的愈合。

②皮肤牵引：适用于小儿或年老体弱的人。用胶布贴于患肢内、外两侧，再用绷带裹住，将患肢放置在牵引架（托马氏架）上（图6-76）。4~8岁的患儿牵引重量为2~3kg，时间为3~4周；成人为1/7~1/12体重，一般以不超过5kg为宜，时间为8~10周。用皮肤牵引时，应经常检查，以防胶布滑落而失去牵引作用。

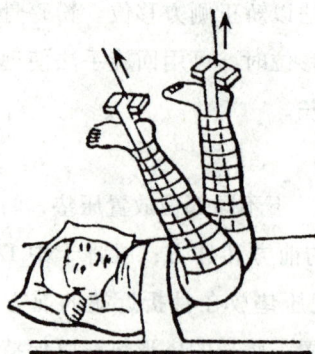

图6-75　垂直悬吊皮肤牵引法

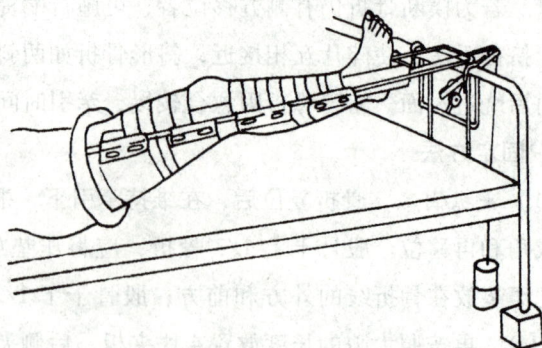

图6-76　股骨干骨折皮肤牵引法

③骨骼牵引：较大儿童及成人采用骨骼牵引，并将患肢放在布朗氏架上（图6-77），按

部位不同，可采用股骨髁上牵引，股骨髁牵
引或胫骨结节牵引。

股骨髁上牵引：适用于中 1/3 骨折或远
折端向后移位的下 1/3 骨折。中 1/3 骨折应
置患肢于外展旋中位，下 1/3 骨折应置患肢
于屈髋屈膝旋中位。

股骨髁牵引：适用于上 1/3 骨折和远侧
骨折端向后移位的下 1/3 骨折，患肢置屈髋
屈膝中立位。

股骨结节牵引：适用于上 1/3 骨折和骨
折远端向前移位的下 1/3 骨折，患肢置屈髋

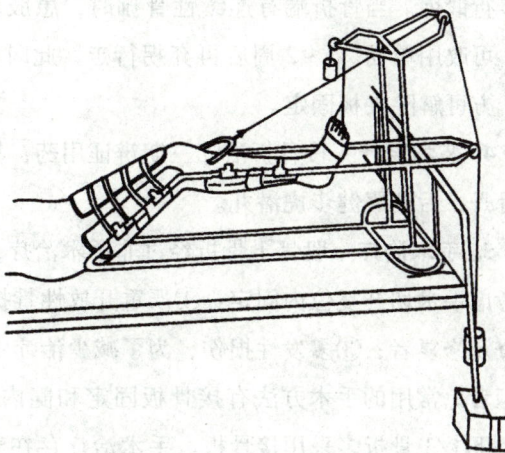

图 6 - 77　股骨干骨折骨牵引法

外展位。较大的儿童或少年不宜在胫骨结节部穿针，应于胫骨结节向下 2 ~ 3cm 处穿针。

（3）外固定器固定　适用于各种不稳定性股骨中段骨折，临床中较常用单侧多功能外固定器。

3. 练功活动　较大儿童、成人患者的功能锻炼应从复位后第 2 天起，开始练习股四头肌收
缩及踝关节、跖趾关节屈伸活动（图 6 - 78①）。如小腿及足出现肿胀可适当按摩。从第 3 周
开始，直坐床上，用健足蹬床，以两手扶床练习抬臀，使身体离开床面，以达到使髋、膝关节
开始活动的目的（图 6 - 78②）。从第 5 周开始，两手扶吊杆，健足踩在床上支撑，收腹、抬
臀，臀部完全离床，使身体、大腿与小腿成一平线以加大髋、膝关节活动范围（图 6 - 78③）。
经照片或透视，骨折端无变位，可从第 7 周开始扶床架练习站立（图 6 - 78④）。解除固定后，

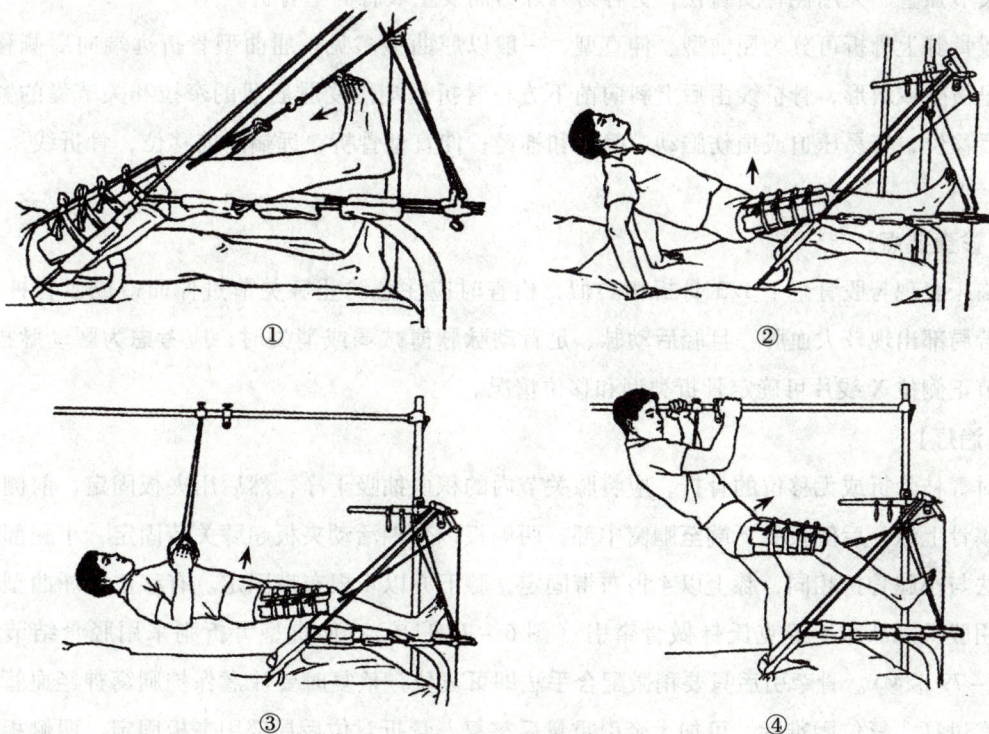

图 6 - 78　股骨干骨折的功能锻炼

对上 1/3 骨折加用外展夹板，以防止内收成角，在床上活动 1 周即可扶双拐下地做患肢不负重

的步行锻炼。当骨折端有连续性骨痂时，患肢可循序渐进地增加负重。经观察证实骨折端稳定，可改用单拐。1~2周后再弃拐行走。此时再摄X线片，若骨折没有重新变位，且愈合较好，方可解除夹板固定。

4. 药物治疗　按骨折治疗三期辨证用药，早期可服桃红四物汤加减，中期服新伤续断汤、接骨丹，后期服健步虎潜丸。

5. 手术治疗　股骨干骨折经过非手术治疗，一般都能获得满意的效果。但有以下情况者，可考虑手术切开复位内固定：①严重开放性骨折早期就诊者；②合并有神经血管损伤，需手术探查及修复者；③多发性损伤，为了减少治疗中的矛盾，便于治疗者；④骨折断端间嵌夹有软组织者。常用的手术方法有接骨板固定和髓内针固定两大类，上、中1/3骨折，多采用髓内针，下1/3骨折多采用接骨板。手术治疗存在着可能发生感染，骨痂生长慢，股四头肌粘连，骨折愈合时间偏长的缺点，所以必须严格掌握手术适应证。

【预防与调护】

骨折持续牵引时，要注意牵引重量的调整、牵引力线的方向、夹板位置及扎带的松紧度。患肢放置在牵引架上，要注意股四头肌和踝、趾关节的功能锻炼，并防止皮肤发生压疮。

股骨髁上骨折

股骨髁上骨折是指股骨下端腓肠肌起始点上2~4cm范围内的骨折。青壮年人多见。

【病因病机】

多由高处跌下，足部或膝部着地，间接暴力所引起，也可因直接暴力打击所造成。此外，若膝关节强直、失用性骨质疏松，更容易因外力而发生股骨髁上骨折。

股骨髁上骨折可分为屈曲型、伸直型，一般以屈曲型多见。屈曲型骨折远端向后侧移位，骨折呈横断或斜形，骨折线由后上斜向前下方，骨折远端因受腓肠肌的牵拉和关节囊的紧缩，而向后移位，容易压迫或损伤腘动、静脉和神经；伸直型骨折，远端向前移位，骨折线从前上斜向后下。

【诊查要点】

临床表现与股骨干下1/3骨折相类似，检查时应注意防止膝关节过伸而造成血管神经损伤。若局部出现较大血肿，且胫后动脉、足背动脉脉搏减弱或消失时，应考虑为腘动脉损伤。膝关节正侧位X线片可确定骨折类型和移位情况。

【治疗】

对青枝骨折或无移位的骨折，应将膝关节内的积血抽吸干净，然后用夹板固定，前侧板下端至髌骨上缘，后侧板的下端至腘窝中部，两侧板以带轴活动夹板超膝关节固定，小腿部的固定方法与小腿骨折相同，膝上以4根布带固定，膝下亦以4根布带固定。有移位的屈曲型骨折可采用股骨髁部冰钳或克氏针做骨牵引（图6-79①②）；伸直型骨折则采用胫骨结节牵引（图6-79③④）。骨牵引后只要稍微配合手法即可复位，整复时要注意保护腘窝神经血管，用力不宜过猛，复位困难者，可加大牵引重量后整复。骨折对位后局部用夹板固定，两侧板的下端呈叉状，骑在冰钳或克氏针上。若用上述方法仍不能复位或合并腘动、静脉损伤和压迫者，考虑手术探查、切开整复内固定。练功方法与股骨干骨折基本相同，但因骨折靠近关节，易发生膝关节功能受限，所以应尽早进行股四头肌操练和关节屈伸功能锻炼。5~7周后解除牵引，改用超膝关节夹板固定，直至骨折愈合。药物治疗按骨折三期辨证施治。由于股骨髁上骨折邻近膝关节，为了防止关节僵硬，解除夹板固定后应用中药熏洗并结合按摩。

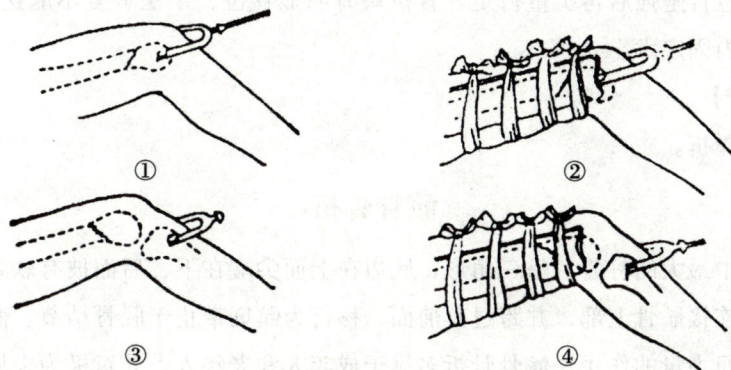

图 6-79　股骨髁上骨折及牵引法

【预防与调护】

固定期间应仔细检查足趾末梢血运和活动功能情况。若胫后动脉、足背动脉脉搏减弱或消失时，应考虑为腘动脉损伤；若足部活动功能障碍，应考虑为坐骨神经或其分支损伤。需及时调整牵引重量、牵引力线的方向、夹板位置及扎带的松紧度，若症状未缓解，应考虑手术探查。

股骨髁间骨折

股骨髁间骨折，为关节内骨折。股骨髁部是股骨下端膨大处，分为内髁及外髁，其间为髁间窝。股骨髁下方与胫骨平台形成关节，前方与髌骨形成股髌关节。后方为腘窝，有腘动脉、腘静脉、胫神经、腓总神经等重要组织。周围有前后交叉韧带、内外侧副韧带及大腿和小腿重要肌肉的附着点。其解剖结构复杂，并发症多，复位要求高，若治疗不得当，其效果常常不理想。股骨髁间骨折是膝部较严重的损伤，多见于青壮年男性。

【病因病机】

股骨髁间骨折的病因病机与股骨髁上骨折相类似，多因自高处坠下，足部触地，先发生股骨髁上骨折，如暴力继续传达，骨折近端嵌插于股骨二髁之间，将股骨髁劈开分为内外两块，成为"T"形或"Y"形骨折（图 6-80），故多严重移位。髁间骨折为关节内骨折，关节腔常有大量积血。

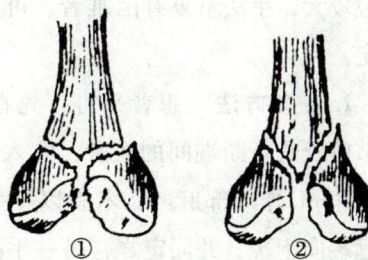

图 6-80　股骨髁间骨折类型

【诊查要点】

与股骨髁上骨折基本相同，注意有无合并血管神经损伤，膝关节 X 线片可明确诊断。

【治疗】

治疗股骨髁间骨折，应保证达到良好的对位，关节面光滑完整，才能有效地恢复关节的功能和防止发生创伤性关节炎。整复前应先抽净关节内积血。对内外两髁分离者，可采用股骨髁冰钳牵引；无明显移位者，用胫骨结节牵引。在牵引下用两手掌压迫股骨内外两髁，使骨折块复位，然后施行超关节夹板固定（固定方法见股骨髁上骨折）。在牵引期间应练习股四头肌舒缩活动，6～8周后解除牵引，继续用超关节夹板固定，指导患者练习不负重步行锻炼和关节屈伸活动。骨折愈合坚强后再负重行走。骨折块有明显移位，手法整复不能达到圆满复位者，应施行切开复位内固定术。

【预防与调护】

同股骨髁上骨折。

髌骨骨折

髌骨系人体中最大的籽骨，呈三角形，底边在上而尖端在下，后面披有软骨，全部是关节面。股四头肌腱连接髌骨上部，并跨过其前面，移行为髌韧带止于胫骨结节。髌骨有保护膝关节、增强股四头肌力量的作用。髌骨骨折多见于成年人和老年人，儿童极为少见。

【病因病机】

多由直接暴力或间接暴力所造成，以后者多见。直接暴力所致者，髌骨多呈粉碎性骨折，髌骨两侧的股四头肌筋膜及关节囊一般尚完整，对伸膝功能影响较少；间接暴力所致者，由于膝关节在半屈曲位时跌倒，为了避免倒地，股四头肌强力收缩，髌骨与股骨滑车顶点密切接触成为支点，髌骨受到肌肉强力牵拉而骨折，骨折线多呈横形。髌骨两旁的股四头肌筋膜和关节囊破裂，两骨块分离移位，伸膝装置受到破坏，如不正确治疗，可影响伸膝功能。

【诊查要点】

局部疼痛、肿胀，膝关节不能自主伸直，常有皮下瘀斑及膝部皮肤擦伤。有分离移位时，可以摸到凹下呈沟状的骨折断端，可有骨擦音或异常活动。膝关节正侧位及轴位X线片可明确骨折的类型和移位情况。根据受伤史、临床表现和X线检查可作出诊断。

【治疗】

治疗髌骨骨折，要求恢复伸膝装置的功能，并保持关节面的完整光滑，防止创伤性关节炎的发生。无移位的髌骨骨折，移位不大的裂纹骨折、星状骨折，可单纯采用抱膝圈固定膝关节于伸直位；横断骨折若移位在1cm以内者，可采用手法整复，抱膝圈固定膝关节于伸直位；如移位较大，手法整复有困难者，可采用抓髌器固定。若骨折端有软组织嵌入则需切开复位内固定。

1. 整复方法　患者平卧，先在无菌操作下抽吸关节腔及骨折断端间的血肿，注入1%利多卡因溶液10～20mL作局部麻醉，术者以一手拇指及中指先捏挤远端向上推，并固定之，另一手拇指及中指捏挤近端上缘的内外两角，向下推挤，使骨折近端向远端对位（图6–81）。

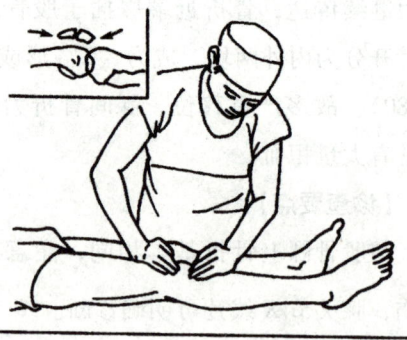

图6–81　推挤两骨折端矫正分离

2. 固定方法

（1）抱膝圈固定法　用铅丝做一个较髌骨略大的圆圈，铅丝外缠以较厚的纱布绷带，并扎上4条布带，后侧板长度由大腿中部到小腿中部，宽13cm，厚1cm。复位满意后，外敷消肿药膏，用抱膝圈固定，腘窝部垫一小棉垫，膝伸直位于后侧板上，抱膝圈的4条布带捆扎于后侧板固定。固定时间一般为4周（图6-82）。

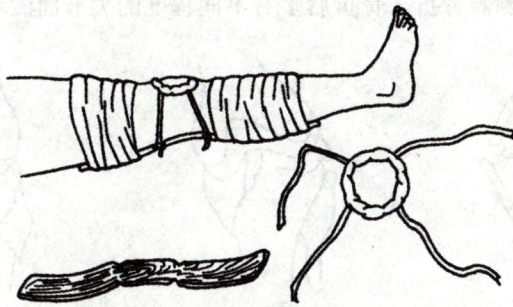

图6-82 抱膝圈固定法

（2）抓髌器固定法 适用于有分离移位的新鲜闭合性髌骨骨折。在无菌操作下，麻醉后，抽净膝内积血，将抓髌器间距宽的双钩抓在髌骨上极前缘上，将其间距窄的双钩抓在髌骨下极前缘上，拧紧加压螺丝，骨折即可自行复位（图6-83）。术后2日可行走锻炼。

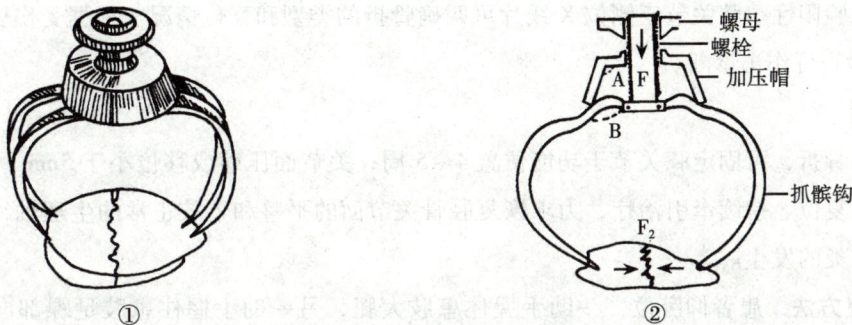

图6-83 抓髌器固定法
①应用示意；②抓髌器构造

3. 练功活动 在固定期间应逐步加强股四头肌舒缩活动，解除固定后，应逐步进行膝关节的屈伸锻炼。但在骨折未达到临床愈合之前，注意勿过度屈曲，以免将骨折处重新拉开。

4. 药物治疗 髌骨骨折早期瘀肿非常明显，应重用活血祛瘀、利水消肿的药物，中期应用接骨续筋、通利关节之品，后期服补肝肾、壮筋骨的药物，解除固定后应用中药熏洗。

5. 手术治疗 髌骨骨折移位明显，手法复位失败，或骨折端有软组织嵌入，或多块骨折者，可考虑手术切开复位，选用钢丝张力带、螺钉或镍钛记忆合金髌骨爪等内固定。对于严重粉碎性骨折，难以复位者，可根据患者的具体情况做髌骨部分切除术或切除术。

【预防与调护】

注意调整抱膝圈扎带的松紧度或抓髌器螺旋盖的压力，松则不能有效地维持对位，紧则抱膝圈影响肢体的血循环。骨折未达临床愈合之前，注意勿过度屈曲膝关节。

胫骨髁骨折

胫骨上端的扩大部分为内侧髁和外侧髁，其平坦的关节面称胫骨平台，故胫骨髁骨折又称胫骨平台骨折。本病多发生于青壮年。

【病因病机】

多由高处跌下，足底触地产生传达暴力所致。若两髁受力不相等时，则受力较大的一髁发生骨折；若内外两侧髁所受压力相等时，则两侧髁同时发生骨折；膝关节过度外翻或内翻时，亦可造成胫骨内侧髁或外侧髁骨折，骨折后多有不同程度的关节面破坏（图6-84）。

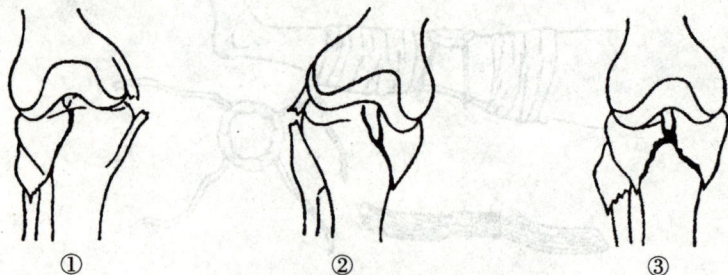

图6-84　胫骨髁骨折类型
①外翻骨折；②内翻骨折；③垂直冲击骨折

【诊查要点】

伤后膝部明显瘀肿、疼痛、功能障碍，可有膝外、内翻畸形。若侧副韧带撕裂，则膝关节侧方挤压试验阳性。膝关节正侧位X线片可明确骨折的类型和移位情况。根据受伤史、临床表现和X线检查可作出诊断。

【治疗】

无移位骨折，可固定膝关节于功能位置4~5周；关节面压缩或移位小于5mm可施行手法整复、撬拨复位、持续牵引治疗，力求恢复胫骨关节面的平整和下肢正常的生理轴线，以防止创伤性关节炎的发生。

1. 整复方法　患者仰卧位，一助手握住患肢大腿，另一助手握住患肢足踝部向下用力牵引。若外髁骨折，则令一助手在维持牵引下将患肢内收，术者两手四指环抱膝关节内侧，两手拇指推按骨折片向上、向内复位。若内髁骨折，用相反方向的手法整复。双髁骨折者，两助手在中立位强力相对拔伸牵引，继而术者以两手掌根部置于胫骨上端内、外髁处，相向扣挤复位。

若关节面塌陷者，可在X线透视下，严密消毒，局麻下将钢针刺入塌陷关节面下进行撬拨，使之复位，撬针时应避免伤及腓总神经。

2. 固定方法

（1）**夹板固定**　骨折复位后取夹板5块，分别置于膝内、外、后侧及前内、前外侧处，夹板长度据患肢情况而定，加压垫包扎，另用一长夹板加于后托上包扎固定，腘窝垫一小枕，置膝关节于微屈位。固定时间6~8周。

（2）**牵引治疗**　适用于严重粉碎性骨折，手法、手术难以复位者。可采用跟骨牵引，以便于膝关节屈伸练习，牵引后早期开始膝关节活动，利用股骨髁的挤压，使胫骨关节面复位。牵引持续6周，3个月后开始练习活动。

3. 练功活动　早期应做股四头肌功能锻炼及关节屈伸锻炼，解除固定后，在床上练习膝屈伸活动或扶拐不负重步行锻炼，6周后经检查骨折牢固愈合，方可下地练习负重，应注意负重过早可造成胫骨平台重新塌陷。

4. 药物治疗　按骨折三期辨证施治，后期可用中草药熏洗配合膝关节练功活动，以利关节功能恢复。

5. 手术治疗　胫骨髁骨折严重移位，手法复位不成功，或伴有神经损伤者，需要行手术切开复位内固定治疗。对单髁或双髁劈裂骨折，可以用骨螺栓内固定；对较小的劈裂骨折，可用松质骨螺钉内固定；对粉碎多块骨折，可采用多枚螺钉不同方向内固定。对压缩骨折撬拨复位，骨缺损处以松质骨充填，支撑钢板内固定。合并韧带、半月板损伤者，除处理骨折外，还要根据损伤情况加以修复。

【预防与调护】

胫骨髁骨折属关节内骨折，既不易整复，又难以固定，因此应指导患者早期进行功能锻炼，晚期负重锻炼，以免发生关节不稳、膝关节僵硬及创伤性关节炎。骨牵引、穿针固定和手术治疗要注意预防感染。

胫腓骨干骨折

胫腓骨干骨折以胫腓骨干双骨折为多，胫骨干骨折次之，腓骨干骨折少见。胫骨干中上段横截面呈三棱形，有前、内、外三棱将胫骨干分成内、外、后三面，胫骨嵴前突并向外弯曲，形成胫骨的生理弧度，其上端为胫骨结节。胫骨干下 1/3 处，横断面变成四方形。该骨中下 1/3 交界处比较细弱，为骨折的好发部位。胫腓骨干骨折很常见，各种年龄均可发病，尤以 10 岁以下儿童或青壮年为多见。

【病因病机】

1. 直接暴力　由重物打击或挤压造成，暴力多来自外侧或前外侧，多为横断、短斜形骨折，亦可造成粉碎性骨折。胫腓骨两骨折线都在同一水平（图 6－85①），软组织损伤较严重。

2. 间接暴力　由高处坠下时的传达暴力或扭伤时的扭转暴力所致，多为斜形或螺旋形骨折。双骨折时，腓骨的骨折线较胫骨为高（图 6－85②），软组织损伤较轻。

影响骨折移位的因素，主要是暴力的方向、肌肉的收缩、小腿和足部的重力，可以出现重叠、成角或旋转畸形。股四头肌和腘绳肌分别附着在胫骨上端的前侧和内侧，此二肌能使骨

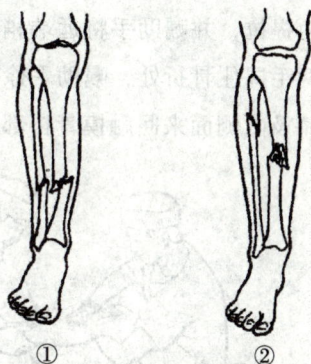

图 6－85　不同暴力所致的
胫腓骨干骨折

折近端向前、向内移位。小腿的肌肉主要在胫骨的后面和外面，由于肢体内动力的不平衡，故肿胀消退后，易引起断端移位。正常人的踝关节与膝关节是在两个相互平行的轴上运动，若发生成角和旋转移位，必然破坏二轴心的平行关系，既影响步行和负重功能，又可导致创伤性关节炎的发生。胫骨的前缘与前内侧面表浅，仅有皮肤遮盖，骨折时容易刺破皮肤形成开放性骨折。腘动脉在进入比目鱼肌的腱弓后，分为胫前、后动脉，此二动脉都贴近胫骨下行，胫骨上端骨折移位时，有可能损伤血管。此外，胫骨骨折可造成小腿筋膜间隔区内肿胀，压迫血管，而引起筋膜间隔区综合征，严重者发生缺血性肌挛缩。胫骨的营养血管由胫骨干上 1/3 的后方进入，在致密骨内下行一段距离，然后进入髓腔，而胫骨下 1/3 又缺乏肌肉附着，故胫骨干中、下段发生骨折后，往往因局部血液供应不良，而发生迟缓愈合或不愈合。

【诊查要点】

伤后小腿疼痛、肿胀和功能丧失，可有骨擦音及异常活动。严重者可有肢体短缩、成角及

足外旋畸形。小儿青枝骨折或裂纹骨折，临床症状可能很轻，但患者拒绝站立和行走，局部有轻微肿胀及压痛。胫骨上 1/3 骨折者，检查时应注意腘动脉的损伤。腓骨上端骨折时要注意腓总神经的损伤。小腿正侧位 X 线片可以明确骨折类型、部位及移位方向。因胫腓骨干可不在同一平面骨折，故 X 线片应包括胫腓骨全长。根据受伤史、临床表现和 X 线检查可作出诊断。

【治疗】

胫腓骨干骨折的治疗原则主要是恢复小腿的长度和负重功能。因此，应重点处理胫骨骨折。对骨折端的成角和旋转移位，应予以完全纠正。除儿童病例外，虽可不必强调恢复患肢与对侧等长，但成年病例仍应该注意使患肢缩短小于 1cm，畸形弧度小于 10°。无移位骨折只需用夹板固定，直至骨折愈合；有移位的稳定性骨折（如横断骨折），可用手法整复，夹板固定；不稳定性骨折（如粉碎性骨折、斜形骨折），可用手法整复，夹板固定，配合跟骨牵引。开放性骨折应彻底清创，尽快闭合伤口，将开放性骨折变为闭合性骨折。

1. 整复方法　患者平卧，膝关节屈曲呈 150°～160°，一助手用肘关节套住患者腘窝部，另一助手握住足部，沿胫骨长轴作对抗牵引 3～5 分钟，矫正重叠及成角畸形。若近端向前内移位，则术者两手环抱小腿远端并向前端提，一助手将近端向后按压，使之对位。如仍有左右侧移位，可同时推挤近端向外，拉远端向内，一般即可复位。螺旋形、斜形骨折时，远端易向外移位，术者可用拇指置于胫腓骨间隙，将远端向内侧推挤，其余四指置于近端的内侧，向外用力提拉，并嘱助手将远端稍稍内旋，可使完全对位（图 6-86）。然后，在维持牵引下，术者两手握住骨折处，嘱助手徐徐摇摆骨折远端，使骨折端紧密相插。最后以拇指和食指沿胫骨前嵴及内侧面来回触摸骨折部，检查对位对线情况。

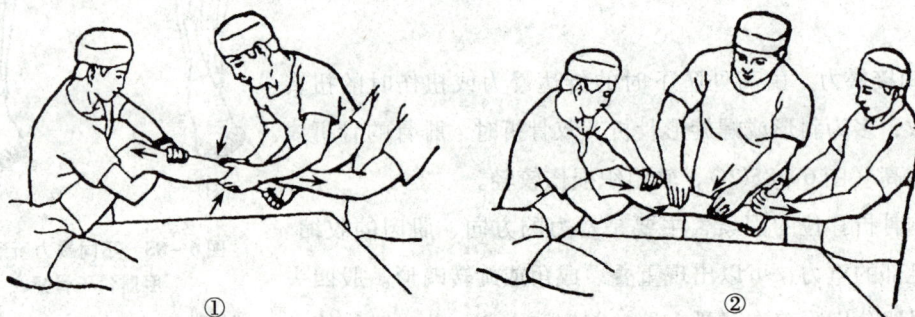

图 6-86　胫腓骨干骨折整复方法
①矫正前后移位；②矫正侧方移位

2. 固定方法

（1）夹板固定　根据骨折断端复位前移位的方向及其倾向性而放置适当的压力垫。上 1/3 部骨折时，膝关节置于屈曲 40°～80°位，夹板下达内、外踝上 4cm，内、外侧板上端超过膝关节 10cm，胫骨前嵴两侧放置两块前侧板，外前侧板正压在分骨垫上；两块前侧板上端平胫骨内、外两侧髁，后侧板的上端超过腘窝部，在股骨下端做超膝关节固定（图 6-87①）。中 1/3 部骨折时，外侧板下平外踝，上达胫骨外侧髁上缘；内侧板下平内踝，上达胫骨内侧髁上缘；后侧板下端抵于跟骨结节上缘，上达腘窝下 2cm，以不妨碍膝关节屈曲 90°为宜；两前侧板下达踝上，上平胫骨结节（图 6-87②）。下 1/3 部骨折时，内、外侧板上达胫骨内、外侧髁平面，下平齐足底，后侧板上达腘窝下 2cm，下抵跟骨结节上缘，两前侧板与中 1/3 部骨折相同

（图6－87③）。

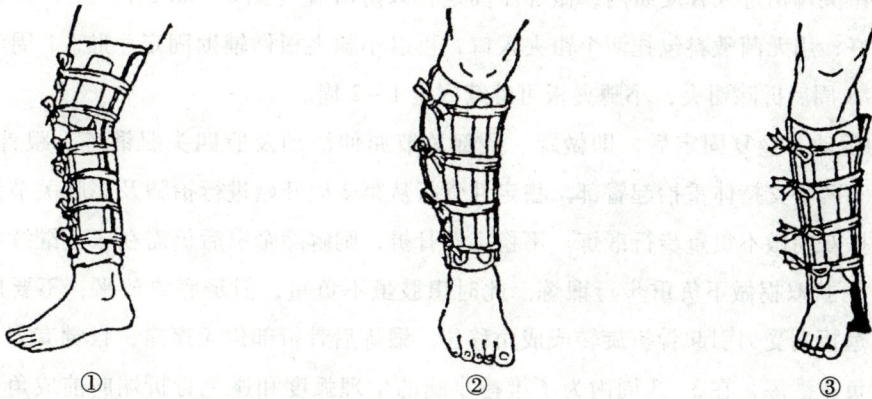

图6－87　胫腓骨干骨折的夹板固定

将夹板按部位放好后，用布带先捆中间两道，后捆两端。下1/3部骨折的内、外侧板在足跟下方做超踝关节捆扎固定；上1/3部骨折，内、外侧板在股骨下端做超膝关节捆扎固定，腓骨小头处应以棉垫保护，避免夹板压迫腓总神经而引起损伤。需配合跟骨牵引者，穿钢针时，跟骨外侧要比内侧高1cm（相当于15°斜角），牵引时足跟则轻度内翻，可恢复小腿的生理弧度，骨折对位更稳定。牵引重量一般为3～5kg，牵引后48小时内摄X线片检查骨折对位情况。如果患肢严重肿胀或有大量水疱，则不宜采用夹板固定，以免造成压疮、感染，暂时单用跟骨牵引，待消肿后再上夹板固定。应用夹板固定时，要注意抬高患肢，下肢置于中立位，膝关节屈曲呈20°～30°，每天注意调整布带的松紧度，检查夹板、纸垫有无移位，若骨折对位良好，则4～6周后摄X线片复查，如有骨痂生长，则可解除牵引，单用夹板固定，直至骨折愈合。

（2）外固定器固定　外固定器固定治疗胫腓骨骨折，亦有很好的治疗效果，其原理是在骨折的远、近端部位穿入钢针，根据骨折移位方向的不同，通过固定在骨上钢针的调节使移位的骨折端复位，然后将万向关节及延长调节装置的锁钮旋紧，使已复位的骨折端稳定，患者可早期下地行走（图6－88①）。

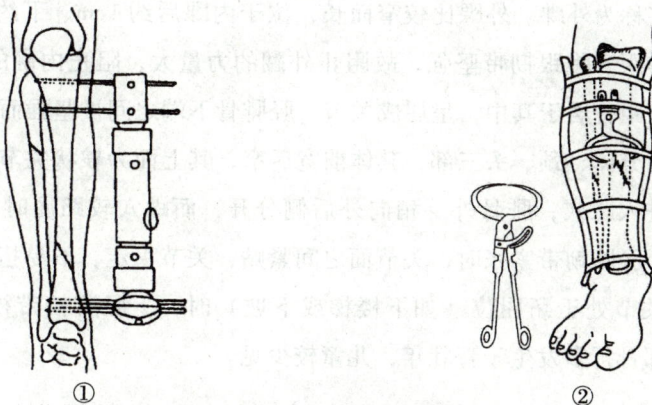

图6－88　胫腓骨干骨折外固定器固定
①单侧外固定器；②小腿钳夹固定器

（3）小腿钳夹固定器固定　特别适用于不稳定的胫骨斜形、螺旋形骨折的治疗。首先进行X线透视，以一手的拇、食指对捏骨折线中部两侧，以确定钳夹位置、钳夹力的方向。然后局部消毒麻醉后，将钳尖直接刺入皮肤，直达骨质，钳夹力的方向应尽量做到与骨折线垂直。一定使固定钳尖端稍进入骨皮质内，做加压固定，以防滑脱（图6-88②）。经X线检查，若骨折对位良好，用无菌敷料包扎两个钳夹入口，再以小腿夹板做辅助固定患肢。1周后扶拐下地锻炼，6~8周后拆除钳夹，小腿夹板可继续固定1~2周。

3. 练功活动　整复固定后，即做踝、足部关节屈伸活动及股四头肌锻炼。跟骨牵引者，还可用健腿和两手支持体重抬起臀部。稳定性骨折从第2周开始进行抬腿及屈膝关节活动，在第4周开始扶双拐做不负重步行锻炼。不稳定性骨折，则解除牵引后仍需在床上继续功能锻炼5~7天，才可扶双拐做不负重步行锻炼。此时患肢虽不负重，但足底要放平，不要用足尖着地，以免致远折端受力引起骨折旋转或成角移位。锻炼后骨折部仍无疼痛，自觉有力，即可改用单拐逐渐负重锻炼，在3~5周内为了维持小腿的生理弧度和避免骨折端向前成角，在床上休息时，可用两枕法。若解除跟骨牵引后，胫骨有轻度向内成角者，可令患者屈膝90°、髋屈曲外旋，将患足放于健肢的小腿上，呈盘腿姿势，利用肢体本身的重力来恢复胫骨的生理弧度。8~10周后根据X线片及临床检查，达到临床愈合标准即可去除外固定。

4. 药物治疗　按骨折三期辨证施治。胫骨中、下1/3骨折后期内治法应着重补气血、益肝肾、壮筋骨。陈旧骨折实行手法折骨或切开复位、植骨术后，亦应及早使用补法。

5. 手术治疗　不稳定性骨折手法复位失败、合并血管神经损伤及两处以上的多段骨折者，可考虑手术切开复位，选用钢板螺钉、髓内钉或带锁髓内钉等进行内固定。对于胫骨近端或远端难以进行髓内钉固定的，可采用微创经皮钢板内固定（Mippo技术）。

【预防与调护】

采用夹板固定时，要注意松紧度适当，既要防止消肿后外固定松动而致骨折重新移位，也要防止夹缚过紧而妨碍患肢血运或造成压疮。

踝部骨折

踝部骨折是指胫骨、腓骨远端发生的骨折，绝大多数属关节内骨折，且常伴有距骨脱位。踝关节由胫腓骨下端和距骨组成。胫骨下端内侧向下的骨突称为内踝，其后缘向下突出者称为后踝，腓骨下端骨突称为外踝。外踝比较窄而长，位于内踝后约1cm、下约0.5cm，内踝的三角韧带也较外踝的腓距、腓跟韧带坚强，故阻止外翻的力量大，阻止内翻的力量小。内、外、后三踝构成踝穴，而距骨居于其中，呈屈戌关节。胫腓骨下端之间被坚强而有弹性的下胫腓韧带连接在一起。距骨分体、颈、头三部，其体前宽后窄，其上面为鞍状关节面，当做背伸运动时，距骨体之宽部进入踝穴，腓骨外踝稍向外后侧分开，而踝穴较跖屈时能增宽1.5~2mm，以容纳距骨体，当下胫腓韧带紧张时，关节面之间紧贴，关节稳定，不易扭伤，但暴力太大仍可造成骨折。而踝关节处于跖屈位（如下楼梯或下坡）时，下胫腓韧带松弛，关节不稳定，容易发生扭伤。踝部骨折多发生于青壮年，儿童较少见。

【病因病机】

踝部损伤原因复杂，类型很多。韧带损伤、骨折和脱位可单独或同时发生。根据受伤姿势可分为内翻、外翻、外旋、纵向挤压、侧方挤压、跖屈和背伸等多种，其中以内翻损伤最多见，外翻损伤次之。

1. 内翻损伤　从高处跌下，足底外缘着地，或步行在平路上，足底内侧踏在凸处，使足突然内翻。骨折时，内踝多为斜形骨折，外踝多为横形骨折；严重时可合并后踝骨折、距骨脱位（图6-89）。

2. 外翻损伤　从高处跌下，足底内缘着地，或外踝受暴力打击，可引起踝关节强度外翻。骨折时，外踝多为斜形骨折，内踝多为横形骨折；严重时可合并后踝骨折、距骨脱位（图6-90）。

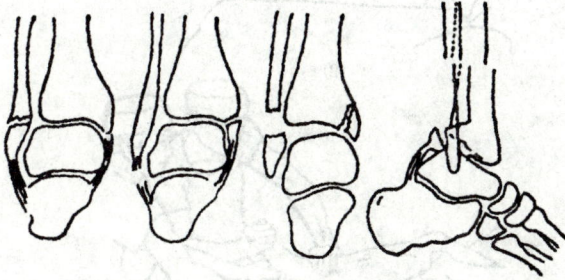

图6-89　踝部内翻骨折　　　　　　　　图6-90　踝部外翻骨折

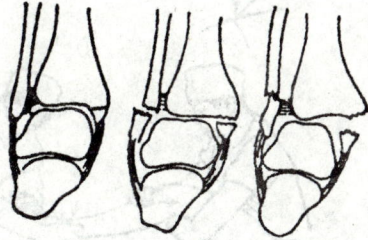

根据骨折脱位的程度，损伤又可分为三度：单踝骨折为一度，双踝骨折、距骨轻度脱位为二度，三踝骨折、距骨脱位为三度。

【诊查要点】

伤后局部瘀肿、疼痛和压痛，功能障碍，可闻及骨擦音。外翻骨折多呈外翻畸形，内翻骨折多呈内翻畸形，距骨脱位时，则畸形更加明显。踝关节正侧位X线片可显示骨折脱位程度和损伤类型。根据受伤史、临床表现和X线检查可作出诊断。

【治疗】

无移位骨折仅将踝关节固定在0°中立位3~4周即可，有移位的骨折脱位应予以整复。

1. 整复方法　患者平卧屈膝，助手抱住其大腿，术者握其足跟和足背做顺势拔伸，外翻损伤使踝部内翻，内翻损伤使踝部外翻。如有胫腓联合分离，可在内外两踝部加以挤压；如后踝骨折合并距骨后脱位，可用一手握胫骨下段向后推，另一手握前足向前提，并徐徐将踝关节背伸。利用紧张的关节囊将后踝拉下，或利用长袜套套住整个下肢，下端超过足尖20cm，用绳结扎，做悬吊滑动牵引，使后踝逐渐复位（图6-91）。总之，要根据受伤机制和损伤类型并分析X线片，以酌定其整复手法。

2. 固定方法　先在内外踝的上方各放一塔形垫，下方各放一梯形垫，用5块夹板进行固定。其中内、外、后板上自小腿上1/3，下平足跟，前内侧及前外侧夹板较窄，其长度上起胫骨结节，下至踝关节上。夹板必须塑形，使内翻骨折固定在外翻位，外翻骨折固定在内翻位。最后可加用踝关节活动夹板（铝制或木制），将踝关节固定于90°位置4~6周（图6-92）。

3. 练功活动　整复固定后，鼓励患者活动足趾和做踝部背伸活动。双踝骨折从第2周起，可在保持夹板固定的情况下加大踝关节的主动活动范围，并辅以被动活动。被动活动时，术者一手握紧内、外侧夹板，另一手握前足，只做背伸和跖屈，不做旋转或翻转活动。3周后可将外固定打开，对踝关节周围的软组织（尤其是肌腱经过处）进行按摩，理顺经络，点按商丘、解溪、丘墟、昆仑、太溪等穴，并配合中药熏洗。在袜套悬吊牵引期间亦应多做踝关节的伸屈活动。

4. 药物治疗　按骨折三期辨证用药。一般中期以后应注意舒筋活络、通利关节；后期局

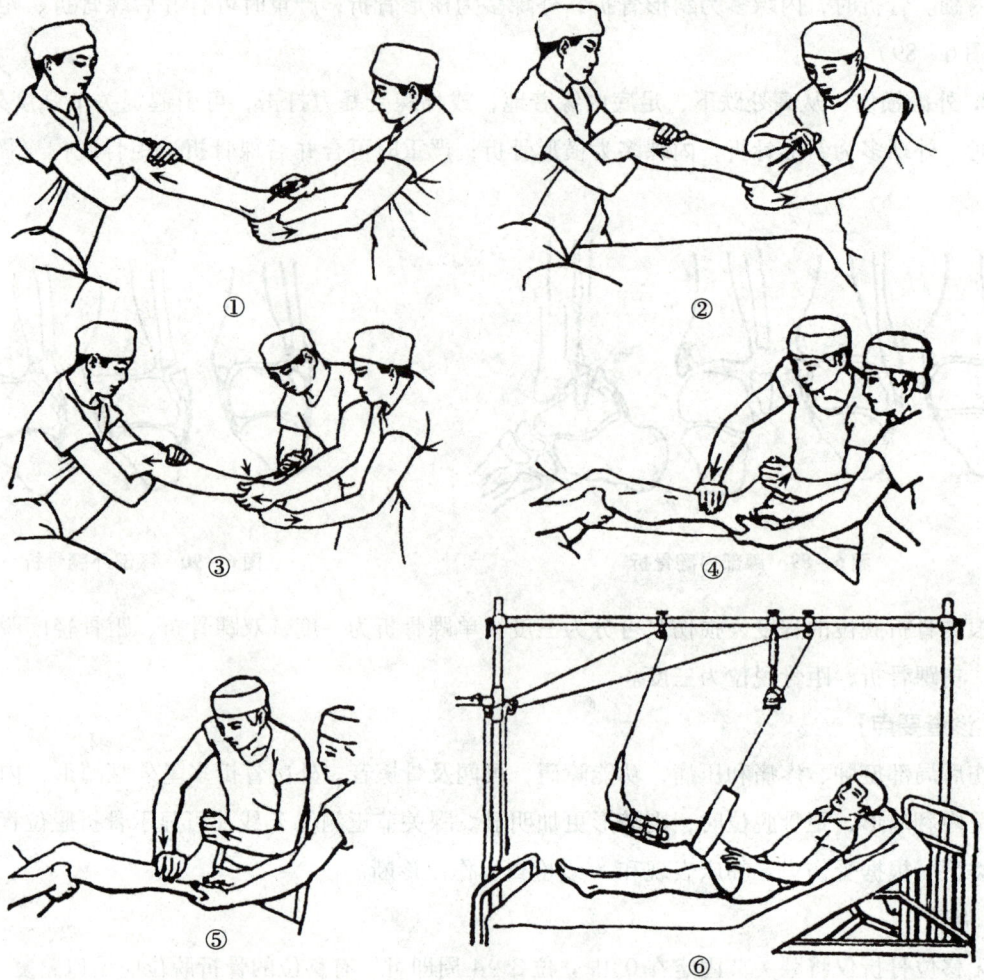

图 6-91　内、外翻骨折合并距骨脱位复位法
①拔伸；②翻转；③挤压；④推提；⑤背伸；⑥袜套悬吊牵引

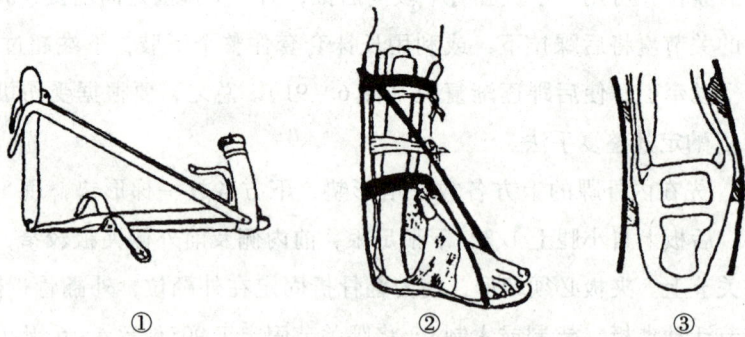

图 6-92　踝部骨折的固定
①踝关节活动夹板；②内翻损伤外翻位固定；③外翻固定后侧观

部肿胀难消，应行气活血、健脾利湿；关节融合术后则需补肾壮骨，促进愈合。

5. 手术治疗　手法整复失败或系开放性骨折脱位，可考虑手术切开复位，选用克氏针或螺丝钉等进行内固定；对胫腓下关节分离者，应注意复位，修复韧带并用螺丝钉固定胫腓下关节。陈旧性骨折脱位则考虑切开复位植骨术或关节融合术。

【预防与调护】

骨折手法整复固定后，早期应卧床休息并抬高患肢，以促进患踝血液回流，减轻瘀肿，同时常规检查外固定松紧度，如患踝出现进行性加重的疼痛、肿胀，局部麻木，趾端皮肤苍白，常提示局部压迫过紧，应及时予以松解。踝部肿胀一般于固定4~6天后逐渐消退，此时应及时缩紧固定，以免扎带松脱，使骨折移位。

距骨骨折

距骨是足弓的顶，上与胫骨下端相连接，下连跟骨与舟状骨。距骨分体、颈、头三部，其体前宽后窄。距骨无肌肉附着，全部骨质几乎为软骨关节面所包围，血液供应主要来自于距骨颈前外侧进入的足背动脉关节支。距骨骨折有移位或距骨脱位后，容易发生缺血性坏死。距骨骨折属关节内骨折，多发生于青壮年。

【病因病机】

多因踝背伸外翻暴力所致，如机动车驾驶员足踩刹车时撞车，足踝强烈背伸，胫骨下端的前缘像凿子一样插入距骨颈体之间，将距骨劈成前后两段。如暴力继续作用，则合并距跟关节脱位，跟骨、距骨头连同足向前上方移位。待暴力消失时，因跟腱与周围肌腱的弹性，足向后回缩，跟骨的载距突常钩住距骨体下面之内侧结节，而使整个骨折的距骨体随之向后移位，脱位于胫腓踝穴之后方，距骨体向外旋转，骨折面朝向外上方，甚至还合并内踝骨折（图6-93）。踝跖屈内翻暴力可引起距骨前脱位，单纯跖屈暴力可因胫骨后踝与距骨体后唇猛烈顶压而引起距骨后唇骨折，临床较为少见。

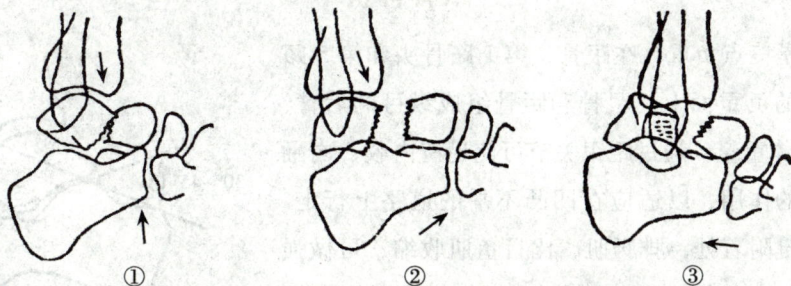

图6-93　踝背伸外翻暴力引起的距骨颈骨折脱位
①距骨颈骨折；②合并距下关节脱位；③合并距骨体后脱位

距骨表面3/5为软骨面，故发生骨折时，骨折线多经过关节面，发生创伤性关节炎的机会较多。距骨的主要血液供应自距骨颈部进入，距骨颈骨折时，常损伤来自足背动脉的血液供应，所以距骨体很易发生缺血性坏死。

【诊查要点】

伤后局部疼痛、肿胀，不能站立行走。明显移位时则出现畸形。踝关节与跗骨正侧位X线片可以明确骨折的移位程度、类型，以及有无合并脱位。

【治疗】

1. 整复方法　单纯距骨颈骨折时，患肢膝关节屈曲至90°，术者一手握住前足，轻度外翻后，向下、向后推压，另一手握住胫骨下端后侧向前端提，使距骨头与距骨体两骨折块对合；合并距骨体后脱位时，应先增加畸形，即将踝关节极度背伸，稍向外翻，以解除载距突与距骨体的交锁，并将距骨体向前上方推压，使其复入踝穴，然后用拇指向前顶住距骨体，踝关节稍跖屈，使两骨折块对合；距骨后唇骨折伴有距骨前脱位时，先将踝关节极度跖屈内翻，用拇指压住距骨体的外上方，用力向内后方将其推入踝穴。距骨脱位复位后，往往其后唇骨折片亦随之复位。新鲜骨折手法整复失败，可切开整复。

2. 固定方法　距骨颈骨折整复后，应将踝关节固定在跖屈稍外翻位8周；距骨后唇骨折伴有距骨前脱位者，应固定在功能位4～6周；切开整复内固定或关节融合术者，应用管形石膏固定踝关节在功能位3个月。

3. 练功活动　固定期间应做足趾、膝关节屈伸锻炼，解除固定前3周，应开始扶拐逐渐做负重步行锻炼；解除固定后应施行局部按摩，配合中药熏洗，并进行踝关节屈伸、内翻、外翻活动锻炼。施行关节融合术者，则扶拐锻炼时间要长些。

4. 药物治疗　按骨折三期辨证用药，距骨骨折容易引起骨的缺血性坏死，故中后期应重用补气血、益肝肾、壮筋骨的药物，以促进骨折愈合。

5. 手术治疗　距骨颈骨折手法复位不理想可手术切开复位，选用克氏针或加压螺钉固定；距骨体骨折有移位者常需切开复位，用螺丝钉做牢靠的内固定。距骨体缺血性坏死、距骨粉碎性骨折、距骨体陈旧性脱位或并发踝关节严重创伤性关节炎者，可行胫距、距跟关节融合术。

【预防与调护】

同踝部骨折，但骨折早期还需防止足下垂，同时每2～4天检查1次固定情况，密切注意有无骨折再移位，必要时进行X线检查，不可过早把足放在跖屈位。

跟骨骨折

正常足底是三点负重，在跟骨、第1跖骨头和第5跖骨头三点组成的负重面上，跟骨和距骨组成纵弓的后臂，负担60%的身体重量。通过距跟关节可使足有内收、内翻或外展、外翻的作用，以适应在凹凸不平的道路上行走。跟骨结节为跟腱附着处，腓肠肌、比目鱼肌收缩，可做强有力的跖屈动作，跟骨结节上缘与距跟关节面成30°～45°的结节关节角，为距跟关节的一个重要标志（图6－94）。跟骨骨折较常见，多发生于成年人，儿童少见。

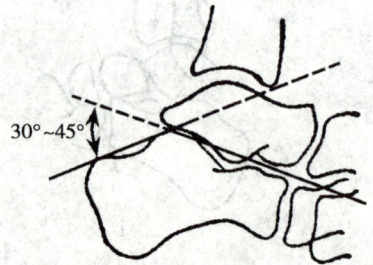
图6－94　距跟关节面所成结节关节角

【病因病机】

跟骨骨折多由传达暴力造成。从高处坠下或跳下时，足跟部先着地，身体重力从距骨下传至跟骨，地面的反作用力从跟骨负重点上传至跟骨体，使跟骨被压缩或劈开，亦有少数因跟腱牵拉而致撕脱骨折。跟骨骨折后常有足纵弓塌陷，结节关节角减小、消失或成负角，影响足弓后臂，从而减弱跖屈的力量及足纵弓的弹簧作用。

根据骨折线的走向可分为不波及距跟关节面骨折和波及距跟关节面骨折两类（图6－95）。前者预后较好，后者预后较差。

【诊查要点】

伤后跟部疼痛、肿胀、瘀斑、压痛明显，足跟部横径增宽，严重者足弓变平。跟骨侧位、轴位X线片可明确骨折类型、程度和移位方向。轴位片还能显示距骨下关节和载距突。根据受

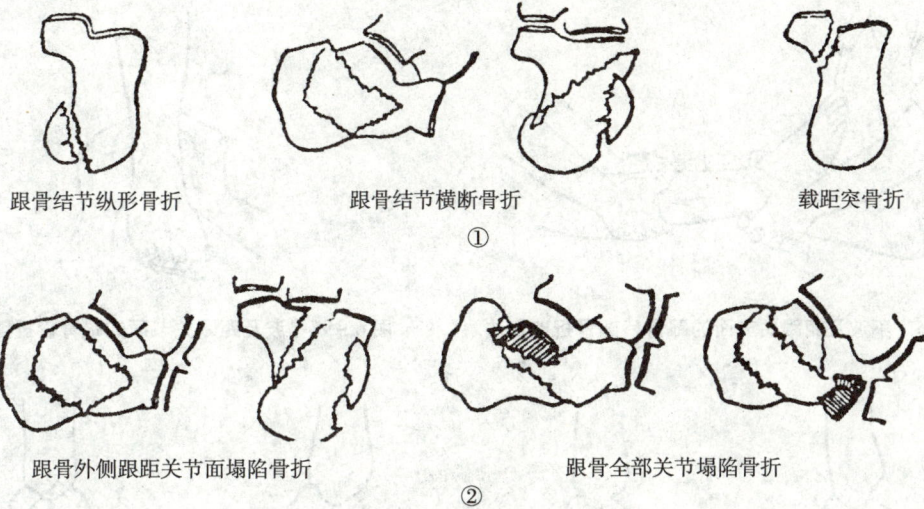

跟骨结节纵形骨折　　　跟骨结节横断骨折　　　　　载距突骨折

①

跟骨外侧跟距关节面塌陷骨折　　　　　　跟骨全部关节塌陷骨折

②

图6-95　跟骨骨折
①不波及距跟关节面骨折；②波及距跟关节面骨折

伤史、临床表现和 X 线检查可作出诊断。

从高处坠下时，若冲击力量大，足跟部先着地，脊柱前屈，可引起脊椎压缩性骨折或脱位，甚至冲击力沿脊柱上传，引起颅底骨折和颅脑损伤，所以诊断跟骨骨折时，应常规询问和检查脊柱和颅脑的情况。

【治疗】

跟骨骨折治疗的重点是恢复距跟关节的对位关系和结节关节角，并注意矫正跟骨体增宽。对无移位的骨折，仅外敷活血化瘀、消肿止痛的中药并加压包扎制动，3～4周后逐渐练功负重；有移位的骨折应尽可能复位。

1. 整复方法

（1）不波及距跟关节面的跟骨骨折　跟骨结节纵形骨折的骨折块一般移位不大，予以挤按对位即可。跟骨结节横形骨折是一种撕脱性骨折，若骨折块大且向上移位者，可在适当麻醉下，患者取俯卧位，屈膝，助手尽量使足跖屈，术者以两手拇指在跟腱两侧用力推挤骨折块，使其复位。

骨折线不通过关节面的跟骨骨折，若跟骨体后部同跟骨结节向后、向上移位，应予充分矫正。患者仰卧，屈膝90°，助手固定其小腿，术者两手指相交叉于足底，手掌紧扣跟骨两侧，用力矫正骨折的侧方移位和跟骨体的增宽，同时尽量向下牵引以恢复正常的结节关节角（图6-96）。

（2）波及距跟关节面的跟骨骨折　对有关节面塌陷、粉碎而移位较多者，可用手掌扣挤足跟，尽量矫正跟骨体增宽，手法宜稳，在摇晃足跟时，同时向下用力，以尽可能纠正结节关节角（图6-97）。

（3）针拨复位法　对于波及距跟关节的跟骨骨折，有时手法复位很难获得成功，则可在 X 线监视下，用骨圆针撬拨复位。如为中部的压缩塌陷，则可以骨圆针穿入其塌陷下方撬起，将骨折块与距骨贯穿固定；如骨折块连于后部，则自后方沿跟骨纵轴穿针，利用杠杆作用将骨折块抬起，并向跟骨前部贯穿固定（图6-98）。

NOTE

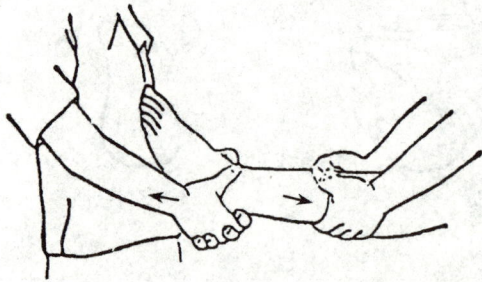

图 6-96 不波及距跟关节面的跟骨后部骨折整复法　　　图 6-97 波及距跟关节面的跟骨骨折整复法

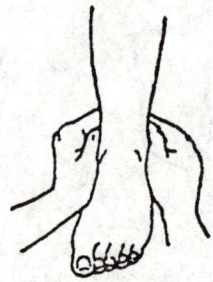

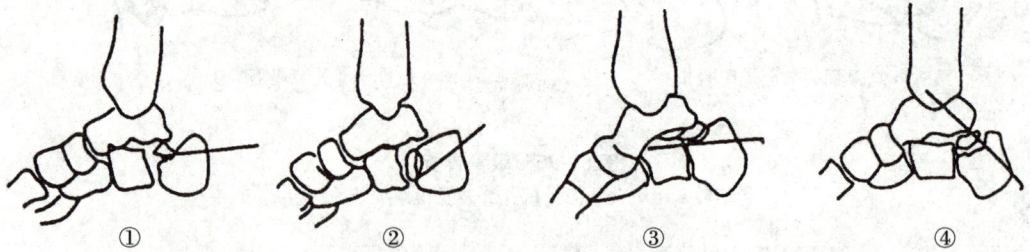

① ② ③ ④

图 6-98 跟骨骨折针拨复位法

（4）跟骨结节牵引　适用于跟骨结节骨骺分离，骨折片明显上移，或跟骨体部冠状位骨折，后骨折段向上移位者。在常规无菌操作下，用一骨圆针，在跟骨结节部的后上方穿入，做向后、向下的牵引，使向上移位的跟骨结节得以复位，恢复跟骨结节关节角下部的正常位置。牵引时间为 3~4 周，并早期进行功能锻炼。

2. 固定方法　无移位骨折一般不做固定。对有移位的跟骨结节横断骨折，接近距跟关节骨折和波及距跟关节面未用钢针固定者，可用夹板固定。即在跟骨两侧各置一棒形压垫，用小腿两侧弧形夹板做超踝关节固定，前面用一弓形夹板维持患足于跖屈位，小腿后侧弓形板下端抵于跟骨结节之上缘，足底放一平足垫，维持膝关节屈曲 30°位，一般固定 6~8 周（图 6-99）。

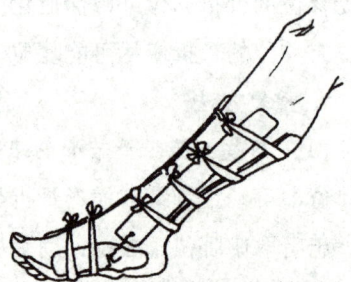

图 6-99 跟骨骨折夹板固定

3. 练功活动　骨折经复位固定后，即可做膝及足趾屈伸活动，待肿胀稍消减后，可扶双拐下地不负重行走，并在夹板固定下进行足部活动，关节面可自行模造而恢复部分关节功能，6~8 周后逐渐下地负重。

4. 药物治疗　按骨折三期辨证用药，早期宜在活血祛瘀药中加木通、防己、牛膝、木瓜等利水消肿之品。

5. 手术治疗　对仅有距跟关节面塌陷严重而不粉碎者，可采用手术切开复位内固定，植骨填充复位后的空隙，尽可能恢复跟骨结节关节角。对严重粉碎性骨折，关节面破坏严重者，宜采用功能疗法：患者卧床，弹力绷带包扎，抬高患肢，进行足、趾及踝关节主动活动。1 周后持拐行走，3 周后（双足 6 周）部分负重，6 周后完全负重，12 周后弃拐练习行走。后期如并发创伤性关节炎，可行距跟关节或三关节融合术。

【预防与调护】

骨折整复固定后，早期主动活动足趾与小腿肌肉，拆除固定后，再用弹力绷带包扎，并循序渐进增加活动量。累及距跟关节者，外固定拆除早期不可做过量的足背伸活动，后期以锻炼时无锐痛、活动后无不适为度。

跖骨骨折

第 1 跖骨头与第 5 跖骨头是构成足内、外侧纵弓前方的支重点，与后方的足跟形成整个足部主要的 3 个负重点。五块跖骨之间又构成足的横弓，跖骨骨折后必须恢复上述关系。跖骨骨折是足部最常见的骨折，多发生于成年人。

【病因病机】

多由直接暴力，如压砸或重物打击而引起，以第 2~4 跖骨较多见，可几根跖骨同时骨折。间接暴力如扭伤等，亦可引起跖骨骨折。长途跋涉或行军则可引起疲劳骨折。骨折的部位可发生于基底部、骨干及颈部。

按骨折线可分为横断、斜形及粉碎性骨折（图 6-100）。因跖骨相互支持，骨折移位多不明显。按骨折的原因和解剖部位，临床上跖骨骨折可分为下述三种类型：

1. 跖骨干骨折　多由重物压伤足背所致，多为开放性、多发性，有时还并发跗跖关节脱位。且足部皮肤血供较差，容易引起伤口边缘坏死或感染。

2. 第 5 跖骨基底部撕脱骨折　因足内翻扭伤时附着于其上的腓骨短肌及腓骨第三肌的猛烈收缩所致，一般骨折片的移位不严重。

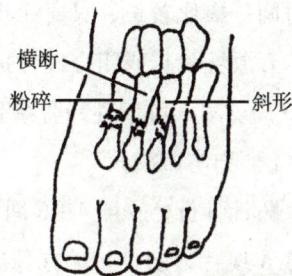

图 6-100　跖骨骨折类型

3. 跖骨颈疲劳骨折　好发于长途行军的战士，故又名行军骨折，多发于第 2、3 跖骨颈部，其中尤以第 2 跖骨颈发病率较高。由于肌肉过度疲劳，足弓下陷，第 2、3 跖骨头负重增加，超过骨皮质及骨小梁的负担能力，即逐渐发生骨折，但一般骨折段不至完全断离，同时骨膜产生新骨。

【诊查要点】

伤后局部疼痛、压痛、肿胀，活动功能障碍，有纵向挤压痛。足部正、斜位 X 线片可明确骨折的部位和移位情况。第 5 跖骨基底部撕脱骨折的诊断应与跖骨基底骨骺未闭合、腓骨长肌腱的籽骨相鉴别，后两者压痛、肿胀不明显，骨块光滑规则，且为双侧性。跖骨颈疲劳骨折最初为前足痛，劳累后加剧，休息后减轻，2~3 周后在局部可摸到有骨隆凸。由于没有明显的暴力外伤史，诊断常被延误。X 线检查早期可能为阴性，2~3 周后可见跖骨颈部有球形骨痂，骨折线多不清楚，不要误诊为肿瘤。

【治疗】

1. 有移位的跖骨干骨折、骨折脱位、多发性骨折　可采用手法整复。在适当麻醉下，先牵引骨折部位对应的足趾，以矫正其重叠及成角畸形，以另一手的拇指从足底部推压断端，使其复位。如仍有残留的侧方移位，则继续在牵引下，从跖骨之间以拇食二指用夹挤分骨法迫使其复位（图 6-101）。最后将分骨垫放置于背侧跖骨间隙之间，上方再以压力垫加压包扎于足托板上。跖骨骨折上下重叠移位或向足底突起成角必须纠正，否则会妨碍将来足的行走功能，而侧方移位则对功能妨碍较少。

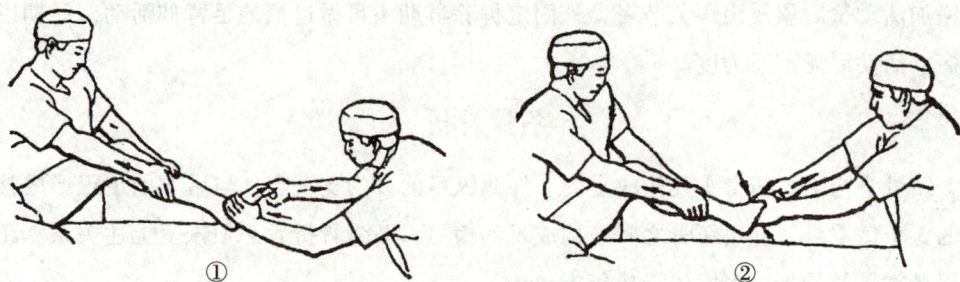

图 6 – 101 跖骨骨折整复法
①矫正重叠及侧成角；②矫正残留侧移位

2. 第 5 跖骨基底骨折、行军骨折或无移位的跖骨干骨折   可局部敷药，外用夹板或胶布固定 6 周，以后应用药物熏洗并开始行走锻炼。第 5 跖骨基底骨折片常有软组织嵌入，骨折线消失时间一般比较长，只要症状消失，即可负重行走，不必待 X 线片示有骨性愈合才进行负重。

开放性骨折或闭合性骨折在手法复位失败后，可采用开放复位内固定，术后用石膏托固定 4 ~ 6 周。对于陈旧性距骨颈骨折因距骨头向足底移位而影响走路时，可施行距骨头切除术。

【预防与调护】

跖骨骨折，一般 4 ~ 6 周可临床愈合，而且不留后遗症。常见愈合较慢的原因为过早负重，虽然 X 线片显示骨折端有骨痂生长，但骨折线往往长期不消失，走路时疼痛，所以下地走路不宜过早。

趾骨骨折

足趾具有增强足的附着力的功能，可防止人在行走中滑倒，并有辅助足的推进与弹跳作用。故对趾骨骨折的治疗，应要求维持跖趾关节活动的灵活性和足趾跖面没有骨折断端突起。趾骨骨折多见于成年人，其骨折发生率占足部骨折的第 2 位。

【病因病机】

多因重物砸伤或踢碰硬物所致。前者多为粉碎或纵裂骨折，后者多为横断或斜形骨折，且常合并有皮肤或甲床的损伤。第 5 趾骨由于踢碰外伤的机会多，因此骨折较常见。第 2 ~ 4 趾骨骨折较少发生。第 1 趾骨较粗大，其功能也较重要，第 1 趾骨近端骨折亦较常见，远端多为粉碎性骨折。

【诊查要点】

伤趾疼痛、肿胀、有青紫瘀斑。有移位者外观可有畸形，合并皮肤和趾甲损伤，伤后亦容易引起感染。足趾正斜位 X 线片可明确骨折的部位和移位情况。

【治疗】

对无移位的趾骨骨折，可用消肿接骨中药外敷，3 ~ 4 周即可治愈，并鼓励患者早期进行功能锻炼。

有移位的骨折，应手法复位。患者正坐，术者用一手拇、食二指捏住患趾近段的内外侧，另一手拇、食二指捏住患趾远段上下侧，在牵引下，将骨折远端向近端推挤捺正，用竹片小夹板或邻趾固定，3 ~ 4 周即可撤除固定。若复位不稳定，或伴有趾骨脱位，可行手术切开复位，小钢针内固定治疗。钢针经髓腔进入近节趾骨，也可进入跖骨，固定 3 ~ 4 周即可。有甲下血肿，可在趾甲上开小窗引出。开放性骨折，清创时拔去趾甲，清除小碎骨，用跖侧皮瓣闭合创口，视情况可同时用小钢针内固定。

【预防与调护】

固定期间，应抬高患足以促进趾端血液回流，早期进行足踝屈伸活动，固定期间常规检查趾端末梢血运状态，不可包扎过紧。趾骨骨折若有皮肤破损，伤后容易引起感染，应注意预防。清创需彻底，术后注意消毒与保持创面清洁。

第四节 躯干骨折

躯干骨由脊柱、肋骨和骨盆所组成，对胸腔、腹腔和盆腔脏器的保护和承重起着非常重要的作用。躯干骨损伤的致伤暴力强大，损伤机制复杂，往往合并内脏组织结构的破坏，产生严重并发症，可致终身残疾甚至死亡。因此，对于躯干骨折的诊断和治疗，应当既要重视躯干骨折，也要重视并发的内脏损伤及其对全身和局部生理功能的影响。

肋骨骨折

肋骨共有 12 对，呈弓形，左右对称排列，与胸椎和胸骨相连构成胸廓，对胸部脏器起保护作用。上 7 对肋骨借软骨直接附着于胸骨，第 8~10 肋骨借第 7 肋骨间接与胸骨相连，第 11~12 肋骨前端游离，称为浮肋。第 1~3 肋骨较短，且受锁骨、肩胛骨及上臂保护，而浮肋弹性较大，故均不易骨折。第 4~9 肋较长且固定，在外力作用下较易发生骨折。肋骨骨折较常见，好发于成年人和老年人。

【病因病机】

1. 直接暴力 棍棒打击或车祸撞击等外力直接作用于肋骨发生骨折，骨折端向内移位，可穿破胸膜及肺脏，造成气胸和血胸。

2. 间接暴力 如塌方、车轮辗轧、重物挤压等，使胸廓受到前后方对挤的暴力，肋骨被迫向外弯曲凸出，在最突出处发生骨折，多发生在腋中线附近。亦有因暴力打击前胸，而致后肋骨折，或打击后胸而致前肋骨折。骨折多为斜形，断端向外突出，刺破胸膜的机会较少，偶尔刺破皮肤，造成开放性骨折。

3. 肌肉强烈收缩 长期剧烈咳嗽或喷嚏时，胸部肌肉急剧而强烈的收缩可致肋骨发生疲劳骨折，但多发生于体质虚弱、骨质疏松者（图 6-102）。

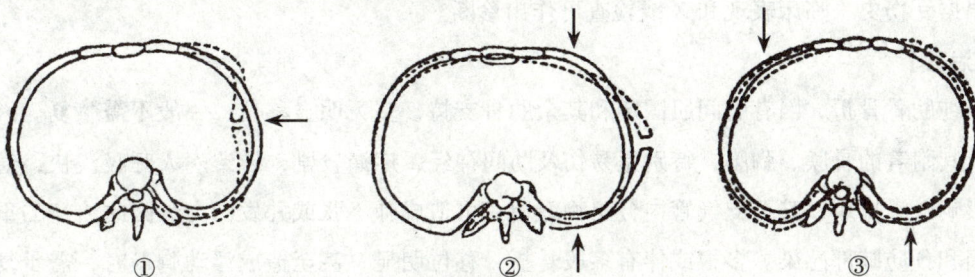

图 6-102 肋骨骨折的发生机制
①直接暴力打击所致；②间接前后挤压暴力所致；③间接暴力：打击前胸，后肋骨折；打击后胸，前肋骨折

骨折可发生于一根或数根肋骨。一根肋骨发生两处骨折时，称为双处骨折。多根肋骨双处骨折时，或者胸侧方多根肋骨骨折，由于暴力大，往往同时有多根肋骨前端的肋软骨关节脱位或肋软骨骨折，使该部胸廓失去支持，产生浮动胸壁，吸气时因胸腔负压增加而向内凹陷，呼气时因胸腔负压减低而向外凸出，恰与正常呼吸活动相反，称为反常呼吸（图6-103）。外力不仅可导致肋骨骨折，也可使肺脏受到挤压，发生肺泡内出血、水肿，肺泡破裂，引起肺间质水肿，影响血气交换。若骨折端损伤胸膜、肺脏，使空气进入胸膜腔，即为气胸。肋骨骨折伤及胸膜、肺脏或血管时，使血液流入胸腔，即为血胸，多与气胸同时发生，称为血气胸。

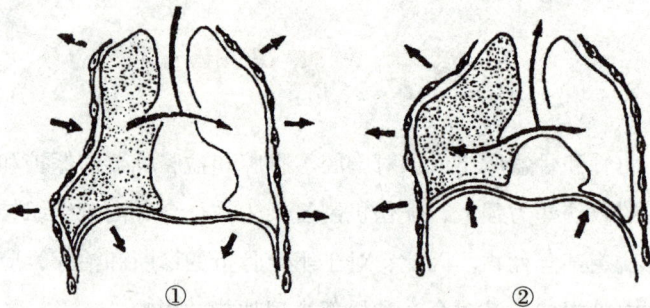

图6-103　浮动胸壁及反常呼吸
①吸气时，软化骨壁内陷；②呼气时，软化骨壁膨出

【诊查要点】

伤后局部疼痛，说话、打喷嚏、咳嗽、深呼吸和躯干转动时疼痛加剧，呼吸较浅而快。局部有血肿或瘀斑，骨折处有剧烈压痛点，沿肋骨可触知骨骼连续性中断或骨擦感（音）。两手分别置于胸骨和胸椎，前后挤压胸部，可引起骨折处剧烈疼痛，称为胸廓挤压征阳性。多根肋骨双处骨折时，该部胸廓失去支持而出现反常呼吸。

第1、2肋骨骨折多由强大暴力引起，应同时考虑其周围的锁骨下血管和臂丛神经损伤的可能性；而下部肋骨骨折，应注意有无肝、脾、肾脏损伤。肋骨骨折的常见并发症是血气胸，故应特别注意病人的血压、脉搏和呼吸情况，有无发绀缺氧症状，以及由于不能正常呼吸和咳嗽排痰，而引起的肺部感染、肺不张，对年老体弱或原有慢性阻塞性肺部疾病者，更应提高警惕。

胸部正侧位X线片可显示骨折部位。少数肋骨无移位骨折，早期X线可呈"阴性"，需待伤后3~4周，出现骨痂时，才能证实为骨折。X线检查亦不能发现肋软骨关节脱位或肋软骨骨折，因此肋骨骨折的早期诊断主要依靠临床体征。X线透视或摄片可以确定血气胸及其程度。根据受伤史、临床表现和X线检查可作出诊断。

【治疗】

单纯肋骨骨折，因有肋间肌固定和其余肋骨支持，多无明显移位，一般不需整复。因其往往累及其附着的骨膜、胸膜，特别是易伤及肋间神经，疼痛较剧，导致病人呼吸浅快，通气不足，影响咳嗽排痰，甚至支气管内分泌物潴留，可造成肺不张或并发肺炎。因此治疗的重点在于止痛和预防肺部感染。多根或伴有多段骨折，移位明显，甚至造成浮动胸壁时，需予复位与固定。并发血气胸者，应做相应急症处理（详见胸部内伤）。

1. 整复方法　患者正坐，助手在患者背后，将一膝顶住患者背部，双手握其肩，缓缓用力向后方拉开，使患者挺胸，术者一手扶健侧，一手按定患侧，用挤按手法将高凸部分按平。若患者身体虚弱时，可取仰卧位，背部垫高，同样采用挤按手法将骨折整复。

多根多段肋骨骨折造成浮动胸壁，出现反常呼吸时，采用肋骨牵引法，可选择浮动胸壁中央一根肋骨，局麻后用无菌巾钳将肋骨夹住，系上牵引绳进行滑动牵引，牵引重量为 2~3kg。

2. 固定方法

（1）胶布固定法　患者正坐，在贴胶布的皮肤上涂复方苯甲酸酊，作呼气时使胸围缩至最小，然后屏气，用宽 7~10cm 的长胶布，自健侧肩胛中线绕过骨折处紧贴到健侧锁骨中线，第 2 条盖在第 1 条的上缘，互相重叠 1/2，由后向前、由上至下地进行固定，直至将骨折区和上下邻近肋骨全部固定，固定时间为 3~4 周（图 6-104）。若皮肤对胶布过敏或患有支气管哮喘、慢性支气管炎、肺气肿，或老人心肺储备能力有限者，因半环式胶布固定可加重呼吸限制而不宜采用。

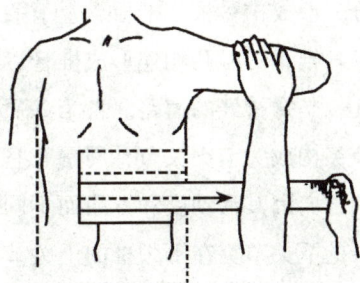

图 6-104　肋骨骨折胶布固定法

（2）尼龙扣带或弹力绷带固定法　适用于老年人、患肺部疾患或皮肤对胶布过敏者。骨折部可外贴伤膏药或消瘀膏，嘱患者做深呼气，然后用尼龙扣带或宽弹力绷带环绕胸部固定骨折区及上下邻近肋骨，固定时间为 3~4 周。

3. 练功活动　整复固定后，病情轻者可下地自由活动；重症需卧床者，可取半坐卧位，并锻炼腹式呼吸运动，待症状减轻后可下地活动。

4. 药物治疗　初期应活血化瘀，理气止痛。伤气为主者，可选用柴胡疏肝散、金铃子散；伤血为主者，可选用复元活血汤、血府逐瘀汤，加用款冬花、桔梗、杏仁、黄芩等，以宣肺止咳化痰。中期治宜理气活血，接骨续筋，可选用接骨丹或接骨紫金丹等。后期胸肋隐隐作痛或陈伤者，宜化瘀和伤，行气止痛，可选用三棱和伤汤、黎洞丸；气血虚弱者，用八珍汤合柴胡疏肝散。外治初期可选用消肿散、消肿止痛膏。中期用接骨续筋膏或接骨膏。后期用狗皮膏或万灵膏敷贴。

5. 手术治疗　多根多处肋骨骨折引起浮动胸壁，出现反常呼吸，且患者不能充分换气，不能有效咳嗽排痰时，可考虑手术切开复位，选择不锈钢丝、吸收肋骨钉或记忆合金接骨板等进行内固定。

【预防与调护】

整复固定后，病情轻者可下地自由活动。重症需卧床者，可取半坐卧位，肋骨牵引者取平卧位，可进行腹式呼吸运动锻炼。有痰者，鼓励患者扶住伤处进行咳痰。若痰液浓稠难于咯出者，可用超声雾化吸入。忌食烟酒及辛辣之品，避免对肺部的刺激而发生剧烈咳嗽和疼痛。合并肺部疾病者，应积极治疗肺部疾病。

脊柱骨折

脊柱是人体的支柱，由脊柱骨和椎间盘组成，前者占脊柱长度的 3/4，后者占 1/4，其周围有坚强的韧带相连及很多肌肉附着，具有负荷重力、缓冲震荡、支撑身体、保护脊髓及体腔脏器的功能。

NOTE

脊柱由 33～34 块椎骨组成，即 7 个颈椎、12 个胸椎、5 个腰椎、5 个骶椎及 4～5 个尾椎。由于成人骶椎节和尾椎节分别融合为 1 个骶骨和尾骨，故脊柱也可以说是由 26 块脊柱骨组成。脊柱有四个弯曲的类似弹簧作用的生理弧度，即颈段前凸、胸段后凸、腰段前凸、骶尾段后凸，借椎间盘和生理弧度，以缓冲外力对脊柱的冲击和震荡。

典型的椎骨可分为椎体和椎弓两部分，椎体在前，是椎骨的负重部分，椎体的后侧为椎弓部分，形成椎弓根、椎板、上下关节突、横突和棘突。椎体的后面与椎弓根和椎板共同围成椎孔，各椎骨的椎孔相连形成椎管，其中有脊髓和马尾神经通过。相邻的椎弓根上下切迹组成椎间孔，是脊神经的通路。自第 2 颈椎到第 1 骶椎，相邻的上位椎骨的下关节突与下位椎骨的上关节突构成关节突关节，周围有坚强的关节囊，属微动关节。脊柱各段的关节突关节的形状及排列方向因其活动度和方向而不同。颈椎关节突的关节面与椎体呈 40°～45°，颈椎前屈时，上颈椎的下关节突在下颈椎的上关节突上向前滑动，虽有利于屈伸运动，但稳定性较差。胸椎的关节突呈冠状位，下关节突位于上关节突的背侧，与椎体呈 60°～70°，棘突彼此叠掩，又有胸肋、肋椎关节加强，故稳定性良好。腰椎的关节突关节逐渐变为斜位。各关节突关节排列甚为合适，关节面光滑，如有损伤即可导致创伤性关节炎，发生慢性胸腰背痛。每个椎骨的椎弓根是最坚强的解剖结构，凡从脊柱后部传递至椎体的力都经过该部，犹如联系椎体与椎板的两个拱形桥墩，因此又被称为椎骨的"力核中心"。

各椎骨间有椎间盘及韧带相连接，椎体前面为坚强的前纵韧带，是人体最长的韧带；椎体后面为相对薄弱的后纵韧带；相邻的椎板之间有薄而坚韧的黄韧带；各棘突间有棘间韧带；棘突末端有棘上韧带，由第 7 颈椎棘突向上，棘上韧带移行为项韧带。除第 1、2 颈椎外，椎间盘位于相邻的两个椎体之间，共有 23 个。外围以坚韧致密的胶原纤维环，紧密附着于椎体软骨板上，连接相邻椎体，其中央包围着富有弹性、半流体的胶状髓核，这些椎骨间的连接组织对脊柱运动和稳定具有十分重要的作用。

脊髓位于椎管内，共发出 31 对脊神经，包括颈神经 8 对，胸神经 12 对，腰神经 5 对，骶神经 5 对，尾神经 1 对，每一对脊神经所对应的脊髓是一个节段。在人体发育过程中，脊髓的生长速度落后于椎管，脊髓逐渐上移，至成年脊髓末端则对着第 1 腰椎下端或第 2 腰椎上端，故脊髓节段与其相应的椎骨平面并不一致，它们之间的差别越往下越大。在下颈部和上胸部，脊髓节段比其相应的椎骨高 1 个或 2 个椎体，在下胸部和上腰部高出 2 个或 3 个椎体，在下腰部和上骶部则高出 4 个或 5 个椎体，因此第 1 胸髓节段与第 6 颈椎椎体同高，而第 3 腰髓节段则位于第 12 胸椎或第 1 腰椎椎体的平面。脊髓有 3 个功能区，颈膨大（C4～T1）为臂丛神经发出区，支配上肢的运动和感觉，胸段脊髓周径大致相同，腰膨大（T12～S2）为腰骶丛发出区，支配下肢的运动和感觉及膀胱自主排尿功能。起自腰膨大的神经根纵行向下，围绕终丝成为马尾神经，位于第 2 腰椎以下的椎管内，并悬浮在脑脊液中（图 6-105）。

脊柱的运动和稳定，不仅依赖于脊柱骨和韧带及椎间盘的完整，还依赖脊柱周围肌肉的舒缩和固定作用，一旦肌肉损伤变性和运动失调，即可导致脊柱稳定性减弱或丧失。可以认为肌肉是脊柱稳定的外在平衡因素，两者是相辅相成、缺一不可的，故在脊柱损伤的诊断和治疗中，应充分重视骨关节与软组织的相互关系和影响。

【病因病机】

1. 屈曲型损伤　从高处坠落时臀部触地躯干前屈，或头枕部触地颈椎前屈，使脊柱相应部位椎体前半部受到上下位椎体、椎间盘的挤压而发生压缩性骨折，其后部的棘上韧带、棘间韧带、关节突关节囊受到牵张应力而断裂，上位椎体向前下方移位，引起半脱位，甚至双侧关节突跳跃脱位，但椎体后侧皮质并未压缩断裂。活动范围较大的下颈椎和胸腰椎结合部（T11～L2）最为多见（图6－106）。平地滑跌臀部触地，躯干前屈暴力小，可发生单纯椎体压缩骨折，多见于中老年人。

2. 过伸型损伤 当患者从高处仰面摔下，背部或腰部撞击木架等物体，被冲击的部位形成杠杆支点，两端继续运动，使脊柱骤然过伸，造成前纵韧带断裂，椎体前下或前上缘撕脱骨折，上位椎体向后移位，棘突椎板相互挤压而断裂（图6－107）。另外，骑车摔倒头面部触地或急刹车乘客头面部撞击挡风玻璃或椅背，使颈椎过度伸展也可致前纵韧带断裂、上位椎体向后移位等类似损伤。

3. 垂直压缩型损伤 高处掉落的物体纵向打击头顶，或跳水时头顶垂直撞击地面，以及人从高处坠落时臀部触地，均可使椎体受到椎间盘挤压而发生粉碎性骨折，骨折块向四周"爆裂"移位，尤其是椎体后侧皮质断裂，骨折块突入椎管造成椎管变形、脊髓损伤（图6－108）。

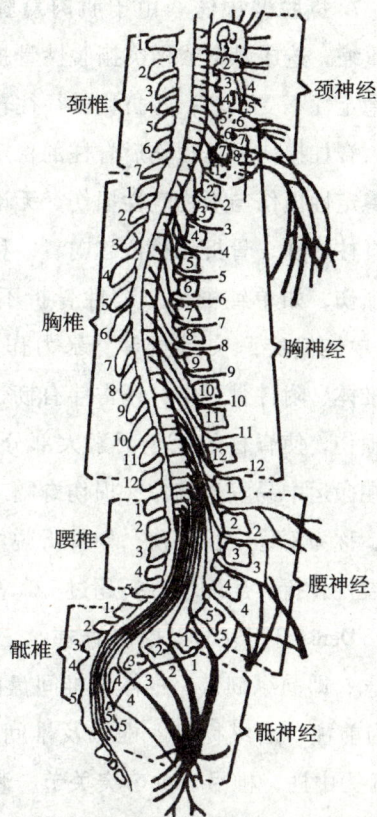

图6－105 脊髓与脊柱的对应关系

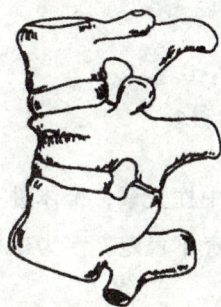

图6－106 腰椎屈曲型损伤　　图6－107 腰椎过伸型损伤　　图6－108 腰椎垂直压缩型损伤

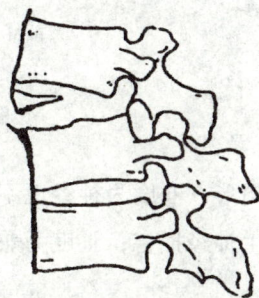

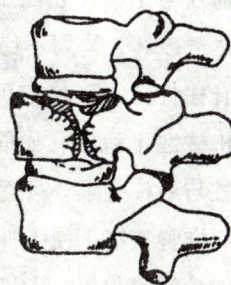

4. 侧屈型损伤 高处坠落时一侧臀部触地，或因重物压砸使躯干向一侧弯曲，而发生椎体侧方楔形压缩骨折，其对侧受到牵张应力，引起神经根或马尾神经牵拉性损伤。

5. 屈曲旋转型损伤 脊柱受到屈曲和向一侧旋转的两种复合暴力作用，造成棘上、棘间韧带牵拉损伤，旋转轴对侧的小关节囊撕裂、关节突关节脱位，椎管变形，脊髓受压。

6. 水平剪力型损伤 又称安全带型损伤，多属屈曲分离型剪力损伤。高速行驶的汽车在撞车瞬间患者下半身被安全带固定，躯干上部由于惯性而急剧前移，以前柱为枢纽，后、中柱受到牵张力而破裂张开，造成经棘上棘间韧带－后纵韧带－椎间盘水平断裂，或经棘突－椎板－椎体水平骨折，往往移位较大，脊髓损伤多见（图6－109）。

NOTE

7. 撕脱型损伤　由于肌肉急骤而不协调收缩，造成棘突或横突撕脱性骨折，脊柱的稳定性不受破坏，骨折移位往往较小。

脊柱损伤根据损伤后脊柱的稳定程度分为稳定性损伤与不稳定性损伤。无论是搬运或脊柱活动，骨折无移位趋向者，称为稳定性损伤，如单纯椎体压缩性骨折不超过1/3、单纯横突棘突骨折等。暴力作用强大，除椎体、附件骨折外，还常伴有韧带、椎间盘损伤，使脊柱的稳定因素大部分被破坏，而在搬运中易发生移位，损伤脊髓或马尾神经，称为不稳定性损伤，如骨折脱位、椎体爆裂性骨折、压缩性骨折超过1/2者。

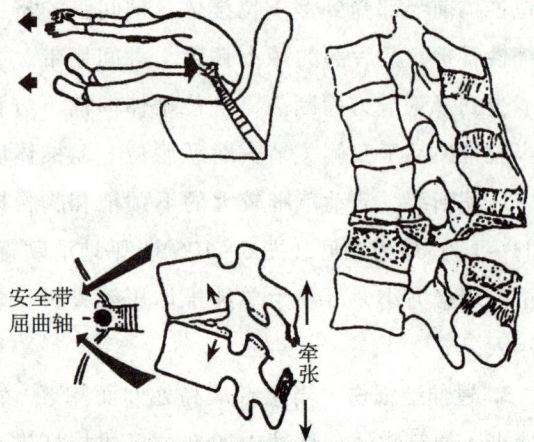

图 6 – 109　腰椎水平剪力型损伤

Denis 于 1983 年提出脊柱"三柱"概念，即前纵韧带、椎体及椎间盘前2/3为前柱，后纵韧带、椎体及椎间盘后1/3为中柱，椎弓、关节突关节、棘突、椎板、黄韧带、棘间韧带、棘上韧带为后柱。脊柱的稳定性主要依赖于中柱的完整（图 6 – 110）。凡损伤累及二柱以上结构均为不稳定性损伤。如爆裂骨折破坏前柱与中柱，屈曲型骨折脱位三柱结构尽遭破坏，均属不稳定性损伤。

脊柱骨折的不稳定可分为三度：Ⅰ度为机械性不稳定，如前柱与后柱受累

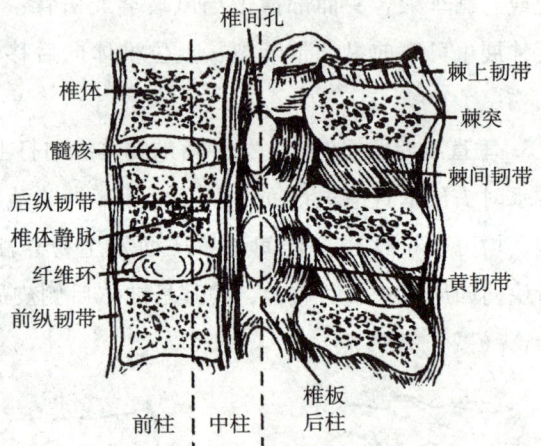

图 6 – 110　三柱概念

或中柱与后柱受累，可逐渐发生后凸畸形；Ⅱ度为神经性不稳定，由于中柱受累，椎体进一步塌陷而椎管狭窄，使无神经症状者发生神经损害；Ⅲ度为兼有机械及神经不稳定，多为三柱损伤，如骨折脱位等。

【诊查要点】

任何高处坠下、重物落砸、车祸撞击、坍塌事故等均有发生脊柱损伤的可能，应详细了解暴力作用的过程和部位、受伤时的姿势及搬运情况。在颅脑外伤、醉酒意识不清时，应特别注意排除颈椎损伤。

伤后脊柱疼痛及活动障碍为主要症状。额面部皮肤擦伤或挫伤，提示颈椎过伸性损伤；沿脊柱中线自上而下逐个按压棘突，寻找压痛点，发现棘突后突，表明椎体压缩或骨折脱位；棘突周围软组织肿胀、皮下瘀血，说明韧带肌肉断裂；棘突间距增大，说明椎骨脱位或棘间韧带断裂；棘突排列不在一条直线上，表明脊柱有旋转或侧方移位。当椎体只有轻微压缩骨折时，疼痛及功能障碍多不明显，应注意不要漏诊。对任何脊柱损伤患者，均应进行详细的神经系统检查，以排除是否伴有脊髓损伤。

脊柱正侧（斜）位 X 线片可确定脊柱损伤的部位、类型和程度。X 线检查对指导治疗具有极为重要的价值，阅读 X 线片时应明确以下内容：骨折或脱位的部位和类型；椎体压缩、前后左右移位、成角和旋转畸形及其程度；椎管管径改变；棘突间距增大及椎板、关节突、横突、棘突骨折及其程度；判断陈旧性损伤有无不稳定，应拍摄损伤节段的前屈、后伸侧位片。CT 检查能提供椎体椎管矢状径的情况，脊髓受压程度和血肿大小。对于爆裂性骨折及其骨折片进入椎管的诊断很有意义，可为临床施行急诊手术提供依据。MRI 能较清楚地显示椎管内软组织的病理损害程度，在观察脊髓损伤的程度和范围较 CT 优越，对脊髓损伤是否有手术价值及预后可提供有力的依据。肌电图和诱发电位检查有助于评估患者晚期的神经功能。

根据受伤史、临床表现和 X 线检查等可作出诊断。

【治疗】

1. 急救处理 脊柱骨折和脱位的恰当急救处理，对患者的预后有重要意义。在受伤现场就地检查，主要明确两点：第一，脊柱损伤的部位。如病人清醒，可询问并触摸其脊柱疼痛部位。昏迷病人可触摸脊柱后突部位。第二，观察伤员是高位四肢瘫还是下肢瘫，从而确定系颈椎损伤还是胸腰椎损伤，作为搬运时的依据。搬运过程中，应使脊柱保持平直，避免屈曲和扭转。可采用两人或数人在患者一侧，动作一致地平托头、胸、腰、臀、腿的平卧式搬运，或同时扶住患者肩部、腰、髋部的滚动方式，将患者移至担架上。对颈椎损伤者，应由一人专门扶住头部或用沙袋挤住头部，以防颈椎转动。用帆布担架抬运屈曲型骨折者应采用俯卧位。搬运用的担架应为木板担架，切忌用被单提拉两端或一人抬肩、另一人抬腿的搬运法，因其不但会增加病人的痛苦，还可使脊椎移位加重，损伤脊髓。由于导致脊髓损伤的暴力往往巨大，在急救时应特别注意颅脑和重要脏器损伤、休克等的诊断并优先处理，维持呼吸道通畅及生命体征的稳定。

2. 整复方法 根据脊柱损伤的不同类型和程度，选择恰当的复位方法。总的原则是逆损伤机制并充分利用脊柱的稳定结构复位。屈曲型损伤应过伸位复位，过伸型损伤应屈曲位复位。在复位时应注意牵引力的作用方向和大小，防止骨折脱位加重或损伤脊髓。颈椎损伤伴关节交锁应首选颅骨牵引复位法，胸腰椎损伤则可选用下肢牵引复位法或垫枕加腰背肌锻炼复位法。

（1）持续牵引复位法 轻度移位、压缩而无关节交锁的颈椎骨折，一般采用枕颌布托牵引。将枕颌布托套枕部与上颌部，通过滑车进行牵引，头颈略后伸，牵引重量为 2~3kg，持续牵引 3~4 周后改用颈围保护 8~10 周。若颈椎骨折伴有关节交锁者，需用颅骨牵引。牵引方向先由屈曲位开始，当关节突脱位交锁纠正后再改为伸展位，忌一开始就采用伸展位，以免加重关节突相互嵌压交锁和脊髓损伤。增加牵引重量时，要注意观察脊髓损害是否加重及避免过度牵引。椎体间隙明显增宽为过度牵引的常见征象，此时应酌情减轻牵引重量。如重量超过 15kg 仍未复位，多系关节突骨折嵌顿所致，需改为手术复位。

（2）垫枕加腰背肌功能锻炼复位法 早期腰背肌肌肉锻炼可以促进血肿吸收，以骨折处为中心垫软枕高 5~10cm，致腰椎呈过伸位，使得由于椎体压缩而皱折的前纵韧带重新恢复原有张力，并牵拉椎体前缘张开，达到部分甚至全部复位，同时后侧关节突关节关系也得到恢复和改善（图 6-111）。

由于腰背肌的不断锻炼，可防止肌肉萎缩，减轻骨质疏松和减少晚期脊柱关节僵硬挛缩的

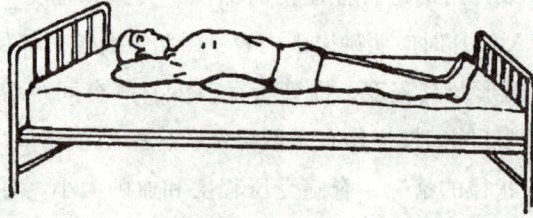

图 6 – 111　垫枕法

可能。操作时，让患者仰卧于硬板床上，骨折处垫一高 5~10cm 的软枕，待疼痛能够忍受时，尽快进行腰背肌肉锻炼。于仰卧位用头部、双肘及双足作为支撑点，使背、腰、臀部及下肢呈弓形撑起（五点支撑法），一般在伤后 1 周内要达到此种练功要求；逐步过渡到仅用头顶及双足支撑，全身呈弓形撑起（三点支撑法），在伤后 2~3 周内达到此种要求；以后逐步改用双手及双足支撑，全身后伸腾空如拱桥状（四点支撑法），此时练功难度较大，应注意练功安全，防止意外受伤。也可于俯卧位采用飞燕点水练功法锻炼。练功时应注意尽早进行，如伤后超过 1 周，由于血肿机化，前纵韧带挛缩，复位效果不良。要鼓励患者主动练功，肌肉收缩持续时间逐渐延长。

（3）牵引过伸按压法　患者俯卧硬板床上，两手抓住床头，助手立于患者头侧，两手反持其腋窝处，一助手立于足侧，双手握双踝，两助手同时用力，逐渐进行牵引。牵引约 3~5 分钟后，足侧助手逐渐将双下肢提起悬离床面，使脊柱得到充分牵引和后伸，当肌肉松弛、椎间隙及前纵韧带被拉开后，术者双手重叠置于骨折后突部位，适当用力下压，借助前纵韧带的伸张力，将压缩之椎体拉开，同时后突畸形得以复平。

（4）二桌复位法　用高低不等的二桌，高低差为 25~30cm，平排在一起，将病人置于桌上，患者头部朝高桌，然后将高桌边逐渐移至上臂内侧与颏下处，将低桌渐移至大腿中段处，借助病人体重，使胸腰部悬空。此时术者可用手掌或另加一桌托住病人的腹部，慢慢下沉，以减轻疼痛，达到脊柱过伸的目的，2~5 分钟后，脊柱的胸腰部明显过伸，立即上一石膏背心或金属胸腰过伸支架固定（图 6 – 112）。

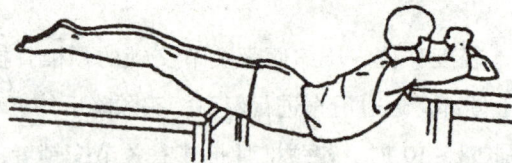

图 6 – 112　二桌复位法

（5）两踝悬吊复位法　病人俯卧于复位床上，将两踝悬空吊起。如没有复位床，亦可在屋梁上装一滑轮，将双足向上吊起，徐徐悬空，使胸腰段脊柱过伸复位。复位后应注意使用过伸夹板维持复位效果，并注意坚持腰背肌锻炼（图 6 – 113）。

3. 固定方法　牵引结合体位可起到良好的固定作用。如颈椎屈曲型损伤用颅骨牵引结合头颈过伸位固定，过伸型损伤则需保持颈椎屈曲 20°~30°位；另外头 – 胸支架、头颈胸石膏、颈围领等均适用于颈椎损伤。腰椎屈曲压缩性骨折腰部垫枕，使腰椎过伸，结合过伸位夹板支具等，能发挥复位和固定的双重作用。

4. 练功活动 腰背部肌肉的主动收缩可促进骨折复位，防止肌肉僵硬萎缩及慢性腰背疼痛，有助于脊柱稳定。功能锻炼应遵循的原则包括：第一，早期开始。即在损伤复位固定完成后，开始肢体肌肉、关节的主动运动和（或）被动运动。功能锻炼愈早开始，恢复愈早，愈晚进行则功能恢复所需的时间愈长，主动运动为主，被动活动为辅。第二，循序渐进，从易到难。第三，根据功能需要进行锻炼。不论对于神经系统，还是肌肉关节本身，只有进行该项功能所需的动作训练，才能达到康复的要求。这就要求制订恰当的功能康复的目标和计划，有针对性地进行康复

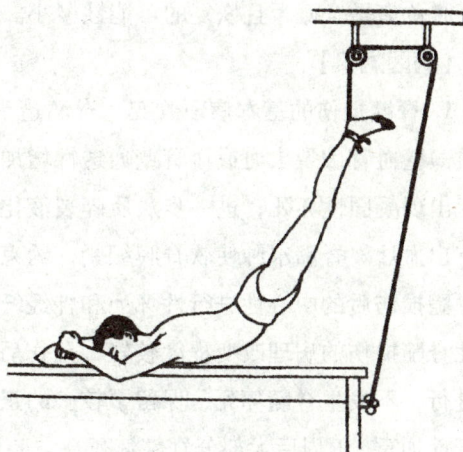

图 6-113 两踝悬吊复位法

训练。第四，力量和耐力训练并重。肌肉力量的增长，是通过锻炼逐步达到的，在具有一定肌肉力量的同时，还必须具备力量的持续性，即耐力，才能达到练功的目的。

5. 药物治疗 早期局部肿胀、剧烈疼痛、胃纳不佳、大便秘结、舌苔薄白、脉弦紧，证属气滞血瘀，治宜行气活血，消肿止痛。内服可选用复元活血汤、膈下逐瘀汤加减，外敷消瘀膏或消肿散。兼有少腹胀满、小便不利者，证属瘀血阻滞，膀胱气化失调，治宜活血祛瘀，行气利水，用膈下逐瘀汤合五苓散。若局部持续疼痛、腹满胀痛、大便秘结、苔黄厚腻、脉弦有力，证属血瘀气滞，腑气不通，治宜攻下逐瘀，方用桃核承气汤或大成汤加减。中期肿痛虽消而未尽，仍活动受限，舌暗红、苔薄白、脉弦缓，证属瘀血未尽，筋骨未复，治宜活血和营，接骨续筋，方用接骨紫金丹。后期腰酸腿软、四肢无力、活动后局部隐隐作痛、舌淡苔白、脉虚细，证属肝肾不足，气血两虚，治宜补益肝肾，调养气血，方用六味地黄汤、八珍汤或壮腰健肾汤加减，外贴万应宝珍膏或狗皮膏。

6. 手术治疗 骨折脱位移位明显，闭合复位失败，或骨折块突入椎管压迫脊髓者应选择手术切开复位，恢复椎管管径，解除脊髓压迫，重建脊柱稳定性，利于患者尽早康复训练，并且可减轻护理难度，预防并发症的发生。

【预防与调护】

骨折整复固定后，应鼓励病人早期进行四肢及腰背肌锻炼。行石膏及支架固定者，应早期进行背伸及伸髋活动。严重病人也不应绝对卧床，可于术后在支具保护下起坐。为防止压疮，应在 1~2 小时内帮助病人翻身 1 次，同时进行按摩。一旦病情稳定，病人有力，即可开始练功活动。轻者 8~12 周可下地活动，但应避免弯腰动作，12 周后即可进行脊柱的全面锻炼。

附：外伤性截瘫

外力破坏了脊柱的结构和稳定性，导致骨折脱位挤压脊髓，即可引起脊髓损伤。最常见的暴力形式是垂直压缩型损伤和屈曲型损伤，约占 90%，其次是过伸型、旋转型及侧屈型损伤。脊柱骨折脱位可在 X 线片上得到显示，而椎间盘突出、黄韧带皱折挤压、椎体移位后自行复位等引起硬膜内、外或脊髓实质出血水肿，也可出现外伤性截瘫，但 X 线片上却不能发现异常，只有 MRI 才能发现。致伤暴力越大，骨折脱位移位越大，损伤平面越高，截瘫也越重，Ⅲ度

NOTE

以上脱位多是全瘫，且恢复的可能性极小。腰 3~5 损伤多为不全瘫。

【病因病机】

1. 脊髓损伤的基本病理改变　脊髓遭受损伤后，最早期可见的组织形态学改变就是中央灰质薄壁血管破裂出血或血管壁通透性增加，使红细胞漏出至血管外间隙。数小时后出血的中心区出现凝固性坏死，进一步灰质碎裂液化形成小囊腔，而白质则主要表现为明显的水肿，间杂有出血灶。脊髓水肿使软脊膜绷紧，约束住脊髓，使其内压增高，造成脊髓内微循环障碍，是脊髓损伤后的中心性进行性坏死和神经纤维弥漫性脱髓鞘、轴索破坏裸露的重要基础。不完全性脊髓损伤的病理改变程度较轻，且伤后 24~48 小时脊髓内出血等破坏性改变停止而不继续进行，不发生脊髓坏死，保留了较多的正常脊髓组织。完全性脊髓损伤则是中央出血、坏死进行性加重，1 周后大部分脊髓坏死，空腔形成并为胶质所填充。脊髓损伤的程度除与损伤当时致伤能量的大小有关外，亦与损伤后脊髓受压时间的长短、轻重，脊髓缺血的程度和持续时间有密切关系。随着受压时间和缺血程度的加重，脊髓损伤也将发生由部分到完全、由可逆到不可逆的病理学改变。

2. 脊髓损伤的类型　按脊髓损伤由轻到重及临床表现分为以下几类：

（1）脊髓震荡　是脊髓神经细胞遭受强烈刺激而发生的超限抑制，脊髓功能暂处于生理停滞状态，随着致伤外力的消失，神经功能得以恢复。无器质性改变，镜下也无神经细胞和神经纤维的破坏，或仅有少量渗出、出血。临床上表现为损伤平面以下运动、感觉和反射的完全丧失，一般伤后数十分钟感觉、运动开始逐渐恢复，数小时后即可完全恢复，不留任何后遗症。

（2）脊髓不完全横断损伤　脊髓遭受严重损伤，但未完全横断，表现为损伤平面以下运动、感觉、括约肌和反射的不同程度的保留，是临床最常见的实质性损伤。

（3）脊髓完全性横断损伤　由于与高级中枢的联系完全中断，失去中枢对脊髓神经元的控制作用，兴奋性极为低下，横断以下出现弛缓性瘫痪，感觉、肌张力消失，内脏和血管反射活动暂时丧失，进入无反应状态，称为脊髓休克。脊髓休克过后，最先恢复的是球海绵体肌反射或肛门反射。当上述反射之一恢复，而损伤平面以下的深、浅感觉完全丧失，任何一个肌肉的运动收缩均不存在，其他深、浅反射消失，大、小便失去控制，预示为完全性脊髓损伤。伤后数月可由弛缓性瘫痪变为痉挛性瘫痪。

【诊查要点】

1. 病史　从病史中可以收集到对诊断很有价值的资料。由于病史资料不全、过分依赖影像学检查所导致的误诊并不少见。

（1）外伤史　脊柱损伤时均应考虑到有脊髓损伤的可能。脊髓损伤的发生与多种因素有关，椎体移位程度与脊髓损伤程度也并非完全一致，严重的脊髓损伤可以发生于轻微外力作用下的脊柱轻微损伤患者。因此所有与脊柱损伤有关的患者，均需进行相应的神经和影像学检查，以便能及时做出有否脊髓损伤的诊断。尤其对多发性损伤、颅脑损伤及醉酒后神志不清者更需注意脊髓损伤的可能。

（2）伤后肢体功能障碍发生的时间　外伤后立即出现，多为骨折脱位引起；如伤后没有出现而搬动病人后发生，表明搬动时引起骨折移位加重，损伤了脊髓。肢体功能障碍由轻渐重，截瘫平面由低渐高，说明脊髓损伤范围增大。

（3）治疗经过及效果 了解脊髓损伤后经过何种治疗、疗效如何，有助于对病情的判断。

（4）既往史 过去是有否脊柱外伤或疾病，神经系统症状如何，对脊髓损伤性质和预后的判断有着重要意义。如原有颈椎病脊髓受压，在轻微外力作用下即可发生严重的脊髓损伤；原有椎体骨折或脱位，数年后逐渐出现脊髓损伤表现，则多为脊柱不稳、慢性压迫所致。

2. 临床表现 伤后立即出现肢体感觉与运动功能障碍、腱反射消失、大小便潴留或失禁等表现，多为脊椎骨折脱位引起；如伤后没有出现症状与体征，而是在搬动病人后发生，表明不正确搬运引起骨折移位加重，损伤了脊髓。肢体功能障碍由轻渐重，截瘫平面由低渐高，说明脊髓损伤范围增大，病情加重；反之，病情改善。

3. 神经系统检查 由于脊神经支配的肢体运动与感觉具有节段性分布的特点，因此可根据外伤后运动及感觉丧失区域，来推断脊髓损伤的平面。检查内容包括四肢及躯干的深浅感觉、深浅反射、肌力、肌张力、肌容积、病理反射和自主神经检查等。

（1）浅感觉 包括皮肤黏膜的触觉、痛觉及温度觉，注意其神经节段分布如下（图6－114）。检查应由感觉缺失区－减退区－正常区－过敏区顺序进行，并注意两侧对比和避免对病人的暗示。

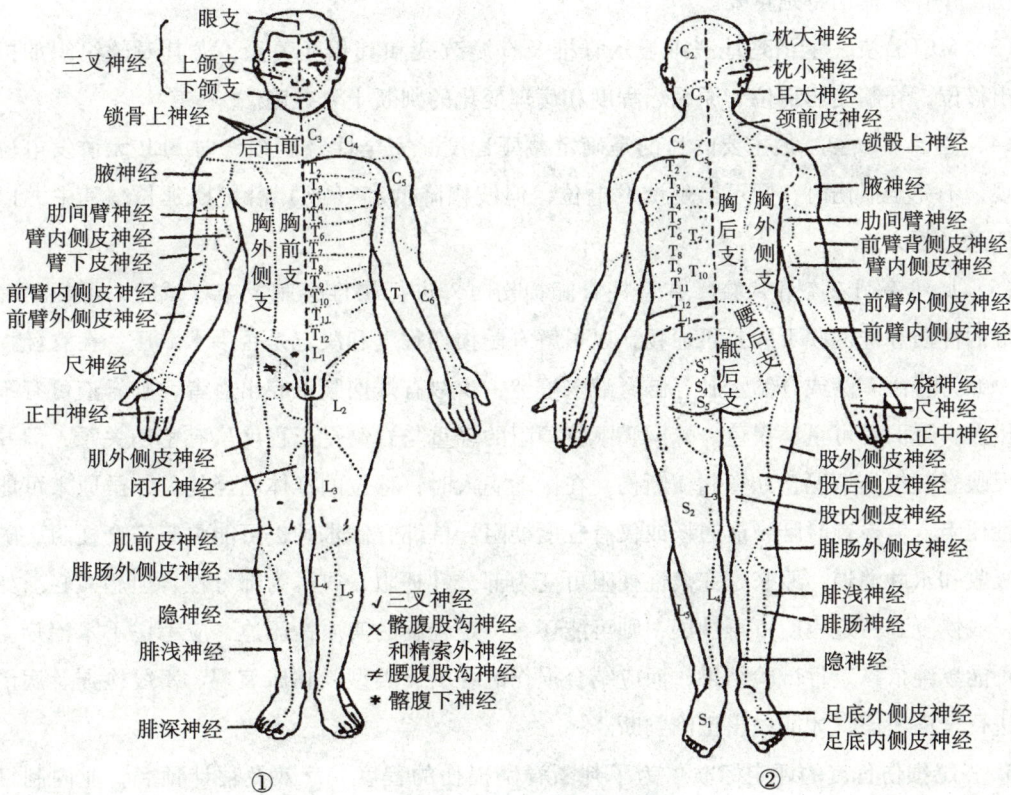

图6－114 皮肤感觉的节段分布

（2）深感觉 包括关节位置觉及震动觉，深感觉障碍说明脊髓后索损伤。

（3）肌张力 是指在静息状态下肌肉的紧张度。脊髓损伤时肌张力增高多呈痉挛性的"折刀征"。在脊髓损伤早期或马尾神经损伤时则表现为肌张力降低。

（4）浅反射 是指刺激体表感受器（如皮肤、黏膜等）引起的反射。浅反射减弱或消失表示反射弧中断或抑制。常用的浅反射有上、中、下腹壁反射，提睾反射及肛门反射。

NOTE

（5）深反射　是刺激肌肉、肌腱、骨膜和关节的本体感受器而引起的反射。深反射减弱或消失表示反射弧中断或抑制，亢进则表示上运动神经元病变。双侧不对称性改变（如一侧增强、减弱或消失）是神经系统损害的重要体征，常用的深反射有肱二头肌腱反射、肱三头肌腱反射、桡骨膜反射、膝腱反射和跟腱反射等。髌、踝阵挛是腱反射极度亢进的表现。

（6）病理反射　是中枢神经系统损害，主要是锥体束受损，对脊髓的抑制作用丧失而出现的异常反射。病理反射双侧明显不对称或过于强烈时，结合深反射亢进，浅反射减弱或消失，提示脊髓锥体束损害的上运动神经元病变。常用的病理反射有霍夫曼征（Hoffmann）和巴宾斯基征（Babinski）等。

4. 辅助检查

（1）X线检查　既可判断脊柱损伤的部位、类型、程度和移位方向，又可间接了解脊髓损伤平面，估计其损伤程度。当致伤暴力结束后，移位的骨折脱位可因肌肉收缩或搬运而自行复位，虽然脊髓损伤很重，但X线片却不能显示骨折脱位情况，因此X线片必须与临床检查相结合，才能做出正确诊断。

（2）CT检查　可显示X线片不能显示的骨折、椎管形态及骨块突入侵占情况，对检查脊柱损伤合并脊髓损伤特别重要。

（3）MRI检查　能清楚地三维显示脊椎及脊髓改变和其相互关系，尤其对软组织如椎间盘突出移位，脊髓受压部位、原因、程度和病理变化的判断十分准确。

（4）电生理检查　最主要的目的是确定截瘫程度。完全性脊髓损伤时SEP无诱发电位波形出现，不完全损伤时，则可出现诱发电位，但波幅降低和（或）潜伏期延长，其中尤以波幅降低意义更大。

（5）腰椎穿刺及奎肯试验　在脊柱脊髓损伤时，进行腰椎穿刺及奎肯试验，可帮助确定脑脊液的性质和蛛网膜下腔是否通畅，以了解脊髓损伤程度和决定是否手术减压。在脊髓损伤早期，如为脊髓震荡或脊髓水肿，脑脊液多澄清，少数有蛛网膜下腔出血者，脑脊液可有不同程度出血，陈旧者可呈黄褐色。蛛网膜下腔梗阻的轻重与脊髓受压程度虽有密切关系，但并非总能反映脊髓损伤情况，如脊髓横断伤，在搬动病人时，移位的椎体已经复位，虽原来可能有完全性梗阻，但检查时脑脊液通畅或仅有轻度梗阻。单纯脊髓水肿也可能引起完全梗阻，随着血肿吸收和水肿消退，原来是完全性梗阻可变为部分性梗阻，或虽为部分性，但趋减轻。如无改善，或恢复到一定程度不再进展，则可能还有一定程度的实质性压迫，应考虑手术治疗。总之，不能单纯依靠奎肯试验结果，而应结合损伤的程度、类型、临床表现、X线检查及病情发展等进行全面考虑，才能做出正确判断。

5. 脊髓损伤程度的评定标准　为了判断脊髓损伤的程度、疗效及估计预后，业内制订了一些评级标准，主要有以下几种判定方法。

（1）截瘫指数法　深浅感觉完全丧失为2，完全存在为0，部分丧失为1；肌肉运动完全丧失为2，正常肌力为0，部分丧失为1；膀胱及直肠括约肌（大小便功能）完全失去控制为2，正常为0，部分丧失为1。三者之和，6者为全瘫，0者为正常，1~5者为不全瘫。此方法简单易记，便于掌握，但在不全瘫中，对恢复程度之表示有时不够确切。

（2）Frankel评定标准

A. 无感觉或运动功能。

B. 感觉功能不完全丧失，无运动功能。

C. 感觉功能不完全丧失，无有用的运动功能。

D. 感觉功能不完全丧失，具有有用的运动功能。

E. 正常功能，可能有痉挛状态。

（3）美国脊髓损伤协会（ASIA）根据 Frankel 分级修订的标准

A. 完全性损害。在损伤平面以下（包括骶段 S4~5）无任何感觉和运动功能保留。

B. 不完全损害。在损伤平面以下（包括骶段 S4~5）存在感觉功能，但无运动功能。

C. 不完全损害。在损伤平面以下存在感觉和运动功能，但大部分关键肌肌力在 3 级以下。

D. 不完全损害。在损伤平面以下存在感觉和运动功能，且大部分关键肌肌力≥3 级。

E. 感觉和运动功能正常。

【鉴别诊断】

1. 脑外伤 有头部外伤史，一般均伴随意识障碍和头痛、头晕、喷射样呕吐等颅内压增高的表现。应注意询问受伤经过和伤后意识状况，并仔细进行颅神经检查，CT 及 MRI 常有助于明确诊断。

2. 脊髓出血性疾患 可为脊髓内出血、蛛网膜下腔出血、硬膜下或硬膜外出血。多有血管畸形、动脉硬化、血液病病史。一般起病急，多有根性疼痛，运动及感觉障碍范围随解剖部位有所不同，膀胱直肠括约肌障碍也属常见。蛛网膜下腔出血有脊膜及神经根刺激症状，脊髓内与硬膜外出血常有脊髓压迫表现。病人无或只有轻度脊柱损伤，而脊髓损伤累及节段多，进行性加重是其临床特点。

3. 癔症性瘫痪 偶见。正常生理反射存在、浅反射活跃或亢进、病理反射阴性为此症的特征之一。须在认真除外其他器质性病损的前提下慎重诊断。

4. 上、下运动神经元性瘫痪 对肢体瘫痪首先要鉴别是属于上运动神经元或下运动神经元损伤（表 6-2）。

表 6-2 上、下运动神经元性瘫痪的鉴别诊断

瘫痪种类	肌张力	肌萎缩	腱反射	病理征	电生理
上运动神经元性瘫痪（痉挛性瘫痪）	增高	轻度（失用性）	亢进	阳性	无诱发电位
下运动神经元性瘫痪（弛缓性瘫痪）	降低	明显，早期即出现	减退或消失	阴性	不完全或完全变性表现

【治疗】

1. 正确地急救与运送 必须采用防止脊柱、脊髓损伤加重的搬运方法和器具，最好一次直达有相应救治条件的医院。瘫痪发生率的高低与有无急救训练及运送工具有显著关系，故应加强宣传教育，提高全民急救防瘫的意识和能力。

2. 早期治疗 脊髓损伤发生后，局部将出现由出血、水肿、细胞变性，以至于脊髓坏死的一系列进行性的病理变化，只有在脊髓发生坏死之前所进行的有效治疗，才能对保存脊髓结构的完整和促进功能的恢复发挥作用。脊髓损伤后 6~8 小时内是治疗的黄金时期，可用甲强龙冲击疗法，每千克体重 30mg 剂量一次给药，15 分钟静脉注射完毕，休息 45 分钟，在以后 23 小时内以 5.4mg/（kg·h）剂量持续静脉滴注。高压氧疗法要在伤后 6~12 小时内进行，第

NOTE

1 个 24 小时内应用 2 次或更多。如伤后入院已超过 24 小时，也应积极创造条件尽早手术。

3. 整复脊柱骨折脱位   是恢复椎管管径、解除脊髓压迫最直接的方法，对改善脊髓血运、防止脊髓损伤的进一步加重和促进神经功能恢复，具有非常重要的意义。在切开复位的同时行可靠的内固定，可重建脊柱稳定性，防止椎骨再次移位，为早期康复训练奠定基础，也有助于防止迟发性创伤性脊髓病的发生。手术中切开硬脊膜，低温（0℃~5℃）生理盐水冲洗，可减轻脊髓水肿，降低局部有害化学物质浓度，使脊髓继发性损害降到最低限度。有效的内固定可减轻护理难度，有助于病人早日离床活动，防止长期卧床并发症的发生。

4. 药物治疗

（1）早期   外伤性截瘫的早期，多为瘀血阻滞，经络不通，宜活血祛瘀、疏通督脉，兼以壮筋续骨，方用活血祛瘀汤加地龙、丹参、穿山甲、王不留行等，或用补阳还五汤加减。

（2）中期   受伤 2~3 个月以后，因督伤络阻，多属脾肾阳虚，宜补肾壮阳、温经通络，方用补肾壮阳汤加补骨脂、穿山甲等。

（3）后期   血虚风动，呈痉挛性瘫痪，宜养血柔肝、镇痉息风，方用四物汤加蜈蚣、全蝎、䗪虫、钩藤、伸筋草等。气血两虚者，应予以补益之品，方用八珍汤、补中益气汤或归脾汤加减。另外针灸也可促进神经恢复。

除中药治疗外，目前较成熟的已用于临床的药物为甲泼尼龙，伤后 8 小时内应用，越早越好，可减轻脊髓水肿，稳定细胞膜的完整。20% 甘露醇快速静脉滴注，可减轻脊髓水肿。

5. 预防和治疗并发症   除上颈髓损伤可致病人很快死亡外，脊髓损伤后呼吸肌麻痹、呼吸道及泌尿系感染、压疮等，都是截瘫早期的常见并发症和死亡的主要原因。因长期截瘫导致的心肺肾功能不全、慢性消耗营养不良等则是截瘫后期的常见并发症及主要死因。从受伤发生截瘫的急救运送之时起，直至其恢复期中，都应积极预防及治疗并发症，而且预防重于治疗，才能使患者顺利康复。

6. 练功活动   强调损伤患者的康复应从伤后之日开始。早期练功可促进全身气血流通，加强新陈代谢，提高机体抵抗力，防止肺炎、压疮、尿路感染等并发症，是调动患者主观能动性去战胜截瘫的一项重要措施。被动活动肢体可防止肌肉挛缩、关节僵硬，未瘫肌肉的主动锻炼对防止肌肉萎缩是十分重要的。由于患者存在不同程度的肌肉瘫痪，其每一个动作和做每一件事，都要经过训练及锻炼才能逐步学会，经过康复治疗的截瘫患者能够逐渐生活自理，参加工作及进行体育锻炼等社会活动。现代康复治疗已经是截瘫治疗过程中很重要的、不可缺少的一个组成部分。

【预防与调护】

应建立与遵守安全防范规章制度，尽可能避免发生外伤性截瘫。一旦发病，脊髓损伤的一系列并发症不仅给患者日常生活带来很大不便，也是危及其生命的严重问题，因此，调护的重点在于积极主动地预防并发症的发生，及早发现并加以治疗。

1. 排尿障碍及泌尿系感染   排尿的脊髓反射中枢位于 S2~4，即脊髓圆锥内，受大脑皮层高级中枢的控制。当骶段脊髓以上完全损伤时，病人可出现反射性膀胱，这是一种非抑制性、高张力性膀胱，少量尿液即能触发不同强度的膀胱逼尿肌收缩，病人呈反射性尿失禁，即间歇性不自觉地反射性排尿而不能自主。但病人常凭经验，发现如会阴部、外生殖器、肛门、耻骨上或大腿内侧的刺激点可引起反射，故能稍加控制。而脊髓圆锥或骶神经根损伤时，可出现自律性膀胱，由于逼尿肌无力，只能通过用手挤压腹部增加腹压，才能排出尿液，放松后排尿即停止。当感觉神经损伤严重及尿道外括约肌、盆底肌肉瘫痪时，可造成压力性尿失禁，哭笑、咳嗽、打喷嚏致腹压增加时，均可引起尿失禁。

排尿障碍治疗的主要目的是改善排尿状况，减轻日常生活中的不便，使病人在不用导尿管的情况下有规律地排尿，没有或只有少量残余尿，没有尿失禁，防止泌尿系感染，恢复膀胱正常机能。最常用的方法是留置 Foley 尿管并间断开放排尿。导尿时应严格无菌、轻柔操作，避免损伤尿道，导尿管的开放夹闭应间隔 4～6 小时，使膀胱习惯于节律性充盈与排空，有助于反射性收缩机能的恢复。在上运动神经元性瘫痪，反射性膀胱逐渐形成后，应使病人注意膀胱充盈的先兆，如血压升高，心率加快，头面部出汗，面色潮红等，并使病人寻找能引起反射性排尿的"扳机点"，经常定时刺激，训练排尿。对下运动神经元性瘫痪，则训练其定时用力屏气，用手协助增加腹压以利排尿。

严格无菌及轻柔导尿，积极训练尽快建立反射性排尿机能，尽早拔出导尿管是预防感染的重要措施。在留置导尿管过程中，应注意抬高床头，以利尿液引流到膀胱，减少尿液逆流引起肾盂扩张等。每天饮水量应保持在 2500mL 以上，排尿增多有机械性冲洗作用。有感染者每天用无菌生理盐水或加用敏感抗生素冲洗膀胱 1～2 次。中药治疗应利水通淋，清热解毒，选用八正散、导赤散加减，同时全身应用敏感抗生素。

2. 呼吸困难及肺部感染 是颈髓损伤患者最常见的并发症，由于肋间肌瘫痪，使潮气量和肺活量明显降低，加之咳嗽力量较弱，难于清除气道内的分泌物，发生限制性或混合性呼吸障碍，导致缺氧，并可引起肺部感染、肺不张。防治方法包括：注意保暖，预防感冒，坚持每 2 小时为病人翻身 1 次，同时轻轻叩击背部及胸廓，协助病人排痰。鼓励病人深呼吸、咳嗽及咳痰，选用有效抗生素及 α - 糜蛋白酶混合雾化吸入。经常变换体位，借助重力将特殊肺段中的分泌物引流出来。对于高位截瘫者，可行气管切开，使用呼吸机辅助呼吸，此时应注意氧气湿化及吸痰，加强呼吸机管理。

3. 压疮 是截瘫病人的常见并发症，面积较大、坏死较深的压疮，可使患者丢失大量蛋白质，造成营养不良、贫血、低蛋白血症，还可继发感染引起高烧、败血症等。

（1）压疮发生的原因 脊髓损伤平面以下感觉障碍，缺少正常保护性反应，受压组织缺血坏死，以及被褥潮湿、皮肤过度摩擦等是促使压疮发生的重要原因。压疮最易发生于身体骨性突起的部位，如足跟、骶尾部、枕部、肩胛区、大转子、内外踝、腓骨头、坐骨结节区及肘部等处。

（2）压疮的临床分度 I度，局部皮肤红肿，可有硬结或表皮糜烂，有少量渗出；II度，局部皮肤呈紫红色，水疱形成或皮肤全层破溃，但皮下组织尚未累及；III度，皮肤溃疡深达皮下组织，累及筋膜和肌肉，但深层骨组织未受累；IV度，坏死深达骨组织，伴有骨坏死和骨感染。

（3）压疮的防治 预防压疮发生的主要措施包括定时翻身，防止皮肤长时间受压，保持被褥清洁干燥，适当按摩保持皮肤血运正常，改善营养状况。对于 I～II 度压疮，可同时应用50% 酒精红花浸出液、1% 甲紫外涂，每天用红外线照射 1～2 次，每次 20～30 分钟。III～IV度压疮，应用外科手术方法切除坏死组织，充分引流，促使肉芽组织生长，或用皮瓣、肌皮瓣移植修复创面。

4. 便秘及腹胀 脊髓损伤后，肠蠕动减慢，直肠平滑肌松弛，肠内容物水分过多吸收，而引起严重便秘，由于毒素被吸收，病人可有腹胀、食欲不振、消化功能减退等症状。胸腰部脊柱骨折脱位时，腹膜后血肿使副交感神经机能受到抑制，出现肠扩张，肠蠕动减少，甚至导致麻痹性肠梗阻等。对于便秘较重者可口服缓泻剂，如番泻叶（6～9g 代茶饮）、大黄片、麻子仁丸等口服，也可用生理盐水或肥皂水灌肠，有利于粪便排出。患者每天定时取坐位，按压下腹部及肛门，刺激排便，养成定时排便习惯。对腹胀明显者，可服用木香顺气汤或应用胃肠减压、肛管排气等方法处理。

骨盆骨折

骨盆是由骶骨、尾骨和两侧髋骨连接而成的坚强骨环，形如漏斗。两髋骨的耳状面与骶骨的耳状面构成骶髂关节，关节面粗糙不平，但彼此嵌合非常紧密，有骶髂前韧带、骶髂后韧带和骶髂骨间韧带加强连接。两侧耻骨借纤维软骨性的耻骨盘相连，有耻骨上韧带和耻骨弓状韧带加强。骨盆上连脊柱，支撑上身的体重，同时又是连接躯干与下肢的桥梁，是负重的重要结构。骨盆环的后方有两个负重主弓。人体站立时，重力通过骶骨，经骶髂关节传达到髋臼，称为骶股弓。而在坐位时，重力则由骶骨，经骶髂关节传达到坐骨结节，称为骶坐弓。前方上下各有一个起约束作用的副弓。上束弓经耻骨体及耻骨上支，防止骶股弓分离；下束弓经耻骨下支及坐骨下支，支持骶坐弓，防止骨盆向两侧分开（图 6-115）。

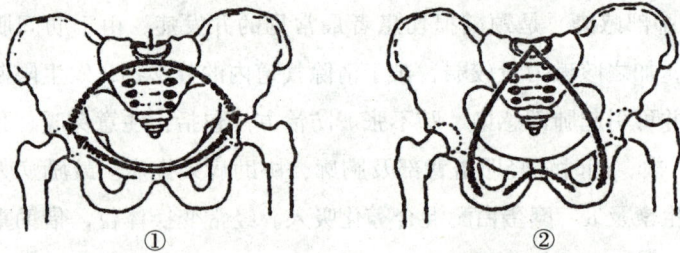

图 6-115　骨盆的两个承重主弓及其副弓
①骶股弓及其副弓；②骶坐弓及其副弓

骨盆外面有臀大肌、臀中肌、臀小肌附着，坐骨结节有股二头肌、半腱肌和半膜肌附着；缝匠肌起于髂前上棘，股直肌起于髂前下棘，在耻骨支、坐骨支及坐骨结节处有内收肌群附着；骨盆的上方，在前侧有腹直肌、腹内斜肌、腹横肌分别止于耻骨联合和髂嵴上，在后侧有腰方肌抵止于髂嵴。这些肌肉的急骤收缩均可引起附着点的撕脱骨折，同时也是骨盆骨折发生移位的因素之一。

骨盆对盆腔内的膀胱、直肠、输尿管、尿道，以及女性的子宫和阴道等脏器和组织起保护作用。由于骨盆内有着丰富的交织成网的血管系统，组织间隙疏松，故外伤后可致大量出血，极易发生休克。盆腔脏器破裂可致严重感染，危及生命。

随着现代化工农业和高速交通的发展，高能量损伤引起的骨盆骨折的发生率也在迅速增高，而且往往是多发性损伤的重要方面。在因交通事故死亡的伤员中，骨盆骨折是第三位的死亡原因，其中与骨盆骨折相关的失血性休克、脏器破裂后严重感染、脂肪栓塞和 DIC 是其早期死亡的主要因素。

【病因病机】

骨盆骨折多由强大外力直接作用所致，如高处坠落伤、重物土石压砸伤和交通事故伤等。

根据致伤暴力作用方向和部位不同可分为五种类型。

1. 侧方压缩型 外力作用于骨盆侧面，使伤侧骨盆向中线旋转，造成单侧或双侧耻骨支骨折，或耻骨联合交错重叠，髂骨翼骨折内旋移位，或骶髂后韧带断裂，而骶髂前韧带保持完整，出现骶髂关节旋转性半脱位。也可发生骶髂后韧带附着处的髂骨后半部骨折，该骨折块留在原位，称为半月形骨折。侧方压缩型损伤的特点是骶髂前韧带完整，在内旋位是不稳定的，而在垂直平面上是稳定的。

2. 前后压缩型 前后方向暴力挤压骨盆，使骨盆以骶髂关节为轴向两侧分离，故又称"开书型"损伤。造成耻骨联合分离或耻骨支骨折，骶髂前韧带断裂，而骶髂后韧带保持完整，骶髂关节向外旋转性半脱位，或髂骨翼骨折向外旋转移位。前后压缩型损伤的特点是骶髂前韧带断裂，而骶髂后韧带完整，在外旋位是不稳定的，但在垂直平面上是稳定的。当持续的外旋暴力超过了骶髂后韧带的屈服强度，可导致完全的半骨盆分离，此时就不再是开书型损伤，而是最不稳定的骨盆骨折。前后伤力造成骨盆外旋，使骨盆内软组织、血管及神经受到牵拉撕裂，而出现内脏损伤、盆腔内大出血和腰骶神经丛损伤。

3. 垂直压缩型 由高处跌落双下肢着地后，骨盆受到上下方的剪切暴力致伤。表现为耻骨联合分离、耻骨支骨折，骶髂关节纵向分离脱位，或骶骨孔处的纵向骨折、骶髂关节髂骨侧的纵向骨折，垂直压缩型损伤的特征是半侧骨盆向头侧的纵向移位（图6-116）。

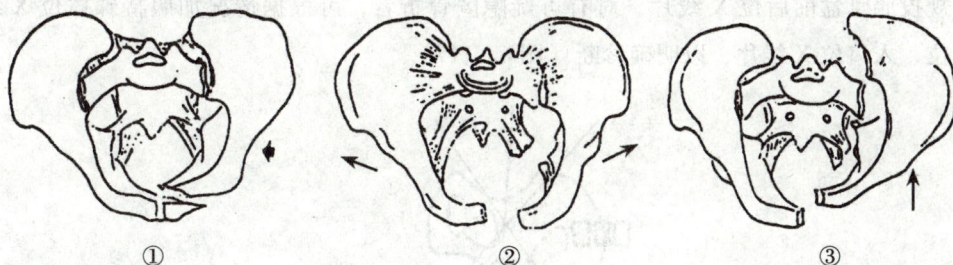

图6-116 骨盆骨折的类型
①侧方压缩型；②前后压缩型；③垂直压缩型

4. 混合型 由多种不同方向的暴力混合造成骨盆的多发性骨折和多方向移位。

5. 撕脱性骨折 由于肌肉急骤收缩所致，多发生于青少年剧烈运动过程中，如起跑、跳跃时，尤以髂前上、下棘和坐骨结节撕脱骨折常见。该损伤不影响骨盆环的完整和稳定，但骨折块往往移位较大，局部软组织撕裂较明显。

【诊查要点】

1. 外伤史 多为交通事故、重物压砸或高处坠落等高能量外力所致。要了解受伤时间、受伤方式、受伤原因及作用部位等。注意了解伤后大小便情况，女性病人要询问月经史和是否妊娠等。

2. 临床症状和体征

（1）全身情况 由于致伤暴力强大，可能同时有颅脑、胸部和腹部脏器损伤，出现意识障碍、呼吸困难、发绀、腹部疼痛、腹膜刺激症状等。骨盆骨折易造成大出血，出现面色苍白、头晕恶心、心慌脉速、血压下降等失血性休克的表现。

（2）骨折的症状和体征 骨盆局部疼痛肿胀、皮下瘀血和皮肤挫擦伤痕，均提示有骨盆损伤的可能。按顺序触按髂嵴、髂前上棘、髂前下棘、耻骨联合、耻骨支、坐骨支、骶尾骨和骶髂关节，在骨折处压痛明显，髂前上、下棘和坐骨结节撕脱性骨折，常可触及移位的骨折块，下肢因疼痛而活动受限，被动活动伤侧肢体可使疼痛加重，无下肢损伤而两下肢不等长或有旋转畸形。

3. 特殊检查

（1）骨盆分离挤压试验阳性，说明骨盆骨折，骨盆环完整性被破坏。

（2）"4"字试验阳性，说明骶髂关节损伤。

（3）直腿抬高试验：患者自己缓慢将下肢平抬，引发骨盆部疼痛为阳性，对诊断骨盆骨折有很高的灵敏度。

（4）脐与两侧髂前上棘的距离不等长，较短的一侧为骶髂关节错位上移。

（5）肛门指诊：指套上有血迹，直肠前方饱满、张力大，或可触及骨折端，说明有直肠损伤。肛门指诊应作为骨盆骨折患者的常规检查。

（6）导尿检查：对耻骨支、耻骨联合处损伤者，应常规做导尿检查。如导尿管无法插入及肛门指诊发现前列腺移位者，为尿道完全断裂。

（7）阴道检查：可发现阴道撕裂的部位和程度。

4. X 线检查　是诊断骨盆骨折的主要方法。对高处坠落伤、交通事故伤及重物压砸伤者，均需常规投照骨盆前后位 X 线片，对有可疑隐匿骨折者，可根据情况加照特殊体位 X 线片，如出口位、入口位 X 线片，以明确诊断（图 6 - 117）。

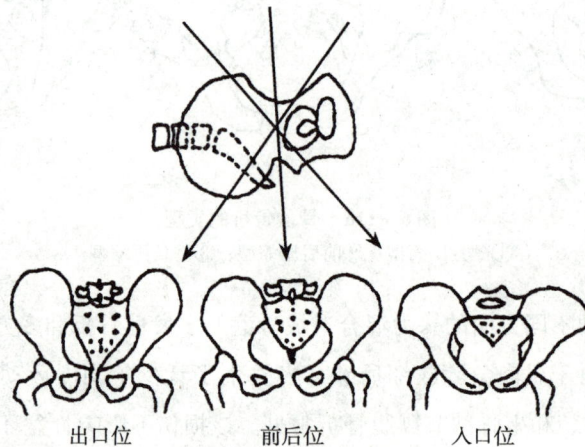

出口位　　　　前后位　　　　入口位

图 6 - 117　骨盆 X 线投照

5. CT 三维重建　对于判断骶髂关节损伤的部位、类型和程度，骶骨骨折及骨盆旋转畸形，髋臼骨折，有其独到优势。

6. 骨盆骨折的并发症

（1）**失血性休克**　严重的骨盆骨折，出血量可在短时间内达到全身血量的 40% ~ 50%，而很快出现失血性休克，是骨盆骨折死亡的主要原因。由于骨盆骨骼大部分由松质骨构成，骨折端的渗血量多且不易自止，骨盆内有丰富的互相交通的血管网络，尤其是静脉，管壁薄，弹性回缩差，周围又多为疏松组织，无压迫止血作用，所以损伤后可引起大量失血。如同时合并有内脏如子宫、阴道、直肠、膀胱损伤，则出血量更为明显。主要表现为面色苍白，出冷汗，躁动不安或意识淡漠，肢体发凉，口渴，少尿或无尿，脉搏细数，血压下降等。

（2）泌尿道损伤 主要为后尿道损伤和膀胱破裂，多由耻骨支或耻骨联合分离对其挤压、牵拉和穿刺引起。主要表现为有尿意但排不出尿，会阴或下腹部胀痛，尿潴留或尿外渗，尿道口流血或有血迹。试插导尿管受阻，肛门指诊发现前列腺向后上回缩，尿道逆行造影可明确诊断。

膀胱破裂多由移位明显的骨折端穿刺所致，也可在膀胱充盈时，下腹部突然遭受挤压，使膀胱顶部发生破裂。如同时发生腹膜破裂，则可有大量尿液流入腹腔，但早期可无腹膜刺激征，稍后才出现明显的腹膜刺激征，这种腹膜炎出现的"迟发"现象，可与腹腔其他脏器破裂早期即出现严重腹膜刺激征相鉴别。膀胱破裂时导尿管可以顺利插入，但无尿液或仅有少许血尿，注入生理盐水 200～300mL 后回抽，却不能抽出或抽出量明显少于注入量。膀胱造影可以确诊。

（3）直肠损伤 其上 1/3 在腹膜内，中 1/3 前面有腹膜覆盖，下 1/3 全在腹膜外。多由骶骨骨折端直接刺伤，或骨折移位撕裂所致。骨盆骨折后出现肛门出血、下腹疼痛及里急后重感为主要症状，肛门指诊可见指套上有血迹并可触及骨折端。

（4）女性生殖道损伤 女性骨盆内器官拥挤而固定，当直接暴力作用于骨盆，骨盆被碾压而成粉碎或严重变形时，易发生子宫、阴道及周围脏器联合伤。下腹部、会阴部疼痛，非月经期阴道流血，体检发现下腹部、会阴部的皮下瘀血、局部血肿，阴道指诊触痛明显、触及骨折端及阴道破裂伤口。B 超检查可发现有子宫破裂、下腹部血肿等。

（5）神经损伤 多因骨折移位牵拉或骨折块压迫所致，可引起腰丛、骶丛、闭孔神经或股神经损伤。伤后可出现臀部或下肢麻木、感觉减退或消失、肌肉萎缩无力，也可引起阳痿，多为可逆性，一般经治疗后能逐渐恢复。

【治疗】

1. 急救 由于骨盆骨折后大量失血导致的失血性休克，是其主要并发症和患者死亡的主要原因，因此应把抢救重点放在控制出血、纠正休克、恢复血流动力学稳定上。在病人出现休克时应当在检查床（车）上就地抢救，禁止搬动病人进行 X 线检查等，以免加重休克。如同时合并全身其他系统危及生命的损伤时，需请相关专业人员协助处理。

（1）迅速控制出血 外出血用敷料压迫止血。内出血则主张使用抗休克裤压迫止血，因其能将下肢 800～1000mL 血液驱向横膈以上，使血液重新分配，保证了在紧急情况下心、肺、脑等最重要器官的血液供应，同时能够有效控制腹腔和下肢出血；缺点是影响腹部检查和操作，且使用时间过长会减少下肢血流，有造成下肢缺血的危险。使用时先充气加压裤套下半部分，并观察病人的血压、脉搏反应，如效果不良则继续完全加压上半部分。相反，放气时则先放腹部再放腿部，且在逐步缓慢放气过程中，注意监测血压变化，如收缩压下降大于 10mmHg以上，应停止进一步放气。

（2）快速补充血容量 迅速建立 2～3 个静脉通道，争取在 20 分钟内灌注 1000～1500mL平衡液，而后迅速补充新鲜血液，纠正严重休克时，至少应备足 2000～3000mL 全血。当经输血、输液后仍不能维持血压或血压上升但输液减慢后又下降，说明仍有明显的活动性出血，此时应紧急手术止血，或行介入血管栓塞止血。

（3）临时固定 对于"开书型"不稳定骨盆骨折，选择骨盆兜或骨盆外固定架，尤其是前方外固定架，可减少骨盆容积，从而减少静脉性和骨折端出血，更重要的是能够稳定骨盆，显著缓解疼痛，有利于休克的预防和纠正，是骨盆骨折急救的重要措施之一。

2. 整复方法

（1）**手法复位**　前后压缩型骨折，术者用双手从两侧向中心对挤髂骨翼，使之复位。也可使患者侧卧于硬板床上，患侧在上，用推按手法对骨盆略施压力，使分离的骨折复位。侧方压缩型骨折，患者仰卧，术者用两手分别置于两侧髂前上棘向外推按，分离骨盆使之复位（图6-118）。髂前上、下棘撕脱骨折，患者仰卧，患侧膝下垫高，保持髋、膝关节呈半屈曲位，术者捏挤按压骨折块使之复位，可同时在局麻下，用钢针经皮交叉固定骨块。

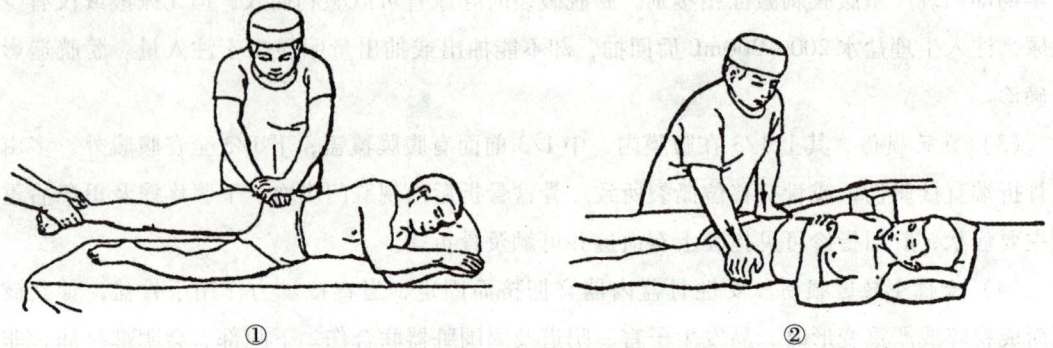

图6-118　骨盆骨折的整复手法

（2）**牵引**　对垂直方向移位明显的骨盆骨折，需行股骨髁上骨牵引，且需同时应用前方外固定架，可获得安全而充分的治疗。牵引重量为体重的1/5～1/7，牵引时间必须维持8～12周，否则可因软组织或骨折端愈合不良而再移位或下地后再次移位。牵引重量不足和牵引时间过短是治疗中常易发生的错误。

3. 固定方法

（1）**外固定**　前后压缩型骨折复位后，用多头带加压包扎或用骨盆帆布兜悬吊固定。

（2）**骨盆外固定器固定**　外固定器品种多样，但均由针、针夹和连接棒三部分组成。在距髂前上棘3～5cm和6～10cm处的髂嵴上做皮肤小切口，经髂嵴内外板之间钻入直径5mm的螺纹针，用针夹把持住螺纹针尾，再用连接棒将两侧针夹连成一体。通过调整连接棒并结合手法纠正骨盆向外或向内旋转移位，摄X线片证明复位满意后，拧紧外固定器旋钮，保持外固定器的固定作用（图6-119）。由于外固定多不能有效地纠正骨盆向头侧移位，对此类损伤应加用患侧股骨髁上骨牵引。外固定器固定简便易行，创伤极小，故在急诊期尤为适用，以稳定骨盆，减小骨盆腔，有利于控制出血，纠正休克。外固定器的主要并发症是针道感染，应注意消毒和保持敷料清洁。

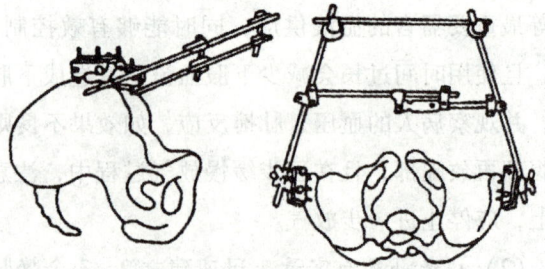

图6-119　骨盆外固定器固定

4. 练功活动　骨盆周围有坚强的筋肉，骨折整复后不易发生移位，且骨盆为松质骨，血运丰富，容易愈合。未损伤骨盆后部负重弓者，伤后第1周练习下肢肌肉舒缩及踝关节屈伸活动，伤后第 2 周练习髋关节与膝关节的屈伸活动，伤后第 3 周可扶拐下地站立活动。骨盆后弓损伤者，牵引期间应加强下肢肌肉舒缩和关节屈伸活动，解除固定后即可下床开始扶拐站立与步行锻炼。

5. 药物治疗 早期宜活血祛瘀、消肿止痛，内服活血汤或复元活血汤加减，亦可用接骨丹冲服，外用消瘀膏、消肿散或双柏散。《正体类要》说："或元气内脱，不能摄血，用独参汤加炮姜以回阳；如不应，急加附子。"若合并大出血发生血脱者，应急投独参汤加炮姜、附子；中、后期应强筋壮骨、舒筋通络，内服选用舒筋汤、生血补髓汤或健步虎潜丸，外用海桐皮汤或骨科外洗一方煎水熏洗。

6. 手术治疗 髂前上棘撕脱骨折移位明显，闭合复位不理想者，可手术切开复位螺钉内固定。髂骨翼骨折分离移位影响骨盆环稳定者，可手术切开复位钢板螺钉内固定。开书型损伤耻骨联合分离大于 3cm 者，在耻骨联合上方用一块四孔钢板固定，即可恢复稳定性。侧方压缩型骨折，耻骨上支移位突入会阴部，可采用小横行切口，将骨折复位后用螺钉或小钢板内固定。骶髂关节骨折脱位，若闭合复位不良则需手术治疗。骶髂关节脱位或骨折脱位可在髂嵴上做切口经前方显露，进行复位钢板内固定。骶髂关节周围的髂骨骨折、骶骨骨折可在髂骨后嵴的内或外侧作切口经后方显露，螺钉或钢板固定。骶髂关节脱位可单独应用螺钉固定，切开或经皮穿钉。螺钉穿过骶髂关节能提供很好的固定。穿钉位置要准确，穿钉过程中要透视检查（骨盆入口位、出口位、骨盆侧位），避免螺钉进入椎管损伤马尾神经，或穿入第 1 骶孔损伤神经根。

【预防与调护】

骨盆骨折患者，特别是严重骨盆骨折合并出血较多者，应尽量减少不必要的搬动，卧硬板床，以减少骨折端活动与出血，并最好能早期对休克患者使用抗休克裤。对卧床病人要注意预防压疮发生。

第五节　骨骺损伤

骨骺损伤是小儿和青少年骨骼发育停止以前的一种特殊损伤。由于骨骺是人体骨骼纵向生长的部位，其生长潜力大，部分骨骺损伤可引起骨骺早闭而影响骨骼发育，导致肢体短缩和关节畸形。临床上往往由于不了解骨骺损伤的特点而多有误诊、漏诊。各类骨骺损伤的特点不同，在治疗方法的选择上及治疗标准上也存在较大差别，使得骨骺损伤既不同于一般成人骨折，也不同于儿童四肢骨干骨折，而具有鲜明特征。

【病因病机】

1. 骨骺和骺板的解剖生理特点

（1）骨骺　骨骺位于长骨两端，在出生时为完全软骨结构，称为软骨骺。多在出生后数年内相继骨化，称为二级骨化中心，其中股骨远端的软骨骺在胚胎末期发生骨化，是人体骨化最早的软骨骺。各部位的骨骺二级骨化中心出现的时间不同，但又是恒定的。骨骺软骨自中心向外连续不断的成骨活动，使其不断增大，软骨细胞骨化的结果，使得骨骺中骨的成分持续增加，而软骨成分逐渐减少，至青春期后，整个骨骺仅关节面保留一薄层的关节软骨，其余部分均转化为骨组织。根据骨骺所在部位及生理功能，可将其分为压力性骨骺和牵拉性骨骺两种。压力性骨骺在四肢关节部直接承受并向骨干传导应力，是四肢骨的纵向生长区。牵拉性骨骺则多为肌肉或肌腱附着部，常因肌肉牵拉而撕脱损伤。

（2）骺板　是位于骨骺二级骨化中心与长骨干骺端之间的软骨结构，在生长过程中由原始球形骺板逐渐变为扁平盘状骺板。在光镜下观察骺板的纵切面，从骨骺向干骺端依次可分为4个细胞层：①静止细胞层，是圆形或椭圆形的小而密集、生长不活跃的幼稚软骨细胞；②增殖细胞层，是软骨生长活跃区，细胞大而扁平，顺长骨纵轴方向成柱状排列，基质丰富，强度较好；③肥大细胞层，是软骨成熟区，由于软骨基质相对减少，强度减低；④软骨内骨化层，是软骨细胞崩解、软骨基质骨化区，标志着软骨的消亡和骨的新生，由于基质骨化而强度较高。由于肥大细胞层软骨基质少，强度最低，故为外伤性骨骺分离的恒定发生区域。将通过骺板的软骨细胞增殖与成骨活动产生的垂直骺板增长能力，称为骺板的生长潜力，这种潜力在同一骨和各骨之间为一恒定的比例，使骨骼发育得以相称地进行。一般来说，骨化越早的骨骺其骺板生长潜力越大。在上肢，肩和腕部的骨骺生长潜力明显大于肘部；而在下肢则膝部生长潜力大于踝部，髋部最小。骺板的损伤可引起生长障碍或紊乱，表现为生长迟缓、生长停止、生长不对称及过度生长。

（3）骨骺的血液供应　有两种血供方式营养骨骺。一种是血管经附着在骨骺上的软组织直接进入骨骺，而且进入的血管往往是数条，在骨骺分离时，血管不易损伤。另外一种是整个骨骺在关节内，为关节软骨所覆盖，血管通过紧贴骺板边缘的关节软骨进入骨骺，股骨头和桡骨头骨骺属于此类，一旦骨骺分离，血管常遭破坏，引起骨骺和骺板缺血（图6-120）。

（4）骺板的血液供应　有两组供血系统，一组由骨骺动脉的分支穿过骺板进入增殖细胞层，为软骨提供营养，所以骨骺的血供破坏，

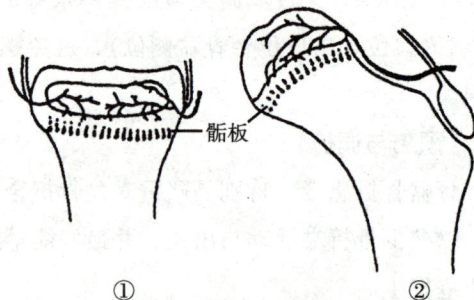

图6-120　骨骺的血液供应
①血管从骨骺附近软组织直接进入骨骺
②血管通过紧贴骺板边缘的关节软骨进入骨骺

可直接影响骺板增殖层细胞的增殖能力。另一组血供来源于干骺动脉，其终末支进入骺板的软骨内骨化层，可促进新骨沉积，有利于软骨内成骨过程的顺利完成，此组血管损伤可致软骨基质不能钙化。

2. 损伤机制和分型　骨骺损伤多为间接外力所致。跑跳中摔倒，传达外力或成角作用力使比关节囊和韧带强度更低的骺板首先断裂分离。由高处坠落时，纵向外力挤压可致骺板压缩损伤。另外可因肌肉肌腱的过度牵拉，使其附着处的骺板发生撕脱性损伤。因生发细胞层被破坏常发生骨骺早期闭合或骺板早期骨化的骨桥生成，发生于一侧的骺板早闭可致关节成角畸形；骺板中央的骨桥形成，可牵拉骨骺中央形成鱼尾状畸形；而全骨骺早闭可致肢体短缩。由于干骺端松质骨强度较低，在骨骺损伤分离过程中常合并有与其相连的干骺端松质骨骨折。

外力作用的方式不同，损伤的类型和程度也有较大差别，临床上通常分为6种类型（图6-121）。

Ⅰ型：骨折线通过骺板软骨成熟区的肥大细胞层，此层软骨强度最弱，新生儿肱骨两端全

骺分离、感染或佝偻病继发的病理性骨骺分离多属此型损伤。

Ⅱ型：与Ⅰ型损伤近似，骨折线主要通过骺板软骨肥大细胞层，到达骺板边缘之前折向干骺端，分离的骨骺侧带有小块干骺端骨片，骨片侧为软组织铰链所在，肱骨近端骨骺分离多属于此型。

Ⅲ型：为关节内骨折，骨折线从关节面开始通过骨骺进入骺板软骨生长区与成熟区，然后90°转弯沿骺板肥大细胞层直达骺板边缘。此型损伤较少见，好发于胫骨两端骨骺。

Ⅳ型：亦为关节内骨折，骨折线开始于关节面，经骨骺、骺板全层和干骺端三部分，肱骨外髁骨折和内踝骨折多属此型损伤。此型骨折不稳定，复位不良容易产生并发症。

Ⅴ型：乃垂直挤压暴力引起的骺板软骨压缩骨折，好发于膝部和踝部骨骺，X线检查常无阳性发现，早期诊断困难，若与健侧对比可能发现骺板厚度减小。由于软骨生长层细胞严重破坏和来自骨骺的营养血管广泛损伤，常导致骺板生长功能丧失，提前闭合。

Ⅵ型：此为骺板软骨膜环或Ranvier软骨膜沟损伤，常见于踝部被草坪除草机损伤或股骨髁部韧带撕脱骨折，X线检查显示骺板边缘骨折或缺损，骨折常涉及邻近骨骺和干骺端，造成畸形。

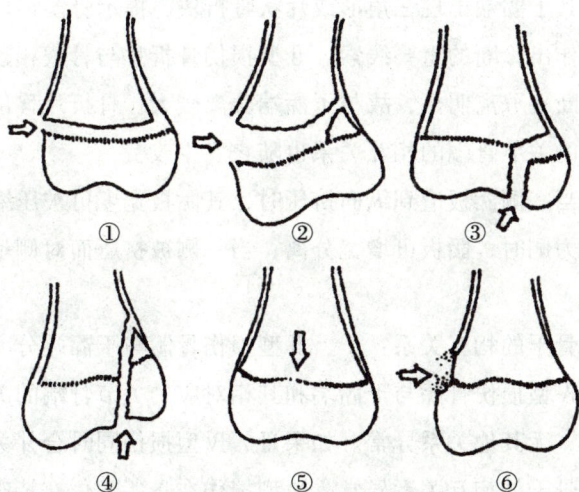

图6-121 骨骺的损伤类型
①Ⅰ型；②Ⅱ型；③Ⅲ型；④Ⅳ型；⑤Ⅴ型；⑥Ⅵ型

【诊查要点】

1. 外伤史 由于压力性骨骺均位于四肢长骨的骨端，是构成关节的重要部分，任何外力作用均可造成其损伤。临床常见的损伤类型主要为摔伤后的传达暴力、成角暴力和肌肉的强力收缩所致，而由高处坠落伤的纵向挤压或如车祸直接挤压挫伤则相对少见。由于小儿叙述能力的限制，在表述受伤过程及症状时往往不能提供充分的信息，因此要从患儿家长、保育员或目击者处了解更多的有关受伤史、症状演变及处理方法等信息。

2. 临床表现 由于儿童骺板的强度远不及韧带和关节囊，当作用到关节部位的暴力尚不足以引起韧带及关节囊损伤时，却可能超过骺板所能耐受的程度，而发生骨骺损伤。因此对于儿童关节部位的损伤应首先考虑到有骨骺损伤的可能性，而韧带断裂极为少见，关节脱位则更为罕见，作出任何小儿韧带损伤和脱位的诊断都应慎重。

外伤程度重者，患儿可以表现为关节及其附近的疼痛、肿胀和功能障碍，移位明显者可出

NOTE

现肢体畸形，甚至伴有血运障碍和神经损伤的表现。而在损伤较轻的患儿可仅仅表现为肢体不能持物或不能负重，局部肿胀和静止痛却不明显。由于骺软骨在X线片上不显影，其损伤移位多需通过骨化中心及干骺端等可显影部分的移位来"间接"印证，无移位的Ⅰ型骨骺损伤，X线检查更无异常发现，此时在生长板部位的压痛是唯一的诊断依据。因此从某种意义上来讲，临床检查甚至比X线片所提供的诊断线索更为确切。凡是应用于成人的检查方法也同样适用于儿童。局限而固定的压痛、有移动性的骨块均说明有骨骺损伤。当关节成角或旋转扭力致骨骺分离，外力消失后又自动复位，或鉴别是韧带损伤断裂或骨骺损伤时，可在麻醉下小心地施加应力重复损伤过程，以观察关节间隙变化或骨骺移动表现，加以确诊。

3. X线检查　常规行正侧位X线摄片，必要时加照斜位及正常肢体作为对照。骨骺损伤的X线检查有以下特征。

①化骨核小：骨骺在X线片上可显影的部分只是其骨化了的成分，即化骨核。当化骨核的位置发生了变化就意味着骨骺发生了移位。由于化骨核周围包绕的较其大几倍的骺软骨是不显影的，因此X线片上所能看到的骨块影像要比实际"骨块"小。损伤时间距化骨核出现的时间越近，这种差别就越大。

②干骺端骨折片：其干骺端出现三角形或片状骨折块，提示骨骺损伤，是Ⅱ型和Ⅳ型骨骺损伤的特征，也是引导作出诊断的重要线索。Ⅱ型损伤骨折片与骨膜相连，故移位较小。Ⅳ型损伤骨折片较长，骨膜断裂分离明显，故与干骺端分离较大。骨折片移位越大，说明损伤的骨骺移位越大，与其对应的关节骨端的相互关系也随之发生改变。

③骺板宽度改变：当一侧骺板遭到纵向挤压时，其骺板宽度可被压缩而变窄；当骺板遭到牵拉外力或在成角的张力侧时，骺板可增宽分离；当一侧被挤压而对侧呈现张力时，两种情况可同时显现。

④关节骨端与邻近骨干的相互关系：Ⅰ、Ⅱ型损伤骨骺与干骺端分离，而与相对应的关节骨端的关系正常。Ⅲ、Ⅳ型损伤骨骺与干骺端和其相对应的关节骨端的关系均异常。Ⅴ型损伤只发生骺板厚度的改变，无其他关系异常。如果Ⅲ、Ⅳ型损伤同时合并关节脱位，则同时伴有形成关节的骨端及相邻骨干的相互关系异常。Ⅵ型损伤在骨骺部位有特殊外伤史，但早期诊断较为困难，一般在晚期才出现局部骨桥或骨疣形成。

⑤应注意副骨化中心的存在：正常骨化中心附近出现另外的骨化中心，是一种解剖变异。其X线特点是边缘光滑、间隙对称、密度均匀，无骨皮质断裂。应注意结合病史及体征加以鉴别。

【治疗】

1. 整复方法　整复骨折越早越好。Ⅰ、Ⅱ型损伤以闭合复位夹板固定为主。复位手法须轻柔稳妥，避免加重损伤。损伤骨骺周围的软骨强度低，不能耐受挤压，粗暴的强力整复或手术中用器械撬压骺板复位等，均可造成医源性骨骺损伤。因此手法复位时，需要充分麻醉，使肌肉完全放松，重叠骨端得到完全牵开，使骨骺端在"不接触"的状态下得到整复。

2. 固定方法　可采用夹板或石膏固定，固定时间不宜过长。骨骺损伤愈合较快，约需3～4周即可，固定时间不需过分延长，以避免关节僵硬。但Ⅳ型损伤骨折不稳定，易移位而影响愈合，故需摄X线片证实骨折已愈合后才能去除固定。固定去除后需加强关节功能锻炼，下肢应延后负重时间。

3. 手术治疗 个别不稳定骨折或因有软组织嵌入断端而复位失败者，需手术治疗。Ⅲ、Ⅳ型损伤要求解剖对位，使关节面光滑平整，防止肢体发育障碍，故需手术治疗。手术内固定时应注意选择细克氏针避开骺板插入，或尽量垂直骺板插入，切勿横向穿过骺板。

【预防与调护】

由于骨骺损伤可导致骨骼生长障碍，其发生时间早晚不一，所以骨骺损伤的患儿，应在2年内密切观察，每4个月拍片1次，以后1~2年拍片1次，直至骨骺成熟为止。应告知患儿家长保存好影像学资料和长期随访的重要性。

第七章　脱　位

第一节　脱位概论

凡构成关节的骨端关节面脱离正常位置，引起关节功能障碍者，称为脱位。历代有脱臼、出臼、脱骱、脱髎、骨错等多种称谓，中医骨伤科在脱位的诊断与治疗方面积累了丰富的经验。

关节的稳定和平衡主要依靠骨骼、韧带和肌肉维持，当外来暴力的强度超过维持关节稳定因素的生理保护限度，构成关节的骨端即可突破其结构的薄弱点而发生脱位。构成关节的骨端关节面的相互吻合，是维持关节稳定性的重要因素。其稳定程度与关节类型及骨端的接触面积有关。在不同的关节类型中，杵臼关节比其他形式的关节稳定；而在相同类型的关节中，骨端的接触面越大，关节越稳定。如髋关节股骨头与髋臼的接触面为180°，所以较稳定；而肩关节肱骨头与肩关节盂的接触面仅为75°，所以其稳定程度远不如髋关节。

骨端通过关节囊、韧带连接构成关节，关节的活动受到关节囊、韧带的约束，使关节的活动保持在正常的生理范围内。当关节发生超出其生理范围的活动时，限制其活动的关节囊、韧带受到牵拉，通过关节囊、韧带的紧张，抵消牵拉力以维持关节稳定，同时可兴奋韧带内的神经末梢感受器，使同侧的肌肉反射性收缩形成肌肉的拮抗作用，以保护关节。

肌肉对关节稳定性的维持作用，除关节周围肌肉对关节的约束作用外，在关节的运动过程中，肌群间的拮抗、协同作用也是关节稳定的重要因素。

【病因病机】

1. 外因　关节脱位多由直接或间接暴力所致，以间接暴力所致者较多见。当暴力达到一定程度，破坏了维持关节稳定性的结构，使构成关节的骨端脱离正常的位置而引起关节脱位。

2. 内因　关节脱位与年龄、性别、职业、体质、解剖特点及关节的活动范围、活动频率有着密切关系。如小儿因关节韧带发育尚不健全，常发生桡骨头半脱位；年老体衰、体质虚弱、筋肉松弛者易发生脱位；性别及职业特点与损伤的发生率相关，故成年人脱位多于儿童，男性多于女性，体力劳动者多于脑力劳动者；关节本身的病变可引起维持关节稳定性的结构破坏，导致病理性脱位；活动范围大、活动频繁的关节，其解剖特点是关节的稳定性程度低，故在大关节中，脱位的发生率依次为肩关节、肘关节、髋关节、膝关节。

关节脱位时，必然伴有轻重不同程度的关节周围韧带、肌腱和肌肉扭挫撕裂，关节囊亦往往破裂，局部形成血肿。有时可伴有血管神经损伤、骨端关节面或关节盂边缘部骨折。

【分类】

1. 根据脱位的原因分类

（1）外伤性脱位　因暴力作用于正常的关节所引起的脱位。

（2）病理性脱位　关节本身的病变（如脓毒或结核）导致关节结构改变或破坏而引起的脱位。

（3）习惯性脱位　年老体衰，肝肾亏损，肌筋松弛，或因脱位后破坏了关节结构，在轻微力的作用下再次或多次发生的脱位。

（4）先天性脱位　由于胚胎发育异常或胎儿在母体内受外界因素影响而引起的脱位。

2. 根据脱位的方向分类　分为前脱位、后脱位、上脱位、下脱位及中心性脱位。四肢与颞下颌关节以远侧骨端移位方向为准，脊柱脱位则依上段椎体移位方向而定。

3. 根据脱位的时间分类

（1）新鲜脱位　指脱位时间在2～3周以内者。

（2）陈旧性脱位　指脱位时间超过2～3周者。

4. 根据脱位的程度分类

（1）完全脱位　组成关节的各骨端关节面完全脱出。

（2）不全脱位　又称半脱位，组成关节的各骨端关节面部分脱出。

（3）单纯性脱位　脱位不合并骨折或神经、血管、内脏损伤。

（4）复杂性脱位　脱位合并骨折或神经、血管、内脏损伤。

5. 根据脱位是否有创口与外界相通分类

（1）闭合性脱位　脱位关节无创口与外界相通。

（2）开放性脱位　脱位关节有创口与外界相通。

【诊查要点】

1. 受伤史　暴力的大小、方向、性质和作用形式，以及受伤姿势状态等，决定着脱位的发生与否及脱位的部位、类型。

2. 临床表现

（1）全身情况　一般情况下，单纯性脱位无全身症状、体征。若造成了关节周围组织的较严重损伤，可出现瘀血停聚，积瘀化热，常有发热，体温一般不高于38.5℃，5～7天后体温逐渐降至正常，可兼有口渴、口苦、心烦、尿赤便秘、夜寐不安等症状，脉浮数或弦紧，舌质红、苔黄厚腻。如出现脱位的并发症，还会有相应的表现，在脱位的诊断过程中应密切关注。

（2）局部情况

1）一般症状

①疼痛和压痛：关节局部出现不同程度的疼痛，活动时疼痛加剧。单纯关节脱位的压痛一般较广泛，不如骨折的压痛点明显。

②肿胀和瘀斑：单纯性关节脱位，肿胀多不严重，且较局限。合并骨折时，多有严重肿胀，伴有皮下瘀斑，甚至出现张力性水疱。

③活动功能障碍：任何已脱位的关节，都将完全丧失或大部丧失其运动功能，包括主动运动和被动运动，有时可影响到协同关节的运动，如踝关节脱位后，会影响距下关节的运动。

2）特有体征

①关节畸形：关节脱位后，骨端脱离了正常位置，关节骨性标志的正常关系发生改变，破坏了肢体原有轴线，与健侧对比不对称，因而发生畸形。如肩关节前脱位呈方肩畸形；肘关节后脱位呈靴样畸形；髋关节后脱位时，下肢呈屈曲、内收、内旋和短缩畸形等。

②关节盂空虚：构成关节的一侧骨端部分，完全脱离了关节盂，造成关节盂空虚，表浅关节比较容易触摸辨别。如肩关节脱位后，肱骨头完全离开关节盂，肩峰下出现凹陷，触摸时有空虚感。

③弹性固定：脱位后，骨端位置改变，关节周围未撕裂的肌肉痉挛、收缩，可将脱位后的骨端保持在特殊位置上，若对脱位关节做被动运动时，虽然有一定活动度，但存在弹性阻力，当去除外力后，脱位的关节又回复到原来的特殊位置，这种体征称为弹性固定。如肩关节前脱位可弹性固定于肩外展 20°~30°位置。

④异位骨端：关节脱位，使该关节的骨端处在异常位置上，在临床检查时，可在异常位置上，触摸到脱位的骨端。如肩关节前脱位，在喙突或锁骨下可扪及肱骨头；髋关节后脱位，在臀部可触到股骨头。

（3）X 线检查　X 线检查可以明确脱位的诊断，并了解脱位的方向、程度及是否合并骨折。

【脱位的并发症】

机体遭受暴力，除发生脱位外，还可能合并各种全身或局部的并发症。有早期并发症和晚期并发症。有些早期并发症可于短时间内影响生命，必须紧急处理，与脱位同时治疗；有的可以在脱位复位以后再作处理。对早期并发症应及时治疗，晚期并发症应积极预防。

1. 早期并发症

（1）骨折　在脱位的过程中，骨端的相互撞击，关节囊、韧带、肌肉的牵扯均可造成骨折。

（2）神经损伤　多由脱位的骨端牵拉或压迫神经干而造成。脱位并发神经干损伤多为挫伤，极少数造成神经断裂。通常观察 3 个月左右，如神经功能无恢复迹象，应施行神经探查术。

（3）血管损伤　系由脱位的骨端压迫、牵拉关节周围的重要血管引起。多为血管挫伤，亦可发生血管撕裂伤。这类血管损伤，多能随着关节的复位而逐渐恢复。复位成功后，肢体血运仍无改善，或发生大血管破裂者，应作急症处理，施行手术修补、端端吻合或结扎血管。

（4）感染　多因开放性脱位未及时清创或清创不彻底所致。轻者创口感染，重者可并发关节化脓性感染。此外，开放性脱位的创口往往带有泥土、碎屑等污染物，可发生特异性感染，如破伤风、气性坏疽等，可危及生命，应特别注意预防。

2. 晚期并发症

（1）关节僵硬　关节内、外的血肿机化后，形成关节内滑膜反折等处粘连，以及关节囊及其周围的韧带、肌腱、肌肉等组织的挛缩，而发生关节僵硬。

（2）骨化性肌炎　脱位时损伤了关节附近的骨膜，并与周围血肿相沟通，随着血肿机化和骨样组织形成，可引起骨化性肌炎。好发于肘、膝、肩等处。

（3）骨缺血性坏死　因暴力致关节囊和关节内、外的韧带损伤，并且使这些组织内的血管遭到损伤，致骨的血液循环受到破坏，发生骨缺血性坏死。其好发部位有股骨头、手舟骨、月骨、距骨等。

（4）**创伤性关节炎** 由于关节软骨面被损伤，造成关节面不平整，或整复操作不当，关节之间关系未完全复原，日久导致部分关节面磨损，活动时引起疼痛。后期可发生关节退行性变和骨端边缘骨质增生。尤以膝关节多见。

【治疗】

脱位的治疗目的是恢复关节的正常解剖结构及功能，应包括使构成关节的骨端复位和为维持关节稳定性的软组织修复提供条件，所以在治疗脱位时，除复位外，还应重视固定、练功和内外用药。

1. 新鲜脱位的治疗

（1）复位

1）闭合复位：根据受伤史、临床检查，结合 X 线片明确脱位的类型，确定复位方案。对于大关节脱位、复杂脱位可根据情况选择麻醉方式，准备外固定器具。绝大多数的脱位均可通过手法复位，进行手法复位时应遵循以下原则：

①欲合先离：通过拔伸牵引，解除弹性固定，使骨端分离，离而复合。牵引手法是其他复位手法的基础。

②原路返回：根据造成关节脱位的损伤机制，使脱出的骨端沿发病原路，通过关节囊破裂口送回正常位置。

③杠杆作用：通过屈伸、提按、端挤等手法，利用杠杆原理，将脱位的骨端轻巧地回纳，并恢复关节面的正常关系。

④松弛肌肉：通过推拿按摩或麻醉，使关节周围肌肉及其他软组织松弛，骨端易于复位。

2）切开复位：对于手法复位有困难者，可考虑切开复位。切开复位的适应证：合并血管、神经损伤需手术探查、修补者；有骨折片嵌入关节腔内，影响复位者；合并骨折及肌腱、韧带断裂，复位后关节不稳定者；开放性脱位需手术清创者；多次手法复位失败者。

（2）**固定** 关节脱位复位后，将伤肢固定在功能位或关节稳定的位置，可减少出血，有利于软组织损伤的修复，防止习惯性脱位与骨化性肌炎的发生。固定时间根据脱位部位及并发症的程度而定，一般上肢脱位应固定 2~3 周，下肢脱位应固定 3~4 周，时间过长，易导致软组织粘连而发生关节僵硬。

（3）**练功活动** 关节脱位整复后，尽早开始练功活动是功能恢复的关键。对于未被固定的关节和肌肉，复位后即开始做主动活动锻炼，但应避免做造成脱位的方向的活动。解除固定后，进行脱位关节的功能锻炼。

（4）**药物治疗**

①早期：伤后 1~2 周内，关节周围筋肉损伤，瘀血留滞，经络阻塞，气血运行不畅，应以活血祛瘀为主，佐以行气止痛，内服可选用桃红四物汤、活血止痛汤、肢伤一方、云南白药等，外敷双柏散、消肿止痛膏等。

②中期：伤后 2~3 周，瘀血消而未尽，筋肉尚未修复，应和营生新、舒筋活络，内服可选用壮筋养血汤、肢伤二方等，外用接骨续筋膏、舒筋活络药膏等。

③后期：受伤 3 周以后，瘀血消失，因筋骨损伤导致的气血虚损、肝肾不足成为主要病

机，应养气血、补肝肾、壮筋骨，内服可选用补肾壮筋汤、虎潜丸等，外治以熏洗为主，可选用上肢损伤洗方、下肢损伤洗方、五加皮汤、海桐皮汤等。

2. 陈旧性脱位的治疗　关节脱位未能在伤后 2~3 周内复位，称之为陈旧性脱位。脱位时久，由于关节囊内、外血肿机化，瘢痕组织充填于关节腔内，关节周围软组织已粘连、挛缩，从而造成整复的困难。

（1）**手法复位**　脱位在 3 个月内，脱位的关节轮廓可以触摸清楚，并有一定的被动活动度，关节周围无合并骨折，无明显骨质疏松或神经损伤等并发症，皆可试行手法闭合复位。对年老体弱者及患有骨质疏松、高血压、心脏病患者，或脱位时间过长者，则不宜采用手法整复。

手法复位前，应先行牵引，结合中药熏洗、按摩以使关节粘连、肌肉挛缩等逐渐缓解，关节有一定的活动度后，方可施行复位手法。

陈旧性脱位的整复手法，基本与新鲜脱位相同。通常在麻醉下先行充分的旋转拔伸，反复摇晃，然后进行受伤关节的屈伸、收展和回旋的被动活动，活动范围由小到大，由轻而重，动作应稳健而缓慢，在各个方向的活动中松解关节与周围软组织的粘连和挛缩。经上述手法，使患部筋肉粘连完全松解，关节活动较充分时，按照不同关节脱位，采用适当的手法进行复位。整个复位过程中要耐心，不可操之过急，以免因用力粗暴而造成骨折或其他并发症。

（2）**手术复位**　脱位超过 3 个月者，经推拿按摩不能充分松解关节与周围软组织的粘连和挛缩者，或合并骨质疏松、高血压、心脏病等，不能耐受手法复位者，应手术切开复位。

（3）**骨牵引**　通过骨牵引松解关节周围组织的粘连、挛缩，为手法复位创造条件。特别适用于髋关节等大关节。

（4）**其他治疗方法**　部分陈旧性脱位，如患者年龄太大，对功能要求不高；关节面破坏严重，复位后功能恢复不理想，可选择关节融合术、关节成形术、截骨术、人工关节置换术。

第二节　颞下颌关节脱位

颞下颌关节脱位，又称为下颌关节脱位，古医籍中称"失欠颊车""落下颌""脱颌"，俗称"掉下巴"。颞下颌关节由颞骨的下颌窝与下颌骨的髁状突构成。下颌窝前方有一骨性突起，称关节结节，后方为骨性外耳道的前壁。其关节囊前部薄，后部较厚，外侧有颞下颌韧带加强。颞下颌关节脱位好发于年老体弱者，并易成为习惯性脱位。

【病因病机】

1. 过度张口　如大笑、打呵欠、拔牙等动作时，髁状突越过关节结节，形成颞下颌关节前脱位。

2. 外力打击　下颌部遭受到侧方暴力打击，关节囊的侧壁韧带不能抗御打击的暴力，则可发生一侧或双侧的颞下颌关节脱位。

3. 杠杆作用　上下臼齿咬硬物时，硬物成为杠杆的支点，使髁状突向前下滑动，越过关节结节，形成单侧颞下颌关节前脱位。

年老体弱，肝肾亏虚，筋肉失养，或脱位后未进行合理固定，造成关节囊、韧带松弛，是发生习惯性脱位的病理基础。

【诊查要点】

口呈半开状，不能自如张合，语言困难，咀嚼食物不便，流涎，常以手托住下颌。双侧脱位下颌骨下垂并向前突出，咬肌痉挛呈块状隆起，面颊扁平，双侧颧弓下可摸到髁状突，耳屏前方可触及凹陷；单侧脱位口角歪斜，下颌骨向健侧倾斜下垂，患侧颧弓下可摸到髁状突和凹陷。张口过度、咬食硬物所致者，一般不需要 X 线检查；外力打击者须行 X 线检查排除髁状突骨折。

【治疗】

1. 整复方法

（1）双侧脱位口腔内复位法　患者坐位，术者站在患者面前，用无菌纱布数层包缠拇指，然后将双手拇指伸入到患者口腔内，指尖尽量放在两侧最后的下臼齿上，其余四指放在两侧下颌骨下缘，拇指将患者臼齿向下按压，待下颌骨移动时再向后推，余指协调地将下颌骨向上端送，听到滑入的响声，说明脱位已复位。与此同时，术者拇指迅速向两旁颊侧滑开，随即从口腔内退出（图 7-1）。

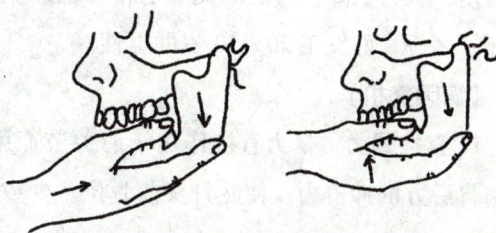

图 7-1　颞下颌关节脱位口腔内复位法

（2）单侧脱位口腔内复位法　患者坐位，术者位于患者旁侧，一手掌部按住健侧耳屏前方，将头部抱住固定，另一手拇指用纱布包缠好插入口内，按置于患侧下臼齿，其余 2~4 指托住下颌。操作时，2~4 指斜行上提，同时拇指用力向下推按，感觉有滑动响声，即已复位。

2. 固定方法　复位后，托住颏部，维持闭口位，用四头带兜住患者下颌部，四头分别在头顶上打结（图 7-2），固定时间 1~2 周。习惯性颞下颌关节脱位固定时间为 4~8 周。其目的是维持复位后的位置，使被拉松、拉长的关节囊和韧带得到良好的修复，防止再脱位。

3. 练功活动　鼓励患者经常主动做咬合动作，以增强咀嚼肌的力量。

4. 药物治疗　初期应选用理气、活血、舒筋方剂，以促进气血运行、筋脉畅通，如活血止痛汤等。中后期应选用补气养血、益肝肾、壮筋骨的方剂，如壮筋养血汤、补肾壮筋汤等。

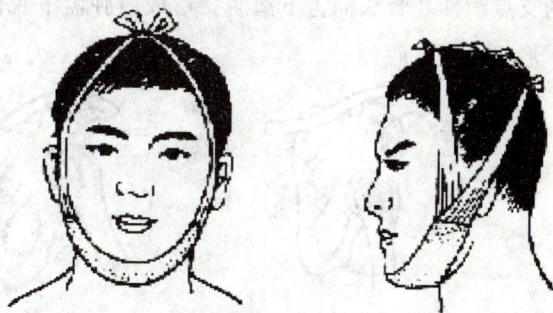

图 7-2　四头带固定颞下颌关节脱位

【预防与调护】

每天进行数次叩齿动作，使咀嚼肌得到运动，增强肌肉张力，以维持与加强下颌关节的稳定。还可配合自我按摩，以双手拇指或食、中二指在翳风穴或下关穴揉按，按摩手法要轻揉，以舒适为度，每日 3~5 次。在固定期间，患者不应用力张口、大声讲话，宜吃软食，避免咀嚼硬食，四头带或绷带不宜捆扎过紧，应允许张口超过 1cm。

第三节　上肢脱位

肩关节脱位

　　肩关节脱位，亦称肩肱关节脱位，古称"肩胛骨出""肩髆骨出臼"或"肩骨脱臼"。肩肱关节由肱骨头及肩胛盂构成，肩胛盂小且浅，只占肱骨头关节面的1/3～1/4，而肩关节囊松弛薄弱，前方尤为明显，这种结构为增大肩关节的活动度提供了良好的条件，但对关节的稳定则是不利因素。维持关节稳定的另一因素是肌肉的作用，如若肩部的主要肌肉麻痹或部分肌肉受损伤，肌力下降，可破坏关节的相对稳定性而致关节脱位。肩关节是全身关节脱位中最常见的部位之一，好发于20～50岁的男性。

【病因病机】

　　1. 直接暴力　暴力直接作用于肩关节而引起。临床常见的是向后跌倒，以肩部着地，或因来自后方的冲击力，使肱骨头前脱位。少数情况为肩关节前侧受到暴力打击，造成肩关节后脱位。

　　2. 间接暴力　可分为传达暴力与杠杆作用力两种，临床最多见。

　　（1）传达暴力　患者侧向跌倒时，上肢外展、外旋位手掌撑地，暴力由掌面沿肱骨纵轴向上传达到肱骨头，使肱骨头冲破较薄弱的肩关节囊前壁，向前滑出至喙突下间隙，形成喙突下脱位，较为多见。若暴力继续向上传达，肱骨头可能被推至锁骨下部成为锁骨下前脱位；若暴力再继续向内传达，肱骨头可能撞及胸壁，由肋间隙或造成肋骨骨折后，进入胸腔，形成胸腔内脱位，较为少见。

　　（2）杠杆作用力　当暴力使上臂过度高举时，肱骨颈或肱骨大结节抵触于肩峰，构成杠杆的支点，使肱骨头向盂下滑脱，形成肩胛盂下脱位，然后在肌肉的牵拉下，肱骨头可滑至肩前，形成喙突下脱位。

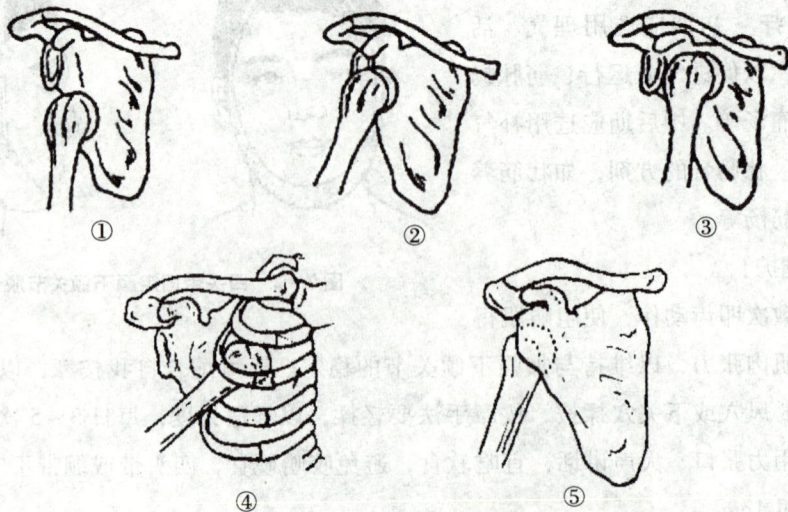

图7-3　肩关节脱位的类型
①盂下脱位；②喙突下脱位；③锁骨下脱位；④胸腔内脱位；⑤后脱位

肩关节脱位，根据脱位的时间长短和脱位次数的多少可分为新鲜性、陈旧性和习惯性脱位。根据脱位后肱骨头所在的位置，又可分为前脱位、后脱位两种；前脱位又可分为盂下、喙突下、锁骨下及胸腔内脱位，其中以喙突下脱位最多见，后脱位极少见（图7-3）。

【诊查要点】

伤后局部疼痛、肿胀，肩部活动障碍。若伴有骨折，则疼痛、肿胀更甚，或有瘀斑。前脱位患者常以健侧手托患侧前臂，肩部失去正常圆钝平滑的曲线轮廓，形成"方肩"畸形。伤臂弹性固定于肩关节外展20°～30°位，可在喙突下、腋窝内或锁骨下扪及肱骨头。搭肩试验（Dugas征）阳性，肩关节正位和穿胸侧位X线片可明确脱位的方向、移位的程度及是否合并骨折等。

肩关节脱位大多合并有肱骨大结节骨折，少数可合并肩袖损伤、肱二头肌长头肌腱滑脱、肱骨外科颈骨折及血管、神经损伤等，临床应注意检查，切勿漏诊。必要时进一步做CT或MRI检查。

【治疗】

新鲜的肩关节脱位，采用手法复位及适当固定。合并大结节骨折、腋神经及血管受压，往往可随脱位整复，骨折亦随之复位，神经、血管受压解除；陈旧性脱位，先试行手法复位，失败后考虑手术治疗。

1. 整复方法

（1）拔伸托入法　患者坐位，术者站在患肩外侧，以两手拇指压其肩峰，其余4指由腋窝内托住肱骨干。第一助手站于患者健侧肩后，两手斜形环抱固定患者，第二助手一手握患侧肘部，一手握腕上部，外展外旋患肢，由轻而重地向前外下方做拔伸牵引，与此同时，术者插入腋窝的手将肱骨头向外上方钩托，第二助手逐渐将患肢向内收、内旋，直至肱骨头有回纳感觉，复位即告完成（图7-4）。

（2）手牵足蹬法　患者仰卧于床上，用拳头大的棉垫置于患侧腋下，以保护软组织。术者立于患侧，两手握住患肢腕部，并用近于患侧的一足抵于患者腋窝内，即右侧脱位术者用右足，左侧用左足，在肩关节外旋、稍外展位沿患肢纵轴方向用力缓慢拔伸，继而徐徐将患肢内收、内旋，将肱骨头撬挤于关节盂内。当有入臼声时，复位即告成功。

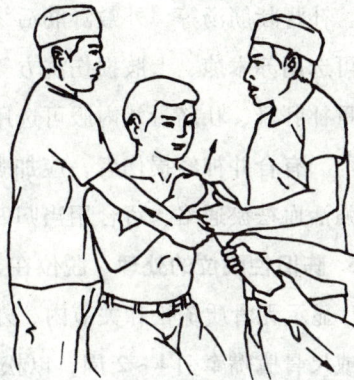

图7-4　拔伸托入法

（3）椅背复位法　患者坐在靠背椅上，将患肢放在椅背外侧，腋肋紧靠椅背，将棉垫置于腋部，保护腋下血管、神经，一助手扶住患者和椅背，术者握住患肢，先外展、外旋牵引，再逐渐内收，并将患肢下垂，然后内旋屈肘，即可复位成功。此法是应用椅背作为杠杆支点整复肩关节脱位的方法，适应于肌力较弱的肩关节脱位者。

（4）悬吊复位法　适用于年老体弱患者。患者俯卧于床，患肢悬垂于床旁，在患肢腕部悬挂2～5kg重物，持续牵引15分钟左右，多可自动复位（图7-5）。

2. 固定方法　采用胸壁绷带固定法，将患侧上臂保持在内收、内旋位，肘关节屈曲60°～

90°，前臂依附胸前，用纱布棉垫放于腋下和上臂内侧，用绷带将上臂固定于胸壁，然后用三角巾悬吊患肢于胸前，固定2~3周（图7-6）。

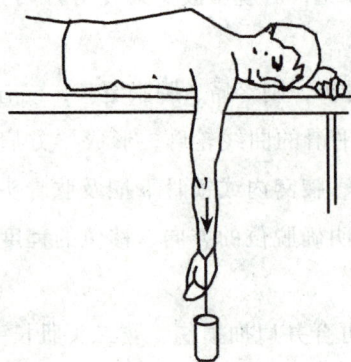

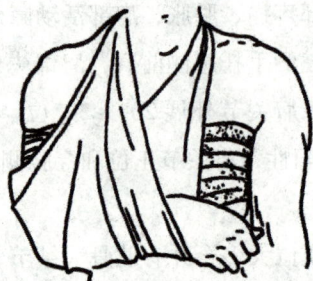

图7-5　悬吊复位法　　　　　　　　　图7-6　肩关节脱位固定

3. 练功活动　固定后即鼓励患者做手腕及手指练功活动，新鲜脱位1周后去绷带，保留三角巾悬吊前臂，开始练习肩关节前屈、后伸活动；2周后去除三角巾，逐渐开始做关节各个方向主动练功锻炼，如左右开弓、双手托天、手拉滑车、手指爬墙等。

4. 药物治疗　新鲜脱位，早期宜活血祛瘀、消肿止痛，内服可选用肢伤一方、活血止痛汤等，外敷活血散或消肿止痛膏。中期肿痛减轻，宜舒筋活血、强壮筋骨，可选用内服壮筋养血汤、补肾壮筋汤等，外敷舒筋活络膏。后期体质虚弱者，可内服八珍汤、补中益气汤等。外洗方可选用苏木煎、上肢损伤洗方等，煎水熏洗患处，促进肩关节功能的恢复。习惯性脱位，应着重补肝肾、壮筋骨，内服可选用补肾壮筋汤、健步虎潜丸等。对有骨折者，按骨折三期辨证用药。有合并神经损伤者，应加强祛风通络，用地龙、僵蚕、全蝎等。有合并血管损伤者，应加强活血祛瘀通络，可合用当归四逆汤加减。

5. 陈旧性脱位的处理　脱位在3个月以内，年轻体壮，脱位的关节仍有一定的活动范围，X线片显示无骨质疏松和关节内、外骨化者可试行手法复位。复位前，应先行患侧肩关节推拿按摩或尺骨鹰嘴牵引1~2周，以松解周围组织的粘连、挛缩、瘢痕；如脱位时间短，关节活动障碍轻亦可直接复位。

复位在全麻下进行，先行肩部按摩和做轻轻的摇摆活动，以解除粘连，缓解肌肉痉挛，便于复位。复位操作可采用蹬顶或杠杆复位法。复位后处理与新鲜脱位者相同。必须注意，操作切忌粗暴，以免发生骨折和腋部神经血管损伤。

6. 手术治疗　绝大多数新鲜肩关节脱位，手法整复多能成功，极少数需要切开复位，凡遇下列情况之一者，可考虑行切开复位。①脱位合并神经、血管损伤，临床症状明显，手法整复后症状未得到缓解者；②合并肱二头肌长头腱滑脱，多次手法整复未能取得成功者；③合并肱骨外科颈骨折，经手法整复未能取得成功者；④合并关节盂大块骨折，估计日后将影响关节稳定者；⑤合并大结节骨折，骨折块嵌夹于肱骨头与关节盂之间，阻碍复位者。

陈旧性肩关节脱位手法整复失败者，对于青壮年患者可考虑手术复位，而对于年老患者不必强求手术复位，应鼓励患者加强肩部活动，尽可能恢复肩关节的功能。习惯性脱位者，可考虑做关节囊缩紧术。

【预防与调护】

脱位复位后，应制动2~3周，并按一定康复要求进行功能锻炼，不要过早参加剧烈活动，6周内禁止做强力外旋动作。制动期间可行肘、腕、手的功能锻炼，以及上肢肌肉的舒缩活动。去除固定后，开始肩关节功能锻炼，并配合针灸、推拿、理疗，以防肩关节软组织粘连和挛缩。

肘关节脱位

肘关节由肱骨下端、桡骨头和尺骨近端所组成，包括肱尺关节、肱桡关节和近端尺桡关节，三个关节共在一个关节囊内。肘关节囊前、后壁薄而松弛，两侧壁厚而紧张，并有桡、尺侧副韧带加强。关节囊的后壁最薄弱，故常见肘关节后脱位。肘关节的运动以肱尺关节为主，是屈戌关节，允许做屈、伸运动。肱骨内、外上髁和尺骨鹰嘴都易在体表扪及，当肘关节完全伸直时，此三点位于一条直线上；当屈肘90°时，此三点的连线构成一尖端朝下的等腰三角形，称为"肘后三角"，是鉴别肱骨髁上骨折和肘关节脱位的重要体征。肘关节脱位是最常见的脱位之一，多发生于青壮年，儿童与老年人少见。

【病因病机】

肘关节脱位按尺桡骨近端的移位方向可分为后脱位、前脱位、侧方脱位、分离脱位及骨折脱位等。以后脱位最为常见。

1. 后脱位　跌倒时，肘关节伸直，前臂旋后位，掌面触地，传达暴力使肘关节过度后伸，以致尺骨鹰嘴的顶端猛烈冲击肱骨下端的鹰嘴窝，在肱尺关节处形成杠杆作用（图7-7），使附着于尺骨粗隆上的肱肌和肘关节囊的前侧部分撕裂，造成尺骨鹰嘴向后移位、肱骨下端向前移位（图7-8①）。

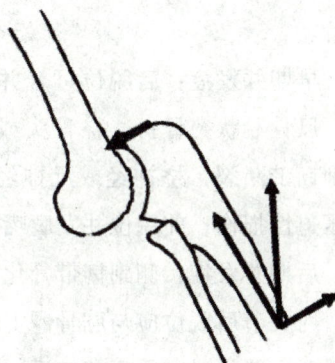

图7-7　后脱位损伤机制

手掌撑地时，肘关节处于内翻或外翻位致肘关节的侧副韧带和关节囊撕裂，发生肘关节侧方脱位（图7-8②）。若掌面着地，前臂呈过度旋前位，环状韧带和尺桡骨近侧骨间膜被劈裂，造成桡骨头向前方脱位，而尺骨近端向后方脱位，肱骨下端嵌插在两骨端之间，发生分离脱位（图7-8③）。

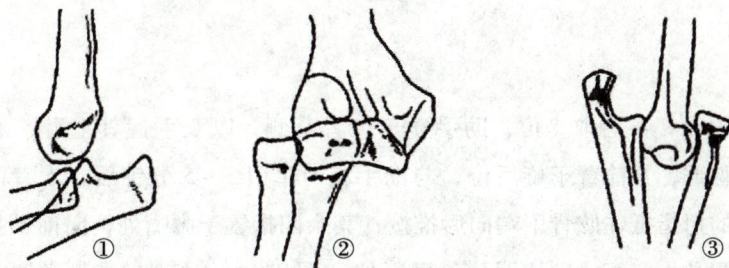

图7-8　肘关节后脱位
①后脱位；②合并侧方脱位；③合并分离脱位

2. 前脱位　肘关节屈曲位跌仆，肘尖着地，暴力先造成尺骨鹰嘴骨折后，将尺骨上部及桡骨头推至肱骨下端前方，导致肘关节前脱位（图7-9）。

患者跌倒时，除具有后脱位的暴力外，同时伴有屈肌或伸肌的急骤收缩，可造成肱骨内上髁或外上髁的撕脱骨折。脱位时，肱三头肌腱和肱前肌腱被撕脱、剥离，韧带、关节囊均被撕裂，肘窝部形成血肿。该血肿纤维化、骨化，成为陈旧性肘关节脱位整复的最大困难。

【诊查要点】

1. 后脱位　肘关节呈弹性固定于45°左右的半屈曲位，呈靴状畸形（图7-10），肘后可触及移位的尺骨鹰嘴，肘前可触及移位的肱骨下端，关节的前后径增宽，左右径正常。若合并侧方脱位，可呈现肘内翻或肘外翻畸形，肘关节出现内收、外展等异常活动，肘部的左右径增宽。肘后三点骨性标志的关系发生改变。

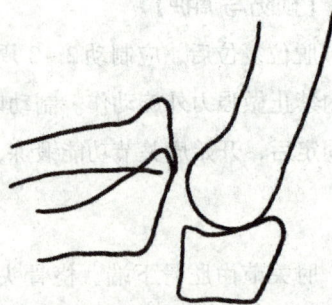

图7-9　肘关节前脱位

2. 前脱位　肘关节过伸，屈曲受限，呈弹性固定，肘前隆起，可触到脱出的尺桡骨上端，在肘后可触到肱骨下端及游离的鹰嘴骨折片。

肘关节正侧位X线片可明确脱位的类型及是否合并骨折。

早期并发症：后脱位可合并肱骨内或外上髁撕脱骨折，尺骨冠状突骨折，桡骨头或桡骨颈骨折，肘内、外侧副韧带断裂，桡神经或尺神经牵拉性损伤，肱动、静脉压迫性损伤；前脱位并发鹰嘴骨折。

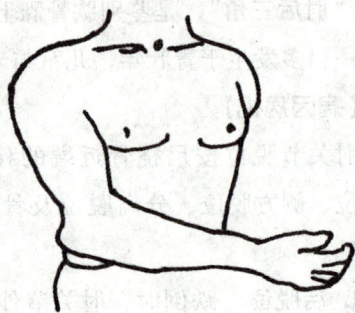

图7-10　靴状畸形

后期并发症：侧副韧带骨化、骨化性肌炎、创伤性关节炎及肘关节僵硬等。

肘关节后脱位应与肱骨髁上伸直型骨折相鉴别：后脱位多见于青壮年，而伸直型骨折好发于儿童。脱位时，压痛较广泛，肘后三角关系失常，伴有弹性固定；但骨折后，多伴有皮下瘀斑，压痛位于髁上部，肘后三角关系正常，有骨擦音或异常活动，但无弹性固定。

【治疗】

新鲜性肘关节后脱位应以手法整复为主，宜早期复位及固定。并发骨折者，应先整复脱位，然后处理骨折。多数骨折如肱骨内或外髁撕脱骨折、尺骨冠状突骨折可随脱位的复位一并复位。陈旧性脱位，应力争手法复位，可根据实际情况考虑手术治疗。前脱位多合并尺骨鹰嘴骨折，应手术治疗。

1. 整复方法

（1）拔伸屈肘法　患者取坐位，助手立于患者背侧，以双手握其上臂，术者站在患者前面，以双手握住腕部，置前臂于旋后位，与助手相对牵引3~5分钟后，术者以一手握腕部保持牵引，另一手的拇指抵住肱骨下端向后推按，其余四指置于鹰嘴处，向前端提，并缓慢地将肘关节屈曲，若闻及入臼声，则说明脱位已复位（图7-11①②）。或患者仰卧位，术者一手以掌根按住肱骨下端，另一手握住腕部，置前臂于旋后位，牵引3~5分钟后，用力向下按肱骨远段，同时徐徐屈肘，闻及入臼声，则复位成功（图7-11③④）。

（2）膝顶复位法　患者端坐于椅上，术者立于患侧前面，一手握其前臂，一手握住腕部，同时用一足踏于椅面上，以膝顶在患肢肘窝内，沿前臂纵轴方向用力拔伸，然后逐渐屈肘，有入臼感后，则复位成功（图7-12）。

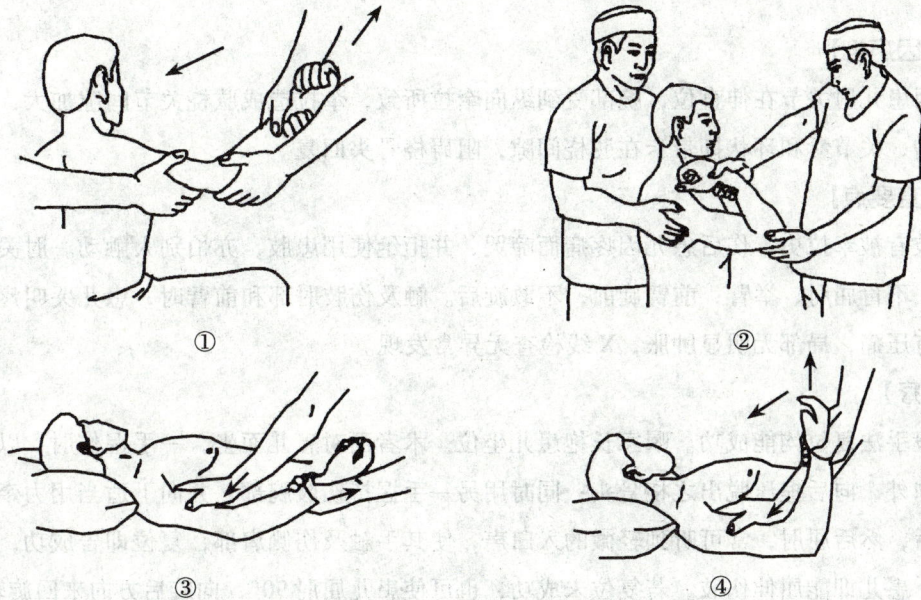

图 7 - 11 拔伸屈肘法
①②坐位拔伸展肘法；③④卧位拔伸屈肘法

2. 固定方法 后脱位复位后，一般用绷带做肘关节"8"字固定，肘关节屈曲90°，前臂中立位，三角巾悬吊前臂于胸前，2周后去除固定。

3. 练功活动 固定期间，可做肩、腕及掌指关节的活动；去除固定后，积极进行肘关节的主动活动，以屈肘为主，因伸肘功能容易恢复。

4. 药物治疗 按脱位三期辨证论治。早期重在活血祛瘀，消肿止痛。肿胀严重、血运障碍者加用三七、丹参，并重用祛瘀、利水、消肿药物，如白茅根、木通之类；合并神经损伤者，应加用行气活血、通经活络之品。

5. 手术治疗 新鲜性肘关节前脱位合并尺骨鹰嘴骨折，肘关节后脱位有内上髁骨折块嵌入关节腔或合并神经、血管损伤而手法整复失败者，以及超过3周以上的陈旧性脱位，应手术切开复位，并对骨折予以相应的固定处理。

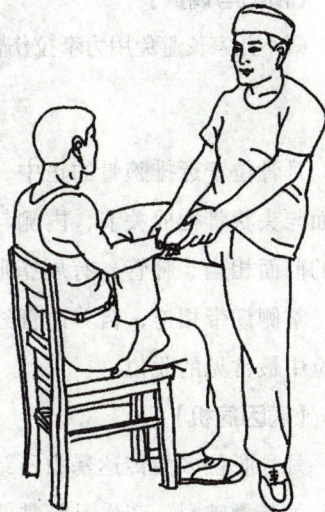

图 7 - 12 膝顶复位法

【预防与调护】

肘关节脱位后，血肿极易纤维化或骨化，产生肘关节僵硬或骨化性肌炎，故脱位整复后，应鼓励患者尽早主动锻炼肘关节活动，避免粘连。但必须禁止肘关节的粗暴被动活动，以免增加新的损伤，加大血肿，产生骨化性肌炎。

小儿桡骨头半脱位

小儿桡骨头半脱位，又称"牵拉肘"，俗称"肘错环""肘脱环"。上尺桡关节的稳定性主要依靠环状韧带的约束。幼儿时期环状韧带松弛，且桡骨头发育尚不完善，头、颈的直径几乎相等，故幼儿的上尺桡关节稳定性差。小儿桡骨头半脱位多发生于5岁以下幼儿，左侧比右侧

NOTE

多见。

【病因病机】

多因患儿肘关节在伸直位，腕部受到纵向牵拉所致，牵拉造成肱桡关节间隙加大，关节内负压骤增，关节囊和环状韧带卡在肱桡间隙，阻碍桡骨头回复。

【诊查要点】

患肢有被牵拉史。伤后患儿因疼痛而啼哭，并拒绝使用患肢，亦怕别人触动。肘关节呈半屈曲位，不肯屈肘、举臂；前臂旋前，不敢旋后。触及伤肢肘部和前臂时，患儿哭叫疼痛，桡骨头处有压痛，局部无明显肿胀，X线检查无异常发现。

【治疗】

一般手法复位均能成功。嘱家长抱患儿坐位。术者面对患儿而坐，一手握伤肘，以拇指于肘中部向外、向后捏压脱出之桡骨头；同时用另一手握持伤肢腕部，并向下适当用力牵拉，使前臂旋后，然后屈肘，常可听到轻微的入臼声，使其手触及伤侧肩部，复位即告成功，疼痛立即消失，患儿即能屈伸伤肢。若复位未成功，也可使患儿屈肘90°，向旋后方向来回旋转前臂，亦可复位。

复位后，一般不需要制动，可用颈腕吊带或三角巾悬吊前臂2~3天。

【预防与调护】

嘱小儿家长避免用力牵拉伤臂，为小儿穿脱衣服时多加注意，以防反复发生而形成习惯性脱位。

月骨脱位

月骨位于近排腕骨的正中，侧面观呈半月形，故称月骨。其凸面与桡骨远端构成关节，其凹面与头状骨构成关节，内侧与三角骨、外侧与舟骨构成关节，所以月骨四周均为关节面。月骨的前面相当于腕管，有屈指肌腱和正中神经通过。在月骨与桡骨远端前、后两面有桡月背侧、掌侧韧带相连，营养血管经过韧带进入月骨，以维持其正常的血液供应。月骨脱位是腕骨脱位中最常见的脱位。

【病因病机】

月骨脱位多由传达暴力所致。患者跌倒，手掌着地，腕部极度背伸，头状骨与桡骨相对挤压，关节囊破裂，产生月骨掌侧脱位，又称月骨前脱位。临床常见的有以下几种情况：①月骨脱位向掌侧旋转90°，桡月背侧韧带断裂，掌侧韧带未断，月骨的血供尚存，月骨一般不发生坏死。②月骨脱位向掌侧旋转大于90°，甚至可达270°，桡月背侧韧带断裂，桡月掌侧韧带扭曲，月骨血运受到一定障碍，部分患者可发生月骨缺血性坏死。③月骨脱位向掌侧旋转90°，并向掌侧移位。桡月掌侧韧带和桡月背侧韧带均发生断裂。月骨血运完全丧失，容易发生坏死（图7-13）。

月骨坏死的病理改变为骨细胞变性、坏死，骨质硬化；其周围的骨组织脱钙，呈现疏松现象。继则骨碎裂，局限性骨组织吸收，呈囊样改变，最终由于肌张力和负重的压力，坏死骨块变形，而导致邻近骨端边缘增生，形成骨刺，发生创伤性关节炎。

【诊查要点】

伤后腕部疼痛、肿胀，局部隆起，压痛明显，腕关节活动受限。由于脱位的月骨压迫屈指肌腱使之张力加大，腕关节呈屈曲位，不能背伸，中指不能完全伸直，握拳时第3掌骨明显塌

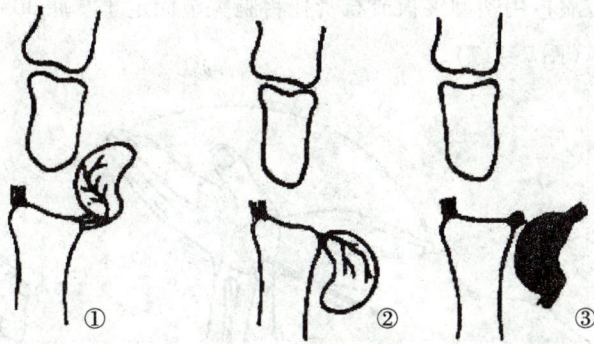

图 7-13 月骨脱位的类型
①向掌侧旋转 90°，桡月背侧韧带断裂，掌侧韧带未断；
②向掌侧旋转大于 90°，桡月背侧韧带断裂，掌侧韧带扭曲；
③并向掌侧移位，桡月掌侧韧带和背侧韧带均发生断裂

陷、短缩。掌侧腕横纹处可触到脱出的月骨，纵轴叩击第 3 掌骨头时，有明显的疼痛，如月骨压迫正中神经，可有桡侧 3 个半手指的感觉障碍或麻木刺痛。

腕关节正侧位 X 线片可确诊月骨脱位。正位片显示：脱位的月骨呈三角形（正常月骨应为四方形），且投影与头状骨下端重叠。侧位片显示：月骨脱向掌侧，半月形凹面也转向掌侧（图 7-14）。

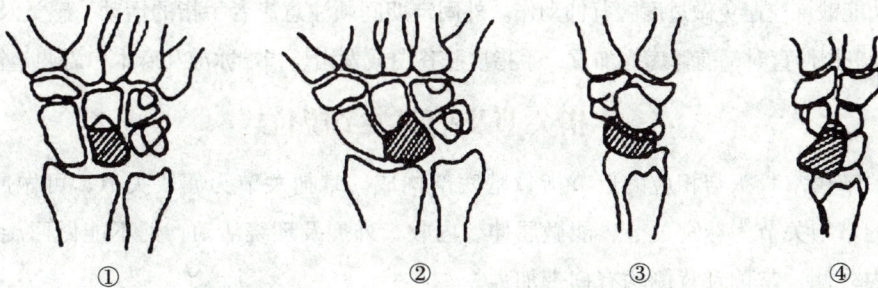

图 7-14 月骨脱位的 X 线表现
①正常正位；②脱位后正位；③正常侧位；④脱位后侧位

【治疗】

新鲜脱位用手法复位，一般均可成功。少数手法复位不成功者，可用钢针撬拨复位。手法复位失败，可切开复位。如果桡月前后韧带均已断裂，发生缺血坏死合并创伤性关节炎者，可考虑月骨切除。

1. 整复方法

（1）手法复位 患者在臂丛麻醉下，取坐位，肘关节屈曲 90°，腕部极度背伸，第一助手握肘部，第二助手握食指与中指，持续对抗牵引，在拔伸牵引下前臂逐渐旋后，术者两手四指握住腕部，向掌侧端提，使桡骨与头状骨之间的关节间隙加宽，然后用两拇指尖推压月骨凹面的远端，迫使月骨进入桡骨与头状骨间隙，同时嘱第二助手逐渐使腕关节掌屈，术者指下有滑动感，且患手中指可以伸直时，说明复位成功（图 7-15）。

（2）针拨复位 臂丛麻醉后，常规消毒，在 C 型臂 X 线机引导下，掌侧进针，进针后助手牵引、背伸腕关节，针尖顶住月骨翘起点，向背侧向下推拨，复位后停止牵引，腕关节稍屈曲，桡偏（图 7-16）。

NOTE

2. 固定方法　复位后，用塑型夹板或石膏托将腕关节固定于掌屈30°~40°。1周后改为中立位，2周后解除固定（图7-17）。

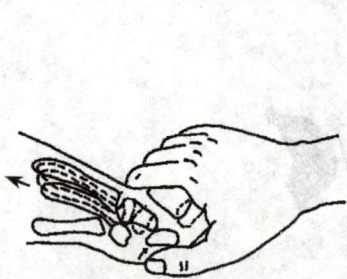

图7-15　月骨脱位整复手法　　　　图7-16　月骨脱位针拨复位　　　　图7-17　固定于30°屈腕位

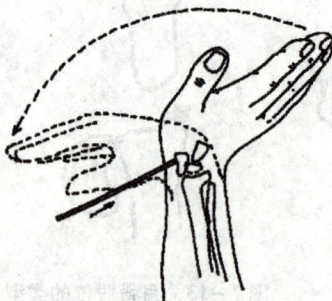

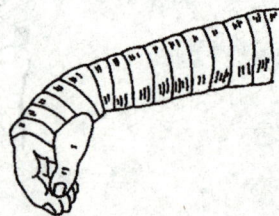

3. 练功活动　复位固定后，应进行患手的掌指关节、指间关节，以及肩、肘关节的功能活动。解除固定后，开始循序渐进行腕关节的主动屈伸功能锻炼。

4. 药物治疗　按脱位三期辨证论治。

5. 手术治疗　若闭合复位不成功，需手术切开复位。若发现桡月掌背侧韧带均已断裂，考虑后期会产生缺血性坏死，或陈旧性脱位合并创伤性关节炎者可行月骨切除术。

【预防与调护】

早期功能锻炼应避免做过度腕背伸动作。外固定期间须注意患者手指的活动、感觉及血运情况的变化。若患指伸直时，前臂疼痛加重，手指皮肤苍白或发绀、指端冰凉和麻木，需调整外固定。

掌指关节及指间关节脱位

掌指关节由掌骨头与相应的近节指骨基底部构成。掌拇关节为屈戌关节，可做屈伸活动。其他四指的掌指关节为球窝关节，能做屈伸、内收、外展及环绕活动，但不能做回旋活动。掌指关节的内外侧、掌侧及背侧均有韧带加强。

指间关节由近侧指骨滑车与远侧指骨基底部构成，为屈戌关节，仅能做屈伸活动。关节囊两侧有侧副韧带加强。

【病因病机】

掌指关节脱位多由掌指关节过度背伸暴力引起，掌侧关节囊被撕裂，掌骨头脱出，多为背侧脱位。以拇指掌指关节脱位多见。

指间关节脱位多因外力使关节极度过伸、扭转或侧方挤压，致关节囊破裂，侧副韧带撕断而发生。脱位的方向多为远节指骨向背侧移位，或内、外侧移位。

【诊查要点】

1. 掌指关节脱位　掌指关节疼痛、肿胀，过度背伸畸形，呈弹性固定，自动伸屈活动障碍，在掌横纹处可触及高突的掌骨头。

2. 指间关节脱位　关节疼痛、肿胀，呈过度背伸或内、外翻畸形，弹性固定，自动伸屈活动障碍。若指间关节脱位伴侧副韧带断裂，可出现关节的侧向活动。

手部正侧位或斜位X线片可明确掌指关节和指间关节脱位的部位和方向。

【治疗】

1. 整复方法

（1）掌指关节脱位　患者取坐位，助手固定患侧手腕部。术者一手握持伤指，并用拇、食二指捏住近节指骨，顺势向后下牵拉；同时用另一手握住手掌，并用拇指向背侧推按脱位的掌骨头。两手配合逐渐屈曲伤指的掌指关节，使其复位（图7-18）。

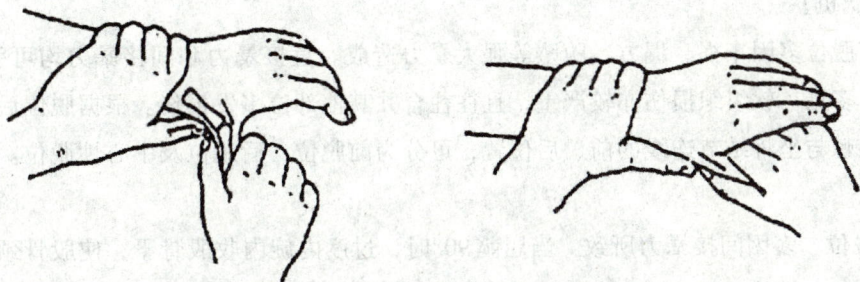

图7-18　拇指掌指关节脱位整复方法

（2）指间关节脱位　术者双手握持伤指，适当用力牵引，再轻度用力屈曲或扳正侧偏之手指，即可复位。

2. 固定方法　掌指关节脱位复位后，保持掌指关节屈曲位固定，固定患指于轻度对掌位1~2周。可将绷带卷置于手掌心，将脱位的手指固定于绷带卷上。指间关节脱位复位后，用邻指胶布固定法，固定2周。

3. 练功活动　脱位整复固定后，应早做未固定关节部的功能锻炼。解除固定后，可做脱位关节的主动屈伸活动锻炼。

4. 药物治疗　按脱位三期辨证论治。

5. 手术治疗　手法复位失败，或合并骨折、韧带断裂复位后不稳定者，需切开复位，对骨折进行内固定和修复韧带。

【预防与调护】

整复固定后，应注意防止患指关节的过伸。解除外固定后，患指的掌指关节、指间关节的功能锻炼应主动活动与被动活动相结合，循序渐进，不要用劲揉捏、摇晃，防止关节反复损伤，出现肿胀、出血、粘连和创伤性关节炎等。

第四节　下肢脱位

髋关节脱位

髋关节由髂骨的髋臼与股骨头构成，是全身最典型的"杵臼关节"。髋臼位于骨盆的两侧，开口斜向外、下、后方。其下方有缺口，由髋臼横韧带弥补，使之成为完整的球窝。髋臼缘及横韧带上镶以一圈关节盂唇软骨，以增加髋臼的深度。股骨头朝内、上、前方，其2/3纳入髋臼中。关节囊起于髋臼边缘，在关节前面止于转子间线，后面止于股骨颈的中外1/3交界处。关节囊坚韧，由浅层的纵行纤维和深层的横行纤维构成。关节囊前后均有韧带加强，其中以髂股韧带最为坚强。髂股韧带位于髋关节囊的前、上方，起于髂前下棘，向外下分为两束，分别止于转子间线的上部及下部，两束韧带之间，为髋关节前侧的薄弱区。关节囊的下方有耻股韧带，关节囊的后方有坐股韧带，此二韧带与髂股韧带相比，相对薄弱。髋关节是结构相对稳定的关节，非强大暴力不能造成髋关节脱位，所以髋关节脱位多见于活动能力强的青壮年人。

【病因病机】

髋关节脱位多因车祸、塌方、堕坠等强大暴力造成。直接暴力和间接暴力均可引起脱位，以间接暴力多见，软组织损伤亦较严重，且往往合并其他部位多发损伤。根据脱位后股骨头所处在髂前上棘与坐骨结节连线的前、后位置，可分为前脱位、后脱位及中心性脱位。临床上以后脱位多见。

1. 后脱位　多因间接暴力所致。当屈髋90°时，过度内旋内收股骨干，使股骨颈前缘紧抵髋臼前缘支点。此时，股骨头位于较薄弱的关节囊后下方，当受到前方来自腿部、膝前向后及后方作用于腰背部向前的暴力作用时，可使股骨头冲破关节囊而脱出髋臼，发生后脱位。或屈髋90°，来自膝前方的暴力由前向后冲击，暴力可通过股骨干传递到股骨头，在造成髋臼或股骨头骨折后发生脱位。向后上方脱位的股骨头可压迫坐骨神经，而出现患肢相应的运动、感觉障碍。

2. 前脱位　当髋关节因外力极度外展、外旋时，大转子顶部与髋臼上缘接触，股骨头因受杠杆作用而被顶出髋臼，突破关节囊的前下方，形成前脱位。脱位后，若股骨头停留在耻骨支水平，则为耻骨部脱位，可引起股动、静脉受压，而出现下肢血循环障碍；若股骨头停留在闭孔，则成为闭孔脱位，可压迫闭孔神经，而出现大腿内收侧群瘫痪和大腿内侧面皮肤感觉障碍。

3. 中心性脱位　暴力从外侧作用于大转子时，可传达到股骨头而冲击髋臼底部，引起臼底骨折。当暴力继续作用，股骨头可连同髋臼的骨折块一同向盆腔内移位，成为中心性脱位；或当髋关节在轻度外展位，顺股骨纵轴加以冲击外力，也可引起中心性脱位。中心性脱位必然引起髋臼骨折，骨折可成块状或粉碎。中心性脱位时，关节软骨损伤一般较严重，而关节囊及韧带损伤则相对较轻。严重的脱位，股骨头整个从髋臼骨折的底部穿入骨盆，股骨头、颈部被髋臼骨折片夹住，造成复位困难。

脱位超过3周，则为陈旧性脱位。周围肌腱、肌肉挛缩，髋臼内有纤维瘢痕组织充填，撕破的关节囊裂口已愈合，血肿机化或纤维化后包绕股骨头，影响复位。

【诊查要点】

1. 后脱位　患髋疼痛，髋关节主动活动丧失，被动活动时，出现疼痛加重及保护性痉挛。患肢呈屈曲、内收、内旋及缩短的典型畸形。患侧的膝部紧贴在健侧的大腿上，并呈弹性固定状态，称为"粘膝征"阳性。大转子向后上移位，常于臀部触及隆起的股骨头。若髂股韧带同时断裂（少见），则患肢短缩、外旋。

2. 前脱位　患髋疼痛，功能障碍。患肢呈外展、外旋和轻度屈曲的典型畸形，并较健肢长。患侧的膝部不能靠近健侧的大腿，并呈弹性固定状态，称为"粘膝征"阴性。在闭孔前或腹股沟韧带附近可扪及股骨头。

3. 中心性脱位　患髋疼痛剧烈，下肢功能障碍。脱位严重时，患肢可有短缩，大转子不易扪及，阔筋膜张肌及髂胫束松弛。若骨盆骨折血肿形成，患侧下腹部有压痛，肛门指检常在伤侧有触痛。

髋关节正位或正侧位 X 线片可明确脱位的类型、移位的程度，以及是否合并骨折等。

【治疗】

新鲜脱位，一般以手法复位为主；陈旧性脱位，力争手法复位，若有困难，可考虑切开复位；脱位合并臼缘骨折，一般随脱位的整复，骨折亦随之复位；合并股骨干骨折，先整复脱位，再整复骨折。

1. 整复方法

（1）后脱位复位方法

①屈髋拔伸法：患者仰卧于木板床或铺于地面的木板上。助手以两手按压髂前上棘以固定骨盆。术者面向病人，弯腰站立，骑跨于患肢上，用双前臂、肘窝扣在患肢腘窝部，使其屈髋、屈膝各90°。先在内旋、内收位顺势拔伸，然后垂直向上拔伸牵引，使股骨头接近关节囊裂口，略将患肢旋转，促使股骨头滑入髋臼，当听到入臼声后，再将患肢伸直，即可复位（图7－19）。

②回旋法：患者仰卧，助手以双手按压双侧髂前上棘固定骨盆，术者立于患侧，一手握住患肢踝部，另一手以肘窝提托腘窝部，在向上提拉的基础上，将大腿内收、内旋，髋关节极度屈曲，使膝部贴近腹壁，然后将患肢外展、外旋、伸直。在此过程中听到入臼声，复位即告成功。因为此法的屈曲、外展、外旋、伸直是一连续动作，形状恰似一个问号"？"（左侧）或反问号"⸮"（右侧），故亦称为划问号复位法（图7－20）。

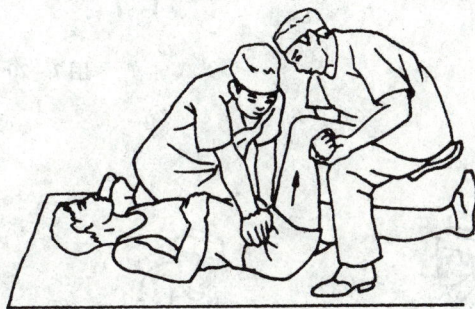

图7－19　后脱位屈髋拔伸法

③俯卧下垂法：患者俯卧于床缘，双下肢完全置于床外，健肢由助手扶持，保持在伸直水平位，患肢下垂，助手用双手固定骨盆，术者一手握其踝关节上方，使屈膝90°，利用患肢的重量向下牵引，用另一手加压于腘窝增加牵引力，术者在牵引过程中，可轻旋患侧大腿，使其复位（图7－21）。

（2）前脱位复位方法

①屈髋拔伸法：患者仰卧于床上，一助手将骨盆固定，另一助手将患肢微屈膝，并在髋外展、外旋位渐渐向上拔伸至屈髋90°；术者双手环抱大腿根部，将大腿根部向后外方按压，可使股骨头回纳髋臼内（图7－22）。

②反回旋法：其操作步骤与后脱位相反，先将髋关节外展、外旋，然后屈髋、屈膝，再内收、内旋，最后伸直下肢（图7－23）。

（3）中心性脱位复位方法

①拔伸扳拉法：患者仰卧，一助手握患肢踝部，使足中立，髋外展约30°，在此位置下拔伸旋转，另一助手把患者腋窝行反向牵引。术者立于患侧，先用宽布带绕过患侧大腿根部，一手推骨盆向健侧，另一手抓住绕大腿根部之布带向外拔拉，可将内移之股骨头拉出。触摸大转

子，与健侧相比，两侧对称即为复位成功。此法仅适用于脱位轻微患者（图 7 - 24）。

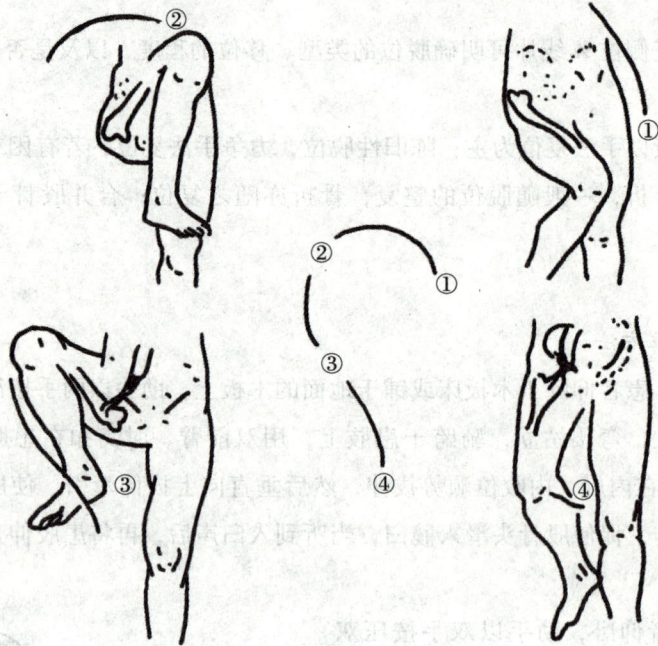

图 7 - 20　后脱位回旋法

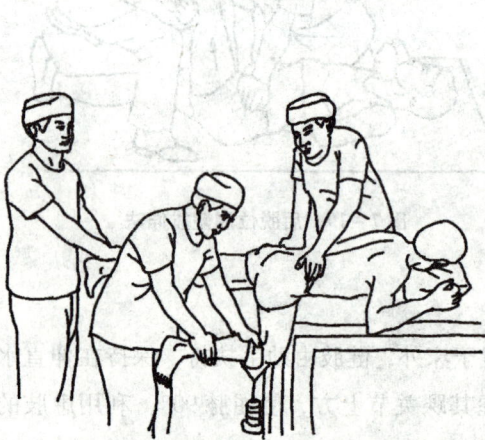

图 7 - 21　后脱位俯卧下垂法

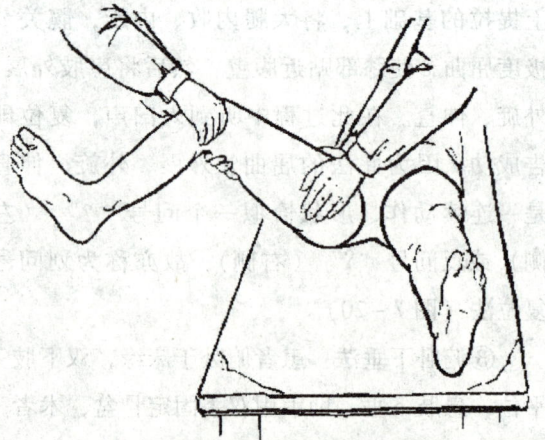

图 7 - 22　前脱位屈髋拔伸法

②持续牵引复位法：适用于股骨头突入骨盆腔较严重的患者。患者仰卧位，患侧用股骨髁上牵引，重量为 8 ~ 12kg，可逐步复位。若复位不成功，可在大转子部前后位用骨圆针贯穿，或在大转子部钻入一带环螺丝钉，做侧方牵引，侧牵引重量为 5 ~ 7kg。在向下、向外两个分力同时作用下，可将股骨头牵出。经床边 X 线摄片，确实已将股骨头拉出复位后，减轻髁上及侧方牵引重量至维持量，继续牵引 8 ~ 10 周。

2. 固定方法　复位后，可采用皮肤牵引或骨牵引固定，患肢两侧置沙袋，防止内、外旋，牵引重量为 5 ~ 7kg。通常牵引 3 ~ 4 周，中心脱位牵引 6 ~ 8 周，要待髋臼骨折愈合后才可考虑解除牵引。

3. 练功活动　复位后即可在牵引制动下，行股四头肌及踝关节锻炼。解除固定后，可先在床上做屈髋、屈膝及内收、外展及内、外旋锻炼。以后逐步做扶拐不负重锻炼。3 个月后，

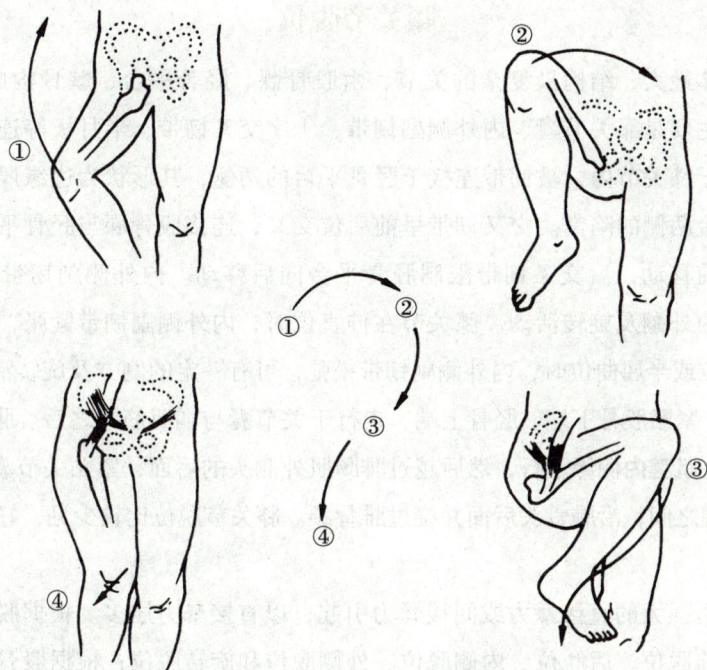

图 7-23 前脱位反回旋法

作 X 线摄片检查，见股骨头血供良好，方能下地做下蹲、行走等负重锻炼。中心性脱位，关节面因有破坏，床上练习可适当提早，而负重锻炼则应相对推迟，以减少创伤性关节炎的发生。

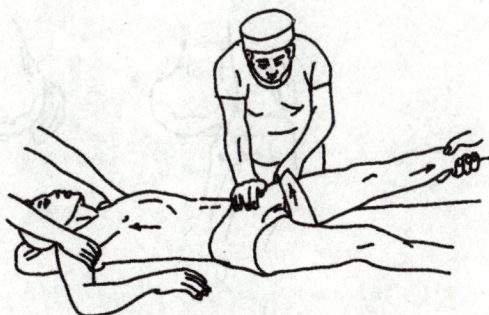

图 7-24 中心性脱位拔伸扳拉法

4. 药物治疗 按脱位三期辨证论治。初期宜活血祛瘀、行气止痛，内服用活血止痛汤、肢伤一方等，若腹胀、大便秘结、口干舌燥苔黄者，宜加通腑泄热药，如厚朴、枳实、芒硝等。外用药可选用活血散、消肿止痛膏等。中期宜理气活血、调理脾胃，兼补肝肾，以四物汤加川断、五加皮、牛膝、陈皮、茯苓等。后期补气血、养肝肾、壮筋骨、利关节，内服用健步虎潜丸或补肾壮筋汤。外用以海桐皮汤熏洗。

5. 手术治疗 脱位合并大块臼缘骨折，妨碍手法复位者；中心性脱位，骨折块夹住股骨头难以脱出者；有坐骨神经、闭孔神经及股动、静脉受压，手法复位不能解除压迫者，应尽快切开复位。陈旧性脱位超过 2~3 个月，估计手法复位有困难者，可考虑做切开复位。

【预防与调护】

股骨头缺血性坏死是髋关节脱位常见的晚期并发症。早期复位可缩短股骨头血液循环受损时间，是预防股骨头坏死的最有效方法。髋关节脱位病人一般 2~3 个月内患肢不允许完全负重，以免缺血的股骨头受压而塌陷，脱位后每隔 2 个月摄髋部 X 线片 1 次，大约在 1 年左右或以上证明股骨头血运供给良好，无股骨头坏死情况，方可离拐，逐渐恢复正常活动。

膝关节脱位

膝关节是人体最大、结构最复杂的关节，由股骨髁、胫骨平台、髌骨构成，属屈戌关节。膝关节的稳定性主要是靠关节囊、内外侧副韧带、十字交叉韧带、半月板等连接、加固和肌肉保护。半月板位于膝关节内，被韧带连接于胫骨平台的两侧，其形状为边缘厚，内侧缘薄，借此加深了胫骨平台两侧的陷窝。交叉韧带呈前后位交叉，连接股骨髁与胫骨平台，前交叉韧带限制胫骨平台向前移动，后交叉韧带限制胫骨平台向后移动。内外侧副韧带位于膝关节囊两侧，限制关节的内外翻及旋转活动。膝关节在伸直位时，内外侧副韧带紧张，故没有侧方及旋转活动。在屈曲位或半屈曲位时，内外侧副韧带松弛，可有一定的侧方及旋转活动。腘动脉的主干位于腘窝深部，紧贴股骨下端、胫骨上端，走行于关节囊与腘肌筋膜之后。腓总神经在腘窝上外侧边界沿股二头肌腱内侧缘下行，然后越过腓肠肌外侧头的后面，紧贴关节囊走行于股二头肌肌腱和腓肠肌肌腱之间，沿腓骨头后面并绕过腓骨颈。膝关节脱位比较少见，好发于青壮年。

【病因病机】

膝关节脱位由强大的直接暴力或间接暴力引起，以直接暴力居多。根据脱位后胫骨上端所处位置，可分为前脱位、后脱位、内侧脱位、外侧脱位和旋转脱位；根据股骨髁及胫骨髁完全分离或部分分离，可分为完全脱位和部分脱位。其中，前脱位最常见，内、外侧及旋转脱位较少见（图7-25）。

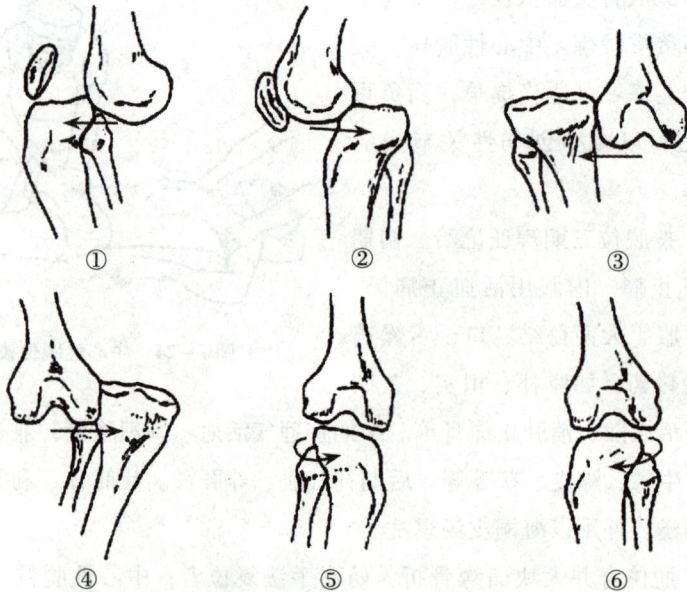

图7-25　膝关节脱位类型
①前脱位；②后脱位；③外侧脱位；④内侧脱位；⑤⑥旋转脱位

1. 前脱位　暴力从前方向后方直接作用股骨下端或从后方向前方直接作用于胫骨上端，使股骨髁的关节面沿胫骨平台向后移位，突破关节囊后侧，发生膝关节前脱位。脱位过程中，前后交叉韧带同时断裂最为常见，也有单独前交叉韧带断裂者，胫腓侧副韧带也多为同时断裂。多合并腘窝血管和腓总神经损伤。

2. 后脱位　暴力从前方向后方作用于胫骨上端，使胫骨平台向后脱出，形成膝关节后脱位。这类脱位较少，但损伤极其严重。脱位后，合并腘窝血管和腓总神经损伤最为多见，同时也可合并严重的前后交叉韧带、胫侧副韧带断裂损伤，并可能发生肌腱断裂或髌骨骨折。

3. 内、外侧脱位 膝关节受到来自侧方的暴力，或间接暴力传达到膝关节，引起膝关节过度内翻或过度外翻，造成关节囊侧方及韧带断裂而形成侧方脱位。外侧脱位较多见，内侧脱位甚少。可合并交叉韧带、侧副韧带断裂，内侧脱位可合并腓总神经损伤。腘窝血管损伤少见。

4. 旋转脱位 多发生在膝关节微屈、小腿固定时，股骨发生旋转，迫使膝关节承受扭转应力而发生膝关节旋转脱位。这种旋转脱位可因位置不同分为前内、前外、后内、后外四种类型。一般移位幅度小，较少合并血管和神经损伤。

膝关节完全脱位时，常造成关节周围软组织的严重撕裂和牵拉伤，并可使肌腱及韧带附着的骨骼如胫骨结节、胫骨棘及胫、股骨髁撕脱或挤压骨折。因膝关节位置表浅，脱位可为开放性。前、后脱位常伴有腘动、静脉损伤，若不及时处理，则可导致肢体坏死而截肢。内侧严重脱位引起的腓总神经损伤，多数是广泛被撕裂而造成永久性病变。

【诊查要点】

伤后膝关节剧烈疼痛、肿胀、功能丧失。不全脱位者，由于胫骨平台和股骨髁之间不易交锁，脱位后常自行复位而没有畸形。完全脱位者，患膝明显畸形，下肢缩短，筋肉在膝部松软堆积，可出现侧方活动与弹性固定，在患膝的前后或侧方可摸到脱出的胫骨上端与股骨下端。合并十字韧带断裂时，抽屉试验呈阳性。合并内、外侧副韧带断裂时，侧向试验呈阳性。

若出现小腿与足趾苍白、发凉或膝部严重肿胀、发绀，腘窝部有明显出血或血肿，足背动脉和胫后动脉搏动消失，表示有腘动脉损伤的可能。如果受伤后即出现胫前肌麻痹，小腿与足背前外侧皮肤感觉减弱或消失，是腓总神经损伤的表现。

膝关节正侧位 X 线片可明确脱位的类型和脱位的程度，以及是否有合并骨折。

【治疗】

膝关节脱位属急症，一旦确诊，即应在充分的麻醉下，行手法复位。有血管损伤表现，在复位后未见恢复，应及时进行手术探查，以免贻误时机。神经损伤如为牵拉性，则多可自动恢复，故可不作处理。若韧带、肌腱或关节囊嵌顿而妨碍手法复位，应早期手术复位。神经或韧带断裂，如情况允许，亦应早期修补。

1. 整复方法 复位一般在腰麻或硬膜外麻醉下进行，患者取仰卧位。一助手用双手握住患侧大腿，另一助手握住患侧踝部及小腿作对抗牵引，保持膝关节半屈伸位置，术者用双手按脱位的相反方向推挤或提托股骨下端与胫骨上端，如有入臼声，畸形消失，即表明已复位。复位后，将膝关节轻柔屈伸数次，检查关节是否完全吻合，并可理顺被卷入关节间的关节囊及韧带和移位的半月板。一般不主张直接按压骨端复位，以免加重腘动、静脉损伤。

2. 固定方法 膝关节加压包扎，用长腿夹板或石膏托固定膝关节屈曲20°~30°位6~8周。禁止伸直位固定，以免加重血管、神经损伤。

3. 练功活动 整复固定后，即可做股四头肌收缩及踝、足趾关节屈伸活动锻炼。4~6周后，可在夹板固定下，扶双拐不负重步行锻炼，8周后可解除外固定。先在床上练习膝关节屈伸。待股四头肌肌力恢复及膝关节屈伸活动等稳定以后，才可逐步负重行走。

4. 药物治疗 初期以活血化瘀、消肿止痛为主，方用桃红四物汤加牛膝、延胡索、川楝子、泽泻、茯苓或跌打丸等，外敷活血止痛膏。中期宜通经活络舒筋，用丹栀逍遥散加独活、牛膝、川断、木瓜等；如有神经牵拉伤症状，加全蝎、蜈蚣、白芍。后期可补肝肾、壮筋骨，宜选用补肾壮筋汤加川断、五加皮等。神经损伤后期，宜益气通络、祛风壮筋，方选黄芪桂枝五物汤加川断、牛膝、全蝎、僵蚕。解除固定后可用苏木煎水熏洗以利关节。

5. 手术治疗　闭合复位失败者及合并血管损伤时，应手术切开复位，修补血管。脱位后合并广泛的韧带损伤及关节囊损伤应考虑手术进行修补。临床应根据合并损伤的具体情况选择适当的手术修补方法，但均以恢复患肢血运和重建膝关节的稳定性为重点。

【预防与调护】

复位固定后，应抬高患肢，以利消肿。不宜过早做膝关节屈伸活动，如有膝关节明显不稳，应继续延长固定时间，预防创伤性关节炎的发生。

髌骨脱位

髌骨位于膝关节前侧，上连股四头肌肌腱，下连髌韧带，是伸膝装置的重要组成部分，其后方向两侧倾斜的关节面与股骨两髁间向内侧倾斜的关节面构成髌股关节。由于膝关节存在生理性外翻角，股四头肌中的股直肌、股中间肌及股外侧肌的作用方向是向外上方，与髌韧带不在一条直线上，使髌骨在用力伸膝时，有向外侧移动的倾向。正常发育的股骨外侧髁较内侧髁高起，是阻挡髌骨向外侧移位的屏障。股内侧肌止于髌骨的内侧缘，其下部纤维向内侧斜行，也成为向内侧牵拉髌骨防止其向外侧移动的装置。

【病因病机】

1. 外伤性脱位　在膝关节外翻角度过大、股骨外髁发育不良、股内侧肌肌力弱等基础上，髌骨内侧受到直接暴力打击或猛力伸膝，髌骨向外侧越过股骨外髁，发生髌骨外侧脱位，脱位时多发生股内侧肌的撕裂。在暴力的作用下，股四头肌腱或髌韧带断裂，髌骨向下或向上移位，发生髌骨上、下脱位。髌骨的内侧脱位极少见。

2. 习惯性脱位　膝外翻畸形、股骨外髁低平、股内侧肌松弛、先天性小髌骨等因素，造成髌骨的外移倾向加大、阻止髌骨外移的装置薄弱，在轻微的外力作用下，甚至屈伸膝关节时，发生髌骨向外侧脱位。外伤性脱位后，股内侧肌撕裂未修补或修补不当，亦是习惯性脱位的发生因素之一。

【诊查要点】

1. 外伤性脱位　膝部疼痛、肿胀，膝关节呈半屈曲位，不能伸直。膝前平坦，在膝关节的外、上、下方可触及脱出的髌骨。部分患者就诊时，髌骨已复位，仅表现为关节腔内积血或积液，髌骨内上缘明显压痛。

2. 习惯性脱位　女性多发，多为单侧，亦可双侧。脱出时伴响声，膝前平坦，在股骨外髁前外方可触及脱位的髌骨。局部压痛，轻度肿胀，当患者忍痛自动或被动伸膝时，髌骨可自行复位，且伴有响声。

膝关节正位、轴位 X 线片可见髌骨移出于股骨髁间窝之外，部分可见膝外翻畸形、股骨外髁低平及先天性小髌骨等。

【治疗】

外伤性髌骨脱位，一般以手法整复为主；习惯性脱位，则视其具体情况做矫正伸膝装置力线手术。

1. 整复方法 对于外侧脱位患者多采用手法复位。患者取仰卧位，术者站于患侧，一手握患肢踝部，一手拇指按于髌骨外方，使患膝在微屈状态下逐渐伸直的同时，用拇指将髌骨向内推挤，使其越过股骨外髁而复位。

2. 固定方法 长腿石膏托或夹板屈膝20°~30°位固定2~3周；若合并股四头肌扩张部撕裂，则应固定4~6周，固定时应在髌骨外侧加一压力垫。

3. 练功活动 整复固定后，抬高患肢，并积极做股四头肌收缩及踝、足趾关节屈伸活动锻炼。解除外固定后，逐步锻炼膝关节屈伸活动。

4. 药物治疗 按脱位三期辨证论治。

5. 手术治疗 外伤性脱位，有严重的股四头肌扩张部或股内侧肌撕裂及股四头肌腱、髌韧带断裂等，均应做手术修补。习惯性脱位，则以矫正伸膝装置力线为主，如股内侧肌髌前移植术，胫骨结节髌腱附着部内移及内侧关节囊紧缩术，膝畸形者骨骺闭合后行截骨矫正术或股骨外髁垫高术。

【预防与调护】

复位后，积极做股四头肌收缩训练。解除外固定后，有计划地指导加强股内侧肌锻炼，逐步锻炼膝关节屈伸。早期避免负重下蹲，以免再发生脱位。

跗跖关节脱位

跗跖关节是由第1~3跖骨与第1~3楔骨及第4、5跖骨与骰骨组成的关节，其位置相当于足内缘中点、外缘中点画一线，亦即足背的中部断面。其中第1跖骨与第1楔骨所组成的关节，其关节腔独立，活动性较大；其余部分相互连通，仅可做轻微滑动。除第1、2跖骨外，各跖骨之间有横韧带相连，如楔骨间韧带、楔跖骨韧带、跖骨间韧带。其中第1楔骨与第2跖骨之间的楔跖内侧韧带是跗跖关节中最主要的韧带之一。此外，足底部有跖长、短韧带，足底肌肉、肌腱及跖腱膜等。相比之下，足的背侧只有韧带连接，在结构上相对薄弱。跗跖关节脱位好发于成年男性。

【病因病机】

高处坠下，前足着地，遭受暴力扭转，5个跖骨可以连同一体向外、上或下方脱位。也可第1跖骨向内侧脱位，余4个跖骨向外侧脱位（图7-26）。由于足背动脉终支，自第1、第2跖骨间穿至足底，故在跗跖关节脱位时足背动脉易受损伤；因牵拉可引起胫后血管痉挛和主要跖血管的血栓形成，这时前足血运受阻，如不及时复位，将引起前足坏死。开放性脱位多由重物直接砸压于足前部或车轮辗压前足时发生。在造成脱位的同时，可伴有严重的足背软组织损伤及其他跗骨与跖骨骨折，关节多为半脱位。

【诊查要点】

伤后前足或足背部疼痛、肿胀、功能丧失。足部畸形呈弹性固定。分离性脱位者，足呈外旋、外展畸形，足宽度增大，足弓塌陷。开放性骨折脱位者软组织损伤严重，可有骨端外露或骨擦音。有血管损伤时，前足变冷、苍白或暗紫。

足部正、侧位X线片可明确脱位类型、跖骨移位方向及是否伴有骨折。

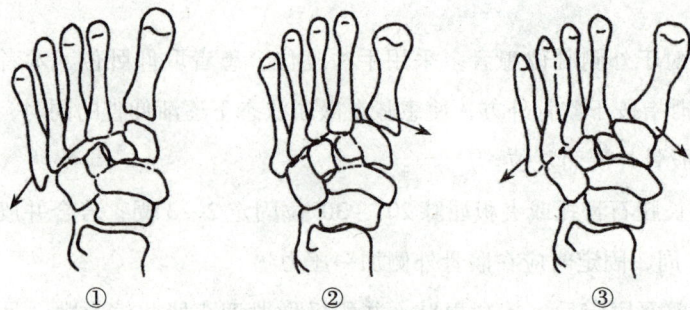

图 7-26　跗跖关节脱位的类型
①第 2~5 跖骨外侧脱位；②第 1 跖骨内侧脱位合并基底部骨折
③第 1 跖骨内侧脱位合并基底部骨折，同时合并第 2~5 跖骨外侧脱位

【治疗】

跗跖关节脱位后需要及时准确复位，以免肿胀加剧而加大复位难度，并可防止发生血循环障碍。

1. 整复方法　复位应在腰麻或硬膜外麻醉下进行。患者仰卧，膝屈曲 90°位，一助手握踝部，另一助手握前足作对抗牵引，术者站于患侧，按脱位类型做相反方向，用手直接推压跖骨基底部使之回复。如第 1 跖骨向内，第 2~5 跖骨向外，则用两手掌对向夹挤，将脱出分离的跖骨推向原位。

2. 固定方法　跗跖关节脱位整复后容易再脱位，因此，必须做有效的外固定。采用一直角足底后腿托板，连脚固定踝关节背伸 90°中立位。足弓处加厚棉垫托顶，以维持足弓；在足背处或足两侧脱出跖骨头处加压力垫，然后上面加一大小与足背相等的弧形纸板，用绷带加压将纸板连足底托板一齐包扎固定 3~4 周。如不稳定且有足弓塌陷者，纸壳固定后以绷带包扎数层，再将患足置于带足弓托的木板鞋中，扎缚固定。固定时间 4~6 周。

3. 练功活动　固定期间，可进行足背伸、跖屈活动，但不宜做旋转及内、外翻活动。解除外固定后，可逐步练习不负重行走。8 周后，可穿有纵弓垫的鞋负重行走锻炼。

4. 药物治疗　按脱位三期辨证论治。开放性脱位者，早期重用清热解毒类药物，如金银花、连翘、蒲公英等。

5. 手术治疗　手法整复多次未成功、复位后不稳定或开放性脱位者，可行手术切开复位，用细钢针经第 1、第 5 跖骨穿入第 1 楔骨及骰骨固定。如合并跖骨骨折，亦可行钢针内固定。

【预防与调护】

跗跖关节脱位复位后多不稳定，须经常检查复位和固定情况，加以调整以免松动，而造成再脱位。

跖趾关节及趾间关节脱位

跖趾关节脱位，是指跖骨头与近节趾骨构成的关节发生分离。临床上以第 1 跖趾关节向背侧脱位多见。近节趾骨与远节趾骨间关节发生分离者，称趾间关节脱位。跖趾关节由跖骨头的凸形关节面与近节趾骨的凹形关节面构成，可做屈、伸、收、展各方面活动。跖趾关节囊薄弱，两侧有侧副韧带加强，背侧有伸趾肌腱加强。趾间关节由近侧趾骨的滑车与远侧趾骨的基底构成，关节囊两侧有侧副韧带加强。趾间关节为屈戌关节，仅能做屈、伸活动。跖趾关节及趾间关节脱位好发于成年人。

【病因病机】

跖趾关节脱位多由足趾踢碰硬物或重物砸压而引起，外力迫使跖趾关节过伸，近节趾骨基底脱向跖骨头的背侧。由于第1跖骨较长，前足踢碰时常先着力，外力直接砸压亦易损及，故第1跖趾关节脱位较常见。

趾间关节脱位亦多由踢碰趾端或重物砸压造成，远节趾骨移位于近节趾骨的背侧，若侧副韧带撕断，则可向侧方移位。

【诊查要点】

局部疼痛、肿胀。跖趾关节脱位，患足不敢触地，跖趾关节背伸过度，趾间关节屈曲，第1跖趾关节脱位时，第1跖骨头在足底突出，近节趾骨基底部向背侧突出，关节呈弹性固定（图7-27）。

趾间关节脱位，脱位之趾缩短、上翘，关节前后径增大，局部肿胀，疼痛，呈弹性固定。

图7-27　第1跖趾关节脱位

足部正、斜位X线片可明确诊断及是否合并骨折。

【治疗】

复位一般以手法为主。开放性脱位可在复位后对创口清创缝合。

1. 整复方法

（1）跖趾关节脱位　一助手固定踝部，术者一手持踇趾，或用绷带提拉踇趾用力牵引，一手握前足，先用力向背牵引，加大畸形，然后握足背的指用力将脱出的趾骨基底部向远端推出，当滑到跖骨头处，在维持牵引下，将踇趾迅速跖屈，即可复位。

（2）趾间关节脱位　术者一手握踝部或前足，一手捏紧足趾远端，水平牵引拔伸即可复位。

2. 固定方法　跖趾关节脱位整复后，用绷带包扎患处数圈，再以夹板或压舌板固定跖趾关节伸直位2~3周。趾间关节复位后可外敷消肿膏，以邻趾固定法固定2~3周。

3. 练功活动　早期即可作踝关节屈伸活动。1周后肿胀消退，可扶拐以足跟负重行走。3周后可去除外固定逐步练习负重行走。

4. 药物治疗　按脱位三期辨证论治。

5. 手术治疗　跖趾关节脱位，跖骨头呈"扣眼式"嵌顿，应切开手术复位。开放性脱位，若伤口小，可先整复脱位，再缝合伤口；若伤口较大，或伴有骨折时，可在清创时开放复位，对骨折块整复固定，再缝合伤口。术后用石膏托固定4周。

【预防与调护】

固定后应抬高患肢，以利消肿。固定期间可在患肢不负重情况下，扶拐下床活动，避免加重损伤。解除固定后，患者可穿硬底鞋保护。

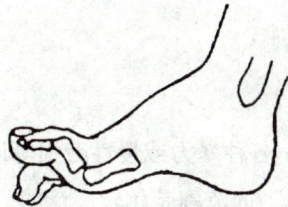

NOTE

第八章 筋 伤

第一节 筋伤概论

各种暴力或慢性劳损等原因所造成筋的损伤，统称为筋伤。相当于西医学的软组织损伤。"筋"的范围是比较广泛的，广义的筋是指皮肤、皮下组织、筋膜、肌肉、肌腱、韧带、关节囊、滑液囊、关节软骨盘、椎间盘、腱鞘等软组织。筋伤是骨伤科最常见的疾病，筋与骨两者之间的关系十分密切，而且是互相影响。"伤筋动骨"说明筋伤会影响骨骼，筋伤不一定伴有骨折、脱位，但是骨折、脱位均可伴随有不同程度的筋伤。

【病因病机】

筋伤的病因比较复杂，但归纳起来可分为外因和内因两大类。

1. 外因 主要是外力伤害，但与外感六淫也有密切关系。

（1）**外力伤害** 有直接暴力、间接暴力、肌肉强烈收缩和慢性劳损，是筋伤的主要致病因素。

1）直接暴力：损伤发生在外来暴力直接作用部位。如棍棒打击、撞压碾轧等暴力所引起筋的挫伤。

2）间接暴力：损伤发生在远离于外来暴力作用的部位。如关节强力扭转所引起筋的扭伤，可造成筋膜、肌腱、韧带的撕裂等。

3）肌肉强烈收缩：肌肉突然强烈收缩可造成筋肉的牵拉撕裂伤。如突然弹跳、高处跳下、猛烈奔跑使腓肠肌、比目鱼肌猛力收缩，可导致跟腱撕裂损伤，甚则断裂。

4）慢性劳损：是慢性筋伤的主要病因之一。长期、单调或反复的动作，应力作用于人体某一部位，可引起局部筋肉积劳成伤。如长期弯腰工作可造成腰肌劳损，反复伸腕用力可发生肱骨外上髁炎等。

（2）**外感六淫** 外感六淫与筋伤疾病关系密切。各种损伤可因风寒湿邪侵袭，经络阻滞，引起筋肉挛缩或松弛无力，或关节活动不利，肢体功能障碍。也可使急性筋伤缠绵难愈或使慢性筋伤症状加重，如落枕常与感受风寒湿邪有关。风寒湿邪侵袭是筋伤中比较常见的病因之一。

2. 内因 内因是指受人体内部因素影响而致筋伤的因素。筋伤常与年龄、体质、局部解剖结构和病理因素密切相关。

（1）**年龄** 筋伤的发病与年龄有关。不同的年龄，筋伤的好发部位和发生率不一样。儿童筋骨发育不全，易发生扭伤，例如小儿好发髋关节暂时性滑膜炎等；青壮年活动和运动多，易造成筋的扭挫伤、撕裂伤等；中老年易出现劳损性、退行性疾病，例如多发生颈椎病、腰椎病、肩周炎等。

（2）体质 筋伤的发生与体质的强弱有密切的联系。体质强壮，气血旺盛，肝肾充实，筋骨则强盛，承受外界的暴力和风寒湿邪侵袭的能力强，因此也就不易发生筋伤；而体弱多病，气血虚弱，肝肾不足，筋骨则萎软，承受外界暴力和风寒湿邪侵袭的能力弱，则易发生筋伤。

（3）解剖结构 筋伤的发生与局部解剖结构有密切关系。一方面，筋伤易发生于解剖结构薄弱的部位，人体解剖结构有强弱之分，有些部位的解剖结构较强，不易引起损伤，例如髋关节，骨骼结构和周围的韧带等组织都较强大，因此不是较强大的暴力就不易造成髋关节部位的筋伤；有些部位的解剖结构本身较弱，其损伤机会也就较多，容易损伤，例如肩关节是全身活动范围最大的关节，其关节盂浅而小，关节周围韧带也较薄弱，因此损伤的机会也就比其他部位多。另一方面，解剖结构异常者容易引起筋伤疾患，解剖结构正常，承受外力的能力就强，因而也就不易造成筋伤；解剖结构异常，使肢体应力改变，承受外力的能力也就相应减弱，因而比解剖结构正常者容易发生筋伤，例如腰骶部有先天性的畸形和异常者就容易造成腰部扭伤。

（4）病理因素 人体组织的病变与筋伤的发生亦有密切关系，内分泌代谢功能障碍、骨关节疾病等，均可引起筋的病变。

【分类】

1. 根据暴力的形式分类 可分为扭伤、挫伤和碾挫伤。

（1）扭伤 是指间接暴力使肢体和关节突然发生超出正常生理范围的活动，外力远离损伤部位，发病却在关节周围，其关节及关节周围的筋膜、肌肉、肌腱、韧带、软骨盘等过度扭曲、牵拉而引起损伤。

（2）挫伤 是指直接暴力打击或跌仆撞击、重物挤压等作用于人体，引起该处皮肤、皮下组织、筋膜、肌肉、肌腱等组织损伤。挫伤症状以直接受损部位的皮下或深部组织损伤为主，轻则局部血肿、瘀斑，重则肌肉、肌腱断裂，关节错位或神经、血管的严重损伤。

（3）碾挫伤 是指由于钝性物体的推移或旋转挤压肢体，造成以皮肤、皮下及深部组织为主的严重损伤。碾挫伤往往形成皮肤、皮下组织、筋膜、肌腱、肌肉组织与神经、血管俱伤，且易造成局部的感染和坏死。

2. 根据筋伤的程度分类 可分为撕裂伤、断裂伤和筋伤错缝。

（1）撕裂伤 是指暴力作用于肢体，造成筋膜、肌肉、肌腱、韧带等筋的组织撕裂性损伤。伤后导致络脉受伤，血离脉道，瘀血凝结，肢体功能障碍。

（2）断裂伤 是指暴力作用于肢体，造成肌肉、肌腱、韧带等筋的组织断裂伤。伤后导致肢体严重的功能障碍和明显的局部疼痛、肿胀、瘀血斑、畸形等临床表现。

（3）筋伤错缝 是指暴力作用于肢体，造成筋膜、韧带、关节软骨盘等筋的组织位置改变。伤后因筋的特殊解剖位移，导致关节功能障碍。

3. 根据筋伤的病程分类 可分为急性筋伤和慢性筋伤。

（1）急性筋伤 亦称新伤，是由突然暴力所引起的，不超过2周的筋的新鲜损伤。急性筋伤的特点，一般有明显的外伤史，局部疼痛、肿胀、血肿及瘀斑、功能障碍等症状较明显。

NOTE

（2）慢性筋伤　是指因劳逸失度、姿势不正或长期单一姿势，外力积累导致筋的慢性劳损。慢性筋伤好发于多动关节及负重部位。由于局部频繁活动，劳作过度，操作姿势不当，致使肌筋疲劳与磨损，气血运行不畅，筋失荣养。如长期伏案工作容易形成颈项部肌肉筋膜劳损、颈椎病等；腰部长期负重或反复弯腰劳作容易导致腰肌劳损、腰椎间盘突出症等。急性筋伤失治、治疗不当，可发展成为慢性筋伤，即陈旧性筋伤，亦称陈伤。

【诊查要点】

筋伤的主要症状是疼痛、瘀肿和功能障碍。

1. 筋伤初期　肢体受到急性损伤后，受伤处由于创伤反应致使气血瘀滞，脉络不通，而产生局部的剧烈疼痛，神经挫伤后则有麻木感或电灼样放射性剧痛；局部脉络受损，血溢脉外，伤后迅速肿胀，出现瘀血斑，其肿胀程度与暴力的大小和损伤的程度有关，在 2～3 天内瘀聚凝结；由于疼痛和肿胀，肌肉、肌腱、神经损伤，关节内软骨板破裂，而致不同程度的功能障碍。

2. 筋伤中期　受伤 3～4 天后，瘀血渐化，肿胀开始消退，瘀斑转为青紫色，皮肤温热，疼痛渐减。至伤后 10～14 天，筋伤轻者，可获康复；筋伤重者，肿胀消退亦较显著，疼痛明显减轻，功能部分恢复。

3. 筋伤后期　重症筋伤 2 周以后，瘀肿大部分消退，瘀斑转为黄褐色，疼痛渐不明显，功能轻度障碍，此种残余症状，约经 3～5 周，症状可全部消失，功能亦可恢复。少数患者恢复期长，如神经损伤等，或余肿残存，或硬结如块、疼痛隐约、动作欠利，迁延更多时日，最后可成为慢性筋伤。

4. 慢性筋伤　慢性筋伤的症状则缺乏典型的演变过程，因患病部位不同，劳损的组织结构不同，可有各不相同的症状。或隐痛，或酸楚，或肿胀，或功能障碍，症状常因劳累或受风寒湿邪而加重，必须根据不同部位的特殊症状进行辨证分析。

无论是急性还是慢性筋伤，均要仔细确定主要的压痛点，压痛部位往往就是损伤所在部位，对于慢性筋伤患者尤为重要。同时要注意检查关节活动功能情况及关节有无异常活动，对于严重筋伤患者，必要时可做 X 线检查，以除外骨折和脱位。

急性筋伤尚须与风湿肿痛、湿热流注等相鉴别。风湿肿痛多无明显的外伤史，局部红肿而无青紫，全身发热等；湿热流注则有较重的全身症状，如发热、汗出而热不解、神疲纳呆等。局部应注意有无波动感，结合理化检查等，可明确诊断。

慢性筋伤还应与骨痨、骨肿瘤等骨关节疾病相鉴别。虽然通过 X 线片可观察到骨疾病所引起的骨骼病变，但某些骨关节疾病病程进展缓慢，微肿疼痛，症状轻，骨骼尚未明显病变，或骨骼变化不显著，往往难于早期明确诊断。应结合全身情况、局部症状及实验室检查等全面考虑，争取早期明确诊断。

【筋伤并发症】

筋伤除了可产生局部症状外，在早期或晚期常会引起各种并发症。临床上要全面、仔细地检查，注意筋伤并发症的发生，及时预防其发展，治疗时一并处理，否则将会影响关节的功能康复。筋伤常见的并发症有以下几种：

1. 小骨片撕脱　多由间接暴力所造成，由于附着于关节骨突的肌腱骤然强烈地收缩，而发生骨质的撕脱骨折。

2. 神经损伤 根据肢体运动、感觉功能丧失范围，肌肉有无明显萎缩等，可大约判定神经损伤的部位和程度。

3. 损伤性骨化 多因关节部严重的扭挫伤，损伤了关节附近的骨膜，软组织内血肿与骨膜下血肿互相沟通所致。多见于肘关节。

4. 关节内游离体 关节内的软骨损伤，软骨脱落、钙化而形成游离体，常随关节的伸屈活动而发生位置的改变，亦称"关节鼠"，多发生于膝关节。

5. 骨关节炎 关节部位的筋伤，早期处理不当，后期关节软骨面发生退行性改变，承重失衡，出现关节疼痛、功能障碍。

【治疗】

筋伤的治疗应以辨证论治为基础，要严格贯彻调理气血、筋骨并重、标本兼治、内外结合的治疗原则。既要注意局部损伤的变化，又要重视脏腑、气血的盛衰；既要注意内服药物的治疗，又要重视外用药物的运用；并以八纲辨证和经络、脏腑、气血等辨证为治疗依据，根据损伤的虚实、久暂、轻重或缓急等具体情况，而选择应用不同的治疗方法。

筋伤的治疗方法有理筋手法、药物、固定、练功、牵引、针灸、封闭、针刀、手术和物理治疗等疗法。因为筋伤后的病情、病程及预后的差异很大，所以临床上多采用综合的治疗方法，以达到提高疗效、缩短疗程的目的。

1. 理筋手法 理筋手法是治疗筋伤的最主要的方法，它是术者运用手指、掌、腕、臂的劲力，直接作用于患者的损伤部位，通过各种手法的技巧及其力量以调节机体的生理、病理变化，达到治病疗伤、整复筋伤、强壮身体的治疗目的。手法治疗的原理和作用归纳起来有活血化瘀、消肿止痛、整复错位、调正骨缝、消除狭窄、舒筋活络、松解粘连、软化瘢痕、温经散寒、滑利关节、调和气血等。

历代医家对理筋手法积累了丰富的经验，手法种类多，内容丰富，现在又有很大的发展。为方便学习掌握，适应临床实际，整理归纳为舒筋通络法和活络关节法两大类。舒筋通络法包括按摩法、滚法、击打法、拿捏法、点压法、搓抖法等手法；活络关节法包括屈伸法、旋转摇晃法、腰部背伸法、拔伸牵引法、踩跷法等手法。

在运用理筋手法治疗筋伤时要掌握其适应证、禁忌证、基本原则和注意事项。

手法适用于急性筋伤，慢性筋伤，劳损性筋伤，关节错缝，关节半脱位，滑膜嵌顿，创伤后关节僵硬、粘连及组织挛缩、痿软，骨关节炎引起的肢体疼痛、活动不利等。

手法禁忌用于诊断尚不明确的急性脊柱损伤伴有脊髓症状者，急性筋伤局部肿胀严重的患者，有严重心、脑、肺疾患的患者，有出血倾向的血液病患者，可疑或已明确诊断有骨关节、软组织肿瘤的患者，骨关节感染性疾病（骨髓炎、骨结核等）的患者，妊娠期妇女，传染性皮肤病及精神病不能合作的患者等。

选用手法要以筋伤的主证为主，同时顾及兼证。骨折、脱位、筋伤者，应先治疗骨折、脱位，而后治疗筋伤。新伤手法操作宜轻，陈伤手法宜较重；急性筋伤要求手法稳、妥、准，一次手法成功，避免增加损伤，减少患者痛苦。

手法要求先轻后重，轻时不宜虚浮，重时切忌粗暴；活动范围由小到大，速度先慢后快；手法均匀、柔和、持久、深透有力，自始至终贯彻稳、准、巧的原则。即在临床运用时要充分把握手法的连续性、节律性、自然性及时间与力度，还须将各点有机地紧密联系，不可断然

NOTE

分开。

每次手法治疗的顺序，分为准备手法（点穴、按压、镇痛等）、治疗手法（展筋、拿筋、利节等）、结束手法（舒筋、镇痛、捋顺等）三个阶段进行。要注意手法的感觉及异常反应，摆正医生与患者之间的体位，辨证施治。手法不应引起患者的剧烈疼痛和病情加重，若在施术中出现剧烈疼痛，或术后引起病情日益加重等异常反应，应及时引起注意，立即调整手法或暂停手法治疗，查明原因。

2. 药物治疗　应从整体着眼，辨病与辨证相结合，将筋伤的发生、发展、转归的连续性及阶段性与三期辨证分治用药结合起来。

（1）内服药物

筋伤初期：气滞血瘀较甚，肿痛明显，治宜活血化瘀、行气止痛。多选用桃红四物汤、复元活血汤、血府逐瘀汤、云南白药、七厘散、柴胡疏肝散等。

筋伤中期：患处肿痛初步消退，但筋脉拘急并未完全消除，治宜舒筋活血、和营止痛。多选用舒筋活血汤、和营止痛汤、定痛和血汤、补筋丸等。

筋伤后期及慢性筋伤：因损伤日久，而耗损气血，肝肾亏虚，又常兼风寒湿邪侵袭，局部疼痛乏力，活动功能障碍，阴雨天则症状加重，或有肌肉萎缩，麻木不仁，治宜养血和络、补益肝肾、强壮筋骨、祛风宣痹为主。多选用大活络丹、小活络丹、独活寄生汤、补肾壮筋汤、麻桂温经汤等。

（2）外用药物

筋伤初、中期：宜消瘀退肿、理气止痛，常用外用药有消瘀止痛药膏、三色敷药、定痛散等；若红热较明显者，宜消瘀清热、解毒退肿，可外敷四黄散、清营退肿膏等；症状较轻者，宜舒筋活血，可用跌打万花油、茴香酒等搽擦局部。

筋伤后期及慢性筋伤：疼痛持续不愈、活动功能欠利者，以活血止痛为主，用宝珍膏、万应膏等；若患处苍白不温、肌筋肿硬拘挛者，宜温经止痛、滑利关节，可用四肢损伤洗方、八仙逍遥汤、海桐皮汤等熏洗方煎汤熏洗患肢；陈伤隐痛及风寒痹痛者，宜温经散寒、祛风止痛，可用腾药、熨风散等蒸热后在患处做腾熨。

3. 固定治疗　大多数筋伤通过手法、药物治疗和适当的休息，不用固定就可治愈；一些比较严重的筋伤，如肌腱、韧带的断裂伤等则应给予必要的固定，让损伤的组织有一个静止舒适的休息位置，以防止损伤的加重，解除痉挛，减轻疼痛，为筋伤的修复创造有利的条件。常用的固定方法有绷带固定法、弹力绷带固定法、胶布固定法、纸板固定法、木夹板固定法和石膏固定法。

4. 练功活动　是治疗筋伤不可缺少的重要组成部分，是加速损伤愈合过程，防止肌肉萎缩、关节粘连和骨质疏松，帮助肢体恢复正常功能活动的一项重要步骤。患者应在医生的指导下进行积极的、有效的功能活动锻炼。

5. 针灸治疗　损伤初期，一般多"以痛为腧"取穴与邻近部位取穴相结合，以泻法为主，留针5～10分钟，可收到止痛、消肿、舒筋等功效；损伤中、后期与慢性劳损者，主要是"以痛为腧"取穴与循经取穴相结合，对症施治，用平补平泻法或补法，可收到消肿止痛、舒筋活络等功效，促使血脉的通畅和肌肉、关节的功能恢复；对于损伤后期而有风寒湿邪者，可在针刺后加用艾灸、拔火罐等温经止痛，其疗效更佳。

6. 封闭疗法 是通过在某一特定部位或压痛点注射麻醉药和激素等药物来治疗筋伤疾患的一种治疗方法。具有抑制炎性渗出、改善局部营养、阻滞局部组织神经传导、松弛肌肉紧张和缓解疼痛等作用。常用的注射药物有 0.5% ~2% 盐酸利多卡因或盐酸普鲁卡因 2 ~10mL，加醋酸泼尼松龙 12.5 ~25mg 或曲安奈德注射液 20 ~40mg，每周 1 次，3 次为 1 个疗程。

封闭疗法要严格无菌操作，防止感染发生，注射部位要准确，尤其是胸背部要防止损伤内脏。有高血压、溃疡病、活动性肺结核的患者禁用类固醇激素类药物，以防加重病情。

7. 针刀疗法 针刀疗法是近年来用于临床的一种新的治疗筋伤方法，它使针刺疗法的针和手术疗法的刀融为一体，实际上是一种闭合性微创手术疗法。

针刀施术的着眼点是放在调整筋伤疾患中导致人体组织的动态平衡失调之上。筋伤后造成筋的粘连、挛缩和瘢痕，针刀通过剥离粘连、缓解痉挛、松解瘢痕，而达到疏通阻滞、柔筋通脉、促进气血运行的作用，使人体的经络、气血、脏腑功能恢复正常。运用针刀疗法，要掌握其适应证、禁忌证、操作方法和注意事项，才能取得良好的效果，避免发生意外，并要严格执行无菌操作规程，防止感染发生。

8. 物理疗法 简称理疗，是指应用各种物理因素作用于机体，以达到防治疾病目的的一种治疗方法。对筋伤的治疗有加速创伤愈合、减少瘢痕和粘连，以及镇痛等作用。筋伤常用的物理疗法有电疗法、光疗法、激光疗法、超声疗法、磁疗法、蜡疗法、药物离子透入等。

9. 手术治疗 手术疗法主要适用于肌腱、韧带的断裂伤，关节软骨盘的损伤，神经、血管的严重损伤等，也适用于一些经长期非手术治疗后无效的慢性筋伤疾病。但因手术会产生各种并发症和具有风险性，而且会增加患者的精神和经济负担，所以在临床上要严格掌握筋伤疾病的手术适应证，避免筋伤手术的各种并发症和风险。

【预防与调护】

筋伤疾病的致病因素，有内因和外因两个方面。要预防筋伤疾病的发生，首先要重视这两个方面的致病因素。

外力伤害是其重要因素，在劳作和生活中，避免来自外力的伤害，如跌仆闪挫、强力扭转、牵拉挤压、坠落撞击等；避免长期、长时间处于某一固定的体位和姿势，及某一单调反复的动作，以免引起劳损；避免风寒湿邪的侵袭，风寒湿邪虽不是致病的重要因素，却是发病的直接诱因，损伤后可因复感风寒湿邪而诱发或加重筋伤，使筋伤缠绵难愈。另外，身体素质、生理特点对筋伤疾病的发生有着密切的关系，有一定的发病规律，要加以重视和预防。

治疗筋伤疾病，目的是恢复其功能。除了理筋手法、内外用药等治疗外，要重视调养和护理，掌握各种调护知识和技能。治疗筋伤，要避免对筋伤愈合的不利因素，利用其有利因素，指导患者进行正确调养，预防并发症，积极进行循序渐进的功能锻炼，使之尽快康复。

第二节 颈部筋伤

颈项部是人体活动范围、活动方向较大的部位，能做前屈、后伸、左右侧屈、左右旋转等活动，且活动频繁，因此发生损伤的机会也较多。颈项部筋肉既是运动的动力，又有保护和稳定颈部的作用，如遭受强大外力或持久外力超越筋肉本身的应力时，便可发生颈项部筋伤疾患，严重时可造成骨折、脱位等损伤。

颈部扭挫伤

颈部扭挫伤是常见的颈部筋伤，各种暴力引起的颈部扭挫伤，除了筋伤外，还可能兼有骨折、脱位，严重者伤及颈髓，危及生命，临证时须仔细加以区别，以免误诊。

【病因病机】

颈部可因突然扭转或前屈、后伸而受伤。如在高速车上突然减速或突然停止时，头部猛烈前冲，打篮球投篮时头部突然后仰，嬉闹扭斗时颈部过度扭转或头部受到暴力冲击时，均可引起颈项部扭伤。钝器直接打击颈部引起的挫伤较少见。

【诊查要点】

有明显的外伤史。扭伤者可呈现颈部一侧疼痛，头多偏向患侧，颈项部活动受限，肌肉痉挛，在痛处可触及肿块或条索状硬结；挫伤者局部有轻度肿胀、压痛明显。检查时要注意有无手臂麻痛等神经根刺激症状，必要时摄 X 线片以排除颈椎骨折、脱位。

【治疗】

以手法治疗为主，配合练功、药物、理疗等治疗。

1. 理筋手法　有消散瘀血，松解肌肉痉挛，通络止痛的作用。常用的手法有点压、按摩、㨰法、拿捏及提端摇转法等。

患者正坐，术者立于背后，右手扶住患者额部，左手以拇、中指轮换点压痛点及天柱、风池等穴，继而用左手拇、食指在患侧做由上而下的按摩，重复进行数遍。对扭伤者在压痛点周围可加用㨰法和拿捏法，以小鱼际与掌尺背侧在患处做上下来回滚动，再以拇、食、中指对握痉挛的颈肌，做拿捏手法（图 8-1）。最后视其情况，可加用提端摇转法。

筋伤后颈部偏歪者，可做枕颌布带牵引或手法牵引。

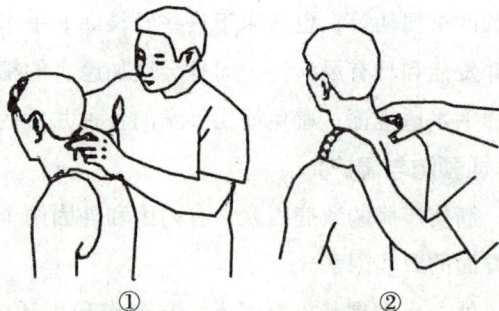

图 8-1　颈项理筋手法

2. 药物治疗　内治以祛瘀生新为主，兼有头痛头晕者可酌用疏散风邪药物，内服防风归芎汤加减，症状好转后可服小活络丸。外治以祛瘀止痛为主，局部肿胀者外敷祛瘀止痛类药膏，无肿胀者可外贴伤湿止痛膏。

3. 练功活动　疼痛缓解后练习头颈的前屈后伸和左右旋转动作，以舒筋活络，增强颈部肌肉力量。

4. 物理疗法　可选用电疗、磁疗、超声波等，以局部透热，缓解肌肉痉挛。

【预防与调护】

激烈运动或乘车时要注意自我保护，以防颈部扭伤。伤后应尽量保持头部于正常位置，以松弛颈部的肌肉，必要时用颈部围领固定。平时经常做颈部功能锻炼，增强颈部肌力，维持颈椎稳定，增强抗损伤的耐受力。

落 枕

落枕，又称失枕。多因睡眠姿势不良，睡起后颈部疼痛，活动受限，似身虽起而颈尚留落于枕，故名落枕。好发于青壮年，冬春两季多发。

【病因病机】

睡眠时姿势不良，头颈过度偏转，或睡眠时枕头过高、过低或过硬，使局部肌肉处于长时间紧张状态，持续牵拉而发生静力性损伤。

颈背部遭受风寒侵袭也是常见因素，如严冬受寒，盛夏贪凉，风寒外邪使颈背部某些肌肉气血凝滞，经络痹阻，导致颈部僵凝疼痛、功能障碍。

【诊查要点】

晨起突感颈部疼痛不适，出现疼痛，头常歪向患侧，活动欠利，不能自由旋转后顾，如向后看时，须整个躯干向后转动。颈项部肌肉痉挛压痛，触及条索状硬结，斜方肌及大小菱形肌部位亦常有压痛。

风寒外束，颈项强痛者，可有淅淅恶风，身有微热，头痛等表证。往往起病较快，病程较短，两三天内即能缓解，1 周内多能痊愈。若恢复不彻底，易于复发。若久延不愈，应注意与其他疾病引起之颈背痛相鉴别。

【治疗】

以手法治疗为主，配合药物、理疗治疗。

1. 理筋手法　手法治疗落枕有很好的疗效，可很快缓解肌肉痉挛，消除疼痛，往往经治疗 1 次后，症状即减轻大半。同颈部扭挫伤所用点按、拿捏等手法，手法部位可施展至上背部痛点，或可加用端项旋转手法。患者坐在低凳上，嘱其尽量放松颈项部肌肉，术者一手托住患者下颌，一手托住枕部，两手同时用力向上端提，此时患者的躯干部重量起了反牵引的作用，在向上端提的同时，边提边摇晃头部，并将头部缓缓向左右、前后摆动与旋转 2～3 次后，慢慢放松提拉。此种手法可重复 3～5 次，以理顺筋络、活动颈椎小关节，常可收到较好效果（图 8-2）。

2. 药物治疗　治宜疏风祛寒、宣痹通络，内服葛根汤、桂枝汤，或内服独活寄生丸，每次 5 克，1 日 2 次。有头痛形寒等表证者，可用羌活胜湿汤加减。外治可贴伤湿止痛膏等。

3. 练功活动　可做头颈的前屈后伸、左右旋转动作，以舒筋和络。

4. 物理疗法　可选用电疗、磁疗、超声波等，以局部透热，缓解肌肉痉挛。

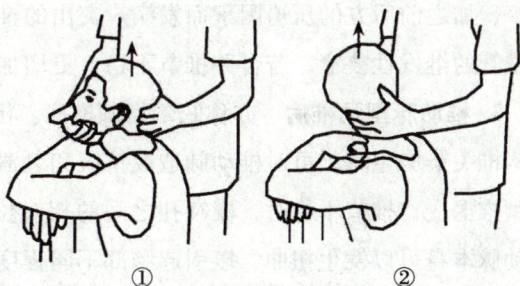

① ②

图 8-2　端项旋转法

【预防与调护】

避免不良的睡眠姿势，枕头不宜过高、过低或过硬。睡眠时不要贪凉，以免受风寒侵袭。落枕后尽量保持头部于正常位置，以松弛颈部的肌肉。

NOTE

颈椎病

颈椎病是指颈椎骨质增生、颈项韧带钙化、颈椎间盘退行性改变等，刺激或压迫颈部神经、脊髓、血管而产生的一系列症状和体征的综合征。颈椎病是一种常见病，中医学中虽然没有颈椎病的提法，但其相关症状散见于痹证、痿证、项强、眩晕等方面的论述。本病多见于40岁以上中老年患者。

【病因病机】

颈椎病多因慢性劳损或急性外伤引起。由于颈项部日常活动频繁，活动度较大，易受外伤，因而中年以后颈部常易发生劳损。如从事长期低头伏案工作的会计、誊写、缝纫、刺绣等职业者；或长期使用电脑者；或颈部受过外伤者；或由于年高肝肾不足，筋骨懈惰，引起椎间盘萎缩变性，弹力减小，向四周膨出，椎间隙变窄，继而出现椎体前后缘与钩椎关节的增生，小关节关系改变，椎体半脱位，椎间孔变窄，黄韧带肥厚、变性及项韧带钙化等一系列改变。椎体增生的骨赘可引起周围膨出的椎间盘、后纵韧带、关节囊的反应充血、肿胀、纤维化、钙化等，共同形成混合性突出物。当此类劳损性改变影响到颈部神经根、颈部脊髓或颈部主要血管时，即可发生一系列相应的症状和体征。颈椎病常见的基本类型有神经根型、脊髓型、椎动脉型和交感神经型，若同时合并两种或两种以上类型者为混合型。

1. 神经根型颈椎病　亦称痹痛型颈椎病，是各型中发病率最高、临床最为多见的一种，其主要表现为与脊神经根分布区相一致的感觉、运动障碍及反射变化。神经根症状的产生是由于颈部韧带肥厚钙化、颈椎间盘退变、骨质增生等病变，使椎间孔变窄、脊神经根受到压迫或刺激，即逐渐出现各种症状。第5~6颈椎及第6~7颈椎之间关节活动度较大，因而发病率较其余颈椎关节为高。

2. 脊髓型颈椎病　亦称瘫痪型颈椎病，此型比较多见，且症状严重，以慢性进行性四肢瘫痪为其特征。一旦延误诊治，常发展成为不可逆性神经损害。由于主要是损害脊髓，且病程多呈慢性进展，遇诱因后加重，临床上表现为损害平面以下的感觉减退及上运动神经元损害症状。损害平面以下多表现为麻木、肌力下降、肌张力增加等症状。脊髓型颈椎病患者多有根管狭窄，加之前后方的压迫因素而发病。突出的椎间盘、骨赘、后纵韧带钙化及黄韧带肥厚可造成椎管的继发性狭窄，若合并椎节不稳，更增加了对脊髓的刺激或压迫。

3. 椎动脉型颈椎病　亦称眩晕型颈椎病。椎动脉第2段通过颈椎横突孔，在椎体旁走行。当钩椎关节增生时，可对椎动脉造成挤压和刺激，引起脑供血不足，产生头晕、头痛等症状。当颈椎退变、椎节不稳时，横突孔之间的相对位移加大，穿行其间的椎动脉受刺激机会较多，椎动脉本身可以发生扭曲，以引起脑部不同程度的供血障碍。

4. 交感神经型颈椎病　颈椎间盘退变本身及其继发性改变，刺激交感神经而引起相关症候群者，被称为交感神经型颈椎病。

【诊查要点】

1. 神经根型颈椎病

（1）症状　多数无明显外伤史。大多患者逐渐感到颈部单侧局限性疼痛，颈根部呈电击样向肩、上臂、前臂乃至手指放射疼痛，且有麻木感，或以疼痛为主，或以麻木为主。疼痛呈酸痛、灼痛或电击样痛，颈部后伸、咳嗽、甚至增加腹压时疼痛可加重。上肢沉重，酸软无力，持物易坠落。部分患者可有头晕、耳鸣、耳痛、握力减弱及肌肉萎缩，此类患者的颈部常无疼痛感觉。

（2）体征　颈部活动受限、僵硬，颈椎横突尖前侧有放射性压痛，患侧肩胛骨内上部也常有压痛点，部分患者可摸到条索状硬结，受压神经根皮肤节段分布区感觉减退，腱反射异常，肌力减弱。颈 5～6 椎间病变时，刺激颈 6 神经根引起患侧拇指或拇、食指感觉减退；颈 6～7 椎间病变时，则刺激颈 7 神经根而引起食、中指感觉减退。臂丛神经牵拉试验阳性，颈椎间孔挤压试验阳性。

（3）影像学检查　颈椎正侧位、双侧斜位或侧位过伸、过屈位 X 线摄片检查，可显示椎体增生，钩椎关节增生，椎间隙变窄，颈椎生理曲度减小、消失或反弓，轻度滑脱，项韧带钙化和椎间孔变小等改变。

（4）鉴别诊断　神经根型颈椎病应与尺神经炎、胸廓出口综合征、腕管综合征等疾病作鉴别。

2. 脊髓型颈椎病

（1）症状　缓慢进行性双下肢麻木、发冷、疼痛，走路欠灵、无力，打软腿、易绊倒，不能跨越障碍物。休息时症状缓解，紧张、劳累时加重，时缓时剧，逐步加重。晚期下肢或四肢瘫痪，二便失禁或尿潴留。

（2）体征　颈部活动受限不明显，上肢活动欠灵活，双侧脊髓传导束的感觉与运动障碍，即受压脊髓节段以下感觉障碍，肌张力增高，腱反射亢进，椎体束征阳性。

（3）影像学检查　X 线摄片检查，显示颈椎生理曲度改变，病变椎间隙狭窄，椎体后缘唇样骨赘，椎间孔变小。CT 检查，可见颈椎间盘变性，颈椎增生，椎管前后径缩小，脊髓受压等改变。MRI 检查，可显示受压节段脊髓有信号改变，脊髓受压呈波浪样压迹。

（4）鉴别诊断　脊髓型颈椎病应与脊髓肿瘤、脊髓空洞症等疾病作鉴别。

3. 椎动脉型颈椎病

（1）症状　主要症见单侧颈枕部或枕顶部发作性头痛，视力减弱，耳鸣、听力下降，眩晕，可见猝倒发作。

（2）体征　常因头部活动到某一位置时诱发或加重，头颈旋转时引起眩晕发作是本病的最大特点。

（3）影像学检查　椎动脉血流检测及椎动脉造影检查，可协助诊断，辨别椎动脉是否正常、有无压迫、迂曲、变细或阻滞。X 线摄片检查，可显示椎节不稳及钩椎关节侧方增生。

（4）鉴别诊断　椎动脉型颈椎病应除外眼源性、耳源性眩晕及脑部肿瘤等疾病。

4. 交感神经型颈椎病

（1）症状　主要症见头痛或偏头痛，有时伴有恶心、呕吐，颈肩部酸困疼痛，上肢发凉发绀，眼部视物模糊，眼窝胀痛，眼睑无力，瞳孔扩大或缩小，常有耳鸣、听力减退或消失。心前区持续性压迫痛或钻痛，心律不齐，心跳过速。

（2）体征　头颈部转动时症状可明显加重，压迫不稳定椎体的棘突可诱发或加重交感神经症状。

（3）鉴别诊断　单纯交感神经型颈椎病诊断较为困难，应注意与冠状动脉供血不全、神经官能症等疾病作鉴别。

【治疗】

以手法治疗为主，配合药物、牵引、练功等治疗。

1. 理筋手法　理筋手法是治疗颈椎病的主要方法，能使部分患者较快缓解症状。先在颈项部用点压、拿捏、弹拨、㨰法、按摩等舒筋活血、通络止痛的手法，放松紧张痉挛的肌肉；然后用颈项旋扳法，患者取稍低坐位，术者站于患者的侧后，以同侧肘弯托住患者下颌，另一手托其后枕部，嘱患者颈部放松，术者将患者头部向头顶方向牵引，尔后向本侧旋转，当接近限度时，再以适当的力量使其继续旋转 5°～10°，可闻及轻微的关节弹响声，之后再行另一侧的旋扳。此手法必须在颈部肌肉充分放松、始终保持头部的上提力量下旋扳，不可用暴力，旋扳手法若使用不当有一定危险，故宜慎用，脊髓型颈椎病禁用，以免发生危险；最后用放松手法，缓解治疗手法引起的疼痛不适感（图 8-3）。

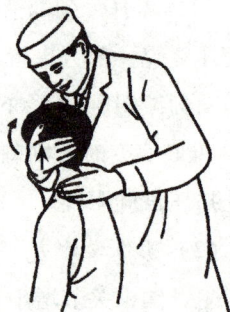

图 8-3　颈项旋扳法

2. 药物治疗　治宜补肝肾、祛风寒、活络止痛，可内服补肾壮筋汤、补肾壮筋丸或颈痛灵、颈复康、根痛平冲剂等中成药；麻木明显者，可内服全蝎粉，早晚各 1.5g，开水调服；眩晕明显者，可服愈风宁心片，亦可静滴丹参注射液；急性发作，颈臂痛较重者，治宜活血舒筋，可内服舒筋汤。

3. 牵引治疗　通常用枕颌布带牵引法。患者可取坐位或仰卧位牵引，牵引姿势以头部略向前倾为宜，牵引重量可逐渐增大到 6～8kg，隔日或每日 1 次，每次 30 分钟。枕颌牵引可以缓解肌肉痉挛，扩大椎间隙，流畅气血，减轻压迫刺激症状。

4. 练功活动　做颈项前屈后伸、左右侧屈、左右旋转及前伸后缩等活动锻炼。此外，还可以做体操、太极拳、健美操等运动锻炼。

【预防与调护】

合理用枕，选择合适的高度与硬度，保持良好睡眠体位。长期伏案工作者，应注意经常做颈项部的功能活动，以避免颈项部长时间处于某一低头姿势而发生慢性劳损。急性发作期应注意休息，以静为主，以动为辅，也可用颈围或颈托固定 1～2 周。慢性期以活动锻炼为主。颈椎病病程较长，非手术治疗症状易反复，患者往往有悲观心理和急躁情绪。因此要注意心理调护，以科学的态度向患者做宣传和解释工作，帮助患者树立信心，配合治疗，早日康复。

第三节　肩部筋伤

肩关节是人体活动方向最多、活动范围最大的关节，同时也是容易受到损伤和发生病变的部位。肩部筋伤以外伤、慢性劳损、退变、感受风寒湿邪等为较常见的发病原因，筋伤可单独发生，也可并发于骨折、脱位。临床诊治时须抓住主症，注重鉴别诊断。如患者素有风寒湿痹，复遭扭挫跌仆，则诸邪合而为病，日久气血不畅可致肩痹。

肩部扭挫伤

因间接暴力使肩关节过度扭捩，或重物直接撞击，引起肩部关节囊、筋膜损伤或撕裂者称肩部扭挫伤。由于肩关节囊松弛，韧带薄弱，关节盂较浅，主要依靠关节附近肌肉维持关节的稳定性，因此扭挫跌仆易引起肩部扭挫伤。本病可发于任何年龄，部位多在肩部上方或外上侧方，并以闭合伤为其特点。治疗时应力求早期治愈，以防转变为慢性损伤。

【病因病机】

多因骤然的间接暴力引起肩关节过度牵拉、扭转，或重物直接打击、碰撞肩部，而造成肩部肌肉或关节囊、筋膜等不同程度的损伤或撕裂，致使脉络破裂，气血凝滞，瘀肿疼痛，功能障碍。肩关节处在不同的体位，从不同方向受到不同形式的旋转力、摆动力、冲压力及撞击力等作用，所造成的损伤不同。若碰撞性暴力来自肩关节外侧方，喙锁韧带将首先受到影响；跌仆时来自冠状面的侧向暴力则易伤及肩锁关节；而当上肢处于外展或已上举的状态时，冲击外力突然作用，易产生牵拉性损伤、重者可导致肌腱部分或全部断裂。如损伤严重，治疗不当而转变为慢性过程，可继发肩关节周围炎等。

【诊查要点】

有明显的外伤史。伤后肩部肿胀、疼痛逐渐加重，肩关节活动受限。挫伤者皮下青紫瘀肿；扭伤者肿痛一般较轻，但逐渐加重，轻者1周内症状明显缓解，重者或伴有组织的部分纤维断裂或并发小的撕脱性骨折，症状可迁延数周。若肩部肿痛范围较大者，要查出肿痛的中心点，根据压痛最敏感的部位，判定受伤的准确位置。体征主要表现为压痛、活动痛及运动障碍。

临床检查应注意相鉴别的是，有否合并肌腱断裂，如冈上肌腱断裂，其冈上肌肌力消失，无力外展上臂，帮助患肢被动外展至60°以后，就能主动抬举上臂；有否骨折、脱位，如肱骨外科颈嵌入性骨折、肱骨大结节撕脱性骨折、肩关节脱位及肩锁关节脱位；如外伤暴力不大，但引起严重肿痛者，应除外骨囊肿、骨结核等病变。必要时做X线摄片等影像学检查，以进一步明确诊断。

【治疗】

以手法治疗为主，配合药物、固定、练功、理疗等治疗。

1. 理筋手法　在具体应用时应根据病情，选择得当。若伤后局部肿痛较甚或患者精神过度紧张，不愿接受手法治疗时，可先用药物治疗，待肿痛稍减后再做理筋手法。患者端坐，术者立于患侧，嘱尽量放松上肢肌肉，在肩部施以点按痛点、搓揉按摩、推拿弹拨、拔伸牵引、外展外旋等手法（图8-4）。

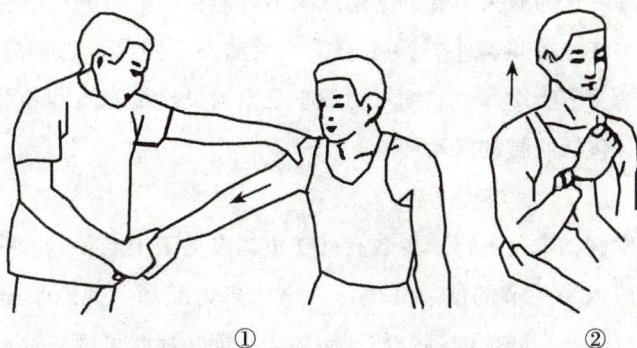

①　　　　②

图8-4　肩部理筋手法

2. 药物治疗　损伤初、中期以散瘀消肿、生新止痛为主，内服舒筋活血汤，疼痛难忍时加服云南白药，外敷消瘀止痛药膏或三色敷药。后期以活血舒筋、通络止痛为主，可内服麻桂温经汤或小活络丸，并配合骨科外洗一方熏洗热敷。

3. 固定方法　扭挫伤较重者，应用三角巾将伤肢屈肘90°悬挂胸前，以限制患肩活动2~3周。制动时间不宜太长，在病情允许下应尽早练功。

4. 练功活动　肿痛减轻后，应做肩关节前屈后伸、内外运旋、叉手托上、弓步云手及耸肩等锻炼，动作幅度、速度及力度应循序渐进地进行，以尽早恢复活动功能。

5. 物理疗法　物理疗法具有镇痛、缓解肌肉痉挛、促进局部炎症吸收及增强组织代谢的作用，可选择使用。损伤初期可采用冰袋等冷敷疗法，中后期可应用红外线与超声波疗法。

【预防与调护】

肩部扭挫伤的初期，出现瘀肿时局部可冷敷，忌热敷，以减轻疼痛和抑制患部出血。由于肩部急性筋伤易于迁延成慢性筋伤，因此在治疗过程自始至终要注意动静结合，制动时间不宜过长，要早期练功，争取及早恢复功能，尽量避免转变为慢性筋伤。

肩关节周围炎

肩关节周围炎是指一种以肩痛、肩关节活动障碍为主要特征的筋伤，简称"肩周炎"。其病名较多，因睡眠时肩部受凉引起的称"漏肩风"或"露肩风"；因肩部活动明显受限，形同冻结而称"冻结肩"；因该病多发于50岁左右患者又称"五十肩"；还有称"肩凝风""肩凝症"；其病理表现主要是肩关节囊及其周围韧带、肌腱的慢性非特异性炎症，关节囊与周围组织发生粘连，又称"粘连性关节囊炎"。女性发病率高于男性，多为慢性发病。

【病因病机】

本病的确切病因未明，但一般认为与下列因素有关。年过五旬，肝肾渐衰、气血亏虚、筋肉失于濡养、局部组织退变，常常是本病的发病基础。加之肩部外伤劳损、外感风寒湿邪或因伤长期制动，易致肩部筋脉不通，气血凝滞，肌肉痉挛，是诱发本病的常见因素。外伤劳损为其外因，气血虚弱、血不荣筋为其内因。西医学多认为与自身免疫异常有关，因50岁左右是人类更年期阶段，此阶段性激素水平急剧下降，神经、内分泌及免疫功能失调，致使肩袖及肱二头肌长头肌腱磨损部位出现自身免疫反应，并逐渐导致弥漫性关节囊炎。另外，肩周炎发病与甲状腺功能亢进、冠心病、颈椎病等有关，且与糖尿病在发病上有高度相关性。

肩周炎的主要病理变化为肩关节囊的挛缩或关节外肌腱、韧带的广泛粘连，关节囊明显增厚，滑膜充血水肿，关节腔容量减小，致使肩关节活动发生障碍。患者肩周组织的病理学检查，显示肱骨头周围的关节囊增厚、挛缩；组织学观察为炎症细胞浸润和纤维化，肩周所有组织都有轻度炎性改变，包括肌腱的滑动面。

【诊查要点】

多数患者呈慢性发病，隐袭进行，少数有外伤史，多见于中老年人。病症初发时轻微，以后逐渐加重，疼痛一般以肩关节的前、外侧部为重，多为酸痛、钝痛或呈刀割样痛，夜间尤甚，影响睡眠；疼痛可牵涉至同侧的颈背部、肘部或手部，症状可因肩臂运动加重；肩关节各方向运动受限，但以外展、外旋、后伸障碍为著，重者出现典型的"扛肩"现象。

检查肩部无明显肿胀，肩周肌肉痉挛，病程长者可见肩臂肌肉萎缩，尤以三角肌为明显；

压痛部位多在肩峰下滑囊、结节间沟、喙突、大结节等处，亦常见广泛性压痛而无局限性压痛点；肩关节外展试验阳性（图8-5）。X线检查多无阳性发现，但对鉴别诊断有意义，有时可见骨质疏松、冈上肌腱钙化或大结节处有密度增高的阴影。

本病属自限性疾病，病程一般为数月，但也可长达2年。根据不同病理过程和病情状况，可将本病分为急性疼痛期、粘连僵硬期和缓解恢复期。

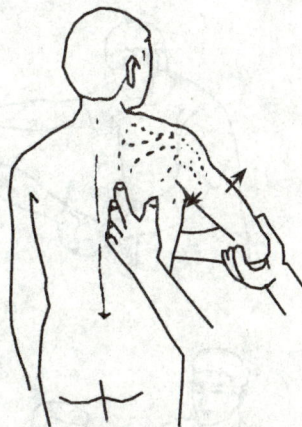
图8-5 固定肩胛骨检查肩肱关节

1. 急性疼痛期 主要临床表现为逐渐加重的肩部疼痛，肩关节活动受限，是由于疼痛引起的肌肉痉挛，韧带、关节囊挛缩所致，但肩关节本身尚能有相当范围的活动度。此期病程约为1个月，亦可延续2~3个月。若积极治疗，可直接进入缓解期。

2. 粘连僵硬期 肩部疼痛逐渐减轻，但肩关节因肩周软组织广泛粘连，活动范围严重受限，主动和被动的肩内、外旋和外展活动度全面下降，出现"肩胛联动症""耸肩"现象及肩部肌肉挛缩。一般需要3~6个月，方能缓解而进入恢复期。

3. 缓解恢复期 肩部疼痛基本消失，肩关节的挛缩、粘连逐渐消除而恢复正常功能。此期约需6个月。

肩周炎需与神经根型颈椎病、风湿性关节炎、冈上肌肌腱炎、肩袖损伤等疾病相鉴别。

【治疗】

以手法治疗为主，配合药物、针灸、理疗、封闭及练功等治疗。

1. 理筋手法 患者端坐位、侧卧位或仰卧位，术者主要是先运用㨰法、揉法、拿捏法作用于肩前、肩后和肩外侧，用右手的拇、食、中三指对握三角肌束，做垂直于肌纤维走行方向的拨法，再拨动痛点附近的冈上肌、胸肌以充分放松肌肉；然后术者左手扶住肩部，右手握患手，做牵拉、抖动和旋转活动；最后帮助患肢做外展、内收、前屈、后伸等动作，解除肌腱粘连，帮助功能活动恢复（图8-6）。手法治疗时，会引起不同程度的疼痛，要注意用力适度，切忌简单粗暴，以患者能忍受为度，隔日治疗1次，10次为1个疗程。

对长期治疗无效，肩关节广泛粘连，活动功能障碍的患者可以运用扳动手法松解肩部粘连；施法应在臂丛麻醉或全麻下进行，使肌肉放松，避免并发骨折。对于合并有肩关节半脱位或严重骨质疏松症的患者应慎用或禁用。

2. 药物治疗 风寒湿阻型治宜祛风散寒、舒筋通络，可内服独活寄生汤或三痹汤等；瘀滞型治宜活血化瘀、行气止痛，方用身痛逐瘀汤加减；气血亏虚型治宜益气养血、舒筋通络，可用当归鸡血藤汤加减。急性期疼痛、触痛敏感，肩关节活动障碍者，可选用海桐皮汤热敷熏洗或寒痛乐热熨，外贴伤湿止痛膏等。

3. 练功活动 练功疗法是治疗过程中不可缺少的重要步骤，应鼓励患者做上肢外展、上举、内旋、外旋、前屈、后伸、环转等运动，做"内外运旋""叉手托上""手拉滑车""手指爬墙""体后拉手"等动作。锻炼要酌情而行，循序渐进，持之以恒，久之可见效果。否则，操之过急，有损无益。

4. 针灸治疗 取肩髃、肩髎、臂臑、巨骨、曲池等穴，并可"以痛为腧"取穴，常用泻

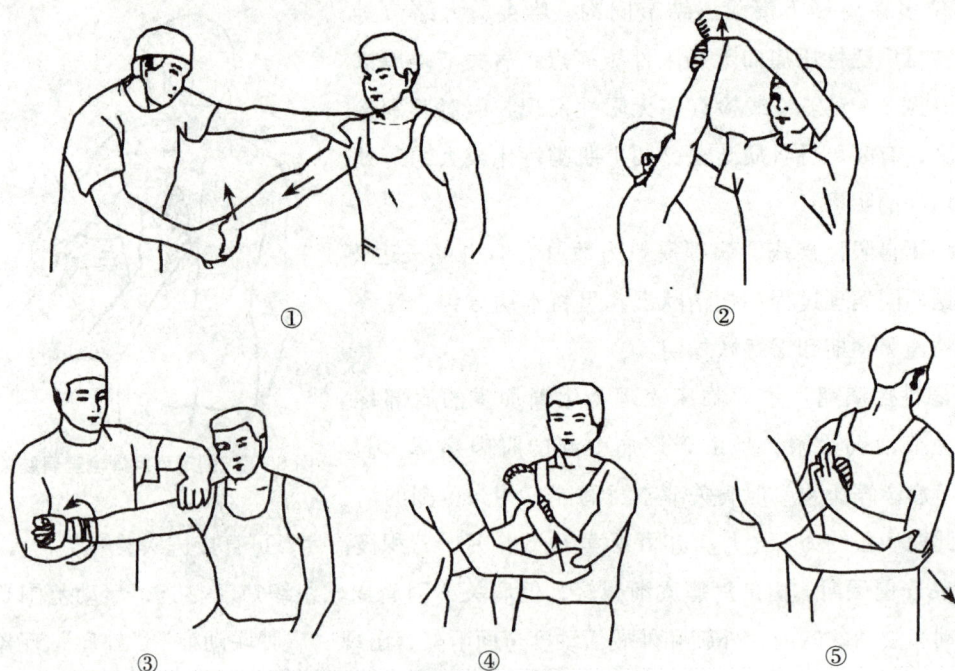

图 8-6　肩关节周围炎理筋手法

法，或结合灸法，每日 1 次。

5. 封闭疗法　对疼痛明显并有固定压痛点者，可选用醋酸泼尼松龙 25mg 加入 1% 利多卡因 4~6mL，行痛点封闭治疗。每周 1 次，3 次为 1 个疗程。

6. 物理疗法　可采用超短波、微波、低频电疗、磁疗、蜡疗、光疗等，以减轻疼痛、促进恢复。对老年患者，不可长期电疗，以防软组织弹性更加减低，反而有碍恢复。

【预防与调护】

肩周炎有自愈倾向，其自然转归期多在数月至 2 年左右。初始时疼痛和僵硬缓慢加重，达到某种程度后逐渐缓解，但自然病程长、疗效慢、痛苦大，功能恢复不全，且治愈后有可能复发。因此要鼓励患者树立信心，配合治疗，加强自主练功活动，以增进疗效，缩短病程，加速痊愈。平时要注意肩部保暖，勿受风寒湿邪侵袭，坚持合理的运动，以增强肩关节周围肌肉和肌腱的强度。急性期应减少肩关节活动，减轻持重，必要时采取一些固定和镇痛的措施；慢性期以积极进行肩关节功能锻炼为主。

冈上肌腱炎

冈上肌腱炎是指劳损或外伤后逐渐引起的肌腱退行性改变所造成的慢性无菌性炎症反应。冈上肌起于肩胛冈上窝，其肌腱在喙肩韧带及肩峰下滑囊的下面通过，止于肱骨大结节的上方。冈上肌有协同肩关节外展的作用，肩峰下滑囊将冈上肌腱与肩峰相隔，以减轻两者之间的摩擦。本病好发于中年人。

【病因病机】

冈上肌是肩袖的一个组成部分，其位于肩袖的顶部，附着处呈弯曲状，血液供应较差。当肩外展至 90°时，肩峰下滑囊完全缩进肩峰下面，冈上肌腱必然受到喙肩韧带和肩峰的挤压、摩擦而损伤，日久易发生退变，形成肌腱无菌性炎症而发为本病（图 8-7）。此外，少数患者的冈上肌腱因劳损而渐趋粗糙，甚至肌腱内有钙盐沉着，形成冈上肌腱钙化，而变得脆弱，如遭受暴力可造成肌腱断裂。肩部急性筋伤，或感受风寒湿邪，局部气血瘀滞，筋膜粘连，使冈上肌腱更易受到挤压和摩擦，而转变为冈上肌腱炎。

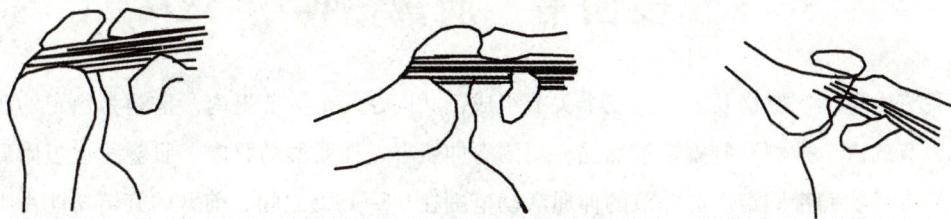

图8-7 冈上肌腱解剖图

【诊查要点】

多数呈缓慢发病，肩外侧渐进性疼痛，肩外展活动受限，肱骨大结节处或肩峰下压痛，"疼痛弧"试验阳性。"疼痛弧"现象是冈上肌腱炎的特征。X线摄片检查，一般无异常征象，冈上肌腱钙化时，可见局部有钙化影。

冈上肌腱炎应与肩峰下滑囊炎、肱二头肌长头腱鞘炎、肩周炎、肩锁关节半脱位等相鉴别。肩峰下滑囊炎主要表现为肩峰下疼痛、压痛，但当肩外展至90°时，原肩峰下压痛处压痛不明显或消失；肱二头肌长头腱鞘炎疼痛、压痛以肱骨结节间沟为主，肱二头肌抗阻力屈肘时疼痛加重；肩周炎为肩关节主、被动活动均受限，无"疼痛弧"现象；肩锁关节半脱位为肩锁关节处疼痛明显，肩外展大于90°时出现疼痛，继续上举时疼痛加重，最明显的疼痛范围是肩外展120°～180°之间，X线摄片检查可见异常征象。

【治疗】

以手法治疗为主，配合药物、固定、练功、针灸等治疗。

1. 理筋手法 手法可起到活血化瘀、消肿止痛、疏通经络、理顺筋结的作用，急性期以轻柔的手法为主，慢性期手法可稍重。患者正坐，术者先用拿法，拿捏冈上部、肩部、上臂部肌肉，自上而下，以疏通经络；然后术者用拇指在冈上肌部位做局部弹拨、按揉、分筋法，以舒筋活络；最后术者一手按肩部，一手拿腕部，相对用力拔伸肩关节，拿腕之手做肩摇法，再以两手扣住患侧手大、小鱼际部，在向下牵引的同时做上肢的牵抖法，以滑利关节。

2. 药物治疗 急性期治宜舒筋活血、通络止痛为主，内服舒筋活血汤加减，外敷消瘀止痛膏或三色敷药等。慢性期可内服舒筋丸；局部疼痛畏寒者可内服大活络丸或小活络丸；兼有体弱血虚者可内服当归鸡血藤汤。外贴伤湿止痛膏等，亦可用中药熏洗或腾药热熨患处。

3. 固定方法 急性期局部肿痛难忍者可用三角巾悬吊，作短期制动。

4. 练功活动 疼痛缓解后进行功能锻炼，如肩外展、前屈、外旋、甩手、上举等活动，以舒筋活络，恢复肩臂活动功能。

5. 针灸治疗 取穴如天宗、肩髃、肩髎、臂臑、曲池等，用泻法，提插捻转，以肩臂酸麻胀为度，留针20分钟。可加艾灸，以温经通络、散寒止痛。

【预防与调护】

中老年人，尤其是平时缺乏锻炼者，在肩部活动时要避免突然、强力的动作，特别是在大角度的外展、后伸、上举等动作时更要注意，以防止本病的发生。发病后肩部疼痛明显时，应避免上肢外展、外旋等用力动作，肩部注意避风寒；中后期肩痛缓解后，逐步开始功能锻炼。

第四节　肘部筋伤

肘关节由肱尺、肱桡及上尺桡三个关节组成，共同在一个关节囊内，是颇为稳定的屈戌关节。肘关节的内、外侧有侧副韧带加强，周围有伸肌群、屈肌群的肌肉、肌腱所包裹附着，上尺桡关节有环状韧带固定。肘关节的伸屈活动范围在0°～140°之间，前臂的旋转功能由上、下尺桡关节完成。由于肘关节是活动较多的关节，故在劳作和运动时发生筋伤的机会较多。

肘关节扭挫伤

肘关节扭挫伤是常见的肘关节闭合性损伤，凡使肘关节发生超过正常活动范围的运动，均可引起肘关节的筋伤。

【病因病机】

多因跌挫、扭转等暴力引起。如跌仆滑倒、手掌撑地，肘关节处于过度外展、伸直或半屈位时所受到的间接暴力，均可致肘关节扭伤；直接暴力打击则可造成肘关节挫伤。由于关节的稳定性主要依靠关节囊和韧带的约束，而侧副韧带又有防止肘关节侧移的作用，所以肘关节扭挫伤常可损伤侧副韧带、环状韧带、关节囊和肌腱，造成肘关节尺、桡侧副韧带，关节囊及肘部肌肉和筋膜的撕裂。

【诊查要点】

有明显外伤史。伤后肘关节处于半屈曲位，呈弥漫性肿胀、疼痛、屈伸活动受限，有的可出现皮下瘀斑，甚至有波动感。压痛点往往在肘关节的内后方和内侧副韧带附着部。

严重的扭挫伤要注意与骨折相区别，环状韧带的断裂常使桡骨头脱位并尺骨上段骨折。在成人通过X线摄片易确定有无合并骨折，在儿童骨骺损伤时较难区别，可与健侧同时摄片对比，避免漏诊。

部分严重的肘部扭挫伤，有可能是肘关节错缝后已自动复位，只有关节明显肿胀，已无脱位征，易误诊为单纯扭伤。在后期可出现血肿钙化，并影响肘关节的伸屈功能。

【治疗】

以固定、练功为主，配合药物、手法治疗。

1. 理筋手法　伤后即来诊治者，宜将肘关节做1次0°～140°的被动伸屈，有利于整复微细的关节错位。触摸到压痛点后，以两手掌环握肘部，轻轻按压1～2分钟，以减轻疼痛；然后用轻按摩拿捏手法，理顺筋络，以患者有舒适感为度。但不宜反复做，尤其在恢复期，更不能做强力的被动伸屈，这样虽能拉开粘连，但同时又会引起血肿，加重损伤，以后粘连更加严重，甚至引起血肿的钙化。

2. 药物治疗　初期治宜散瘀消肿，方用活血止痛汤或七厘散，外敷三色敷药或清营退肿膏。后期治宜消肿活络，可内服补筋丸或舒筋丸，外用上肢洗方、海桐皮汤熏洗热敷。

3. 固定方法　初期用三角巾将患肢置于屈肘90°的功能位悬吊胸前，以限制肘关节的伸屈活动，并督促患者多做手指伸屈、握拳活动，以利消肿。

4. 练功活动 肿痛减轻后，可逐步进行肘关节屈伸功能的自主锻炼，使粘连机化逐步松解，以恢复关节的正常功能。

5. 其他治疗 可选用超短波或中药离子导入等理疗。若肘关节尺、桡侧副韧带完全断裂，关节失稳者，宜手术治疗。

【预防与调护】

严重的肘关节扭挫伤，治疗不及时或处置不当，或进行不适当的反复按摩，都可造成关节周围组织的钙化、骨化，形成骨化性肌炎。因此，肘关节损伤后的功能恢复不能操之过急，否则常遗留关节强直的后患。

肱骨外上髁炎

肱骨外上髁炎是以肱骨外上髁部局限性疼痛，并影响伸腕和前臂旋转功能为特征的慢性劳损性疾病。本病称谓较多，如肱桡关节滑囊炎、肱骨外上髁骨膜炎、肱骨外上髁综合征等，因网球运动员较常见，故又称网球肘。本病多见于男性，以右侧多见。

【病因病机】

多因慢性劳损致肱骨外上髁处形成急、慢性炎症所引起。肱骨外上髁是前臂腕伸肌的起点，由于肘、腕关节的频繁活动，长期劳累，使腕伸肌的起点反复受到牵拉刺激，引起部分撕裂和慢性炎症，出现局部滑膜增厚和滑囊炎等病理改变。亦有学者认为本病的病理机制是伸肌总腱处穿出的神经、血管受压所致。多见于从事前臂及腕部活动强度较大的劳作，如砖瓦工、木工、网球运动员及家庭妇女等。

【诊查要点】

起病缓慢，初起时在劳累或做某一动作时偶感肘外侧酸胀疼痛，休息后缓解；随着病情的加重，做拧毛巾、扫地、端壶倒水等动作时疼痛加剧，前臂无力，甚至持物落地。日久转为持续性疼痛，可向上臂及前臂放散，影响肢体活动。

肱骨外上髁及肱桡关节间隙处有明显的压痛点，压痛可沿桡侧伸肌总腱方向扩散，肘关节伸屈活动无障碍，少数患者局部轻度红肿；腕伸肌紧张试验、密耳（Mill）征阳性。

X线摄片检查多属阴性，偶见肱骨外上髁处骨质密度增高的钙化阴影或骨膜肥厚影像。

若病变发生在肱骨内上髁，则为肱骨内上髁炎，肿痛和压痛在肘内侧，抗阻力屈腕时疼痛明显；若病变发生在尺骨鹰嘴，则为鹰嘴滑囊炎，肿痛和压痛在肘后侧，肘关节伸屈轻度受限。

【治疗】

以手法治疗为主，配合药物、针灸、针刀疗法、封闭、理疗等治疗。

1. 理筋手法 用弹拨、分筋、屈伸、顶推等手法治疗，以达到缓解痉挛、活络止痛之目的。患者正坐，术者先用拇指在肱骨外上髁及前臂桡侧痛点处做弹拨、分筋；然后术者一手由背侧握住腕部，另一手掌心顶托肘后部，拇指按压在肱桡关节处，握腕部之手使桡腕关节掌屈，并使肘关节做屈、伸的交替动作，同时另一手于肘关节由屈曲变伸直时在肘后部向前顶推，使肘关节过伸，肱桡关节间隙加大，如有粘连时，可撕开桡侧腕伸肌之粘连（图8-8）。

2. 药物治疗 治宜养血荣筋、舒筋活络，内服活血汤、舒筋汤等，外敷定痛膏或用海桐皮汤熏洗热敷患处。

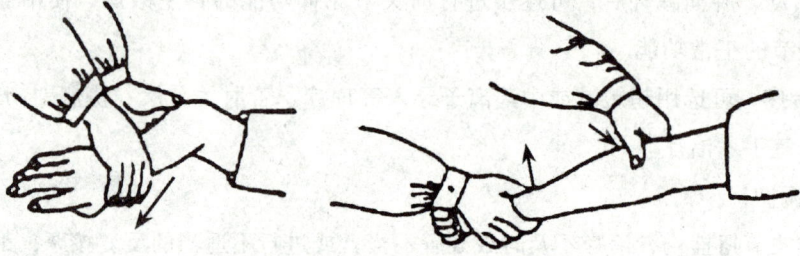

图 8 - 8　肱骨外上髁炎理筋手法

3. 针灸治疗　以痛点及周围取穴，隔日 1 次。或用梅花针叩打患处，再加拔火罐，3～4 天 1 次。亦可结合温针、电针治疗。

4. 封闭疗法　可用 1% 利多卡因 2mL 加醋酸泼尼松龙 12.5mg 做痛点封闭治疗。

5. 针刀疗法　局部麻醉后从压痛点进针，将针刀刀口线与伸肌的纤维走向平行，垂直刺入，直达肱桡关节滑囊和骨面，纵行疏通剥离数刀；若有瘢痕结节，行瘢痕刮除刀法；术后压迫针孔片刻，无菌纱布包扎后，伸屈活动患肘数次。

6. 物理疗法　可采用超短波、磁疗、蜡疗、光疗、离子透入疗法等，以减轻疼痛，促进炎症吸收。

【预防与调护】

肱骨外上髁炎是由于前臂旋前和伸腕动作的频繁活动，腕伸肌的起点反复受到牵拉刺激而引起，因此尽量避免其剧烈活动和过度劳累。疼痛发作期应减少活动，必要时可选择三角巾悬吊等做适当固定，待疼痛明显缓解后应及时解除固定并逐渐开始肘关节功能活动，但要避免使伸肌总腱受到明显牵拉的动作。

第五节　腕部筋伤

腕部的结构比较复杂，由尺桡骨远端、远近两排腕骨及 5 个掌骨组成了多个关节。桡骨远端与近排腕骨构成桡腕关节；尺骨远端由三角软骨与腕关节隔开；尺桡骨远端由掌侧、背侧韧带所附着固定，构成下尺桡关节。腕关节附近又有众多的肌腱附着，关节周围无肌肉组织。由于腕部的多关节结构，且活动频繁，易发生筋伤疾患。

腕部扭挫伤

腕部扭挫伤是指外力作用造成腕关节部的韧带、筋膜等筋的损伤。

【病因病机】

由于跌仆时手掌或手背着地，或用力过猛，迫使腕部过度背伸、掌屈及旋转活动，超出腕关节正常活动范围，引起腕部韧带、筋膜、关节囊的扭伤或撕裂。直接暴力打击可致腕部挫伤。

【诊查要点】

有明显的外伤史。伤后腕部疼痛、肿胀，活动时加剧，局部压痛，腕关节活动受限。

由于受力的部位与方向不同，可在相应的部位发生肿胀、疼痛和压痛。桡骨茎突疼痛和压痛，多为桡侧副韧带损伤；尺骨茎突疼痛和压痛，多为尺侧副韧带损伤；腕部掌屈时疼痛，多为腕背侧韧带损伤；腕部背伸时疼痛，多为腕掌侧韧带损伤；腕部酸痛无力，尺骨小头异常突起，按之有松动感，多为下尺桡关节韧带损伤，腕关节 X 线正位片可显示下尺桡关节间隙明显增宽，必要时需与健侧片比较。若伤情严重，腕部各个方向活动均有疼痛及功能障碍时，可能为韧带肌腱的复合伤或有骨折及半脱位的存在。

腕部的挫伤要与无移位的桡骨远端骨折、手舟骨骨折相鉴别。无移位的桡骨远端骨折肿胀多不明显，压痛局限在桡骨远端；手舟骨骨折时，肿胀和压痛点局限在阳溪穴部位。摄腕关节 X 线片可加以鉴别。

【治疗】

以手法治疗为主，配合药物、固定治疗。

1. 理筋手法　患者正坐，术者先在腕部肿痛部位做抚摩、揉、捏等手法，然后拿住拇指及第 1 掌骨，自外向里摇晃 6 ~ 7 次，再拔伸、屈腕。按上法依次拔伸第 2 ~ 5 指，最后将腕关节背伸。术毕再依肌腱走行方向理顺筋络数次。

2. 药物治疗　初期治宜祛瘀消肿止痛，可内服七厘散、活血止痛胶囊等，外敷三色敷药或双柏散。后期治宜消肿和络，可内服补筋丸，外用四肢损伤洗方熏洗。

3. 固定方法　对损伤较重者，可用两块夹板将腕关节固定于功能位 2 周。去除固定后，可用弹力护腕保护。

4. 练功活动　伤后 24 小时疼痛缓解，可做手指伸屈活动。3 ~ 5 天后疼痛减轻，应用力做握拳及手指伸展活动。去除外固定后，进行腕关节屈伸及前臂旋转活动。练功活动应以不加重腕部的疼痛为标准。

【预防与调护】

伤后早期宜冷敷，有韧带撕裂者需予以固定。腕部扭挫伤后期容易发生腕部的韧带挛缩，出现腕部关节、掌指关节的僵硬，应主动进行活动，如揉转金属球、核桃，以锻炼手腕部屈、伸和桡、尺侧偏斜及环转。

桡侧腕伸肌腱周围炎

前臂桡侧伸肌群主要有桡侧腕长伸肌、桡侧腕短伸肌和拇长展肌、拇短伸肌。在前臂背侧中下 1/3 处，拇长展肌、拇短伸肌从桡侧腕长伸肌、桡侧腕短伸肌之上面斜行跨过，二者交叉重叠，该处没有腱鞘，仅有一层疏松的腱膜覆盖。由于腕伸肌活动频繁，又无腱鞘保护，故容易引起肌腱及其周围的劳损。好发于中年以上男性，右侧多见。

【病因病机】

腕部背伸运动是由腕伸肌的舒缩活动完成的，在桡侧腕长、短伸肌将腕关节固定于背伸位的情况下，用力握物或提重物时，因与交叉重叠的拇长展肌腱、拇短伸肌腱的运动方向不一致而互相摩擦，引起腱膜组织的急性炎症反应，导致桡侧腕伸肌腱及其周围筋膜的损伤。

本病多见于木工、砖瓦工等，亦见于突然从事紧张地伸肘腕的活动或劳动者。

【诊查要点】

多发于青壮年，起病较快，有明显的劳损病史。以右侧前臂多见，发病与手腕部过度频繁活动和劳动有关。前臂桡背侧下 1/3 处的桡侧腕伸肌腱呈条索状肿胀、疼痛，有明显压痛、局部灼热感，腕部活动受限。嘱患者握拳并做腕关节强力伸屈时，腕部疼痛加重，并可闻及摩擦感或捻发音。

【治疗】

可采用手法、药物及固定等方法治疗。

1. 理筋手法　一助手握患肢前臂上端，术者一手握拇指，与助手相对拔伸牵引，用另一手拇指沿桡侧腕伸肌腱自下而上反复用推法，直至桡腕关节活动时捻发音消失或减轻为止。肿胀消退后做拿捏和理顺手法。

2. 药物治疗　治宜祛瘀消肿、舒筋止痛，内服舒筋丸，局部外敷消炎止痛膏，肿痛减轻时可用海桐皮汤煎水熏洗。

3. 固定方法　发病后若肿痛严重者，用硬纸板或夹板两块固定腕关节 1~2 周，待捻发感消失后去除外固定。

【预防与调护】

避免腕关节做长时间的过度背伸活动。局部肿痛消退后，逐步恢复工作。如及时治疗，经 1~2 周即可恢复。如恢复不好，易反复发作，日久则局部可纤维变性而造成肌腱粘连。

腕三角软骨损伤

腕三角软骨为纤维软骨组织，略呈三角形，其基底边附着于桡骨远端关节面的尺切迹边缘，软骨尖端附着于尺骨茎突基底部。腕三角软骨边缘较厚，其掌侧缘和背侧缘均与腕关节囊相连，中央部较薄，呈膜状，容易破裂。腕三角软骨横隔于桡腕关节与尺桡远侧关节之间，将此两关节腔完全隔开，具有稳定尺桡远侧关节，增加关节滑动和缓冲的作用，以及限制前臂过度旋转的功能。本病多见于青壮年。

【病因病机】

腕三角软骨对维持尺桡远侧关节的稳定起到非常重要的作用，限制前臂的过度旋转。当腕关节遭受突然的过度扭转外力时或长期劳损，可引起三角软骨的损伤或破裂。重者可发生掌背侧韧带撕裂、尺桡远侧关节脱位，或并发于桡骨远端骨折及腕部的其他损伤。因此腕三角软骨损伤的早期症状常被其他严重损伤所掩盖。

【诊查要点】

患者有扭转、牵拉、跌打等外伤史。伤后局部疼痛、肿胀，局限于腕关节的尺侧或尺桡侧关节部位。腕部屈伸旋转时因挤压三角软骨而疼痛加重，活动受到限制，握力显著下降。尺骨小头向背侧翘起，尺桡远侧关节不稳。并发尺桡远侧关节韧带的撕裂或断裂，检查可见尺骨小头移动度增大。后期肿胀基本消退，但尺骨小头部仍有微肿及压痛，酸楚乏力。腕三角软骨挤压试验阳性。腕部做较快的伸屈旋转动作时可发出弹响声。X 线检查可见尺桡远侧关节间隙增宽。

本病应注意与月骨无菌性坏死相鉴别，月骨无菌性坏死同样有外伤史，但压痛点在腕正中部。

【治疗】

以手法治疗为主，配合药物、固定、练功治疗。

1. 理筋手法　患者正坐，掌心朝下，术者先行相对拔伸，之后将腕关节环转摇晃 6~7 次，然后再揉捏、挤压桡骨远端和尺骨小头的侧方以复位，使其突出处复平，最后将尺桡远侧关节捻正，保持稳定的位置。

2. 药物治疗　初期治宜祛瘀消肿，内服七厘散，外敷三色敷药或消瘀止痛膏。后期以温经止痛为主，内服加减补筋丸，外用海桐皮汤煎水熏洗。

3. 固定方法　损伤初期，手法捻正下尺桡关节后，将腕关节固定于功能位 4～6 周；损伤中、后期如症状加重时，也可做短期的固定制动。

4. 练功活动　在无痛的情况下，逐步进行功能活动。

【预防与调护】

避免腕关节的过度扭转活动。腕三角软骨具有损伤容易而痊愈难的特点，因此损伤早期应固定 4～6 周，为软骨修复提供良好环境。疼痛消失、解除固定后尽量避免做腕关节的旋转活动，并佩戴护腕保护。

腱鞘囊肿

腱鞘囊肿是发生在关节或腱鞘内的囊性肿物，内含有无色透明或微呈白色、淡黄色的浓稠冻状黏液。古称"腕筋结""腕筋瘤""筋聚""筋结"等。任何年龄均可发病，以青壮年和中年多见，女性多于男性。

【病因病机】

本病多为劳损所致。形成囊肿的原因与关节囊、韧带、腱鞘中的结缔组织营养不良，发生退行性变有关。腱鞘囊肿与关节囊或腱鞘密切相连，但并不一定与关节腔或腱鞘的滑膜腔相通。囊壁外层由致密纤维组织构成，内层为光滑之白色膜遮盖，囊腔多为单房，但也有多房者，囊内为无色透明胶冻样黏液。

【诊查要点】

腱鞘囊肿最常见于腕背部，手舟骨及月骨的背侧，拇长伸肌腱及指伸肌腱之间。囊肿生长缓慢，多无自觉疼痛，少数有局部胀痛。局部可见一个半球形隆起，肿物突出皮肤，表面光滑，皮色不变，触之有囊性感，与皮肤不相连，周围境界清楚，基底固定或推之可动，压痛轻微或无压痛。部分患者囊肿经长期的慢性炎症刺激，囊壁肥厚变硬，甚至达到与软骨相似的程度。

腱鞘囊肿还可见于踝关节背部和腘窝部。发生于腘窝部者，伸膝时可见如鸡蛋大的肿物，屈膝时则在深处，不易触摸清楚。

【治疗】

以手法治疗为主，配合针灸、药物，必要时可行手术治疗。

1. 理筋手法　对于发病时间短，囊壁较薄，囊性感明显者，可用按压法压破囊肿。将腕关节掌屈，使囊肿固定和高凸，术者用双手拇指压住囊肿，并加大压力挤压囊肿，使之囊壁破裂。捏破后局部按摩，以便囊内液体充分流出，散于皮下，逐渐减少或消失（图 8-9）。

2. 药物治疗　囊壁已破，囊肿变小，局部仍较肥厚者，可搽擦茴香酒或展筋丹，亦可贴万应膏，并用绷带加

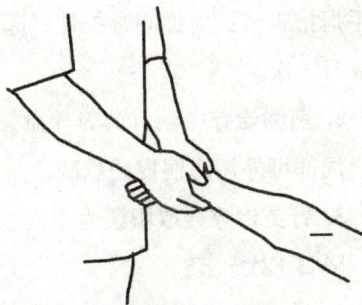

图 8-9　腱鞘囊肿按压法

NOTE

压包扎2~3天，使肿块进一步消散。

3. 针灸治疗 对囊壁厚，囊内容物张力不大，压不破者，可加针刺治疗。患处消毒后，用三棱针垂直刺入囊肿内。起针后在肿块四周加以挤压，可使囊肿内容物挤入皮下，部分胶状黏液可从针孔中挤出，然后用消毒敷料加压包扎，以减少复发。

4. 手术治疗 对于反复发作者，可手术切除。仔细分离并完整切除囊壁，如囊壁与关节相通者，应用细针线，缝合关节囊，再将筋膜下左右两侧组织重叠缝合，术毕加压包扎。

【预防与调护】

囊壁挤破后，在患部放置半弧形压片（如纽扣等），适当加压保持1~2周，以使囊壁间紧密接触，形成粘连，避免复发。患部的活动应掌握适当，避免使用不适当的按摩手法，以免增加滑液渗出，使囊肿增大。

桡骨茎突狭窄性腱鞘炎

桡骨茎突腱鞘为拇长展肌腱和拇短伸肌腱的共同腱鞘。在日常的劳作中，拇指的对掌和伸屈动作较多，使拇指的外展肌和伸肌不断收缩，以致该部位发生无菌性炎症，造成狭窄性腱鞘炎。本病好发于中年人，以女性多见。

【病因病机】

多为慢性积累性损伤所引起。手腕部长期过度劳累可导致本病的发生，如家庭妇女、手工劳动者、文字誊写员等所从事的工作，使拇长展肌及拇短伸肌的肌腱在共同的腱鞘中频繁地来回磨动，日久劳损，即可使腱鞘发生损伤性炎症，造成纤维管的充血、水肿，鞘壁增厚、管腔变窄，肌腱变粗，肌腱在管腔内滑动困难而产生相应的症状。

体弱血虚，血不荣筋者更易发生本病。若局部病变迁延日久，腱鞘纤维化和挛缩，腱鞘腔越变狭窄，使症状更为顽固。

【诊查要点】

本病多见于中年妇女，发病缓慢，腕部桡侧疼痛，提物乏力，尤其不能做提壶倒水等动作。桡骨茎突处有隆起，或可有结节，在桡骨茎突及第1掌骨基底部之间有压痛。部分患者局部有微红、微肿、微热，疼痛可放射至手部。握拳试验（Finkel – Stein征）阳性。

【治疗】

以手法治疗为主，配合针灸、针刀、药物等疗法，必要时行手术治疗松解腱鞘。

1. 理筋手法 患者正坐，术者一手托住患手，另一手于腕部桡侧疼痛处及其周围做上下来回地按摩、揉捏；然后按压手三里、阳溪、合谷等穴，并弹拨肌腱4~5次；再用左手固定患肢前臂，右手握住患手，在轻度拔伸下缓缓旋转及伸屈腕关节；最后用右手拇、食二指捏住患手拇指末节，向远心端拉伸，起舒筋解粘、疏通狭窄的作用，结束前再按摩患处1次。每日或隔日1次。

2. 药物治疗 治宜调养气血、舒筋活络为主，内服可用桂枝汤加当归、何首乌、威灵仙等，局部可外用海桐皮汤熏洗。

3. 针灸治疗 取阳溪为主穴，配合谷、曲池、手三里、列缺、外关等，得气后留针15分钟，隔日1次。

4. 针刀疗法 针刀刀口线和桡动脉平行，在鞘内纵行疏剥，病情严重者，亦可刺穿腱鞘使刀口接触骨面，刀身倾斜，将腱鞘从骨面上剥离铲起，出针，针孔按压至不出血为止。注意勿伤桡动脉和神经支。

5. 手术治疗 以上方法治疗未见效果者，可行腱鞘松解术。在局麻下纵行切开腕背韧带和腱鞘（不缝合），解除对肌腱的卡压，缝合皮肤切口。有时拇长展肌与拇短伸肌腱各有一个腱鞘，此种解剖变异，术中应探查清楚。

【预防与调护】

患者平时做手部动作要缓慢，尽量脱离手腕部过度活动的工作，少用凉水，以减少刺激。疼痛严重时，可用夹板或硬纸板将腕关节固定于桡偏、拇指伸展位 3～4 周，以限制活动，可缓解症状。

腕管综合征

腕管综合征是由于正中神经在腕管中受压，而引起的以手指麻痛乏力为主的症候群。腕管系指腕掌侧的掌横韧带与腕骨所构成的骨－韧带隧道。腕管中有正中神经、拇长屈肌腱和 4 个手指的指深屈肌腱、指浅屈肌腱。正中神经居于浅层，处于肌腱与腕横韧带之间（图 8－10）。本病好发于中年人，以女性多见，常单侧发病。

【病因病机】

腕部的创伤，如桡骨远端骨折、腕骨骨折脱位、腕部扭挫伤、腕部慢性损伤，或腕管内有腱鞘囊肿、脂肪瘤等原因，致腕管容积减少。由于腕管内腔缩小，指屈肌腱和正中神经与腕横韧带来回摩擦，而引起肌腱、肌腱周围组织及滑膜水肿、肿胀、增厚，使管腔内压力增高，压迫正中神经，发生腕管综合征。

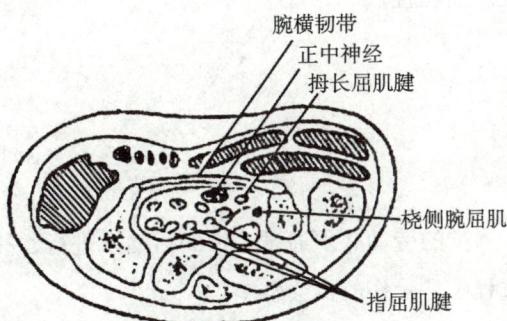

图 8－10 腕管横切面解剖图

【诊查要点】

腕管综合征主要表现为正中神经受压后，引起腕以下正中神经支配区域内的感觉、运动功能障碍。患者桡侧 3 个半手指麻木、刺痛或烧灼样痛、肿胀感。患手握力减弱，拇指外展、对掌无力，握物、端物时偶有突然失手的情况。夜间、晨起或劳累后症状加重，活动或甩手后症状可减轻。寒冷季节患指可有发冷、发绀等改变。病程长者大鱼际萎缩，患指感觉减退，出汗减少，皮肤干燥脱屑。

屈腕压迫试验，即掌屈腕关节的同时压迫正中神经 1 分钟，患指症状明显加重者为阳性。叩击试验，即叩击腕横韧带之正中神经处，患指症状明显加重者为阳性。肌电图检查，可见大鱼际出现神经变性，可协助诊断。

本病应注意与颈椎病、多发性神经炎等疾病相鉴别。颈椎病引起神经根受压时，则麻木区不单在手指，往往前臂也有痛觉减退区，并且运动、腱反射也出现某一神经根受压的变化，同时有颈部的症状和体征。多发性神经炎症状常为双侧性，并不局限在正中神经，桡、尺神经也受累，呈手套状感觉麻木区。

【治疗】

以手法治疗为主，配合练功、药物、针灸治疗，必要时行手术治疗。

1. 理筋手法　先在外关、阳溪、鱼际、合谷、劳宫及痛点等穴位处，施以按压、揉摩手法；然后将患手在轻度拔伸下，缓缓旋转、屈伸腕关节数次；再将术者左手握于患手腕上，右手拇、食指捏住患手拇、食、中、无名指远节，向远心端迅速拔伸，以发生弹响为佳。手法可每日 1 次，局部不宜过重过多施用手法，以减少已增加的腕管内压。

2. 药物治疗　治宜祛风通络，内服大活络丹，外贴宝珍膏或万应膏，并可用八仙逍遥汤或海桐皮汤熏洗。

3. 针灸治疗　取阳溪、外关、合谷、劳宫等穴，得气后留针 15 分钟，每日或隔日 1 次。

4. 练功活动　练习手指、腕关节的屈伸及前臂的旋转活动，防止失用性肌萎缩和粘连。

5. 手术治疗　对于症状严重的患者，经治疗无效时，可考虑手术切开腕横韧带以缓解压迫。

【预防与调护】

对腕部的创伤要及时、正确地处理，尤其是腕部的骨折、脱位，要求对位良好。已发生腕管综合征者，施行理筋手法之后要固定腕部，可用纸壳夹板，也可以将前臂及手腕部悬吊，不宜做热疗，以免加重病情。经保守治疗无效者，应尽快决定手术治疗，防止正中神经长时间严重受压而变性。

第六节　手指筋伤

人类的劳动必须通过手指的活动来进行，故手指筋伤很常见。特别在球类运动、生产劳动等过程中，受伤的机会较多。

指间关节扭挫伤

指间关节扭挫伤多见于青壮年，当手指受到撞击、压轧、过度背伸、掌屈或扭转时，致使指间关节超出正常活动范围而受伤。

【病因病机】

手指在伸直位最易受伤，手指伸直时，指间关节两侧副韧带紧张，无外展、内收活动，此时手指受到骤然猛烈的暴力，可使手指过度伸屈或侧偏，则可发生关节伸屈肌腱、侧副韧带或关节软骨损伤。重者可致韧带断裂、骨折、脱位、半脱位。

【诊查要点】

有明显的外伤史。指间关节扭挫伤可发生于各手指的远、近侧指间关节，以远侧较多见。受伤后，指间关节迅速肿胀、剧烈疼痛，强直于几乎伸直位置，严重者手指不能伸屈，病程往往较长。检查患指关节有明显压痛，做被动侧向活动时疼痛加重。如侧副韧带断裂或关节囊撕裂，则指间关节不稳，有侧向异常活动，并可见手指偏斜畸形。并发脱位时，则畸形更为明显，半脱位则有软骨面塌陷。应摄 X 线片检查以排除关节边缘的撕脱骨折。

【治疗】

可采取手法、药物、固定和练功等方法进行治疗。

1. 理筋手法　术者左手托住患手，右手拇、食指握住患指末节向远端牵引，使关节间隙拉宽，将卷曲的筋膜舒顺，而后将伤处轻揉伸屈、微微旋转，以滑利关节。侧副韧带断裂者，顺韧带的方向轻轻推压，将分离的组织推回原位，使其续接，并轻轻按压片刻以镇定，再在局部做推揉按摩，以局部舒适轻松为度。

2. 药物治疗　初期宜活血祛瘀、消肿止痛，内服七厘散。后期解除固定后，可用海桐皮汤熏洗。

3. 固定治疗　带有撕脱小骨片者，可用铝板、夹板，将患指近侧指间关节尽量屈曲，远侧指间关节过伸位固定4~6周，当骨片愈合时，末节指骨无力背伸的症状即可消失。若伸指肌腱断裂，需行手术缝合。

4. 练功活动　解除固定后即开始锻炼手指屈伸功能，练功前可先做局部的热敷或熏洗，锻炼应循序渐进，以不引起疼痛为限，禁止做被动猛烈的屈伸活动。

【预防与调护】

指间关节扭挫后，往往需要较长的时间才能痊愈，伤后肿痛期应以制动为主，肿痛减轻后再进行活动，不应操之过急。

指伸、指屈肌腱断裂

指伸肌腱抵止于末节指骨的基底部背面，该肌腱在近侧指间关节的背面分成中央束和两侧束，并有骨间肌和蚓状肌的肌腱加入侧束，形成腱帽。指深屈肌腱抵止于末节指骨基底部之掌侧面，指浅屈肌腱抵止于中节指骨干的掌侧面。

【病因病机】

锐器切割伤或手指在伸直位时突然受到暴力冲击指端，指伸、屈肌腱强烈收缩，可造成指伸、屈肌腱的断裂。在正常情况下，手指充分伸屈时，肌腱滑动的范围较小，随着不同区域的肌腱断裂，其临床表现也不尽相同。指伸肌腱断裂时，常将其止点所附着的骨骼撕脱。指屈肌腱断裂后，其肌腱回缩是非常明显的。

【诊查要点】

有明显的外伤史。指伸肌腱在掌指关节近侧断裂时，掌指关节不能伸直，而指间关节因蚓状肌及骨间肌牵拉仍可伸直；指伸肌腱的中央束断裂，则近侧指间关节不能伸直，而远侧指间关节反被侧腱束拉成过伸畸形；指伸肌腱在远侧指间关节平面断裂时，末节手指下垂屈曲畸形，不能主动伸直，临床上又称之为"锤状指"。指伸肌腱断裂时，常将其止点所附着的骨骼撕脱，X线摄片常可见末节指骨基底部之背侧有小骨片被撕脱。

指深屈肌腱断裂时，指深屈肌试验阳性，固定患指中节，远侧指间关节不能屈曲（图8-11）；指浅屈肌腱断裂时，指浅屈肌试验阳性，固定除患指外的其他3个手指于伸直位，患指近侧指间关节不能屈曲（图8-12）；指浅、深屈肌腱均断裂时，上述两种方法检查手指关节均不能屈曲。

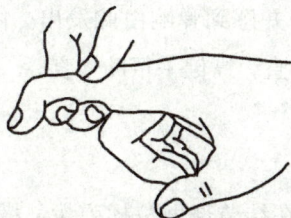

图8-11　指深屈肌腱检查法　　　　　图8-12　指浅屈肌腱检查法

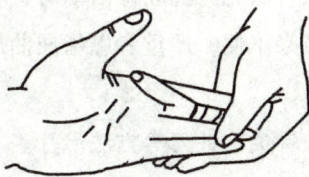

手指正侧位 X 线摄片可排除指骨骨折、指间关节脱位。

【治疗】

可采取手术、固定、药物、练功等方法治疗。

1. 手术治疗　新鲜的手指肌腱完全断裂时，应力争进行一期手术缝合。晚期由于肌腱断端的粘连及断端的回缩等，会给手术增加困难。

2. 固定方法　对闭合性手指远节伸肌腱全断者，术后可用铝板条或指骨夹板，将患指近侧指骨间关节尽量屈曲，远侧指骨间关节过伸位固定 4～6 周（带有撕脱小骨片者，固定方法相同）。指浅、深屈肌腱全断者，术后患指固定于屈曲位 4～6 周。对于手指肌腱部分断裂者，可按上述方法做适当固定。

3. 练功活动　解除固定后开始练习手指的伸屈活动，1 周后逐渐加大活动量。

4. 药物治疗　初期宜活血祛瘀、消肿止痛，内服七厘散。后期因指节损伤，气血运行不畅，或气血凝滞，内服麻桂温经汤，局部后期用海桐皮汤熏洗。

【预防与调护】

指伸、屈肌腱断裂无论手术与否，都应将患手或患指固定，固定的体位很重要，其关系到断裂的肌腱两端能否相互贴近。固定的时间也很重要，原则上应达 4～6 周以上，以保证两断端之间充分黏合。肌腱断裂后，手指的功能恢复时间比较长，易引起指间关节僵硬，解除外固定后应积极、主动进行活动，尽早恢复功能。

指屈肌腱腱鞘炎

指屈肌腱腱鞘炎又称"弹响指""扳机指"。好发于拇指，亦有单发于食指和中指，少数患者为多个手指同时发病。

【病因病机】

指屈肌腱腱鞘是掌骨颈和掌指关节掌侧的浅沟与鞘状韧带组成的骨性纤维管，拇屈长肌腱和指深、浅屈肌腱分别从各相应的管内通过，进入拇指和各个手指。当局部劳作过度，积劳伤筋，或受寒凉，气血凝滞，气血不能濡养经筋则发病。病变多发生在掌骨头、颈相对应的指屈肌腱纤维鞘起始处。手指频繁的伸屈活动，使屈肌腱与骨性纤维管反复摩擦、挤压；长期用力握持硬物，使骨性纤维管受硬物与掌骨头的挤压，致骨性纤维管发生局部充血、水肿，继之纤维管变性，使管腔狭窄，指屈肌腱在狭窄的管腔内受压而变细，两端膨大呈葫芦状。屈指时，膨大的肌腱部分通过腱鞘狭口受到阻碍，使屈伸活动受限，勉强用力伸屈患指或被动伸屈时，便出现扳机样的弹跳动作，并伴有弹响声（图 8-13）。

【诊查要点】

初起为患指不能伸屈，用力伸屈时疼痛，并出现弹跳动作，以晨起、劳动后和用凉水后症状较重，活动或热敷后症状减轻。在掌骨头的掌侧面明显压痛，并可触到米粒大的结节。压住此结节，再嘱患者做充分的屈伸活动时，有明显疼痛，并感到弹响由此发出。由于伸屈受限，给工作和生活带来不便，严重者患指屈曲后不能自行伸直，需健手帮助伸直。

【治疗】

采用手法、针灸、针刀等方法治疗。

1. 理筋手法　术者左手托住患侧手腕，右手拇指在结节部做按揉弹拨、横向推动、纵向

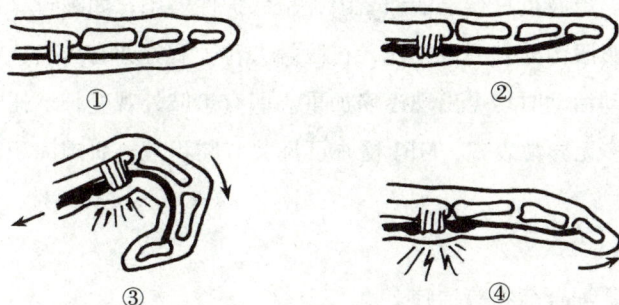

图 8 - 13 弹响指示意图
①正常肌腱和腱鞘；②发病后腱鞘肿胀，肌腱也呈葫芦形肿大；
③手指主动屈曲时，远侧膨大挤过窄的韧带 - 骨隧道，发生弹响；
④手指由屈曲而伸直时也同样发生弹响

拨筋等动作，最后握住患指末节向远端迅速拉开，如有弹响声则效果较好。每日或隔日做
1 次。

2. 针灸治疗 取结节部及周围痛点针刺，隔日 1 次。

3. 封闭疗法 用曲安奈德 20mg 或醋酸泼尼松龙 12.5 ～ 25mg 加 1% 普鲁卡因 2mL 行局部鞘
管内注射，每周 1 次，2 ～ 3 次为 1 个疗程。药物准确注入腱鞘内，疗效多可满意。

4. 针刀疗法 局麻后，用针刀或腱鞘松解刀平行于肌腱方向刺入结节部，沿肌腱走行方
向做上下挑割，不要向两侧偏斜，否则可损伤肌腱、神经和血管。如弹响已消失，手指活动恢
复正常，则表示已切开腱鞘。若创口小者可不缝合，以无菌纱布加压包扎即可。

【预防与调护】

患者平时做手部动作要缓慢，避免劳累，少用凉水，以减少局部刺激。对发病时间短、疼
痛严重的病人更要充分休息，有助于损伤筋腱的恢复。施用理筋手法要适当，对晚期硬结明显
者尽量不用，以免适得其反，可采用封闭或针刀治疗。

第七节 髋部筋伤

髋关节为杵臼关节，活动范围大，能做屈伸、内收、外展、内旋、外旋和环转等多个方向
的活动。因髋关节周围的肌肉和韧带比较坚实稳固，故筋伤的发生并不常见。

髋部扭挫伤

髋部扭挫伤是指髋关节超范围活动或姿势不正所受到的扭挫损伤。髋部周围的肌肉、韧带
和关节囊因受到异常牵拉而发生撕裂、出血、肿胀等现象，并出现一系列症状。

【病因病机】

间接暴力的扭伤多见，直接暴力的挫伤少见。青壮年多因摔跤或高处坠下时，使髋关节突
然在过度屈曲、伸直、内收或外展等姿势下扭挫，其肌肉、韧带和关节囊发生伸长、部分撕
裂、断裂，或有嵌顿现象。

【诊查要点】

多有明确的外伤史或过度运动史。损伤后患侧髋部疼痛、肿胀、功能障碍。活动时加重，

休息静止时疼痛减轻。患肢负重行走活动受限，呈保护性姿态，如跛行、拖拉步态、骨盆倾斜等。检查可发现患侧腹股沟处有明显压痛，在股骨大转子后方亦有压痛，臀部某个区域肌肉压痛，髋关节各方向被动活动时均可出现疼痛加重。偶有患肢外观变长。托马斯（Thomas）征可出现阳性。X 线检查多无异常表现，MRI 检查可见关节腔积液、肌肉间积液或肌肉、韧带、关节囊不连续信号。

【治疗】

以手法治疗为主，配合药物等治疗。

1. 理筋手法　患者俯卧位，术者在髋部痛点做按压揉摩；然后改仰卧位，在髋部痛处做按摩揉拿等理筋活络手法；最后用一手固定骨盆，一手握膝在屈膝屈髋下边摇转边下压，并外展外旋伸直下肢数次，可使嵌顿的圆韧带或关节囊松解，消除因疼痛导致的肌肉痉挛，恢复髋关节活动度。

2. 药物治疗　初期治宜活血祛瘀、消肿止痛、舒筋通络，内服桃红四物汤、舒筋丸，局部外贴消肿止痛膏。后期可选用海桐皮汤外洗、热敷、熏蒸，以促进血液流通，解除肌肉挛缩。

【预防与调护】

不需严格的固定，但应限制患肢活动或负重，并注意保暖，避风寒侵袭。

髋关节暂时性滑膜炎

髋关节暂时性滑膜炎是一种非特异性炎症所引起的短暂的以急性髋关节疼痛、肿胀、跛行为主要特征的病症。临床病名称谓很多，如一过性滑膜炎、单纯性滑膜炎、急性一过性滑膜炎、小儿髋关节扭伤、小儿髋关节半脱位、髋掉环等。本病多见于 10 岁以下儿童。

【病因病机】

多数患儿发病前有髋部的过度运动、劳累或感受风寒湿邪史，如跳皮筋、跳跃、奔跑、劈叉、体操等运动损伤。

儿童股骨头尚未发育成熟，髋关节活动度比较大，关节囊比较松弛，当髋关节受到外展牵拉时，股骨头从髋臼内被拉出一部分。由于关节腔内负压的作用，可将髋关节内侧松弛的关节滑膜吸入关节腔内。当股骨头恢复原来位置时，由于部分滑膜嵌顿于关节腔内，使关节不能完全复原；此外，关节内脂肪、关节内韧带也可能被挤压或反折在髋臼与股骨头之间，影响股骨头恢复到原来位置，因而引起髋关节短暂的急性肿痛及渗液的滑膜炎症。为了减轻嵌顿滑膜或脂肪、韧带所受的压迫，骨盆出现代偿性倾斜，使伤肢呈假性变长，患儿不敢放开脚步行走。

中医学认为是正气受损，卫外不固，风寒湿毒乘虚而入，致使关节脉络不通，气血运行受阻而致。

【诊查要点】

多数起病急骤，起病前患儿多有蹦、跳、滑、跌等外伤史。髋关节疼痛、肿胀，跛行，可伴有同侧大腿内侧及膝关节疼痛。髋关节囊前方及后方均可有压痛，髋关节处于屈曲、内收、内旋位，被动内旋、外展及伸直活动受限，且疼痛加剧，并有不同程度的股内收肌群痉挛。可见骨盆倾斜，两下肢不等长，患肢比健肢长 0.5～2cm。个别病例发热，持续数天，重者类似急性关节感染。

X 线摄片检查，可有髋关节间隙增宽表现，无骨质破坏。MRI 检查，可见关节腔积液、关节囊增厚等信号。髋关节穿刺检查，穿刺液透明，细菌培养阴性。关节囊滑膜组织检查为非特异性炎症变化。实验室检查，白细胞总数可增高，血沉略快。多数病例白细胞计数和血沉均正常，结核菌素试验阴性，抗链球菌溶血素"O"在正常范围以内。

【鉴别诊断】

本病应与髋关节滑膜结核、髋化脓性关节炎、风湿性关节炎、股骨头骨骺炎等疾病相鉴别。

1. 髋关节滑膜结核 有明显的结核中毒症状，初起症状为髋痛，患髋活动受限，跛行，髋关节屈曲挛缩畸形。X 线片可见关节囊肿胀，关节间隙稍宽，晚期可发展为全关节结核，骨质破坏明显。

2. 髋化脓性关节炎 起病急、高热、寒战，白细胞总数及中性粒细胞升高，血沉加快，重者可出现败血症表现。髋部疼痛、活动受限，患肢短缩屈曲畸形，关节穿刺可抽出脓性液体，细菌培养可见化脓菌生长。

3. 风湿性关节炎 多表现为多发性、游走性关节痛，伴有高热，关节症状较重。血沉加快，抗链球菌溶血素"O"升高。

4. 股骨头骨骺炎（Perthes 病） 患儿髋关节活动轻、中度受限，X 线片显示股骨头骨骺密度增高或碎裂，股骨颈变短、变宽。

【治疗】

以手法治疗为主，配合牵引和外敷药物等治疗。

1. 理筋手法 患儿仰卧位，术者立于患侧，先用拇指轻柔弹拨患髋股内收肌群，以缓解肌肉痉挛；而后一手虎口压在腹股沟处，另一手握住小腿下端，将下肢拔直环绕摇晃髋关节；将患侧踝部夹在腋下，在拔伸牵引下，将伤侧髋关节尽量屈曲，使膝靠近胸部，足跟接近臀部；令患肢屈髋、内收、内旋，同时缓缓将伤肢伸直；若患肢变短者，则做屈髋、外展、外旋手法。检查双下肢等长，骨盆不倾斜，症状即可消失。若仍有残留症状，可再施手法 1 次。一般患者经手法治疗后 1 次可愈。

2. 牵引治疗 患肢行持续皮牵引，可缓解肌肉痉挛，防止关节挛缩，减轻疼痛。

3. 药物治疗 一般不必服药，可在腹股沟部外用活血消肿止痛中药外敷。

4. 物理疗法 使用 PPT、超短波、频谱等治疗，可加速渗出液吸收，缩短疗程。

【预防与调护】

小儿应避免下肢过度的外展、外旋或内收、内旋活动。若患儿较小，回家时可抱，不可背。治疗期间应卧床休息 2~3 日，避免负重和限制活动，局部可适当热敷，以利滑膜炎症的消退。

第八节　膝部筋伤

膝关节是全身最大、最复杂的关节，为屈戌关节。其骨性结构由两个弧形的股骨内、外侧髁和一个比较平坦的胫骨平台，以及前方的髌骨所构成。关节的稳定性由骨、韧带、半月板和肌肉来维持。

膝关节侧方有内、外侧副韧带，膝关节之中有前、后交叉韧带，膝关节间隙有内、外侧半月板，膝关节前方有股四头肌，膝关节后方有腘绳肌等，膝关节周围有较多的肌腱和滑液囊，膝关节腔为人体最大的滑膜腔。这些组织结构对维持膝关节的稳定、维护膝关节的伸屈活动起着重要作用，所以古代有"膝为筋之府"之称。膝关节浅在，活动量大，摩擦劳损及创伤机会多，故膝部筋伤临床上较为常见。

膝关节侧副韧带损伤

膝关节的内、外侧各有坚强的副韧带所附着，是维持膝关节稳定的主要支柱。内侧副韧带起于股骨内髁结节，下止于胫骨内髁的内侧面，呈三角形（前纵部、后上斜部、后下斜部），分深浅两层，其深部纤维与关节囊及内侧半月板相连，内侧副韧带具有限制膝关节外翻和外旋的作用。外侧副韧带起于股骨外髁结节，下止于腓骨小头，为束状纤维束，外侧副韧带具有限制膝关节内翻的作用。

【病因病机】

膝关节在完全伸直和完全屈曲位时，内侧副韧带紧张，膝关节稳定而无侧向及旋转活动。膝关节处于半屈曲位时，内侧副韧带松弛，关节不稳，有轻度的侧向活动，易受损伤。而外侧副韧带则在膝关节完全伸直位时最紧张，膝关节完全屈曲时最为松弛。

当膝外侧受到暴力打击或重物压迫，迫使膝关节过度外翻、外旋时，可使膝内侧间隙拉宽，内侧副韧带发生拉伤、撕裂或断裂等损伤。反之，膝内侧受到暴力打击或重物压迫，迫使膝关节过度内翻时，可使膝外侧间隙拉宽，外侧副韧带发生拉伤、撕裂或断裂等损伤。

由于膝关节有生理性外翻角，且膝外侧易受到暴力的打击或重物的压迫，因此临床上内侧副韧带损伤多见。若为强大的旋转暴力，内侧副韧带完全断裂的同时易合并内侧半月板和前交叉韧带的损伤，称之为膝关节损伤三联症。严重损伤时，还可伴有关节囊撕裂和撕脱骨折。

【诊查要点】

有明确的外伤史。膝关节肿胀、疼痛、皮下瘀斑，局部压痛明显，膝关节伸屈功能障碍。内侧副韧带损伤时，膝关节呈半屈曲位，主动、被动活动均不能伸直或屈曲。内侧副韧带损伤，压痛点可在股骨内上髁、关节间隙处或胫骨内侧髁；外侧副韧带损伤，压痛点在腓骨头或股骨外上髁。膝关节侧方挤压试验阳性。

侧方挤压试验（膝关节分离试验）有重要的临床意义。内侧副韧带部分撕裂时，在膝伸直位小腿做膝内侧分离试验时，膝关节无明显的外翻活动，但膝内侧疼痛加剧；完全断裂者，可有异常的外翻活动并能在韧带伤处摸到失去联系的裂隙。反之，外侧副韧带部分撕裂时，在膝伸直位小腿做膝外侧分离试验时，膝关节无明显的内翻活动，但膝外侧疼痛加剧；完全断裂者，可有异常的内翻活动。

若合并半月板或交叉韧带损伤或关节囊撕裂者，可有关节内血肿。

X线检查：在内、外翻应力下摄片，可发现侧副韧带损伤侧关节间隙增宽，有助于诊断，并可发现有无骨折。MRI检查：是目前韧带损伤类疾病最为可靠的影像学检查手段之一，韧带损伤部位显示信号异常。

【治疗】

以手法治疗为主，配合药物、固定和练功等治疗，侧副韧带完全断裂者采用手术治疗。

1. 理筋手法　侧副韧带部分撕裂者，初诊时先在膝关节侧方痛点部位及其上下施以指揉法、摩法、擦法，再沿侧副韧带走行方向施以顺筋手法，最后扶膝握踝，予以伸屈 1 次膝关节，以恢复轻微之错位，并可以舒顺卷曲的筋膜。这种手法不宜多做，否则有可能加重损伤。在后期可做局部按摩，运用手法可以解除粘连，恢复关节功能。

2. 药物治疗　初期宜活血消肿、祛瘀止痛为主，内服桃红四物汤加减，外敷消瘀止痛膏。后期治以温经活血、壮筋活络为主，内服小活络丹，局部用四肢损伤洗方或海桐皮汤熏洗。

3. 固定方法　侧副韧带有部分断裂者，可用石膏托或超膝关节夹板固定于膝关节功能位 3～4 周。

4. 练功活动　外固定后做股四头肌舒缩活动，解除固定后练习膝关节的伸屈活动。

5. 物理疗法　可采用超短波、磁疗、蜡疗、光疗、热疗等，以减轻疼痛，促进恢复。

6. 手术治疗　侧副韧带完全断裂者，应尽早进行手术修补，术后屈膝 45°位石膏外固定，3～4 周后解除固定，逐渐进行膝关节功能锻炼及康复治疗。

【预防与调护】

避免下肢过度或持久的外展，患膝关节应限制内、外翻动作。

膝关节半月板损伤

半月板是位于股骨髁与胫骨平台之间的半月状纤维软骨盘，切面呈三角形，仅表面覆以薄层纤维软骨，其内部为混有大量弹性纤维的致密胶原纤维，比较脆弱。半月板分为内侧半月板和外侧半月板，分别位于膝关节的内、外侧间隙内。

内侧半月板较大，弯如新月形，前后角间距较远，呈"C"形。前角附着于胫骨髁间隆起的前方，在前交叉韧带附着点之前；后角附着于胫骨髁间隆起和后交叉韧带附着点之间。其后半部分与内侧副韧带相连，故后半部固定，扭转外力易造成交界处损伤。

外侧半月板稍小，前后角间距较近，近似"O"形。前角附着于胫骨髁间隆起的前方，在前交叉韧带附着的后方；后角附着于胫骨髁间隆起的后方。外侧半月板不与外侧副韧带相连，因而外侧半月板活动度比内侧大。外侧半月板常有先天性盘状畸形，称先天性盘状半月板。正常膝关节有轻度外翻，胫骨外侧髁负重较大，故外侧半月板承受压力也较大，易受损伤。

半月板周边较厚而中央部较薄，加深了胫骨髁的凹度，以适应股骨髁的凸度，因此半月板具有缓冲震荡和稳定关节的功能。

【病因病机】

半月板损伤多见于球类运动员、矿工、搬运工等。引起半月板破裂的外力因素有撕裂性外力和研磨性外力两种。

撕裂性外力发生在膝关节半屈曲状态下做旋转动作时，膝关节处于半屈曲位，半月板向后方移位，此时做内外翻或向内外扭转时，半月板紧贴股骨髁部随之活动，而下面与胫骨平台之间形成旋转摩擦剪力最大，当旋转碾挫力超过了半月板所能承受的拉力时，就会发生半月板的撕裂损伤。在膝半屈曲外展位，股骨髁骤然内旋牵拉，可致内侧半月板破裂；若膝为半屈曲内收位，股骨髁骤然外旋伸直，可致外侧半月板破裂。

研磨性外力多发生在外侧半月板，因外侧半月板负重较大（或先天性盘状半月板），长期蹲、跪工作的人，由于半月板长期受关节面的研磨挤压，可加快半月板的退变，发生外侧半月

NOTE

板慢性撕裂性损伤，常见为分层破裂（水平撕裂）。

半月板损伤有边缘撕裂、前角撕裂、后角撕裂、水平撕裂、纵形撕裂（桶柄式撕裂，此型易套住股骨髁发生"交锁"）、横形撕裂（多在中偏前，不易发生交锁）等类型。由于半月板属纤维软骨组织，无血液循环，仅靠关节滑液获得营养，故损伤后修复能力极差，除了边缘损伤部分可获愈合外，一般不易愈合。

【诊查要点】

多有膝关节扭伤史。伤后膝关节立即发生剧烈的疼痛、关节肿胀、伸屈功能障碍，急性期由于剧痛，难以做详细的检查，故早期确诊比较困难。

慢性期或无明显外伤史的患者，病程漫长，持续不愈，主要症状是膝关节活动痛，以行走和上下坡时明显，部分患者可出现跛行。伸屈膝关节时，膝部有弹响，或出现"交锁征"，即在行走的情况下突发剧痛，膝关节不能伸屈，状如交锁，将患膝稍作晃动，或按摩2~3分钟，即可缓解并恢复行走。检查时见患膝不肿或稍肿，股四头肌较健侧萎缩，尤以内侧头明显。膝关节不能伸直和屈曲，关节间隙处压痛。回旋挤压试验（McMurray征）、挤压研磨试验（Apley征）阳性。必要时做膝关节镜检查和MRI检查可明确诊断。

【治疗】

以手法治疗为主，配合药物、固定和练功治疗，必要时手术治疗。

1. 理筋手法　急性损伤期，可作1次被动的伸屈活动，嘱患者仰卧，放松患肢，术者左拇指按摩痛点，右手握踝部，徐徐屈曲膝关节并内外旋转小腿，然后伸直患膝，可使局部疼痛减轻；慢性损伤期，每日或隔日作1次局部推拿，先用拇指按压关节边缘的痛点，然后在痛点周围做推揉拿捏，促进局部气血流通，使疼痛减轻。

2. 药物治疗　初期治宜活血化瘀、消肿止痛，内服桃红四物汤加牛膝、防风，或舒筋活血汤，外敷消瘀止痛药膏等。后期治宜温经通络止痛，内服健步虎潜丸或补肾壮筋汤、大活络丸等，外用四肢损伤洗方或海桐皮汤熏洗患处。

3. 固定方法　急性损伤期膝关节功能位固定3周，以限制膝部活动，并禁止下床负重。

4. 练功活动　肿痛稍减后，应进行股四头肌舒缩锻炼，以防止肌肉萎缩。解除固定后，除加强股四头肌锻炼外，还可练习膝关节的伸屈活动和步行锻炼。

5. 手术治疗　因半月板之边缘部血运较好，所以损伤在边缘部分者，通过上述治疗，多能获得治愈。对于其他类型的半月板损伤，如迁延不见好转者，可考虑手术治疗，以防止继发创伤性关节炎。可采用膝关节镜手术治疗。

【预防与调护】

一旦出现半月板损伤，应减少患肢运动，避免膝关节骤然的扭转、伸屈动作。若施行手术治疗，术后1周开始股四头肌舒缩锻炼，术后2~3周如无关节积液，可下地步行锻炼。若出现积液则应立即停止下地活动，配合理疗及中药治疗等。

膝关节交叉韧带损伤

交叉韧带位于膝关节之中，作为膝关节的稳定结构及旋转运动轴，除限制胫骨与股骨的前后运动外，还协助胫骨在股骨上的内、外旋。交叉韧带有前后两条，交叉如十字，又名十字韧带。前交叉韧带起于股骨髁间窝的外后部，向前内止于胫骨髁间隆突的前部，以限制胫骨向前移位；后交叉韧带起于股骨髁间窝的内前部，向后外止于胫骨髁间隆突的后部，以限制胫骨向后移位。因此交叉韧带对稳定活动中的膝关节作用尤为重要。

【病因病机】

膝交叉韧带位置较深，非严重的暴力不易引起交叉韧带的损伤或断裂，多因膝关节受到打击的暴力引起。一般单纯的膝交叉韧带损伤少见，多伴有膝关节脱位、半月板损伤、侧副韧带断裂等损伤。

当暴力撞击小腿上端的后方时，可使胫骨向前移位，造成前交叉韧带损伤，有时伴有胫骨隆突撕脱骨折、内侧副韧带和内侧半月板损伤；当暴力撞击小腿上端的前方时，使胫骨向后移位，造成后交叉韧带损伤，可伴有膝后关节囊破裂、胫骨隆突撕脱骨折、外侧半月板损伤。

【诊查要点】

有明显的外伤史，交叉韧带的损伤常是复合损伤的一部分。受伤时自觉关节内有撕裂感，剧烈疼痛并迅速肿胀，关节内有积血，关节松弛、失去原有的稳定性，一般膝关节呈半屈曲状态，功能活动障碍，浮髌试验、抽屉试验阳性。浮髌试验可判断关节内出血情况；抽屉试验是诊断交叉韧带损伤的重要方法之一，检查前应先抽出关节内积血或积液。

X线摄片检查有时可见胫骨隆突撕脱骨片或膝关节脱位。膝关节造影及关节镜检查可协助诊断。MRI检查，是诊断交叉韧带损伤的重要手段之一。

【治疗】

可采用手法、药物、固定和练功治疗，必要时行手术治疗。

1. 理筋手法 适用于损伤后期，以膝部和股四头肌部做按摩推拿手法，并帮助膝关节做屈伸锻炼，改善膝关节屈伸功能活动度。

2. 药物治疗 初期宜活血祛瘀、消肿止痛，内服桃红四物汤、舒筋活血汤；后期治宜补养肝肾、舒筋活络，内服补筋丸，肌力不足者可服用健步虎潜丸、补肾壮筋汤。局部外敷消瘀止痛膏或宝珍膏。

3. 固定方法 没有完全断裂的交叉韧带损伤，抽尽血肿后将患膝固定于屈膝20°～30°位6周，使韧带处于松弛状态，以便修复重建。

4. 练功活动 膝关节制动期间进行股四头肌舒缩锻炼，防止肌肉萎缩。解除固定后，可练习膝关节屈曲，并逐步练习扶拐行走。

5. 手术治疗 对于交叉韧带完全断裂或伴有半月板、侧副韧带损伤者，须选择手术治疗，以确保膝关节稳定装置的修复。可采用膝关节镜手术治疗。

【预防与调护】

伤后膝关节不稳时，可佩戴护膝保护，以增加膝关节的稳定性。

膝关节创伤性滑膜炎

膝关节创伤性滑膜炎是指膝关节损伤后引起的滑膜水肿、渗出和关节腔积液，以关节疼痛和积血、积液为主要表现的疾病。膝关节的关节囊滑膜层是构成关节内腔的主要结构之一，膝关节的关节腔除了股骨下端内外侧髁、胫骨平台及髌骨的关节软骨面之外，其余大部分为关节囊滑膜所遮盖。滑膜富有血管，血运丰富。滑膜细胞分泌滑液，保持关节软骨面的滑润，并能吸收营养，排除代谢产物，增加关节活动的范围。一旦滑膜病变，如不及时、有效地处理，滑

NOTE

膜则发生功能障碍，影响关节活动而成为慢性滑膜炎，关节软骨受损，逐渐变成骨关节炎。

【病因病机】

膝关节创伤性滑膜炎，临床上分急性创伤性炎症和慢性劳损性炎症两种。

急性创伤性炎症，多发生于爱好运动的青年人，以出血为主。由于暴力打击、扭伤、关节附近骨折或手术创伤等，使滑膜受伤充血，产生大量积液，滑膜损伤破裂则大量血液渗出，其中含有血浆、白细胞、吞噬细胞等。积液、渗血可增加关节内压力，阻碍淋巴系统的循环。由于关节内酸性代谢产物的堆积，可使碱性关节液变成酸性。如不及时清除积液或积血，则关节滑膜在长期慢性刺激和炎性反应下逐渐增厚、纤维化，并引起关节粘连，影响关节功能活动。

慢性劳损性炎症，以渗出为主。一般由急性创伤性滑膜炎失治转化而成，或其他慢性劳损所引起。慢性劳损多发于中老年人、身体肥胖者或过用膝关节负重的人。慢性损伤导致滑膜产生炎症渗出、关节积液。属中医的"痹证"范围，多由风寒湿三气杂合而成，一般挟湿者为多。或肥胖之人，湿气下注于关节而发病。

【诊查要点】

1. 急性滑膜炎 有膝关节受到打击、碰撞、扭伤等明显的外伤史。膝关节伤后肿胀、疼痛，一般呈膨胀性胀痛或隐痛，尤以伸直及完全屈曲时胀痛难忍。膝关节活动不利，跛行。压痛点不定，可在原发损伤处有压痛。肤温可增高，按之有波动感，浮髌试验阳性，关节穿刺可抽出血性液体。急性滑膜炎常是膝关节其他损伤的并发症，应仔细检查，需与骨折、脱位、韧带及半月板损伤相鉴别。

2. 慢性滑膜炎 有劳损或关节疼痛的病史。膝关节肿胀、胀满不适、下蹲困难，或上下楼梯疼痛，劳累后加重，休息后减轻，肤温正常，浮髌试验阳性。病程久则股四头肌萎缩，滑膜囊壁增厚，摸之可有韧厚感，关节不稳，活动受限。关节穿刺可抽出淡黄色清亮的渗出液，表面无脂肪滴。X线片示膝关节结构无明显异常，可见关节肿胀，有的患者可见骨质增生。

【治疗】

可采用手法、药物、固定、练功及抽吸积液等方法治疗。

1. 理筋手法 急性损伤时，应将膝关节伸屈1次。先伸直膝关节，然后充分屈曲，再自然伸直，可使局限的血肿消散，减轻疼痛。肿胀消退后手法以活血化瘀、消肿止痛、预防粘连为主，患者仰卧位，术者先点按髀关、伏兔、双膝眼、足三里、阴陵泉、三阴交、解溪等穴；然后将患者髋、膝关节屈曲90°，术者一手扶膝部，另一手握踝上，在牵引下摇晃膝关节6~7次；再将膝关节充分屈曲，然后将其伸直；最后，在膝部周围施以滚法、揉捻法、散法、抚顺法等。动作要轻柔，以防再次损伤滑膜组织。

2. 药物治疗 急性期滑膜损伤，瘀血积滞，治宜散瘀生新为主，内服桃红四物汤加三七粉3g，外敷消瘀止痛膏等。慢性期水湿稽留，肌筋弛弱，治宜祛风燥湿、强壮肌筋，内服羌活胜湿汤加减或健步虎潜丸。若寒邪较盛，治宜散寒、祛风、除湿，内服乌头汤；若风邪偏盛，治宜祛风除湿，内服蠲痹汤。可外贴万应膏或用熨风散热敷，或用海桐皮汤熏洗患处。

3. 固定方法 急性期应将膝关节固定于伸直位制动2周，卧床休息，抬高患肢，并禁止负重，以减轻症状。但不能长期固定，以免肌肉萎缩。

4. 练功活动 膝关节制动期间进行股四头肌舒缩锻炼，防止肌肉萎缩。后期加强膝关节的伸屈锻炼。

5. 抽吸积液 对膝关节积血、积液较多者，可穿刺抽液。抽尽关节内的积血、积液后，用弹性绷带加压包扎，以促进消肿和炎症的吸收，防止纤维化和关节粘连。

【预防与调护】

急性期应卧床休息，及时、正确地治疗，以免转变为慢性滑膜炎。慢性期，关节内积液较多者，亦应卧床休息，减少关节活动，以利于炎症的吸收、肿胀的消退。平时要注意膝关节的保暖，勿受风寒，勿劳累。

髌骨软骨软化症

髌骨软骨软化症，又称髌骨软骨病、髌骨劳损，是股髌关节软骨由于损伤而引起的退行性病变。目前也有将该病称为股髌关节炎。髌骨的后侧面大部分由软骨覆盖，表面光滑，呈"V"形，与股骨髁间切迹关节面相对应，形成股髌关节。本病好发于活动强度大的运动员及中年女性。

【病因病机】

髌骨软骨软化症好发于膝部活动较多的人员，如田径、登山运动员及舞蹈演员等。反复扭伤、积累劳损，高位、低位髌骨，膝内、外翻畸形或长期感受风寒湿邪等均是本病的致病因素。

当膝关节伸直时，股四头肌松弛，髌骨下部与股骨髁间窝轻轻接触；当膝关节屈曲至90°时，髌骨上部与髁间窝接触；当膝关节完全屈曲时，整个髌骨关节面紧贴股骨髁间窝。膝关节在长期过度伸屈活动中，股髌之间经常摩擦、互相撞击，致使软骨面被磨损，产生退行性变，软骨表面无光泽、粗糙、软化、纤维化、弹性减退、碎裂和剥脱。髌骨软骨损伤面积可逐渐扩大，股骨髁的髌面亦发生同样的病变，同时还可以累及关节滑膜、脂肪垫及髌韧带而产生充血、渗出和肥厚等变化。

【诊查要点】

有膝部劳损或扭伤史。起病缓慢，最初感膝部隐痛或酸痛、乏力，继则疼痛加重，以髌后疼痛为著，劳累后加剧，上下楼梯困难，休息后减轻或消失。检查膝部无明显肿胀，髌骨压痛，髌周挤压痛，活动髌骨时有粗糙的摩擦音，关节内有时可有积液，股四头肌有轻度的萎缩。髌骨研磨试验阳性（患膝伸直，检查者用手掌将髌骨推向股骨髁并做研磨动作，有粗糙摩擦感且疼痛加剧），挺髌试验阳性（患膝伸直，检查者用拇、食二指将髌骨向远端下方推压，嘱患者用力收缩股四头肌，引起髌骨部剧烈疼痛），下蹲试验阳性（健足提起，患膝逐渐下蹲，患膝产生剧烈疼痛）。

X线摄片检查，早期无明显改变，中、后期的侧位及切线位片可见到髌骨边缘骨质增生，髌骨关节面粗糙不平、软骨下骨硬化、囊样变，股髌关节间隙变窄等改变。

【治疗】

可采用手法、药物、固定和练功等方法治疗。

1. 理筋手法 患者仰卧，患肢伸直，股四头肌放松。术者用手掌轻轻按压髌骨体做研磨动作，以不痛为度，每次5～10分钟；然后用拇、食指扣住髌骨的两侧，做上下捋顺动作，以松解髌骨周围组织，减轻股髌之间的压力和刺激；再于膝关节周围施以按法、揉捻法、捋顺法、散法等舒筋手法。

NOTE

2. 药物治疗　治宜补肝肾、温经通络止痛，可选用健步虎潜丸或补肾壮筋汤，外用海桐皮汤熏洗膝部。

3. 固定方法　疼痛较重时可将膝关节固定于伸直位制动，卧床休息，以减轻症状。

4. 练功活动　加强股四头肌舒缩锻炼和髌周的自我按揉活动。

【预防与调护】

平时要减少膝关节剧烈的反复伸屈活动动作。症状明显时要减轻劳动强度或减少运动量，膝关节伸屈动作宜缓慢，尤其要避免半蹲位。注意膝部的保暖，勿受风寒，勿劳累。

第九节　踝部筋伤

踝关节扭挫伤

踝关节周围主要的韧带有内侧副韧带、外侧副韧带和下胫腓韧带。内侧副韧带又称三角韧带，起于内踝，向下呈扇形止于足舟骨、距骨内侧和跟骨的载距突，内侧副韧带相对坚强，不易损伤；外侧副韧带起自外踝，包括止于距骨前外侧的腓距前韧带、止于跟骨外侧的腓跟韧带、止于距骨后外侧的腓距后韧带，外侧副韧带相对薄弱，容易损伤。下胫腓韧带又称下胫腓联合韧带，为胫骨与腓骨下端之间的骨间韧带，是保持踝穴间距、稳定踝关节的重要韧带。踝关节在背伸位稳定，在跖屈位不稳定。踝关节扭挫伤甚为常见，可发生于任何年龄，但以青壮年多见。

【病因病机】

多因踝关节突然受到过度的内翻或外翻暴力引起，如行走或跑步时踏在不平的地面上，上下楼梯、走坡路时不慎失足踩空，或骑车、踢球等运动中不慎跌倒，使踝关节突然过度内翻或外翻而致踝部扭伤。

临床上分为内翻扭伤和外翻扭伤两类。内翻扭伤中以跖屈内翻扭伤多见，因踝关节处于跖屈时，距骨可向两侧轻微活动而使踝关节不稳定，容易损伤外侧的腓距前韧带；单纯内翻扭伤时，容易损伤外侧的腓跟韧带；外翻扭伤，由于三角韧带比较坚强，较少发生，但严重时可引起下胫腓韧带撕裂及腓骨下端骨折。

直接的外力打击，除韧带损伤外，多合并骨折和脱位。

【诊查要点】

有明显的外伤史。受伤后踝关节骤然出现肿胀、疼痛，不能走路或尚可勉强行走，但疼痛加剧，局部压痛，韧带牵提试验阳性。伤后2～3天局部可出现瘀斑。内翻扭伤时，在外踝前下方肿胀、压痛明显，若将足部做内翻动作时，则外踝前下方发生剧痛；外翻扭伤时，在内踝前下方肿胀、压痛明显，若将足部做外翻动作时，则内踝前下方发生剧痛。

严重扭伤疑有韧带断裂或合并骨折脱位者，应做与受伤姿势相同的内翻或外翻位X线摄片检查。一侧韧带撕裂往往显示患侧关节间隙增宽，下胫腓韧带断裂可显示内外踝间距增宽。

【治疗】

以手法治疗为主，严重者外固定，配合药物、练功等治疗。

1. 理筋手法 对单纯韧带扭伤或韧带部分撕裂者，可进行理筋。瘀肿严重者，则不宜重手法。患者平卧，术者一手托住足跟，一手握住足尖，缓缓做踝关节的背伸、跖屈及内翻、外翻动作，然后用两掌心对握内外踝，轻轻用力按压，有散肿止痛作用。并按韧带走行方向由下而上理顺筋络，反复进行数遍，再按摩商丘、解溪、丘墟、昆仑、太溪、足三里等穴（图8－14）。

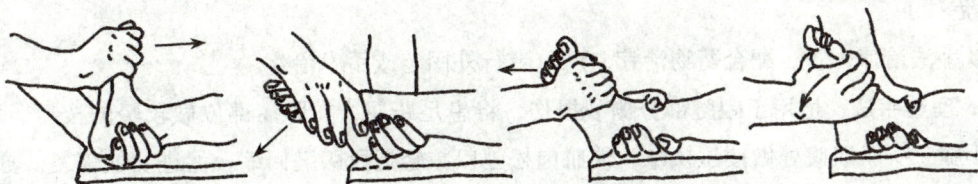

图 8 – 14 踝关节扭伤理筋手法

2. 药物治疗 初期治宜活血祛瘀、消肿止痛，内服七厘散及舒筋丸，外敷五黄散或三色敷药。后期宜舒筋活络、温经止痛，内服小活络丹，外用四肢损伤洗方熏洗。

3. 固定方法 损伤严重者，根据其损伤程度可选用绷带、胶布或石膏外固定，保持踝关节于受伤韧带松弛的位置。内翻扭伤采用外翻固定，外翻扭伤采用内翻固定，并抬高患肢，以利消肿，暂时限制行走，一般固定3周左右。若韧带完全断裂者，固定4~6周。

4. 练功活动 固定期间做足趾伸屈活动；解除固定后开始锻炼踝关节的伸屈功能，并逐步练习行走。

【预防与调护】

踝部扭挫伤早期，瘀肿严重者可局部冷敷，忌手法按摩。踝关节的严重扭伤、韧带撕裂伤，易造成韧带松弛，要注意避免反复扭伤，以免形成习惯性踝关节扭伤。

跟腱损伤

跟腱由腓肠肌与比目鱼肌的肌腱联合组成，止于跟骨结节，主要功能是使踝关节做跖屈运动。跟腱是人体最强有力的肌腱，承受负重步行、跳跃、奔跑等强大的牵拉力量。

【病因病机】

跟腱损伤可因直接暴力或间接暴力所致，直接暴力多见。临床上分为完全性断裂和不完全性断裂。

直接暴力损伤常发生于锐器割裂伤，多为开放性损伤，其断面较整齐，腱膜也同时受到损伤。在跟腱处于紧张状态时，受到垂直方向的暴力，如被踢伤或器械击伤亦可发生断裂，多为横断，局部皮肤挫伤较严重，周围血肿较大。

间接暴力损伤常发生于活动量较大的青壮年、运动员、演员或搬运工人等，在剧烈运动或劳动时，由于小腿三头肌的突然收缩，使跟腱受到强力牵拉，而引起跟腱部分撕裂或完全断裂，此种撕裂伤的断面参差不齐，其主要断面多在跟腱附着点上方3~4cm处，腱膜可以完整，少数断裂于跟腱附着部或近于肌腹部。

【诊查要点】

有明显的外伤史。跟腱断裂时，可有断裂声，跟腱部疼痛、肿胀、压痛、皮下瘀斑。足跖屈无力，活动受限，跛行，但由于足趾的屈肌和胫后肌腱的代偿，跖屈功能不一定完全丧失。

完全断裂损伤，在断裂处可摸到凹陷空虚感，足背伸时更明显，跟腱近端由于小腿三头肌的收缩而向上回缩，在腓肠肌肌腹内可摸到隆起物，捏小腿三头肌试验阳性（患者俯卧位，足垂于床端，用手挤压小腿三头肌时，踝关节出现跖屈为正常，若挤压后足无动作为阳性，表明跟腱断裂），提踵试验阳性（患者直立，双侧足跟离地，患侧不能提踵或者较对侧力弱）。跟腱部分撕裂损伤，各项症状均较轻。

【治疗】

以手法治疗为主，配合药物治疗，严重者行外固定或手术治疗。

1. 理筋手法   适用于跟腱部分撕裂损伤，将患足跖屈，在肿痛部位做较轻的按压、顺推，并在小腿三头肌肌腹处做按压揉拿，使肌肉松弛以减轻近段跟腱回缩，促进功能恢复。亦适用于手术后期。

2. 药物治疗   初期治宜活血祛瘀止痛，内服续筋活血汤、舒筋丸等。后期治宜补益肝肾，强壮筋骨，内服壮筋续骨丸，外用四肢损伤洗方、海桐皮汤熏洗。

3. 固定方法   跟腱部分撕裂损伤者，在理筋手法后，可用夹板或石膏托将踝关节固定于跖屈位 3～4 周。跟腱修补缝合术后，应用管型石膏将膝关节屈曲 30°、踝关节跖屈 30° 位固定4～6 周。

4. 练功活动   固定期间禁止踝部背伸活动。解除固定后，改穿高跟鞋，使跟腱处于松弛状态，开始锻炼踝关节伸屈功能，并逐步练习行走。

5. 手术治疗   适用于新鲜跟腱完全性断裂损伤或开放性断裂损伤，宜早期施行手术修补缝合。

【预防与调护】

固定期间应抬高患肢以利消肿，禁止踝部背伸活动。解除固定后，要逐步锻炼踝关节伸屈功能，半年内不做足踝部剧烈运动。

跟痛症

跟痛症主要是指跟骨跖面由于慢性损伤所引起的以疼痛、行走困难为主的病症，常伴有跟骨结节部前缘骨质增生。好发于 40～60 岁的中老年人。

【病因病机】

跟痛症多因老年肝肾不足或久病体虚，气血衰少，筋脉懈惰，加之体态肥胖，体重增加，久行久站造成足底部皮肤、皮下脂肪、跖腱膜负荷过重。足底的跖腱膜起自跟骨跖面结节，向前伸展，止于 5 个足趾近侧趾节的骨膜上，如果长期、持续地牵拉，可在跖腱膜的跟骨结节附着处发生慢性劳损或骨质增生，致使局部无菌性炎症刺激而引起疼痛。

【诊查要点】

起病缓慢，多为一侧发病，可有数月或数年的病史。足跟部疼痛，行走加重。典型者晨起后站立或久坐起身站立时足跟部疼痛剧烈，行走片刻后疼痛减轻，但行走或站立过久疼痛又加重。跟骨的跖面和侧面有压痛，局部无明显肿胀。若跟骨骨质增生较大时，可触及骨性隆起。X 线摄片常见有骨质增生，但临床表现常与 X 线征象不符，不成正比，有骨质增生者可无症状，有症状者可无骨质增生。

本病应与足跟部软组织化脓感染和骨结核、骨肿瘤相鉴别。足跟部软组织化脓感染虽有跟痛症状，但局部有红、肿、热、痛，严重者有全身症状；跟骨结核多发生于青少年，局部微热，肿痛范围大。

【治疗】

以手法治疗为主，配合药物、封闭、理疗等治疗。

1. 理筋手法　在跖腱膜的跟骨结节附着处做按压、推揉手法，以温运气血，使气血疏通，减轻疼痛。

2. 药物治疗　治宜养血舒筋、温经止痛，内服当归鸡血藤汤。肾虚者治宜滋补肝肾、强壮筋骨，内服六味地黄丸、金匮肾气丸。可外用八仙逍遥汤熏洗患足，或用熨风散做热熨。

3. 封闭疗法　可用曲安奈德 20mg 加 1% 利多卡因 2mL 做痛点注射，每周 1 次，2~3 次为 1 个疗程。

4. 物理疗法　可选用超短波、红外线等方法配合治疗。

【预防与调护】

急性期宜休息，并抬高患肢，症状好转后仍宜减少步行，鞋以宽松为宜，并在患足鞋内放置海绵垫，以减少足部压力。

第十节　腰部筋伤

腰椎是脊柱负重量较大，活动又较灵活的部位，支持人体上半身的重量，能做前屈、后伸、侧屈、旋转等各个方向的运动，在身体各部运动时起枢纽作用，成为日常生活和劳动中活动最多的部位之一。因此，腰部的筋膜、肌肉、韧带、小关节突、椎间盘等易于受损，产生一系列腰部筋伤的疾患。

中医学对腰痛早有认识，有"腰为肾之府""肾主腰脚""凡腰痛病有五"等论点。认为引起腰痛有多种病因，与肾虚、外伤劳损、外感风寒湿邪、脏腑经络有密切关系。在辨证施治时应重视气血损伤、风寒湿邪和肾气内虚三个方面。

腰部扭挫伤

腰部扭挫伤是指腰部筋膜、肌肉、韧带、椎间小关节、腰骶关节的急性损伤，俗称闪腰、岔气。若处理不当，或治疗不及时，也可使症状长期延续，变成慢性。腰部扭挫伤是常见的筋伤疾病，多发于青壮年、体力劳动者及偶尔参加体力劳动者。

【病因病机】

腰部扭挫伤可分为扭伤与挫伤两大类，扭伤者较多见。

腰部扭伤多因突然遭受间接暴力致腰肌筋膜、韧带损伤和小关节错缝。如当脊柱屈曲时，两侧竖脊肌收缩，以抵抗体重和维持躯干的位置，此时若负重过大或用力过猛，致使腰部肌肉强烈收缩，可引起肌纤维撕裂；当脊柱完全屈曲时，背伸肌肉不再收缩，主要靠棘上、棘间、髂腰等韧带来维持躯干的位置，此时若负重过大或用力过猛，则引起韧带损伤；腰部活动范围过大、过猛，弯腰转身突然闪扭，致使脊柱椎间关节受到过度牵拉或扭转，可引起椎间小关节错缝或滑膜嵌顿。

　　腰部挫伤多为直接暴力所致，如车辆撞击，高处坠跌，重物压砸等，致使肌肉挫伤，血脉破损，筋膜损伤，引起瘀血肿胀、疼痛、活动受限等，严重者还可合并肾脏损伤。

【诊查要点】

　　有明显的外伤史。伤后腰部即出现剧烈疼痛，其疼痛为持续性，深呼吸、咳嗽、打喷嚏等用力时均可使疼痛加剧，常以双手撑住腰部，防止因活动而产生更剧烈的疼痛，休息后疼痛减轻但不消除，遇寒冷加重。脊柱多呈强直位，腰部僵硬，腰肌紧张，生理前凸改变，不能挺直，仰俯转侧均感困难，严重者不能坐立、行走或卧床难起，有时伴下肢牵涉痛。

　　腰肌及筋膜损伤时，腰部各方向活动均受限制，在棘突旁竖脊肌处、腰椎横突或髂嵴后部有压痛；棘上、棘间韧带损伤时，在脊柱屈曲受牵拉时疼痛加剧，压痛多在棘突上或棘突间；髂腰韧带损伤时，其压痛点在髂嵴部与第5腰椎间三角区，屈曲旋转脊柱时疼痛加剧；椎间小关节损伤时，腰部被动旋转活动受限并使疼痛加剧，脊柱可有侧弯，有的棘突可偏歪，棘突两侧较深处有压痛；若挫伤合并肾脏损伤时，可出现血尿等症状。

　　腰部扭挫伤一般无下肢痛，但有时可出现下肢反射性疼痛，多为屈髋时臀大肌痉挛，骨盆有后仰活动，牵动腰部的肌肉、韧带所致。所以，直腿抬高试验阳性，但加强试验为阴性，局部封闭后检查，疼痛明显减轻或消失，可与腰椎间盘突出神经根受压的下肢痛相鉴别。

　　X线摄片检查，主要显示腰椎生理前凸消失和肌性侧弯，不伴有其他改变。

【治疗】

　　腰部扭伤以手法治疗为主，配合药物、固定和练功等治疗。腰部挫伤则以药物治疗为主。

　　1. 理筋手法　选用适当的手法治疗腰部扭伤，其疗效显著。患者俯卧位，术者用两手在脊柱两侧的竖脊肌，自上而下进行按揉、拿捏手法，以松解肌肉的紧张、痉挛；接着按压揉摩阿是穴、腰阳关、命门、肾俞、大肠俞、次髎等穴，以镇静止痛；最后术者用左手压住腰部痛点，用右手托住患侧大腿，同时用力做反方向扳动，并加以摇晃拔伸数次。如腰两侧俱痛者，可将两腿同时向背侧扳动。在整个手法过程中，痛点应作为施术重点区，急性期症状严重者可每日推拿1次，轻者隔日1次（图8-15）。

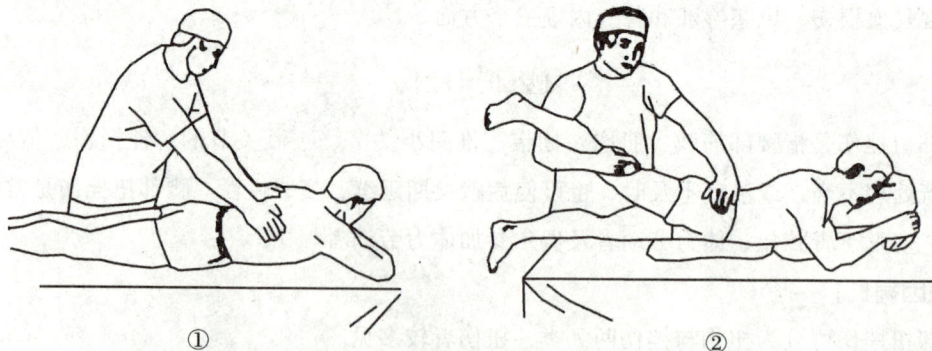

①　　　　　　　　　　　　　②

图8-15　腰部扭伤理筋手法

　　对椎间小关节错缝或滑膜嵌顿者，用坐位脊柱旋转复位法。患者端坐方凳上，两足分开与肩等宽，以右侧痛为例，助手面对患者，用两腿夹住患者左大腿，双手压住左大腿根部以维持固定患者的正坐姿势。术者坐或立于患者之后右侧，右手自患者右腋下伸向前，绕过颈后，手指挟在对侧肩颈部，左手拇指推按在偏右棘突的后下角。当右手臂使患者身体前屈60°～90°，再向右旋转45°，并加以后仰时，左拇指用力推按棘突向左，此时可感到指下椎体轻微错动，或可闻及复位的响声。最后使患者恢复正坐，术者用拇、食指自上而下理顺棘上韧带及腰肌（图8-16）。

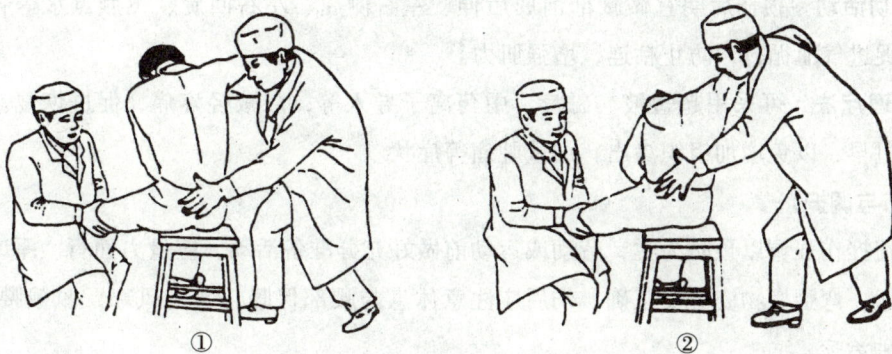

图8-16 坐位脊柱旋转法

对患者不能坐位施术者，可用侧卧位斜扳法。患者侧卧位，患侧在上，髋、膝关节屈曲，健侧在下，髋、膝关节伸直，腰部尽量放松。术者立于患者前侧或背侧，一手置于肩部，另一手置于臀部，两手相对用力，使上身和臀部做反向旋转，即肩部旋后，臀部旋前，活动到最大程度时，用力作一稳定推扳动作，此时往往可听到清脆的弹响声，腰痛一般可随之缓解（图8-17）。

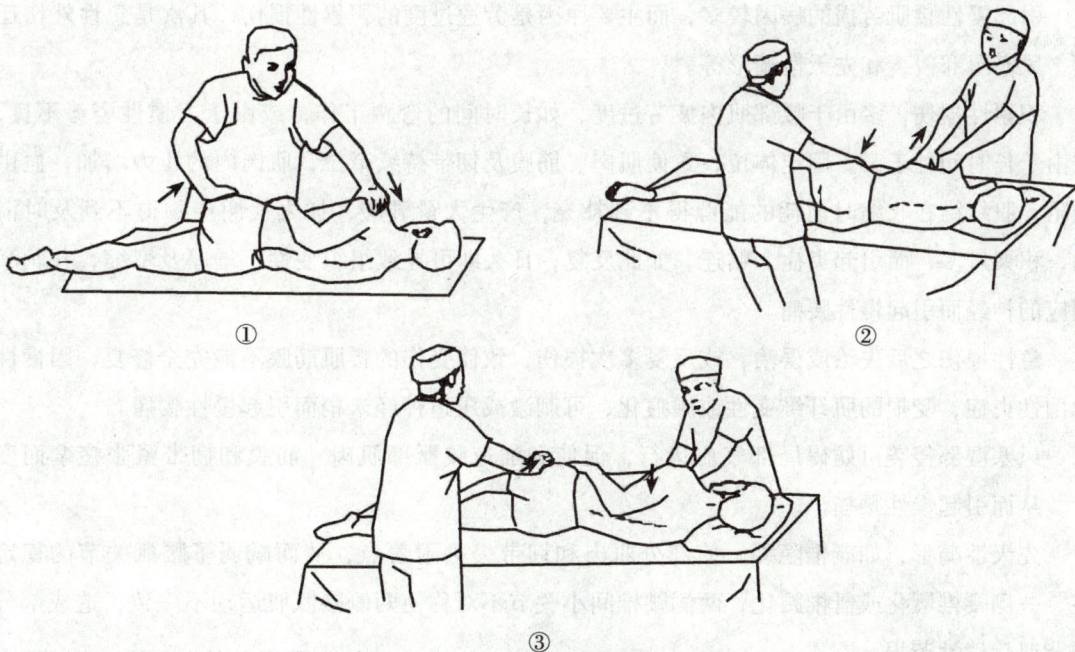

图8-17 侧卧位脊柱斜扳法

2. 药物治疗 初期治宜活血化瘀、行气止痛，挫伤者侧重于活血化瘀，可用桃红四物汤加土鳖虫、血竭等。扭伤者侧重于行气止痛，可用舒筋汤加枳壳、香附、木香等；兼便秘腹胀者，如体质壮实，可通里攻下，加番泻叶10~15g代茶饮。外贴活血止痛类膏药。后期宜舒筋活络、补益肝肾，内服补肾壮筋汤，外贴跌打风湿类膏药，亦可配合中药热熨或熏洗。

3. 固定方法 局部制动是任何创伤组织修复的基本条件，腰扭伤的损伤范围越广，越需要制动。严重者应绝对卧硬板床 2～3 周，原则上不少于 7～10 天，然后腰围固定 3～4 周；中度者可采用卧硬板床休息，以减轻疼痛，缓解肌肉痉挛，防止进一步损伤；轻度者可休息数天后，用腰围保护起床活动。

4. 练功活动　损伤后期宜做腰部前屈后伸、左右侧屈、左右回旋、飞燕点水等各种功能锻炼，以促进气血循行，防止粘连，增强肌力。

5. 物理疗法　可采用超短波、磁疗、中药离子导入等，以减轻疼痛，促进恢复。但此法不宜施行过早，以免增加组织渗出，加重肿痛等症状。

【预防与调护】

腰部扭挫伤强调以预防为主，劳动或运动前做好充分准备活动，应量力而行。平时要经常锻炼腰背肌，弯腰搬物姿势要正确。伤后应注意休息与腰部保暖，勿受风寒，佩戴腰围保护，并配合各种治疗。

慢性腰肌劳损

慢性腰肌劳损是指积累性外力等原因导致腰部肌肉、韧带、筋膜等软组织的无菌性炎症，而引起腰痛为主要症状的慢性伤病。本病多见于中老年人，近年来发现青壮年发病也占相当比例，常与职业或工作环境有密切关系，是引起腰痛的最常见损伤疾患之一。

【病因病机】

引起慢性腰肌劳损的病因较多，而主要原因是劳逸过度的积累性损伤，其次是急性外伤迁延、风寒湿邪侵袭和先天性畸形等。

积累性损伤，多由于腰部肌肉疲劳过度，如长时间的弯腰工作，或由于习惯性姿势不良，或由于长时间处于某一固定体位，致使肌肉、筋膜及韧带持续牵拉，肌肉内的压力增加，血供受阻，肌纤维在收缩时消耗的能源得不到补充，产生大量乳酸，加之代谢产物得不到及时清除，积聚过多，而引起炎症、粘连。如此反复，日久即可导致组织变性，增厚及挛缩，并刺激相应的神经而引起慢性腰痛。

急性损伤之后失治或误治，或反复多次损伤，致使受伤的腰肌筋膜不能完全修复，因慢性无菌性炎症，受损的肌纤维变性或瘢痕化，可刺激或压迫神经末梢而引起慢性腰痛。

风寒湿邪侵袭可妨碍局部气血运行，促使和加速腰骶部肌肉、筋膜和韧带紧张痉挛而变性，从而引起慢性腰痛。

先天性畸形，如骶椎隐裂，使部分肌肉和韧带失去附着点，从而减弱了腰骶关节的稳定性，一侧腰椎骶化或骶椎腰化，两侧腰椎间小关节不对称使两侧腰骶肌运动不一致，造成部分腰背肌代偿性劳损。

【诊查要点】

多有腰部急性损伤迁延或腰部慢性劳损史。腰部隐痛反复发作，劳累后加重，休息后缓解。弯腰困难，若勉强弯腰则疼痛加剧，适当活动或经常变换体位后腰痛可减轻。腰部喜暖怕凉，腰痛常与天气变化有关。常喜两手捶腰，以减轻疼痛。检查脊柱外形一般无异常，有时可见腰椎生理性前曲变浅，严重者腰部功能可略受限。单纯性腰肌劳损的压痛点，常位于棘突两旁的竖脊肌处、髂嵴后部或骶骨后面的竖脊肌附着点处。若有棘上或棘间韧带劳损，压痛点则位于棘突上或棘突间。直腿抬高试验阴性，神经系统检查无异常。

X 线摄片检查多无异常改变，部分患者可有脊柱腰段的轻度侧弯，或有腰椎骶椎先天性畸形，或伴有骨质增生。

【治疗】

以手法治疗为主，配合药物、练功等方法治疗。

1. 理筋手法　手法治疗的目的在于舒筋活血，理顺肌筋，松解粘连，加速炎症消退，缓解肌肉痉挛。手法操作主要有循经揉推法、腰背按揉法、局部弹拨法、散手拍打法、卧位斜扳法等。手法应轻快、柔和、灵活、稳妥，忌用强劲暴力，以免加重损伤。

2. 药物治疗　气滞血瘀者治宜行气活血、舒筋祛瘀，方用活血舒筋汤加减；湿热蕴结者治宜清热利湿、舒筋通络，方用四妙散加减；风寒湿痹者治宜祛风除湿、温通经络，方用羌活胜湿汤或独活寄生汤加减；肝肾亏虚者治宜补益肝肾、强壮筋骨，方用金匮肾气丸、左归丸、大补阴丸加减。局部可外贴伤湿止痛膏、狗皮膏等，或外擦正红花油、正骨水等。

3. 固定方法　一般无需固定，疼痛较重者可用腰围固定保护，但时间不宜过长。

4. 练功活动　积极进行腰部练功活动是治疗慢性腰肌劳损行之有效的方法，其可增强腰背肌的肌力，调节脊柱的内外平衡。可选用仰卧位的五点支撑法、三点支撑法或俯卧位的飞燕点水法进行锻炼。练功活动要循序渐进、持之以恒。

5. 针灸治疗　取肾俞、命门、腰阳关、委中、三阴交等穴位针刺，痛点可配用拔火罐疗法，以温通经脉，消除炎症。

6. 针刀疗法　可用小针刀对压痛点可触及的条索状结节组织粘连部分进行局部剥离、松解，以达到疏通经络、松解粘连的目的。

7. 物理疗法　可采用超短波、磁疗、频谱仪、中药离子导入等配合治疗，以减轻疼痛。

【预防与调护】

平时应注意腰部的正确姿势，经常变换体位。加强腰背肌功能锻炼，适当参加户外活动或体育锻炼，增强体质及腰背肌力量。注意腰部保暖，避免风寒湿邪侵袭。急性扭伤者应及时治疗，预防迁延成为慢性劳损。

第 3 腰椎横突综合征

第 3 腰椎横突综合征是指由于第 3 腰椎横突周围组织的损伤，造成慢性腰痛，出现以第 3 腰椎横突处明显压痛为主要特征的疾病，亦称第 3 腰椎横突滑囊炎，或第 3 腰椎横突周围炎。因其可影响邻近的神经纤维，故常伴有下肢疼痛。本病多见于青壮年，尤以体力劳动者常见。

【病因病机】

多因急性腰部损伤未及时处理或长期慢性劳损所致。第 3 腰椎位居 5 个腰椎的中点，其两侧的横突最长，是腰肌和腰方肌的起点，并有腹横肌、背阔肌的深部筋膜附着其上。第 3 腰椎为 5 个腰椎的活动中心，其活动度较大，腰腹部肌肉收缩时，此处受力最大，易使肌肉附着处发生撕裂性损伤。

第 3 腰椎横突部的急性损伤或慢性劳损，使局部发生出血、充血、肿胀、渗出、水肿等炎性反应，而引起横突周围瘢痕粘连，筋膜增厚，肌腱挛缩，以及骨膜、纤维组织、纤维软骨增生等病理改变。风寒湿邪侵袭可加剧局部炎症反应。

臀上皮神经发自腰 1～腰 3 脊神经后支的外侧支，穿横突间隙向后，再经过附着于腰 1～

腰 4 横突的腰背筋膜深层，分布于臀部及大腿后侧皮肤。故第 3 腰椎横突处周围组织损伤可刺激该神经纤维，日久神经纤维可发生变性，导致臀部及腿部疼痛。

【诊查要点】

有腰部扭伤史或慢性劳损史。多表现为腰部疼痛及同侧腰肌紧张或痉挛，腰部及臀部弥散性疼痛，有时可向大腿后侧乃至腘窝处扩散，竖脊肌外缘腰 3 横突尖端处（有的可在腰 2 或腰 4 横突尖端处）有明显压痛，压迫该处可引起同侧下肢反射痛，但反射痛的范围多不过膝。腰部活动时或活动后疼痛加重，有时患者翻身及行走均感困难，晨起或弯腰时疼痛加重，腰部功能多无明显受限。病程长者可出现肌肉萎缩，继发对侧肌紧张，导致对侧腰 3 横突受累、牵拉而发生损伤。

X 线摄片检查，可见一侧或双侧第 3 腰椎横突过长，或左右横突不对称，或向后倾斜，或有的末端骨密度增高表现。

第 3 腰椎横突综合征应注意与腰椎间盘突出症、急性腰骶关节扭伤及臀上皮神经损伤等相鉴别，压痛点的部位及直腿抬高试验、加强试验具有鉴别诊断意义。

【治疗】

以手法治疗为主，配合药物、练功等治疗。

1. 理筋手法 患者俯卧位，术者在脊柱两侧的竖脊肌、臀部及大腿后侧，以按、揉、推、㨰等手法，并按揉腰腿部的膀胱经腧穴，理顺腰、臀、腿部肌肉，解除痉挛，缓解疼痛。再以拇指及中指分别挤压、弹拨、按揉腰 3 横突尖端两侧，剥离粘连，活血散瘀，消肿止痛。

2. 药物治疗 肾阳虚者治宜温补肾阳，方用补肾活血汤；肾阴虚者治宜滋补肾阴，方用知柏地黄丸或大补阴丸加减；瘀滞型者治宜活血化瘀、行气止痛，方用地龙散加杜仲、续断、桑寄生、狗脊之类；寒湿型者治宜宣痹温经通络，方用独活寄生汤或羌活胜湿汤；兼有骨质增生者，可配合服骨刺丸。可外贴活血止痛类或跌打风湿类膏药，亦可配合中药热熨或熏洗。

3. 练功活动 患者身体直立，两足分开，与肩同宽，两手叉腰，两手拇指向后挺压第 3 腰椎横突，进行揉按，每次 5～10 分钟，然后旋转、后伸和前屈腰部，以利于舒通筋脉、放松腰肌、解除粘连、消除炎症。

【预防与调护】

平时要经常锻炼腰背肌，要注意腰部的保暖，勿受风寒。疼痛明显时应卧硬板床休息，起床活动时可用腰围保护，以减轻疼痛，缓解肌肉痉挛。

腰椎间盘突出症

腰椎间盘突出症，又称腰椎间盘纤维环破裂髓核突出症，是指因腰椎间盘发生退变，在外力作用下使纤维环破裂、髓核突出，刺激或压迫神经根，而引起以腰痛及下肢坐骨神经放射痛为特征的疾病。两个相邻腰椎椎体之间由椎间盘相连接，椎间盘由纤维环、髓核、软骨板三个部分组成。纤维环位于椎间盘的外周，为纤维软骨组织构成，其前部紧密地附着于坚强的前纵韧带，后部最薄弱，较疏松地附着于薄弱的后纵韧带。髓核位于纤维环之内，为富有弹性的乳白色透明胶状体。髓核组织在幼年时呈半液体状态或胶冻样，随着年龄增长，其水分逐渐减少，纤维细胞、软骨细胞和无定型物质逐渐增加，以后髓核变成颗粒状和脆弱易碎的退行性组织。软骨板位于椎间盘的上、下面，为透明软骨构成。腰椎间盘具有很大的弹性，起着稳定脊柱、缓冲震荡等作用。腰前屈时椎间盘前方承重，髓核后移。腰后伸时椎间盘后方负重，髓核前移。本病好发于 20～40 岁青壮年，男性多于女性，是临床最常见的腰腿痛疾患之一。

【病因病机】

本病的发生有内因和外因两个方面，内因主要是腰椎间盘退变，外因主要是腰部外伤。随着年龄的增长，以及在日常生活工作中，椎间盘不断遭受脊柱纵轴的挤压力、牵拉力和扭转力等外力作用，使椎间盘不断发生退行性变，髓核含水量逐渐减少而失去弹性，继之使椎间隙变窄，周围韧带松弛，或产生裂隙，形成腰椎间盘突出的内因；急性或慢性损伤是发生腰椎间盘突出的外因，当腰椎间盘突然或连续受到不平衡外力作用时，如弯腰提取重物时，姿势不当或准备欠充分的情况下搬动或抬举重物，或长时间弯腰后猛然伸腰，使椎间盘后部压力增加，甚至由于腰部的轻微扭动，如弯腰洗脸时、打喷嚏或咳嗽后，发生纤维环破裂、髓核向后侧或后外侧突出（图 8-18）。

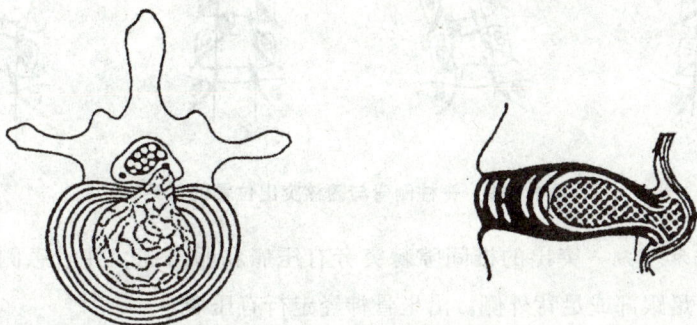

图 8-18　腰椎间盘突出示意图

由于椎间盘退变是发病的重要内在因素，少数患者可无明显外伤史，只有受凉史而发病，多为纤维环过于薄弱，肝肾功能失调，风寒湿邪乘虚而入，腰部着凉后，引起腰肌痉挛，促使已有退行性变的椎间盘突出。

下腰部是全身应力的中点，负重及活动度大，损伤概率高，是腰椎间盘突出的好发部位。其中以腰 4、5 椎间盘发病率最高，腰 5 骶 1 椎间盘次之。

纤维环破裂时，突出的髓核压迫和挤压硬脊膜及神经根，是造成腰腿痛的根本原因。若未压迫神经根时，只有后纵韧带受刺激，而以腰痛为主。若突破后纵韧带而压迫神经根时，则以腿痛为主。坐骨神经由腰 4、5 和骶 1、2、3 神经根的前支组成，故腰 4、5 和腰 5 骶 1 的椎间盘突出，可引起下肢坐骨神经痛。初起神经根受到激惹，出现该神经支配区的放射痛、感觉过敏、腱反射亢进等征象。日久突出的椎间盘与神经根、硬膜发生粘连，长期压迫神经根，导致部分神经功能障碍，故除了反射痛外，尚有支配区放射痛、感觉减退、腱反射减弱甚至消失等现象。

多数髓核向后侧方突出，为侧突型。单侧突出者，出现同侧下肢症状；若髓核自后纵韧带两侧突出，则出现双下肢症状，多为一先一后，一轻一重，似有交替现象。髓核向后中部突出，为中央型，巨大突出压迫马尾神经，出现马鞍区麻痹及双下肢症状。

【诊查要点】

多有不同程度的腰部外伤史。

1. 主要症状　腰痛和下肢坐骨神经放射痛。腰腿疼痛可在咳嗽、打喷嚏、用力排便等腹腔内压升高时加剧，步行、弯腰、伸膝起坐等牵拉神经根的动作也使疼痛加剧，腰前屈活动受限，屈髋屈膝、卧床休息可使疼痛减轻。重者卧床不起，翻身极感困难。病程较长者，其下肢放射痛部位感觉麻木、冷感、无力。中央型突出造成马尾神经压迫症状为会阴部麻木、刺痛，二便功能障碍，阳痿或双下肢不全瘫痪。少数病例的起始症状是腿痛，而腰痛不甚明显，或仅有腰痛。

2. 主要体征

（1）**腰部畸形** 腰肌紧张、痉挛，腰椎生理前凸减少、消失，或后凸畸形，不同程度的脊柱侧弯。为躲离突出物对神经根的压迫，突出物压迫神经根内下方时（腋下型），脊柱向患侧弯曲；突出物压迫神经根外上方时（肩上型），则脊柱向健侧弯曲（图 8 - 19）。

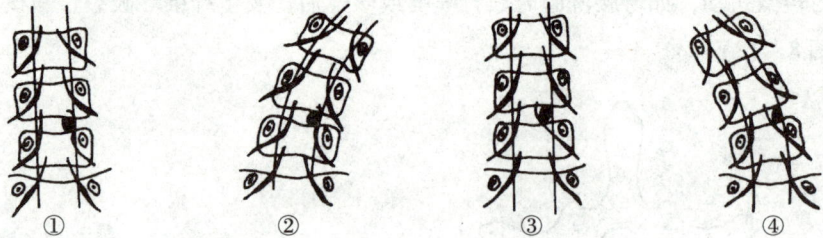

图 8 - 19 脊柱侧弯与髓核突出位置的关系

（2）**腰部压痛和叩痛** 突出的椎间隙棘突旁有压痛和叩击痛，并沿患侧的大腿后侧向下放射至小腿外侧、足跟部或足背外侧。沿坐骨神经走行有压痛。

（3）**腰部活动受限** 急性发作期腰部活动可完全受限，绝大多数患者腰部伸屈和左右侧弯功能活动呈不对称性受限。

（4）**皮肤感觉障碍** 受累神经根所支配区域的皮肤感觉异常，早期多为皮肤过敏，渐而出现麻木、刺痛及感觉减退。腰 3、4 椎间盘突出，压迫腰 4 神经根，引起大腿前侧、小腿前内侧皮肤感觉异常；腰 4、5 椎间盘突出，压迫腰 5 神经根，引起小腿前外侧、足背前内侧和足底皮肤感觉异常；腰 5 骶 1 椎间盘突出，压迫骶 1 神经根，引起小腿后外侧、足背外侧皮肤感觉异常；中央型突出则表现为马鞍区麻木，膀胱、肛门括约肌功能障碍。

（5）**肌力减退或肌萎缩** 受压神经根所支配的肌肉可出现肌力减退、肌萎缩。腰 4 神经根受压，引起股四头肌（股神经支配）肌力减退、肌肉萎缩；腰 5 神经根受压，引起伸:肌力减退；骶 1 神经根受压，引起跖趾屈和立位单腿翘足跟力减退。

（6）**腱反射减弱或消失** 腰 4 神经根受压，引起膝反射减弱或消失；骶 1 神经根受压，引起跟腱反射减弱或消失。

（7）**特殊检查** 直腿抬高试验阳性，加强试验阳性；屈颈试验阳性（头颈部被动前屈，使硬脊膜囊向头侧移动，牵张作用使神经根受压加剧，而引起受累的神经痛）；仰卧挺腹试验与颈静脉压迫试验阳性（压迫患者的颈内静脉，使其脑脊液回流暂时受阻，硬脊膜膨胀，神经根与突出的椎间盘产生挤压，而引起腰腿痛）；股神经牵拉试验阳性（为上腰椎间盘突出的体征）。

3. 影像学检查

（1）**X 线摄片检查** 正位片可显示腰椎侧凸，椎间隙变窄或左右不等，患侧间隙较宽。侧位片显示腰椎前凸消失，甚至反张后凸，椎间隙前后等宽或前窄后宽，椎体可见许莫氏结节，或有椎体缘唇样增生等退行性改变。X线平片的显示必须与临床的体征定位相符合才有意义，以排除骨病引起的腰骶神经痛，如结核、肿瘤等。

（2）脊髓造影检查　椎间盘造影能显示椎间盘突出的具体情况；蛛网膜下腔造影可观察蛛网膜下腔充盈情况，能较准确地反映硬脊膜受压程度和受压部位，以及椎间盘突出部位和程度；硬膜外造影可描绘硬脊膜外腔轮廓和神经根的走向，反映神经根受压的状况。

（3）CT、MRI检查　可清晰地显示出椎管形态、髓核突出的解剖位置和硬膜囊、神经根受压的情况，必要时可加以造影。CT、MRI检查可明确临床诊断。

4. 其他检查

肌电图检查：根据异常肌电图的分布范围可判定受损的神经根及其对肌肉的影响程度，但一般神经根受累后3周肌电图才出现异常，且仅是一种非特异性辅助检查。

【鉴别诊断】

本病应与腰椎椎管狭窄症、腰椎结核、腰椎骨关节炎、强直性脊柱炎、脊柱转移肿瘤等鉴别。

1. 腰椎椎管狭窄症　腰腿痛并有典型间歇性跛行，卧床休息后症状可明显减轻或消失，腰部后伸受限，并引起小腿疼痛，其症状和体征往往不相一致。X线摄片及CT检查显示椎体、小关节突增生肥大，椎间隙狭窄，椎板增厚，椎管前后径变小。

2. 腰椎结核　腰部疼痛，有时夜间痛醒，活动时加重。乏力、消瘦、低热、盗汗，腰肌痉挛，脊柱活动受限，可有后凸畸形和寒性脓肿。X线片显示椎间隙变窄，椎体边缘模糊不清，有骨质破坏，发生寒性脓肿时，可见腰肌阴影增宽。

3. 腰椎骨关节炎　腰部钝痛，劳累或阴雨天时加重，晨起时腰部僵硬，脊柱伸屈受限，稍活动后疼痛减轻，活动过多或劳累后疼痛加重。X线片显示椎间隙变窄，椎体边缘唇状增生。

4. 强直性脊柱炎　腰背部疼痛，不因休息而减轻，脊柱僵硬不灵活，脊柱各方向活动均受限，直至强直，可出现驼背畸形。X线片显示早期骶髂关节和小关节突间隙模糊，后期脊柱可呈竹节状改变。

5. 脊柱转移肿瘤　疼痛剧烈，夜间尤甚，有时可出现放射性疼痛，消瘦、贫血，血沉加快。X线片显示椎体破坏变扁，椎间隙尚完整。

【治疗】

以手法治疗为主，配合牵引、药物、卧床及练功等治疗，必要时行手术治疗。

1. 理筋手法　先用按摩法，患者俯卧，术者用两手拇指或掌部自上而下按摩脊柱两侧膀胱经，至患肢承扶处改用揉捏，下抵殷门、委中、承山；推压法，术者两手交叉，右手在上，左手在下，手掌向下用力推压脊柱，从胸椎至骶椎；搋法，从背、腰至臀腿部，着重于腰部，缓解、调理腰臀部的肌肉痉挛。然后用脊柱推扳法，第一步俯卧推髋扳肩，术者一手掌于对侧推髋固定，另一手自对侧肩外上方缓缓扳起，使腰部后伸旋转到最大限度时，再适当推扳1～3次，对侧相同（图8－20①）；第二步俯卧推腰扳腿，术者一手掌按住对侧患椎以上腰部，另一手自膝上方外侧将腿缓缓扳起，直到最大限度时，再适当推扳1～3次，对侧相同（图8－20②）；第三步侧卧推髋扳肩，在上的下肢屈曲，贴床的下肢伸直，术者一手扶患者肩部，另一手同时推髂部向前，两手同时向相反方向用力斜扳，使腰部扭转，可闻及或感觉到"咔嗒"

响声，换体位做另一侧（图8-20③）；最后侧卧推腰扳腿，术者一手掌按住患处，另一手自外侧握住膝部（或握踝上，使之屈膝），进行推腰牵腿，做腰髋过伸动作1~3次，换体位做另一侧（图8-20④）。脊柱推扳法可调理关节间隙，松解神经根粘连，或使突出的椎间盘回纳。推扳手法要有步骤有节奏地缓缓进行，绝对避免使用暴力。中央型椎间盘突出症不适宜用推扳法。

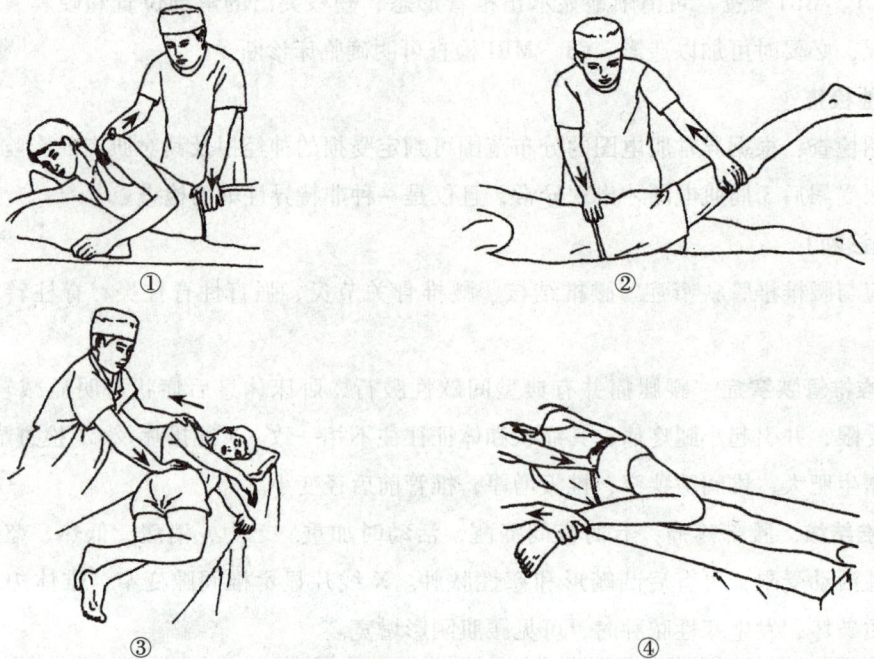

图8-20　脊柱推扳法
①俯卧推髋扳肩；②俯卧推腰扳腿；③侧卧推髋扳肩；④侧卧推腰扳腿

最后用牵抖法，患者俯卧，两手抓住床头。术者双手握住患者两踝，用力牵抖并上下抖动下肢，带动腰部，再行按摩下腰部（图8-21）；滚摇法，患者仰卧，双髋膝屈曲，术者一手扶两踝，另一手扶双膝，将腰部旋转滚动1~2分钟。

以上手法可隔日1次，1个月为1个疗程。

2. 药物治疗　急性期或初期治宜活血舒筋，可用舒筋活血汤加减；慢性期或病程久者，体质多虚，治宜补养肝肾、宣痹活络，内

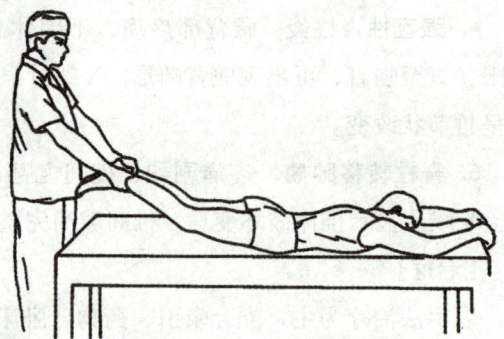

图8-21　腰部牵抖法

服补肾壮筋汤等；兼有风寒湿者，宜温经通络，方用大活络丹等。

3. 牵引治疗　主要采用骨盆牵引法，适用于初次发作或反复发作的急性期患者。患者仰卧床上，在腰髋部缚好骨盆牵引带后，每侧各用10~15kg重量做牵引，并抬高床尾增加对抗牵引的力量，每天牵引1次，每次约30分钟，10次为1个疗程。目前已有各种机械牵引床、电脑控制牵引床替代传统的牵引方式。

4. 练功活动　腰腿痛症状减轻后，应积极进行腰背肌的功能锻炼，可采用飞燕点水、五

点支撑练功，经常做后伸、旋转腰部，直腿抬高或压腿等动作，以增强腰腿部肌力，有利于腰椎的平衡稳定。

5. 手术治疗 经上述治疗，绝大多数患者症状可缓解或完全消失，但可屡次复发，每次复发症状可加重，并持续时间较久，发作的间隔期可逐渐缩短。病程时间长、反复发作、症状严重者，中央型突出压迫马尾神经者，合并椎管狭窄、神经根管狭窄且经保守治疗无效者，可手术治疗，如行椎板切除及髓核摘除术、经皮穿刺髓核抽吸术及激光汽化术、经皮椎间孔镜髓核摘除术等。手术方式的选择，应根据患者的病情程度、术者的技术经验，以及医疗设备等因素综合而定。

【预防与调护】

急性期应严格卧硬板床3周，手法治疗后亦应卧床休息，使损伤组织修复。疼痛减轻后，应注意加强腰背肌锻炼，以巩固疗效。久坐、久站时可佩戴腰围保护腰部，避免腰部过度屈曲或劳累或受风寒。弯腰搬物姿势要正确，避免腰部扭伤。改善居住环境，做到饮食起居有节。注重心理调护，充分调动患者的治疗积极性。

腰椎椎管狭窄症

腰椎椎管狭窄症是指腰椎椎管、神经根管及椎间孔变形或狭窄并引起马尾及神经根受压而产生相应的临床症状的疾病，又称腰椎椎管狭窄综合征。多发于40岁以上的中年人。好发部位为腰4、5，其次为腰5骶1，男性较女性多见，体力劳动者多见。

【病因病机】

腰椎椎管狭窄症的病因主要分为原发性和继发性两种。原发性多为先天所致，是椎管本身由于先天性或发育性因素而致的腰椎椎管狭窄，表现为腰椎椎管的前后径和横径均匀一致性狭窄。此类型临床较为少见。继发性多为后天所致。其中退行性变是主要发病原因，中年以后腰椎发生退行性改变，如腰椎骨质增生，黄韧带及椎板肥厚，小关节突增生或肥大，关节突关节松动，椎体间失稳等均可使腰椎椎管内径缩小，椎管容积变小，达到一定程度后可引起脊神经根或马尾神经受挤压而发病。

原发性和继发性两种因素常常相互联系，相互影响。即在先天发育不良、椎管较为狭小的基础上再发生各种退变性因素，使椎管容积进一步狭小而导致本病。这种混合型的腰椎椎管狭窄症临床比较多见。此外，还有其他因素导致的椎管狭窄，如陈旧性腰椎间盘突出、脊椎滑脱、腰椎骨折脱位复位不良、脊柱融合术后或椎板切除术后等也可引起腰椎椎管狭窄。

腰椎椎管狭窄症属中医"腰腿痛"范畴。中医认为本病发生的主要内因是先天肾气不足，后天肾气虚衰，以及劳役伤肾等。而反复外伤、慢性劳损和风寒湿邪的侵袭则为其常见外因。其主要病理机制是肾虚不固，邪阻经络，气滞血瘀，营卫不和，以致腰腿筋脉痹阻而产生疼痛。

【诊查要点】

1. 主要症状 缓发性、持续性的下腰痛和腿痛，间歇性跛行，腰部过伸行动受限。腰痛在下腰部、骶部，腿痛多为双侧，可左右交替出现，或一侧轻一侧重。疼痛性质为酸痛、刺痛或灼痛。间歇性跛行是本病特征性症状，即当站立和行走时，出现腰腿痛或麻木无力，跛行逐渐加重，甚至不能继续行走，下蹲休息后缓解，若继续走其症状又出现，骑自行车无妨碍。

NOTE

2. 主要体征　可见腰部后伸受限，背伸试验阳性，即背伸可引起后背与小腿疼痛，这是本病的一个重要体征。部分患者可出现下肢肌肉萎缩，以胫前肌及伸肌最明显，足趾背伸无力。小腿外侧痛觉减退或消失，跟腱反射减弱或消失。直腿抬高试验可出现阳性。但部分患者可没有任何阳性体征，其症状和体征不一致是本病的特点之一。病情严重者，可出现尿频尿急或排尿困难，两下肢不完全瘫痪，马鞍区麻木，肛门括约肌松弛、无力或阳痿。

3. 影像学检查

（1）X线摄片检查　显示椎体骨质增生，小关节突增生、肥大，椎间隙狭窄，椎板增厚、密度增高，椎间孔前后径变小，或见椎体滑脱、腰骶角增大等改变。

（2）脊髓造影检查　碘柱可显示出典型的"蜂腰状"缺损、根袖受压及节段性狭窄等影像，甚至部分或全部受阻。完全梗阻时，断面呈梳齿状。

（3）CT、MRI检查　有助于明确诊断及量化标准。可显示椎体后缘骨质增生呈骨唇或骨嵴，椎管矢径变小；关节突关节可增生肥大向椎管内突出；椎管呈三叶形，中央椎管、侧隐窝部狭窄及黄韧带肥厚等。

【鉴别诊断】

本病应与血栓闭塞性脉管炎、腰椎间盘突出症相鉴别。血栓闭塞性脉管炎是属于缓慢性进行性动脉、静脉同时受累的全身性疾病，表现为下肢麻木、酸胀、疼痛和间歇性跛行，足背动脉和胫后动脉搏动减弱或消失，后期可产生肢体的远端溃疡或坏死；腰椎椎管狭窄症的患者，其足背、胫后动脉搏动是良好的，不会发生坏死。腰椎间盘突出症多见于青壮年，起病较急，有反复发作病史，腰痛和放射性腿痛，体征上多有脊柱侧弯、平腰畸形，下腰部棘突旁压痛，并向一侧下肢放射，直腿抬高试验和加强试验阳性；腰椎椎管狭窄症多见于40岁以上中年人，起病缓慢，与中央型椎间盘突出症的突然发病不同，主要症状是腰腿痛和间歇性跛行，腰部后伸受限，并引起小腿疼痛，其症状和体征往往不相一致。

【治疗】

以手法治疗为主，配合药物、练功等治疗，必要时行手术治疗。

1. 理筋手法　一般可采用按揉、擦、点压、提拿等手法，配合斜扳法，以舒筋活络、疏散瘀血、松解粘连，使症状得以缓解或消失。手法宜轻柔，禁止用强烈的旋转手法，以防病情加重。

患者俯卧位，术者从腰骶部沿督脉、膀胱经向下，经臀部、大腿后部、腘窝部至小腿后部上下往返用掌根按揉、擦法；然后点按腰阳关、肾俞、大肠俞、次髎、环跳、承扶、殷门、委中、承山等穴；弹拨、提拿腰骶部两侧的竖脊肌及腿部肌肉。

患者仰卧位，术者从大腿前、小腿外侧直至足背上下往返用掌揉、擦法；再点按髀关、伏兔、血海、风市、阳陵泉、足三里、绝骨、解溪等穴；弹拨、提拿腿部肌肉。一助手握住患者腋下，一助手握住患者两踝部，两人对抗牵引，术者两手交叠在一起置于腰骶部行按压抖动，一般要求抖动20～30次。

2. 药物治疗　中医认为本病主要是由于肾气亏虚，劳损久伤，或外邪侵袭，以致风寒湿邪瘀积不散所致。肾气亏虚者，治宜补肾益精；偏肾阳虚者治宜温补肾阳，可用右归丸或补肾壮筋汤加减；偏肾阴虚者治宜滋补肾阴，可用左归丸、大补阴丸。外邪侵袭型，属寒湿腰痛者治宜祛寒除湿，温经通络。风湿盛者以独活寄生汤为主，寒邪重者以麻桂温经汤为主，湿邪偏重者以加味术附汤为主。属湿热腰痛者治宜清热化湿，用加味二妙汤为主。

3. 练功活动 腰腿痛症状减轻后，应积极进行腰背肌的功能锻炼，可采用飞燕点水、五点支撑练功，以增强腰部肌力；练习行走、下坐、蹬空、侧卧外摆等动作，以增强腿部肌力。

4. 手术治疗 经上述治疗无明显效果，或典型的严重病例，如疼痛剧烈、下肢肌无力和肌萎缩、行走或站立时间不断缩短，影响日常生活者应手术治疗。常用的手术方式为椎板切除、神经根减压，以解除椎管内、神经根管内或椎间孔内神经组织和血管的压迫。

【预防与调护】

急性发作时应卧床休息2~3周。症状严重者可佩带腰围，以固定腰部，减少后伸活动。腰部勿受风寒、勿劳累。后期要行腰背肌、腰肌及腰屈曲功能锻炼，以增强腰椎稳定性，改善症状。行手术治疗者，术后卧床休息1~2个月，行植骨融合术者，应待植骨处融合后，再进行腰部功能锻炼，以巩固疗效。

梨状肌综合征

梨状肌综合征是指由梨状肌损伤后刺激或压迫坐骨神经而引起的以一侧臀腿疼痛为主要症状的病症。梨状肌起始于第2、3、4骶椎前面骶前孔外侧和坐骨结节韧带，肌纤维穿出坐骨大孔后，抵止于股骨大转子（图8-22）。梨状肌是股骨外旋肌，主要协同其他肌肉完成大腿的外旋动作，受骶丛神经支配。梨状肌把坐骨大孔分成上、下两部分，称为梨状肌上孔和梨状肌下孔，坐骨神经大多从梨状肌下孔穿出骨盆到臀部，但有的发生解剖变异，坐骨神经由梨状肌内穿过。梨状肌的体表投影，为尾骨尖至髂后上棘作连线，此线中点向股骨大转子顶点作连线，此直线刚好为梨状肌下缘。本病多见于中青年人，是临床腰腿痛的常见病证之一。

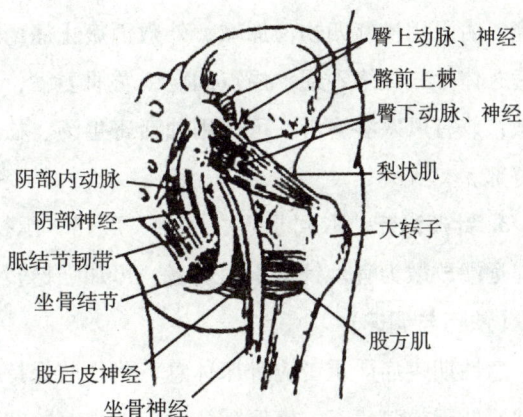

图8-22 梨状肌部位的解剖

【病因病机】

梨状肌综合征多由间接暴力所致，如闪、扭、跨越、反复下蹲等动作及慢性劳损，感受风寒侵袭等引起。腰部遇有跌闪扭伤时，髋关节急剧外展、外旋，梨状肌猛烈收缩；或髋关节突然内旋，使梨状肌受到牵拉，均可使梨状肌遭受损伤。有坐骨神经走行变异者更易发生。梨状肌的损伤可能为肌膜破裂或部分肌束断裂，导致局部充血、水肿，肌肉痉挛，肥大或挛缩，常可压迫、刺激坐骨神经而引起臀部及大腿后外侧疼痛、麻痹。久之可引起臀大肌、臀中肌的萎缩。某些妇女由于盆腔炎、卵巢或附件炎等波及梨状肌，也可引起梨状肌综合征。

【诊查要点】

大多数患者有过度旋转髋关节的病史，有些患者有夜间受凉病史。主要症状是臀部疼痛，可向小腹部、大腿后侧及小腿外侧放射。疼痛多发生于一侧臀腿部，髋关节内旋、内收活动时疼痛加重。严重者自觉臀部有"刀割样"或"烧灼样"疼痛，大、小便或大声咳嗽等引起腹内压增高时可使疼痛加剧，睡卧不宁，甚至走路跛行。偶有会阴部不适，小腿外侧麻木。

检查患者腰部无明显压痛和畸形，活动不受限。梨状肌肌腹有压痛，可触及条索状隆起的肌束或痉挛的肌肉，有钝厚感，或者肌腹呈弥漫性肿胀，肌束变硬、坚韧，弹性减低，臀肌可有轻度萎缩，沿坐骨神经可有压痛。直腿抬高试验在小于60°时，梨状肌被拉紧，疼痛明显，而大于60°时，梨状肌不再被拉长，疼痛反而减轻。直腿抬高加强试验阴性。梨状肌紧张试验阳性，即髋关节内旋、内收活动疼痛加重。梨状肌局部采用2%利多卡因封闭后，疼痛可消失。

梨状肌综合征应与腰椎间盘突出症、椎管狭窄症等出现腰、臀、腿部疼痛的疾病相鉴别。

【治疗】

以手法治疗为主，配合药物、针灸等治疗。

1. 理筋手法　患者俯卧位，术者先按摩臀部痛点，使局部略有发热的舒适感，然后术者以双拇指相重叠，触摸钝厚变硬的梨状肌，用力深压并用弹拨法来回拨动梨状肌，弹拨方向应与肌纤维相垂直，对较肥胖患者力度不够时，可用肘尖部深压弹拨。弹拨10~20次后，再做痛点按压。最后由外侧向内侧顺梨状肌纤维走行方向做推按捋顺，两手握住患肢踝部牵抖下肢而结束。手法每周2~3次，连续2~3周。

2. 药物治疗　急性期筋膜扭伤，气滞血瘀，疼痛剧烈，动作困难，治宜化瘀生新、活络止痛，内服用桃红四物汤加减，外敷消瘀止痛药膏，或外贴宝珍膏、复方南星止痛膏等。慢性期病久体亏，经络不通，痛点固定，臀肌萎缩，治宜补养气血、舒筋止痛，可用当归鸡血藤汤加减；兼有风寒湿痹者，可选用独活寄生汤、祛风胜湿汤、宣痹汤等加减。外治可用坎离砂热熨臀部。

3. 针灸治疗　取阿是穴、环跳、殷门、承扶、阳陵泉、足三里等穴，用泻法，以有酸麻感向远端放散为宜。针感不明显者，可加强捻转。急性期每天针刺1次，好转后隔日1次。

【预防与调护】

急性期疼痛严重者应卧床休息，将伤肢保持在外旋、外展位，避免髋关节的旋转动作，使梨状肌处于松弛状态。疼痛缓解后应加强髋关节及腰部活动和功能锻炼，以减少肌肉萎缩，促进血液循环。

第九章　内　伤

第一节　内伤概论

凡暴力引起人体内部气血、经络、脏腑受损或功能紊乱，而产生一系列症状者，统称内伤。清代沈金鳌《杂病源流犀烛·跌打闪挫源流》指出："跌打闪挫，卒然身受，由外及内，气血俱伤病也。""夫至气滞血瘀，则作肿作痛，诸变百出。虽受跌受闪挫者，为一身之皮肉筋骨，而气既滞，血既瘀，其损伤之患，必由外侵内，而经络脏腑并与俱伤。""故跌打闪挫，方书谓之伤科，俗谓之内伤。其言内而不言外者，明乎伤在外，而病必及内。其治之之法，亦必于经络脏腑间求之，而为之行气，为之行血，不得徒从外涂抹之已也。"这就说明，皮肉筋骨的损伤可伤及气血，引起脏腑、经络功能紊乱，出现各种损伤证候。

骨伤科的内伤与中医内科的内伤有着根本区别。骨伤科的内伤必须由外力损伤引起，而中医内科的内伤则是由七情、六欲、劳倦、饮食等原因所致。正因为骨伤科的内伤与内科的内伤在病因方面各有所异，因此它们之间的分类、病机、症状及治疗方法也就截然不同，在临床上应加以鉴别。

【病因病机】

1. 外因

（1）**直接暴力**　外来暴力直接作用于人体某部而致的伤患，多由跌仆、坠堕、撞击、压轧、拳击、殴打等引起。临床以伤血为主要特征，并可直接损伤其所在部位的气血、经络、脏腑。其损伤程度决定于作用力的大小和受伤的部位，严重者可致脏腑破损出血，危及生命。

（2）**间接暴力**　外来暴力间接作用于人体而致的伤患，多由于负重、闪挫或扭拗等引起。因用力过度屏气而引起的内伤，俗称屏伤；因用力时体位不正，动作不协调而突然闪挫或强力扭拗所引起的内伤，称为闪伤或扭伤。间接暴力引起的损伤，临床特征以伤气为主，损伤发生在远离外力接触的部位。

（3）**肌肉强烈收缩**　肌肉突然强烈收缩亦可造成损伤。如老年人强力打喷嚏、咳嗽，以致肋间肌强烈收缩，可引起肋骨骨折，造成胸部的气血两伤。又如人体在毫无准备的情况下，腹肌骤然强力收缩可致腹部伤气，甚至气血两伤。

2. 内因　内伤的发生与体质强弱、生理特点、病理因素、职业工种等有一定的关系。

（1）**体质、生理特点**　内伤发生与否，外因固然重要，但同一外因在不同的情况下可引起不同的内伤。体质强壮者伤轻，体质虚弱者则伤重；胸部外伤由于骨骼的保护，内脏不易损伤，而腹部外伤由于腹腔脏器无骨骼保护，则易受损伤；腹部受到外力撞击时，可移动性脏器损伤的机会较少，而固定脏器损伤的机会则较多；男性尿道长 16～18cm，女性尿道仅为 3～5cm，故当会阴部受到外力撞击时，男性尿道损伤的机会就较多。

（2）病理因素　内伤的发生与原有病变因素也有很大的关系。在同一外力作用下，正常的脏器与病变脏器损伤之程度、性质可能不同。例如，当右季肋部被拳击损伤时，虽然外力作用完全相同，但肝大或病变的患者，则易引起肝脏的破裂而危及生命。

（3）职业工种　内伤的发生与职业工种也有一定的关系。如运动员及舞蹈、杂技、武打演员容易发生各种运动损伤。

损伤的病因比较复杂，往往是内外因素综合的结果。因此，必须正确理解内因与外因这一辩证关系，才能认识内伤疾患的发生与发展规律，更好地掌握内伤的辨证论治方法。

【诊查要点】

人体遭受外力作用而发生损伤后，由于气血、营卫、皮肉筋骨、经络、脏腑及精津受影响而产生病理变化，因而出现一系列临床症状，这些临床表现对于诊断内伤的性质、类型、程度，以及了解内伤的发生、发展过程与预后都有重要的价值。

1. 全身症状　轻微的受伤一般无全身症状。一般内伤，由于气滞血瘀，经络阻滞，脏腑不和，往往表现为神疲纳呆，夜寐不安，便秘，形羸消瘦，舌紫暗或有瘀斑，脉浮数或弦紧，舌质红，苔黄厚腻。若气逆血蕴于肺脏，则胸胁满闷，喘咳少气；若失血过多，则口渴烦躁，小便短少；若瘀血攻心，则昏愦不知人事。严重的内伤还可出现面色苍白，肢体厥冷，汗出如油，冷汗战栗，呼吸低微，尿量减少，血压下降，脉芤或微细甚至消失，烦躁不安或神志淡漠等厥逆现象。

2. 局部症状

（1）一般症状

①疼痛：是内伤临床最常见的症状之一。伤患处因络脉受损，气机凝滞，阻塞经络，不通则痛。由于损伤的病因病机不同，故出现不同程度、不同部位的疼痛。气滞者，痛无定处，忽聚忽散，范围较广，无明显压痛点；血瘀者，痛有定处，范围局限，有明显的压痛点；伤在胸胁者，除局部压痛、胸胁胀痛、牵掣作痛外，常伴有咳嗽、呼吸不畅；伤在腹部者，除脘腹胀痛、刺痛外，常有呕血、吐血、食欲改变、大便秘结；伤在腰背部，则可见腰背部疼痛，以及下肢放射性疼痛等；伤在头颅，则可见头痛、晕厥、烦躁、失眠、神志昏迷等症。

②肿胀青紫："气伤痛，形伤肿"，"凡肿者血作"。损伤后，因经脉受伤，营血离经，阻塞络道，瘀滞于肌肤腠理，故出现肿胀。若血行之道不得宣通，"离经之血"较多，透过撕裂的肌膜与深筋膜，溢于皮下，一时不能消散，则成青紫瘀斑。损伤后瘀血留内，若阻于营卫则郁而生热，久则热盛肉腐而为脓；若积于胸胁则为痞满胀闷；若结于脏腑则为癥瘕积聚；若瘀血流注四肢关节，或留于胸腹腰背，则形成结块。由于肿胀青紫的病机不同，其临床表现也不尽相似。气虚者，青肿不消；气滞血瘀者，肿黯不消；血虚内热者，焮肿胀痛，瘀血作脓；气血两虚者，肿不消，青不退。临床时应细辨。

③功能障碍：由于损伤后气血阻滞引起剧烈疼痛，肌肉反射性痉挛及组织器官的损害，可引起肢体、躯干或组织器官发生不同程度的功能障碍。伤在手臂则活动受限；伤在下肢则步履无力或行动困难；伤在腰背则俯仰阻抑；伤在关节则屈伸不利；伤在颅脑则神明失守；伤在胸胁则心悸气急；伤在肚腹则脘腹痞满胀闷。若组织器官仅仅为机能紊乱，无器质性损伤，功能

障碍可以逐渐恢复；若组织器官有形态上的破坏与器质性损伤，功能障碍则难以完全恢复。

（2）特殊症状 内伤除了一般症状外，尚有特殊临床表现，须辨别清楚，以助诊断。

①气血损伤：气血损伤可分为伤气、伤血两类，它们的表现各有不同。

伤气：有气滞、气闭、气逆、气虚、气脱之不同。气滞则疼痛，闷胀；气闭则昏迷不醒，神志失常；气逆则喘咳，呃逆，呕吐，呕血；气虚则头晕目眩，少气懒言，疲倦乏力，自汗；气脱则晕厥，面色苍白，四肢冰冷，口唇发绀。

伤血：有瘀血、血热、血虚、亡血、血脱之不同。血瘀则肿胀青紫，疼痛处固定拒按；血热则心烦，烦躁，口干不喜饮，身热；血虚则面色苍白，唇色淡白，头晕眼花，心悸失眠，手足发麻；亡血则吐血、呕血、衄血、便血，尿血；血脱则面色白，四肢冰冷，汗出如油，神志不清。

②经络损伤：不同经络的损伤有不同的临床表现。例如，肾经、膀胱经损伤，可表现为腰背、臀部及下肢疼痛，或小便功能障碍；胸为肺之分野，肝经由下而上胁肋，肺经、肝经损伤，可表现为胸满气促，咳嗽牵掣，胁肋胀痛等。

③脏腑损伤：脏腑是维持人体生命活动的主要器官。由于脏腑损伤错综复杂，脏腑器质性损伤较为严重且变化凶险，因此临证诊治时必须准确果断，审慎周详。不同的脏腑有不同的功能，不同的脏腑损伤有不同的特殊症状。例如，颅底骨折可出现眼周或乳突部迟发性瘀斑、鼻孔出血或外耳道出血、脑脊液外漏等；硬膜外血肿常有中间清醒期；脑震荡可表现短时间失去知觉，并伴有呕吐、头痛和近事遗忘；脑干损伤可出现生命体征紊乱、去大脑强直；多根多处的肋骨骨折可见反常呼吸；胸部内伤导致气胸、血胸时，常出现气逆、喘促、咯血、呼吸困难、发绀、呼吸音低微、休克等。腹腔内脏破裂时，空腔脏器破裂表现为持续性疼痛、触痛、反跳痛、腹肌紧张等腹膜炎症状；实质脏器破裂，表现以内出血为主，可有进行性贫血、固定性压痛、反跳痛与腹肌紧张，严重者甚至休克。

内伤出现特殊症状，有助于定性、定位诊断，尤其是内脏损伤，多属急重症，及时定位、定性诊断更显得重要，因此必须熟悉和掌握。

【治疗】

内伤之症，不外乎在气在血。但由于损伤之症，气血亏损，外邪可乘虚而入，故变症多端，因此在临床中必须随症灵活运用。内伤治疗方法分内治和外治两种。在内伤治疗中必须认真进行辨证，根据病情需要，有针对性地应用，方能取得良好的效果。

内伤急救，是秉着"挽救生命为第一"的原则施以紧急救护，以减轻伤员痛苦，解除危险，挽救生命，减少或预防并发症，以便给今后的治疗提供有利的条件。急救对内伤发展和预后影响极大，实际上是对损伤的第一步治疗，与其他各种治疗方法有着同等的重要性，故进行及时而有效的急救，应分秒必争。这就要求急救人员必须掌握急救的方法，必须具有高度责任感，迅速勇敢、机智准确地把伤员从现场抢救出来，安全地送到医院。

1. 闭证 闭合性颅脑与严重肢体损伤，往往会产生闭证。闭证属实证，是由于伤后气机不利，闭塞机窍所致，其临床表现主要为伤后立即出现昏迷，牙关紧闭，气粗痰鸣，四肢痉厥，脉弦劲有力。伤科内伤的闭证多为气闭。闭证的治疗，以开闭通窍为主，其一般急救措施如下：

（1）一般处理 患者应平卧，保持安静，避免过多搬动，注意保暖和防暑，维持正常体温。

（2）**保持呼吸道通畅**　通畅呼吸道是十分重要的急救措施之一，可保持充分的气体交换，有利于心脏搏血能力的恢复，也有利于闭证的恢复。

（3）**开窍通关法**　若伤员气闭昏迷不醒，可采用取嚏开窍及熏鼻开窍等急救方法，以及急灌服苏合香丸使之苏醒。

①取嚏开窍法：此法是将通关散用管吹入伤员鼻孔，以招致伤员频频喷嚏，内引五脏之气，使阳气回升，从而达到回苏之效。此法运用于实证，虚证忌用。颅内出血者亦应忌用，因取嚏开窍，则嚏而震激，会加重脑血内溢。若仍牙关紧闭，即用生姜煨热蜜糖在齿上擦，牙关即可自开。

②熏鼻开窍法：用辛窜通窍药物或其他香料置于伤员鼻孔附近，待伤员嗅入药气后则可苏醒。此法适用于实证，虚证慎用之。

（4）**针灸治疗**　体针选取涌泉、足三里、人中为主穴，内关、太冲、百会为配穴，昏迷加十宣，呼吸困难加素髎，心律不齐加内关。耳针可选取内分泌、皮质下、肾上腺、神门、肺、心、脑等。艾灸选取百会、关元、气海、神阙等。

（5）**其他治疗**　若呼吸、心跳停止应立即予以人工呼吸、胸外心脏按压等急救措施。

2. 脱证　脱证是内伤临床十分危重的一种病证，类似西医学的休克，是由于机体遭受强烈刺激后，而出现的多种重要机能严重障碍的综合征。脱证的原因是机体遭受到严重损伤后，由于大量出血，剧烈疼痛，组织坏死，分解代谢产物的释放和吸收等，使神经、循环、内分泌、新陈代谢等正常生理功能紊乱所致。脱证的临床特征为：面色苍白，四肢厥冷，额出冷汗，神态迟钝，短气懒言，心慌口渴，呼吸急促，血压下降，脉细欲绝，甚至昏迷不醒。脱证临床可分为亡阳与亡阴，以回阳固脱、救阴敛阳为主要治疗原则。其一般急救措施如下：

（1）**一般处理**　保持安静，避免过多的搬运，注意保温与防暑，维持正常体温。有开放创面者应给予简单的清洁包扎，以防再度污染，对骨折脱位者应做初步固定，对局部伤灶需待脱证纠正后再做进一步的治疗。

（2）**伤员的体位**　让伤员平卧，头部略微放低，以增加头部气血畅流的速度，使脑组织气血运行正常。但头部损伤引起虚脱的伤员则应取头侧偏位，以防舌后坠或呕吐物阻塞呼吸道而致窒息。翻动体位时要轻且稳，绝对不能摇晃，以免加重伤情。

（3）**保持呼吸道通畅**　虚脱时，由于缺血缺氧、肺循环障碍等因素，可造成通气低下、呼吸困难的"休克肺"，从而进一步加重缺氧，使脱证恶化。因此，保持呼吸道通畅，并增加呼吸通气量，是脱证急救的必要措施之一。应鼓励患者咳痰，排出呼吸道分泌物，口、鼻、咽部的异物及血块均应及时清除。再根据病情，置鼻咽管或气管插管吸氧，必要时做气管切开术。

（4）**止血**　内出血者，应立即采用有效的止血方法进行止血，必要时立即手术治疗。

（5）**止痛**　适当给予止痛剂，对因剧烈疼痛引起的脱证，是十分重要的。能口服者可给予七厘散、云南白药、田七末等，除合并颅脑、腹部、呼吸道损伤外，还可给予吗啡止痛。

（6）**保温**　虚脱者往往感到寒冷，必须注意适当保温，以免受寒。但要注意不要过热，避免因过热出汗而加重虚脱。

（7）**针灸治疗**　针灸可行气活血、镇痛解痉、回阳固脱、调和阴阳，具有调节机体的功能，从而建立新的平衡，以达到抗虚脱的目的。常用穴位可选择人中、十宣、涌泉、百会、劳宫、中冲、内关、中脘、足三里、合谷，也可灸百会、关元、神阙、足三里、中脘、气海等穴。

（8）中药内治 对脱证可口服中药者，应辨证给予内治。气脱宜补气固脱，急用独参汤；血脱宜补血益气固脱，用当归补血汤或人参养荣汤加减；亡阴宜益气养阴，用生脉散合增液汤加减；亡阳宜回阳固脱，用参附汤加减。

（9）补充血容量 对因亡血引起的脱证，应及时、快速、足量补充有效循环量。不仅要补充已丧失的血量，而且还要填补已开放的毛细血管床的所需量，只有这样才能纠正有效循环量的不足。常用补充血容量的方法有输全血、血浆、右旋糖酐，以及葡萄糖和晶体液。

（10）控制和预防感染 虚脱者往往抵抗力降低而合并感染，故应注意预防与控制，若有感染可辨证选用黄连解毒汤、龙胆泻肝汤、清瘟败毒饮、清营汤、紫雪丹。必要时可给予抗生素。

（11）衰竭的防治 某些系统的功能衰竭常常是脱证的并发症，故在治疗脱证的同时，应及早考虑到某些功能衰竭的预防和治疗。如呼吸循环功能衰竭与肾衰竭的防治等。

总之，闭脱之证，均属危急重症，但因证候性质不同，所以临证时应予以区分。一般内伤闭证比较多见，脱证比较少见。但有时也可出现二者兼见的情况。对于闭证、脱证及闭脱互见者，还要特别注意病情的发展与转归，闭证可因失治、误治，正不胜邪，而发展为脱证，使病情进一步加重，也可经过救治，正气渐复，使脱证症状逐渐消失，病情有好转之机。在治疗上，闭证以通关开窍、祛邪治标为主；脱证以扶正固脱治本为主。在辨证时，必须掌握闭脱的主次。因闭脱之证为危重病，多是各种疾病发展到严重阶段的一种表现，故必须及早确定闭脱之证的性质，积极治疗引起闭脱之证的基本疾病，才能收到良好的效果。

3. 损伤内出血 内出血是指内脏或体腔内血管损伤后出血，血液流入体腔或颅腔内，形成胸、腹腔及颅腔等积血，或流入组织间隙内形成血肿，而在身体表面看不见出血。内出血多伴有轻重不等的损伤，病理生理改变错综复杂，可表现为血液学、血流动力学和心、肾、内分泌及代谢等方面的改变，这些改变在小量出血时很轻微，在中量和大量出血时则很明显。严重内脏损伤或较大血管破裂，血液流入胸、腹腔等，往往会迅速危及生命。因此，损伤内出血必须明确判断出血的原因、部位，及时处理。

（1）中药内治 根据出血的性质、部位、损伤轻重进行辨证施治，如内脏轻度损伤或一般内出血可采用中药内治，常用的成药与方剂有：云南白药、白及粉、十灰散、四生丸、仙鹤草汤、黄土汤、犀角地黄汤、小蓟饮子。如失血过多而致气血虚弱者可服人参养荣汤、八珍汤、十全大补汤；如失血过多气随血脱时，可急服独参汤、生脉饮、参附汤。

（2）输血输液 对中量或大量内出血者，则必须及时和尽早根据估计出血量予以输血，必要时采用加压输注法，以便在较短时间内恢复血容量，防止休克与脑、心、肾衰竭。

（3）手术探查 内出血伴有深度而持久休克，虽给予大量输血（每半小时 400mL），输血总量已达体重的 5%，且已采用其他急救措施后仍未改善或重要器官破裂者，应及早进行手术探查，在术中必要时行血管结扎、内脏修补或切除。

【预防与调护】

内伤重在预防，尽可能避免生产、交通、运动等意外伤害，临床上预防内伤进一步加重是关键。发病后应加强护理，绝对卧床，尽量避免移动病人。应保温并抬高床脚，必要时给氧吸入。随时测量血压、脉搏和呼吸次数，以预防休克发生。为保持病人安静休息，减少紧张心理，酌情选用镇静药。另外，心理治疗也是重要环节，要使病人对内伤有正确认识，从而能积极地配合治疗，包括有序地练功康复。

第二节　头部内伤

头颅内部由内向外，分软脑膜、蛛网膜和硬脑膜三层包裹头部内容物。软脑膜紧贴于脑表面且伸入脑沟内，有丰富的血管网。蛛网膜系一层无血管的透明膜，覆盖于软脑膜表面，但不伸入脑沟内。蛛网膜和软脑膜之间，称蛛网膜下腔，其内充满脑脊液。硬脑膜为一层厚而坚韧的纤维膜，是保护脑组织抵抗外来直接伤害的屏障。硬脑膜与蛛网膜之间为一潜在间隙，称硬脑膜下腔，硬脑膜下积液或血肿即位于此腔。硬脑膜在颅腔内形成隔膜，将颅腔分为若干部分。

头颅内部主要由三种内容物构成，即脑组织、脑脊液和血液，它们相互之间保持着一定的比例，且占满了颅腔，除脑脊液可以有所变动外，其他内容物都无法伸缩和改变。脑组织是中枢神经系统的主要组成部分，可分为左、右大脑半球，以大脑纵裂为分界，每一大脑半球分为额叶（主管运动）、颞叶（主管听觉、嗅觉和味觉）、顶叶（主管感觉）和枕叶（主管视觉）。小脑由左、右小脑半球与中间的小脑蚓部所组成，主要是调节和维持身体在各种姿势中的平衡作用，使身体在运动时保持平稳。脑干是脑部所有重要神经传导束的共同通道，含有除嗅、视两脑神经以外所有脑神经的核，是重要的中枢神经枢纽。它可以分为中脑、脑桥和延髓三部分，延髓支配呼吸、循环、心脏、胃肠道、吞咽、发音等功能，是一个重要的生命中枢。脑神经共 12 对，除嗅神经、视神经进入大脑，副神经由延髓和上颈髓前角共同发出外，其余均发自中脑、脑桥与延髓的同名神经核。

头部内伤可发生在头皮无损伤或颅骨完整的患者。按伤势轻重可分为脑震荡和脑损伤（脑挫裂伤、颅内血肿和脑干损伤）。头部损伤的发病率仅次于四肢损伤，其严重者多有后遗症，死亡率也较高。

脑震荡

脑震荡亦称"脑气震动""脑海震动"，是指头部受到暴力伤害，大脑功能发生一过性功能障碍而产生的临床症候群。

【病因病机】

头部一旦受到外力的震击，如直接受到钝器的打击（拳击、棒击等）或头部碰撞（跌仆、交通事故等），脑和脑气必然受损，扰乱宁静之府，出现神不守舍，心乱气越。同时头部脉络受损，血离经隧而渗溢，气滞血瘀，阻于清窍，压迫脑髓，使清阳不得上升，浊阴不能下降，气机逆乱，神明昏蒙，脑的功能发生障碍或紊乱，使诸症皆发。

脑震荡后期主要病机为气血虚、肝肾虚。《灵枢·口问》曰："上气不足，脑为之不满，耳为之苦鸣，头为之苦倾，目为之眩。"头晕、耳鸣、目眩等主要症状为脑气血虚、肝肾虚不能养髓、生髓所致。

西医学认为，头部被暴力打击后，中枢神经系统遭受过强的刺激，神经细胞震荡而机能障碍，发生了超常抑制，但在病理解剖上，无明显形态上的变化和器质性损害。

【诊查要点】

1. 意识障碍：损伤后有短暂的神志昏迷，持续时间可数秒或数分钟，一般不超过 30 分钟，意识清醒后可以恢复正常。

2. 近事遗忘症：清醒后不能回忆受伤之时或受伤前后的情况，但对往事却能清楚回忆，故又称"逆行性遗忘症"。

3. 清醒后可有头痛、头晕、目眩、耳鸣等症状，搬动头部或坐起时症状加重。

4. 神经系统检查无阳性体征，体温、呼吸、脉搏和血压在意识障碍期间可出现变化，清醒后恢复正常，脑脊液检查、头颅 X 线摄片均正常。

5. 可做头颅 CT 或 MRI 以排除颅内血肿、脑组织挫裂伤、颅底骨折等。

【治疗】

脑震荡轻者大多可以自愈，一般无需特殊治疗，症状较重者应及时治疗，使之迅速恢复，减少或消除后遗症。在急性期可用中药、针灸等对症治疗。

1. 药物治疗

（1）昏迷期　脑震荡昏迷不醒、瘀阻气闭者，宜宗《内经》"其实者，散而泻之"之意，以开窍通闭为主。方药可选用苏合香丸灌服。

（2）苏醒期　脑震荡苏醒后，初期主要症状是头痛、头晕、恶心，时有呕吐，夜寐不宁，治应疏肝活血安神。方药用柴胡细辛汤。并可随症加减，头痛较剧者加丹参、川芎、藁本、蔓荆子；头晕较甚者加白蒺藜、双钩藤、龙齿、明天麻；恶心呕吐者可加紫丁香、姜竹茹、姜半夏；夜寐不宁者，加夜交藤、炒枣仁、炙远志。

（3）恢复期　10 天以后，主要症状基本消失，但尚感头微晕、疲惫、精神不振，治应益气补肾健脑。方用可保立苏汤，或归脾汤、杞菊地黄汤。如因外伤而致脑外伤性神经官能症者（脑外伤综合征），可按脑挫裂伤后期辨证方法施治。

2. 针灸治疗

（1）昏迷　针人中、十宣、涌泉等穴。

（2）眩晕　针内关、百会、足三里，配风池、三阴交等穴。

（3）头痛　①偏头痛：针太阳、外关，配风池、四渎。②前头痛：针印堂、合谷，配上星、列缺。③后头痛：针哑门、后溪，配昆仑、风池。④顶头痛：针涌泉，配太冲、百会。⑤全头痛：针印堂、哑门，配足三里、合谷、四渎。

（4）呕吐　针内关，配足三里、天突。

（5）呃逆　针天突，配内关、中脘。

（6）失眠　针足三里、哑门或神门，配内关、三阴交。

【预防与调护】

脑震荡系突然发生，只有注意各种安全防范才能避免。一旦发生，除适当的药物治疗和绝对卧床休息外，护理是治疗的重要环节，需要安静的环境和合理的饮食调养，同时可进行心理咨询及安慰，以解除伤员对脑震荡的恐惧心理，促使患者早日康复。在治疗过程中还需警惕发

NOTE

生颅内血肿的可能。

脑损伤

脑损伤亦称脑髓损伤，是头部内伤的重证，包括脑挫裂伤、颅内血肿、脑干损伤等。脑挫裂伤是暴力打击致脑组织的器质性损伤，由于损伤部位、范围和程度的差异，轻者的临床表现及预后同脑震荡，重者则治疗颇为棘手。颅内血肿多因脑膜血管损伤或原发性脑损伤继发形成，关键在于早期明确诊断，若及时处理（包括手术）则预后良好。脑干损伤是指中脑、脑桥和延髓损伤，涉及生命中枢，故预后极差。

【病因病机】

1. 病因

（1）**直接暴力**　头部直接受到暴力作用，如拳头、石块、木棒等打击，或头部碰撞在坚硬物体上，或子弹、骨折片贯穿所致。

（2）**间接暴力**　身体其他部位受到力的冲击，如高处坠下，足部、臀部着地，力量经脊柱传至颅底；或行驶中的车辆突然急刹车，脑受到惯性的冲力而受伤，使脑组织在一定范围内发生出血和破坏。

2. 病机　脑挫裂伤是脑组织的实质性损伤，按其病理形态改变可分为脑挫伤和脑裂伤。前者只有脑皮质表面散在出血点，局部静脉瘀血和水肿；后者在损伤部位还可见到软脑膜和脑组织的断裂及严重的出血。因挫伤、裂伤可同时存在，故常称为脑挫裂伤。由于脑组织的挫裂出血，故脑脊液内混有血液。由于脑挫裂伤是器质性损害，因此不论其损害的程度如何，随着时间的推移，在损害部位都将出现一系列的继发性病理过程，包括神经细胞的变性、坏死，脑组织出血、水肿、液化及神经胶质增生等，最后在脑内遗留固定的痕迹，其甚者可出现神经损伤的定位症状。其中脑组织的出血、水肿，又可引起颅内压的增高。颅内压增高首先压迫脑部的静脉窦，使脑部的静脉回流减慢，造成脑组织的瘀血及轻度缺氧。当缺氧情况不严重时，兴奋延髓中枢，产生心脏与血管运动的代偿性反应，使周围血管收缩，心跳加快，脉搏减慢，血压上升，以克服颅内循环所存在的障碍，这一时期称为代偿期。如果脑的损害不严重，通过这一代偿作用，矛盾得以解决。此后随着脑水肿的消退，颅内压又恢复正常，伤情就逐渐恢复。如果脑的损害严重，脑水肿继续发展，虽然通过上述代偿作用，但由于血压的升高，反而助长了颅内压的增高，于是构成一种恶性循环，最后使颅内压超过颅内动脉的压力，脑的血液供应濒于停止，就会出现中枢衰竭现象。此时病情突变，伤员自动呼吸骤停，接着血压下降，心跳增快，脉搏细弱，最后循环衰竭而死亡，这一时期称为瘫痪期。

颅内血肿形成的初期，人体有一定的代偿能力，早期表现为颅内血管的收缩，脑血流量减少，脑脊液产生速度减慢，脑室排空，脑脊液经脑池、蛛网膜下腔的吸收速度加快，使脑的体积相应缩小，此时颅内压可无显著升高。若血肿进一步发展，必然导致代偿性功能失调，造成颅内压增高，脑静脉回流阻滞，严重时脑脊液循环通路梗阻，脑组织受压移位进入颅脑裂隙，形成脑疝，压迫脑干，并使颅内压进一步增高。这种恶性循环如不及时纠正，脑疝压迫脑干较久后，终致发生生命中枢衰竭而死亡。

脑干内有许多重要颅神经核、网状结构和运动、感觉神经的传导束，是生命中枢。原发性脑干损伤常可见到脑干不同部位的挫裂、出血、水肿及局部缺血坏死、软化等。继发损伤常见于颅内血肿、脑水肿。脑干损伤病情险恶，预后不佳。

【诊查要点】

1. 脑挫裂伤　损伤后患者昏迷，其程度要比脑震荡深些，时间也要长些，但两者并无明显的界线。

损伤后患者的主要表现也与脑震荡相似，但脑挫裂伤患者还有颅内压增高的症状与神经损伤的定位症状等。

（1）颅内压增高的症状　主要是病人生命体征的变化，如意识、瞳孔、血压、脉搏、呼吸等方面的变化，当颅内压增高还在代偿期时，病人的意识和瞳孔无大的改变，只是血压逐渐上升，脉搏减慢，脉缓而无力，呼吸仍可正常。当颅内压继续上升，接近于瘫痪期，伤员意识逐渐昏迷，瞳孔对光反应消失，并开始散大，脉搏渐渐增快，心跳减弱，血压逐步下降，呼吸不规则或出现潮式呼吸（时快时慢、交替出现的呼吸），接着病人自主呼吸停止，称为中枢衰竭危象。

（2）神经损伤的定位症状　这类症状取决于脑损害的部位，因此比较复杂，但并不是每个伤员都出现。临床如出现这类症状，对诊断和判定脑损伤的部位是很有意义的。常见的定位症状有：

①单瘫：即一个肢体（上肢或下肢）的瘫痪，往往是对侧大脑半球额叶损害的结果。如果损害靠近矢状窦时，则下肢瘫痪明显；如损伤靠近大脑外侧裂时，则上肢瘫痪比较明显。

②偏瘫：一侧的上下肢都瘫痪，有三种情况：一是损害发生在对侧大脑半球的额叶，挫裂伤范围比较广泛。在这种情况下，偏瘫常为不完全的，且不伴有偏盲与偏身感觉障碍；二是损害发生在对侧大脑半球的深部内囊时，除了有较完全的偏瘫外，还有与偏瘫同侧的偏盲及偏身感觉障碍，称为三偏征；三是损害发生在一侧中脑的大脑脚处时，除有较完全的对侧偏瘫外，尚有同侧的动眼神经麻痹，表现为瞳孔散大，对光反应消失，眼球外斜，上睑下垂等。因动眼神经的麻痹不在同一侧，因此称为交叉性偏瘫。

③抽搐：可发生在一侧肢体或两侧，这是大脑皮层受到刺激的一种反应，可因凹陷骨片的直接刺激，或由于硬膜下血肿压迫所致。

④感觉障碍：大脑半球顶叶损害时，对侧躯体的深、浅感觉均减退。

⑤失语症：大脑半球额下回的后部损伤，常失去讲话能力，为运动性失语；大脑半球颞上回后部及顶叶的缘上回及角回损伤，常失去语言理解能力，为感觉性失语。

（3）脑膜刺激征　蛛网膜下腔出血，血液混杂在脑脊液内而引起脑膜刺激征，主要表现为颈项强硬和屈髋屈膝试验阳性。

（4）脑脊液变化　脑挫裂伤伤员的脑脊液常为血性，其含血量多少不定，色泽可自微红至完全血性。此外，除蛋白含量可因出血的多少成比例增加外，没有其他变化。在陈旧的蛛网膜下腔出血中，因红细胞都已溶化，红细胞内的血红素都被释出，因此这时的脑脊液呈黄色至棕褐色。

2. 颅内血肿　颅内血肿是一种严重的颅脑损伤，若抢救不及时可马上危及生命。基于颅内血肿有溢血不止的倾向，为继发形成，因此临床上有迟发性和进行性的变化，其主要症状是再昏迷和瘫痪进行性加重。

（1）意识障碍的特点　再昏迷有三种情况：昏迷逐渐至苏醒或好转、再昏迷；昏迷进行性加重，即开始感觉敏感，而后迟钝并加深；开始时清醒，以后逐渐进入昏迷。

（2）运动体征的改变　伤后逐渐出现肢体瘫痪，并有进行性加重，如伤后开始一侧肢体正常，逐渐出现不全瘫痪，最后出现偏瘫。同时伴有肌张力增高，腱反射亢进，病理反射阳性，说明偏瘫对侧的颅内有血肿。

（3）瞳孔变化　血肿侧瞳孔进行性散大，对光反射消失，若病情发展速度快，另一侧瞳孔亦随之扩大。

（4）颅内压增高　血肿引起颅内压增高发生早，往往在24小时以内达到高峰，而脑水肿引起的颅内压增高常在伤后2～3天内达到高峰。

（5）脑疝　常见为颞叶疝，表现为再次昏迷，同侧的瞳孔散大，对侧肢体不全瘫痪，病理反射阳性，若进一步加重可危及生命。

3. 脑干损伤　脑干损伤是指中脑、脑桥及延髓的损伤，是头部内伤中最为严重的损伤，损伤后症状严重，死亡率高。

（1）昏迷　时间长，恢复慢，轻者数周、数月，重者数年，甚至终生昏迷。

（2）去大脑强直　多呈角弓反张状态，即四肢张力增高，过度伸直，颈项后伸。

（3）锥体束征　由于脑干内的锥体束损伤，可出现肢体瘫痪，肌张力增高，腱反射亢进，浅反射消失，或出现一侧或双侧病理反射。受伤后全部反射消失，肌张力由增高而变为松弛，常为死亡前兆。

此外，脑干损伤还可以出现高热、肺水肿、消化道出血、眼球和瞳孔的改变，如果出现一侧瞳孔散大，昏迷加深，对侧肢体瘫痪，血压升高，脉搏、呼吸减慢时，应考虑颅内血肿的存在。

【鉴别诊断】

1. 脑挫裂伤与脑震荡　脑挫裂伤有脑的定位症状，有生命体征变化，有阳性神经系统体征，脑脊液混有血液。脑震荡无上述表现。

2. 脑挫裂伤与颅内血肿

（1）脑挫裂伤定位症状在伤后即出现，而且比较稳定；颅内血肿的定位症状隔一定时间后出现，呈进行性加重。

（2）颅内血肿多有清醒期，而脑挫裂伤很少出现清醒期。

（3）颅内血肿常可出现颞叶疝，脑挫裂伤则很少出现，而两者均有颅压增高。

（4）脑挫裂伤在伤后即出现偏瘫，无进行性加重，自主活动少，颅内血肿则不然。

【治疗】

1. 早期的一般治疗　对较严重的头部内伤，有生命危险的病人，必须及时抢救，及时请脑外科会诊或转科，千万不可延误抢救时机，需严密观察，积极治疗。

（1）保持呼吸道通畅。清除口腔内呕吐物、血块，将舌头牵出，并将伤员放置于半卧位，以防舌后坠，或呕吐物阻塞呼吸道引起窒息而死亡。如已窒息且无他法解救，可做气管切开术。

（2）制止头部伤口出血，及时处理休克。

（3）对呼吸循环不稳定的伤员，切忌远道转送，而应原地抢救，待心率、呼吸、血压稳定后再转送。

（4）及时观察。入院后24小时内，每15～30分钟测呼吸、脉搏、血压1次，随时检查意识、瞳孔变化，注意有无新症状、新体征出现，并做好术前准备。

（5）注意及时纠正水盐代谢，保持电解质的平衡，每日输液量为 1500～2000mL（可按病情增减），并予足够的维生素。

（6）对疑有颅内血肿者，可行脑血管造影、CT 或 MRI 检查，确诊后尽快手术。对严重对冲性脑挫裂伤，并发颞叶沟回疝而不易与颅内血肿鉴别者，则应开颅检查，进行脑组织清创，并进行颅内减压术。

（7）排除颅内血肿后，应及早进行系统的非手术疗法。因颅内压增高的主要原因除颅内血肿外，还可由脑水肿引起，故抗脑水肿的治疗应尽早开始，可应用脱水药物如高渗葡萄糖、20% 甘露醇、25% 山梨醇，并合理使用肾上腺皮质激素。头痛严重者，除对症处理外，可行腰椎穿刺，放出部分血性脑脊液，并注入过滤空气 5～10mL，有助于减轻头痛和促进血性脑脊液吸收。

（8）蛛网膜下腔出血严重者，可用止血剂，如 6 - 氨基己酸、酚磺乙胺、对羧基苄胺等。合并脑脊液漏出者，应使用抗生素，预防颅内感染。

（9）伴高温、肌张力增高或去大脑强直者，应尽早开始冬眠低温治疗。

（10）如伤员呕吐频繁，或有昏迷者应禁食，待病情好转后再给饮食，一般以高蛋白、高热量的流质或半流质为宜。

2. 昏迷期的治疗

（1）中药治疗　以开窍通闭为主。

①辛香开窍法：适用于气闭昏绝、两手握固、牙关紧闭、苔白、脉沉迟的血瘀气闭患者，用苏合香丸、黎洞丸磨汁灌服。

②清心开窍法：适用于高热、神昏窍闭、抽搐等症者，用安宫牛黄丸口服，醒脑静注射液静脉或肌肉注射。

③清热豁痰开窍法：适用于昏迷痰热阻窍者，用至宝丹。

④清热镇痉开窍法：适用于高热昏迷惊厥者，用紫雪丹或神犀丹。

如伤后意识障碍，目合口开，鼻鼾息微，大汗淋漓，手撒遗尿，四肢厥冷，舌萎，脉微细或芤，治宜回阳救脱，用独参汤或参附汤。

（2）针灸治疗

①昏迷：针人中、十宣、涌泉等穴。

②呃逆：针天突，配内关、中脘。

③呕吐：针内关，配足三里、天突。

3. 苏醒期的治疗　患者经救治后由昏迷逐渐苏醒，但仍需严密观察，积极治疗。此期常表现为神志恍惚不清，头痛头晕，恶心呕吐不止，夜寐烦躁不宁，或醒后不省人事，感觉迟钝，昏沉嗜卧等症。治宜镇心安神，升清降浊。方用琥珀安神汤，其中西琥珀、龙齿、朱砂三味中药有走心经、重镇心神的作用。应注意朱砂不能连续使用 5 天，以免尿潴留中毒。琥珀安神汤偏治心经，亦有主张偏治肝经，方用柴胡细辛汤或天麻钩藤饮，以平肝息风，升清降浊。

4. 中、后期的治疗

（1）中药治疗　由于头部内伤之后，人体的元气大伤，主要是耗气伤肾而致脑气不足，同时亦影响到脏腑的功能。由于脏腑、经络、气血失调，肝肾亏损，脑气虚衰，遵《内经》"虚则补之"，"形不足者温之以气，精不足者补之以味"的原则，常用味厚补益之品，补肝肾，益脑髓。代表方剂为可保立苏汤，偏于头痛者，加川芎、蔓荆子、藁本、秦艽；偏于头晕目眩者，加明天麻、白蒺藜、双钩藤、牡蛎、龙骨；偏于失眠、夜眠多梦者，加炙远志、茯神、五味子。

（2）针灸治疗

①眩晕：针内关、百会、足三里，配风池、三阴交。

②头痛

偏头痛：针太阳、外关，配风池、四渎。

前头痛：针印堂、合谷，配上星、列缺。

后头痛：针哑门、后溪，配昆仑、风池。

颠顶痛：针涌泉，配太冲、百会。

全头痛：针印堂、哑门，配足三里、合谷、四渎。

③失眠：针足三里、哑门或神门，配内关、三阴交。

④癫痫：针哑门、后溪，配人中、内关。

⑤失语：针上廉泉旁开 1～1.5cm，两侧各刺一针至舌根处。或耳针取穴：脑干、枕、心、神门、肾、皮质下等。

⑥偏瘫

半身不遂：针曲池透少海，阳陵泉透阴陵泉，配外关透内关，合谷透后溪，悬钟透三阴交，地仓透颊车，环跳，养老。

上肢瘫痪：针肩髃透极泉，曲池透少海，配合谷透劳宫，外关透内关。

下肢瘫痪：针阳陵泉透阴陵泉，配环跳、足三里、太冲、悬钟透三阴交。

⑦小便失禁：针委阳、百会、足三里，配风池、三阴交。

5. 颅脑损伤手术指征

（1）开放性颅脑损伤。

（2）闭合性颅脑损伤中有下列情况者：经某些检查明确诊断为颅内血肿者（包括硬脑膜外、硬脑膜下或颅内血肿等）；有中间清醒期者；意识障碍逐渐加重者；一侧瞳孔进行性扩大者；凹陷或粉碎骨折引起一定症状者；36 小时以后出现去大脑强直者；长期昏迷伴颅内压增高者；脑脊液鼻漏或耳漏经观察 1 个月而不自愈者。

【预防与调护】

脑损伤是骨伤科的危重症，在生产与生活中应严加防范，建立与遵守安全规章制度，是预防措施之一。一旦发病，应及时采取最有效的治疗手段，防止病情进一步恶化加重。本病昏愦日久，更须仔细护理，如清洁口腔，及时吸痰，保持床铺整洁与进食、进药、排尿等管道通畅，严防肺部感染及压疮发生等。

第三节 胸部内伤

胸部内伤是指整个胸廓及其内脏受到外力打击或用力屏气而致内部气血、经络或内脏的损伤。胸廓由胸椎、胸骨、肋骨及肋间组织所组成，内藏心、肺等重要的组织器官。因"心主血""肺主气",故胸部损伤时必然会损伤气血,严重者可伤及内脏。若诊治不及时,可导致气血衰脱,甚至在短期内死亡。因此,治疗胸部损伤,应注意及时改善和调整气血功能,积极防治内脏的损伤。

胸部屏挫伤

胸部由于负重屏气或受暴力撞击而致胸部气血、经络损伤者,称为胸部屏挫伤。由于负重屏气所致的损伤,称胸部屏伤;由于暴力直接作用于胸壁软组织所致的损伤,称胸部挫伤。无论是胸部屏伤或挫伤者皆是以胸胁部疼痛、胀满为主证的损伤性疾患,是人们在日常生活和生产劳动中较常见的损伤。

【病因病机】

1. 屏伤 因强力负重,突然过度用力屏气,筋肉过度牵拉,气机运行失常所致。如挑担、推举或搬运重物用力过度等原因引起。

2. 挫伤 由于外来暴力直接作用于胸部皮肤、筋肉所致。如跌打、碰撞、堕坠、打击、挤压、爆炸气浪的冲击,以及各种机械冲撞人体的胸部等原因而引起。

以上两种暴力作用于胸部均能导致气滞血瘀。胸部屏伤多以伤气为主,导致气机阻滞,经络受阻,不通则痛;胸部挫伤则以伤血为主,多因络脉受损,血溢于脉络之外,瘀血停滞而为肿。气和血相辅相成、相互联系、相互影响,故气血往往俱伤。但有时气先伤而后及于血,或血先伤而后及于气。

若新伤失治,气滞不通,血瘀未化,可以反复发作而为陈伤。

【诊查要点】

1. 伤气型 有强力负重、突然用力过度的屏伤史,症见胸胁胀痛,痛无定处,胸闷气急,外无肿胀及固定的压痛点。

2. 伤血型 有直接暴力所致的挫伤史,症见胸部有固定性、局限性刺痛,深呼吸或咳嗽时胸痛加剧,翻身转侧困难。伤处微肿,压痛固定,局部可有瘀斑青紫。重者可有咯血、吐血、低热等。

3. 气血两伤型 兼有以上两型的症状。

4. 胸胁陈伤型 可有明显的胸胁受伤史,胸胁隐痛,经久不愈,时轻时重,稍一劳累即能诱发。但外无肿胀及固定之压痛,脉多弦细或细涩。

【治疗】

1. 手法治疗

(1)以伤气为主者,手法以摇拍为主。患者正坐,术者先用手指点按内关、缺盆、肺俞、至阳等穴,再以右手"握""拉"住患者伤侧的手指,使该侧手臂于外展位,由前向后或由后向前做圆圈形的摇动6~9次,然后使该臂做快速的上下抖动数次,并以同法施于对侧。若有胸闷、呼吸不畅者,术者将右手五指并拢,身体微向前俯,手掌部呈拱屈状用力拍击患者背部数下。

(2)以伤血为主者,行按摩手法。令患者取卧位,术者用手掌沿肋间隙由前向后施行揉摩2~3分钟,随后集中于疼痛部位施行揉摩。

2. 药物治疗

（1）内治法

①伤气型：宜疏肝行气止痛。方用柴胡疏肝散加减。气闷咳嗽不顺者，加瓜蒌、北杏仁、桔梗等。

②伤血型：宜活血化瘀止痛。方用复元活血汤加减。痛甚者加延胡索、郁金、赤芍等。

③气血两伤型：宜气血同治。方用柴胡疏肝散、复元活血汤、活血止痛汤加减。

④胸胁陈伤型：宜行气破瘀，佐以调补气血，以气滞为主者，方用柴胡疏肝散、活血止痛汤加减；以血瘀为主者，方用三棱和伤汤加黄芪、党参。

（2）外治法　胸部损伤而局部瘀肿疼痛者，治宜消瘀退肿，行气止痛，常用的药膏有消瘀止痛膏、双柏膏等。宿伤隐痛及风寒湿痹痛者，宜温经散寒，祛风止痛，常用的有狗皮膏、万应膏等。

3. 针灸治疗　取内关、公孙，配支沟、阳陵泉等穴，用强刺激手法。

【预防与调护】

避免外伤、负重过度或骤然闪挫等活动。发病后应适当休息与练功活动，鼓励患者做深呼吸、咳嗽、唾痰。在不引起剧烈疼痛的情况下，多做上肢活动及扩胸动作，预防胸膜和筋膜等组织的粘连，以免长期遗留胸痛。

气　胸

胸部损伤时，空气由胸壁伤口、肺或支气管、食管破裂处进入胸膜腔者，称为损伤性气胸。临床上根据损伤性质和气胸内压的不同，将气胸分为闭合性、开放性和张力性三类。

【病因病机】

胸膜腔是两层胸膜间的一个潜在的空隙，胸膜腔内的压力低于大气压，称为负压。胸部受伤后，如刀、子弹、弹片等刺伤胸壁及胸膜，或肋骨断端刺破肺组织，或气管、食管破裂等，均可使空气进入胸膜腔而形成气胸。

1. 闭合性气胸　胸壁无伤口，气体多来自肺组织损伤的破裂口，空气进入胸膜后，伤口迅速闭合，空气不再继续进入胸膜腔，则称为闭合性气胸。此类气胸对胸腹腔内负压影响不大，仅使伤侧肺部分萎缩。

2. 开放性气胸　胸壁有较大的伤口，多由刀刃锐器或弹片火器刺伤胸壁及胸膜所致，胸膜腔经胸膜和胸壁裂口与外界相通，空气随呼吸自由出入胸膜腔者，称为开放性气胸。其常可严重地影响呼吸功能。吸气时大量气体进入胸膜腔，使伤侧肺受压萎缩，纵隔被推向健侧。呼气时空气由伤口排出，随之纵隔被推向伤侧（图9-1）。因此，纵隔随着呼吸而移动，称为纵隔扑动。这样，就严重地影响呼吸功能，造成缺氧，增加静脉回流阻力，导致循环障碍，同时刺激纵隔和肺门神经，引起胸膜肺休克。

3. 张力性气胸　是指气管、支气管或肺损伤处形成活瓣，气体随每次吸气进入胸膜腔并积累增多，导致胸膜腔压力高于大气压，故又称高压性气胸或活瓣性气胸（图9-2）。这时，伤侧肺被显著压缩，纵隔被推向健侧，明显移位使健侧的肺亦受压缩，造成比开放性气胸更严重的呼吸循环障碍，发生缺氧、窒息和休克。有时气体由胸膜腔挤入纵隔和皮下组织，在头、颈、上肢、胸部等处可触及皮下气肿。

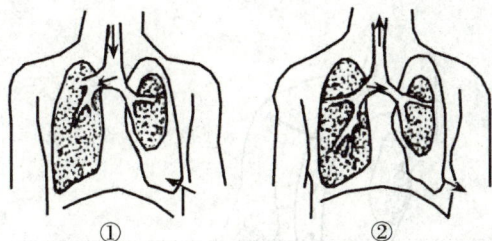

图 9-1　开放性气胸的病理变化

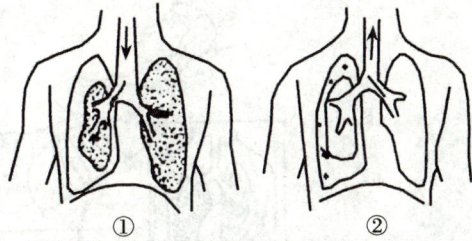

图 9-2　张力性气胸的病理变化

【诊查要点】

1. 闭合性气胸　临床症状与气体的进入量有关，少量空气进入可无任何症状。如空气进入较多时，由于肺受到一定的压缩，影响肺的通气功能，可表现为胸闷、气促等症。查体见伤侧呼吸音减弱，语颤减低及消失，叩诊呈鼓音。X 线检查可见不同程度的肺压缩。

2. 开放性气胸　胸壁有开放性伤口，并随空气进出而听到响声，同时有胸胁疼痛，胸满气促，端坐呼吸，面色苍白，口唇发青，汗出肢冷，脉搏细数，血压下降等症状。查体除见闭合性气胸的体征外，尚可发现气管和纵隔移向健侧。X 线检查除肺有压缩外，尚有纵隔移位等。

3. 张力性气胸　其症状和体征与开放性气胸相似。但本病表现为进行性呼吸困难、发绀、休克，并可有皮下或纵隔气肿，患侧胸廓显著膨隆。胸腔穿刺时有高气压（在 20kPa 以上）。穿刺抽出大量气体后，胸腔内压力很快又增高变成高压。X 线检查胸腔内有大量气体和瘀血存在，纵隔明显推向健侧，有时尚有纵隔气肿。

【治疗】

1. 局部处理　治疗的关键是将胸膜内异常的正压转化为正常的负压，使肺迅速复张。

（1）闭合性气胸　少量气胸（肺压缩在 30% 以下者）可在 1~2 周内自行吸收，不必特殊处理。积气较多引起症状时，可在胸前第 2~3 肋间锁骨中线处，在消毒和局麻下进行胸膜腔穿刺，将气体抽出。

（2）开放性气胸　首要的任务是封闭伤口，将开放性气胸转变为闭合性气胸，急救时用消毒厚纱布填塞伤口并加压包扎，使之不漏气。待一般情况改善后，经 X 线检查，施行清创术，如合并内脏损伤者，应先开胸探查处理脏器损伤。术中要去除污染组织、碎骨及异物。肺裂口予以修补，并用胸腔闭式引流（图 9-3），污染严重者行胸壁开放引流。

（3）张力性气胸　首要的是排除胸膜腔内高压空气，解除对肺和纵隔的压迫。急救时立即用粗针头于第 2~3 肋间锁骨中线处刺入胸膜腔内减压，或用一带孔的橡胶指套扎于针头的尾端，作为活瓣或单向排气装置，进行穿刺排气减压（图 9-4），然后再在局麻下，于锁骨中线处第 2~3 肋间隙用橡皮管插入胸腔内连接水封瓶，进一步排气减压。如肺裂伤较小，一般在闭式引流减压后，可自行闭合，使气胸消失，肺叶扩张。若在 24 小时后，仍不断有气排出，则应考虑肺裂伤较大，须开胸修补或切除损伤的肺组织，术后仍应用胸腔闭式引流。

2. 药物治疗　若呼吸困难，面色苍白，唇绀者，宜扶正祛邪平喘，方用二味参苏饮加减；若气促兼有发热，苔黄，脉数者，则宜宣肺清热，方用十味参苏饮、千金苇茎汤加减；若咳嗽痰涎壅盛者，宜祛痰平喘，方用三子养亲汤加减。

NOTE

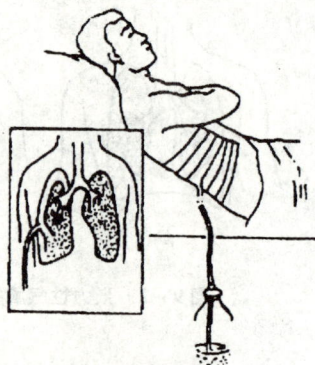

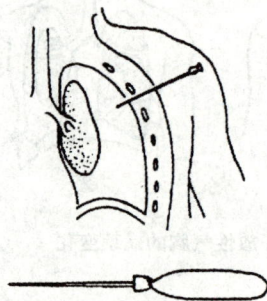

图9-3　胸腔闭合引流　　　　图9-4　张力性气胸的急救处理

3. 其他治疗

（1）合并休克者，采用综合性抗休克治疗。

（2）呼吸困难者，给氧，必要时行气管切开。

（3）预防和控制胸腔内感染。

（4）开放性气胸，注射破伤风抗毒素1500U。

【预防与调护】

严密观察病情变化，每隔15～30分钟测量血压、呼吸、脉搏，发现异常情况，应尽快处理。注意保持呼吸道通畅，去除口腔及呼吸道的分泌物。对严重休克患者，应平卧位，一旦血压恢复正常，应予半卧位，以利于胸腔引流。同时鼓励患者咳嗽、排痰，定时超声雾化。咳嗽前，轻轻叩拍患者背部，自上而下进行；咳嗽时，轻轻按住伤口两侧，以减轻疼痛，促进肺膨胀。

血　胸

胸部损伤后造成胸膜腔积血称为血胸，有时可与气胸同时存在。

【病因病机】

多为刀器、火器或肋骨骨折断端直接刺伤胸内脏器和血管所致。血胸的出血来源有三：一是肺损伤，由于肺循环血压低，出血慢，多可自行停止；二是胸壁血管损伤，如肋间动、静脉和胸廓内动、静脉破裂出血等，因这些血管属于体循环，血压较高，一般不易自止；三是心脏或胸内大血管的损伤，出血凶猛，伤员常因来不及救治而死亡。

根据胸膜腔内积血量分为：少量血胸者，血量一般不超过500mL，积血仅限于肋膈角；中等量血胸者，血量为500～1000mL，积血平面可达肩胛骨中部；大量血胸者，血量在1000mL以上，积血平面超过肩胛骨中部。

血胸发生后，不仅因为丢失血容量出现内出血征象，并且随着胸膜内血液的积聚和压力的增高，可压迫肺使之萎缩，并将纵隔推向健侧，因而严重地影响呼吸和循环功能。

胸膜腔内的积血，因心脏、纵隔、肺和膈肌的活动而有去纤维蛋白的作用，不易凝固。时间稍久，有纤维素覆盖于胸膜腔的表面，呼吸运动减弱，则又失掉去纤维蛋白的作用，而形成凝固性血胸。此后覆盖于胸膜的纤维素和血块，逐渐形成增厚的纤维层，称为机化性血胸，如胸腔完全为纤维组织所充填，即形成纤维胸，限制肺与胸廓活动，损害呼吸功能。

血液是细菌极好的培养基，尤其是开放性血胸，污染重或胸内有异物存留时，易继发感染，并发脓胸。

【诊查要点】

血胸的临床表现与出血量和出血速度有关，少量血胸可以没有明显的症状和体征。较大量出血引起的血胸，可出现面色苍白，胸闷气促，甚至发绀，脉细数而微弱，血压下降等低血容量休克的症状。

胸部检查时，有胸腔积液的体征，如积血量较多，可见肋间隙饱满、气管移向健侧，伤侧叩诊呈浊音，听诊时呼吸音减弱或消失。

胸膜腔穿刺抽血是诊断血胸简单而有效的方法，并可从抽取的血液中进行涂片，检查血液中红、白细胞的比数及做细菌培养来确定有无感染的存在。

X线检查可了解血胸量的多少，有无合并伤的存在。少量积血仅有肋膈角消失，下胸部不清晰。较大量血胸则伤侧肺为液体阴影所掩盖，并见纵隔被推向健侧。有气胸同时存在时，可见液平面。

早期胸部损伤发现有血胸，还应进一步判断是否继续出血，应严密观察病情，有下列表现者，表示出血未止，为进行性血胸：①持续脉搏加快、血压降低，纠正血容量后血压仍不稳定；②血红蛋白、红细胞计数、红细胞比容进行性降低，引流出的胸腔积血的血红蛋白量、红细胞计数与周围血接近；③闭式胸腔引流量超过200mL/h，持续3小时。

【治疗】

1. 胸膜腔积血的处理

（1）非进行性血胸　少量血胸，一般能自行吸收，不需穿刺抽吸。若积血量较多，而病情稳定者，应早期进行胸膜穿刺，抽吸积血，促使肺膨胀，以改善呼吸功能。每次抽吸积血不超过100mL，以后每天或隔天胸穿，至积血抽完为止。每次抽血后，可注入青霉素80万U，或庆大霉素12万U，以预防感染。为便于观察有无进行性出血，宜早期进行胸膜腔引流术，可有效地排净胸膜腔内积血，促使肺充分地膨胀。

（2）进行性血胸　应在积极防治失血性休克的同时，及时做剖胸探查止血。

（3）凝固性血胸　应待伤员情况稳定后尽早行剖胸探查，取出血块，将增厚的纤维层剥脱。

2. 药物治疗

（1）气血衰脱者　宜补气摄血，方用独参汤或当归补血汤加三七、白及、炒蒲黄等。

（2）瘀血凝结者　宜活血祛瘀，方用血府逐瘀汤。

（3）血瘀化热者　宜清热凉血化瘀，方用活血散瘀汤合五神汤加减。

（4）阴虚瘀热者　宜滋阴降火祛瘀，方用沙参麦冬汤加赤芍、红花、桃仁、三七等。

（5）损伤后期气血虚弱者　宜补养气血，方用八珍汤。

3. 其他治疗

（1）大量血胸，应足量输血补液，以防止低血容量性休克。

（2）预防和控制胸部感染。

（3）必要时给予止血剂。

（4）合并胸部其他损伤时，亦应同时进行处理。如有肋骨骨折，予以尼龙扣带或弹力绷

NOTE

带固定胸壁；软组织挫伤，局部外敷消瘀止痛药膏。

【预防与调护】

严密观察病情变化，预防出血性休克。应适当补充营养，增加高蛋白、高维生素及富铁食物。注意伤口卫生，防止胸腔感染。早期适当休息，中、后期鼓励病人做深呼吸和主动咳嗽。

第四节　腹部内伤

腹部内伤在平时或战时都较常见，可分为闭合性与开放性两大类。平时以闭合性损伤为常见，多因挫伤、挤压伤引起，少数为尖刀刺伤。战时以开放性火器伤占多数。无论是开放性或闭合性，损伤范围可能仅限于腹壁，也可能同时兼有内脏损伤。单纯的腹壁损伤，一般症状比较轻微，可按一般软组织损伤处理。腹腔内脏损伤后，可导致大量内出血引起休克，或因消化道穿破，内容物流入腹腔内发生严重的腹膜炎，病情多危急，应早期正确诊断并及时合理治疗。

【病因病机】

闭合性腹部损伤多由拳击、撞击、坠堕、挤压、冲击等钝性暴力所致。肝、脾大或饱食者受外力冲击时，腹肌松弛未及防御性收缩者，则更易引起内脏损伤。开放性腹部损伤多由枪弹、弹片、刺刀或其他尖锐物体直接作用于腹部所致。若腹膜仍然完整称为非穿透性伤；如腹膜已被穿破，致腹内脏器破裂，甚至脏器脱出，称为腹腔穿透伤。在穿透伤中，有入口和出口者，称为贯通伤；只有入口而无出口者，称为非贯通伤。

腹部损伤的严重程度与外界暴力的强弱、速度、着力部位、作用方向有直接关系，也与腹内脏器的组织和解剖位置密切相关。腹部遭受外来暴力作用后，内部气血、经络、脏腑受伤。轻则气血阻滞，络脉破损，营血溢于肌肤之间；重则内动脏腑，甚至内脏破裂。如肝脾等腹腔实质性脏器破裂后，可引起严重出血，使血容量剧降，甚至发生失血性休克。如胃肠、胆等腹部空腔脏器破裂，其内容物流入腹腔，造成腹膜腔污染，产生腹膜炎。由于细菌内毒素被组织所吸收，还可出现中毒性休克。

【诊查要点】

1. 腹壁损伤　单纯的腹壁损伤症状比较轻，无腹膜炎和内出血的征象。腹痛、压痛、腹肌紧张多局限于受伤的部位。若有肿块则固定不移，且局限于腹肌的某一部位。令病人收缩腹肌时，疼痛加剧，肿块更明显，有时还可扪及肌肉间断裂或缺损的间隙。

若因运动或劳动时用力过猛而引起的腹部屏伤，以伤气为主，则气闷胀满，疼痛走窜，腹软喜按，得嗳气或矢气则痛减；若因碰撞跌打，多以伤血为主，则腹部刺痛，瘀肿拒按，常能触及肿块。陈伤者，多因腹壁或腹腔内脏损伤后，引起脏腑间、脏腑和腹壁部粘连，致使气机不利，气血瘀积凝滞，经络壅塞不通。症见面色无华，形体瘦弱，腹部隐痛，轻按则舒，重按则痛，乍轻乍重，可由于劳累受寒而疼痛明显，脉细濡，临床所见多属虚证。

2. 腹腔内脏损伤　可分为空腔脏器破裂和实质脏器破裂两种。

（1）空腔脏器破裂　主要表现为腹膜炎，随着胃肠道的内容物进入腹腔，体温继续升高，脉搏逐渐加快，出现恶心呕吐，持续性剧烈腹痛。腹部压痛明显，有反跳痛，腹肌紧张，以伤处为中心，向全腹扩散，甚至呈"板状腹"。肝浊音界缩小或消失，有移动性浊音，腹胀如鼓，肠鸣音减弱或消失，肛门无排气。X线检查：若膈下出现游离气体，证实有气腹存在，对诊断具有决定性意义。腹腔穿刺可获得浑浊液体。空腔脏器破裂在受伤当时临床症状常不明显，但以后逐渐加重，甚至发生中毒性休克而死亡。

不同脏器的损伤其临床表现也略有不同，如胃、十二指肠、上段空肠和胆囊的损伤，受伤部位多在上腹部或伤道通过上腹部，全身症状出现早且较重，早期即可有休克表现，腹部体征较明显，呈"板状腹"，腹腔穿刺抽吸为胆汁样液体。如为其他小肠或结肠损伤，则受伤部位多在中下腹部或伤道通过中下腹部，早期全身反应较轻，腹膜刺激征亦较前者稍轻，肝浊音界无明显改变，腹部透视多无膈下游离气体，腹腔穿刺抽吸为粪样或脓性液体。

（2）实质脏器破裂 主要表现为腹腔内出血和休克。病人可有面色苍白，出冷汗，眩晕，口渴，心悸，神志淡漠，脉搏细数，血压下降，腹部膨隆，压痛及反跳痛，轻度腹肌紧张。腹部表现为持续性腹痛、腹胀。腹部叩诊出现移动性浊音，肠鸣音减弱或消失。血红蛋白及红细胞计数进行性下降。腹腔穿刺可抽出不易凝固的鲜血。如出血既多又快，则伤者迅速陷入失血性休克状态。

临床上常见的腹部实质性脏器损伤是肝脾损伤。肝损伤者，受伤的部位多在右下胸、右腰及右上腹等处。腹痛、压痛及反跳痛以右上腹为甚，牵涉性痛发生于右肩部，可迅速发生腹内大出血并呈现休克征象，还可由于肝内胆汁的流出而引起胆汁腹膜炎。X线腹部透视显示右膈上升及活动受限，肝阴影扩大。脾破裂者，受伤部位多在左下胸、左腰及左上腹等处，腹痛和压痛以左上腹最为显著，可迅速发生腹内大出血而出现休克。左下腹腔穿刺可抽出血液。X线腹部透视可见左膈上升，活动受限，有时可显示肠间隙增宽和结肠脾曲下降。脾包膜下出血者，常在受伤后数天出现延迟性脾破裂，极易漏诊。

【治疗】

1. 腹壁损伤 可按一般软组织损伤进行处理，如为开放性腹壁损伤，应清创缝合，视伤口污染的程度，适当地使用抗生素和破伤风抗毒血清预防感染。闭合性腹壁挫伤，多属气血凝滞，经络阻塞。内治法以活血祛瘀、行气止痛为主。偏于伤气者，以行气止痛为主，方用顺气活血汤、复元通气散；偏于伤血或气血两伤者，以活血化瘀为主，佐以润肠通便，方用膈下逐瘀汤、桃仁承气汤、养血润肠汤等。后期虚证可用参苓白术散、八珍汤加减调治，后期实证可用少腹逐瘀汤或膈下逐瘀汤合黎洞丸送服。早期局部外敷消瘀止痛药膏。

2. 腹腔内脏损伤

（1）急救处理 腹部损伤有时合并其他重要器官损伤者，首先将病人迅速就地抢救。急救时如遇开放性气胸、明显的外出血等即刻危及生命者，应迅速予以包扎，压迫处理。有四肢骨折者，应在搬运前初步固定。

腹部伤口要妥善包扎。如遇有内脏从伤口脱出，原则上不应送回腹腔，以免造成或加重腹内感染，可用纱布盖好后罩以饭碗保护，再加以包扎。如脱出之肠管已有穿孔，则可用止血钳子夹住穿孔处，再将其包扎于敷料内。如有大量内脏脱出加重休克或脱出内脏有嵌压坏死的可能时，应立即设法送回腹腔，因这时感染不是主要矛盾。

（2）一般疗法 主要是防治休克。对于失血性休克的伤员，应快速输血补液，以维持伤员足够的血容量。如暂时无输血条件，可给右旋糖酐或复方氯化钠。腹部有内脏损伤的伤员，需禁食，且应予营养支持。为了减轻腹胀或减少胃肠道液体外漏，须做胃肠减压。所有腹部脏器损伤的伤员，都应及早地使用抗感染药物预防感染。对诊断肯定、准备施行手术的伤员，可以使用止痛药，但对诊断不明确者，一律禁止使用止痛药，以免影响继续观察。

（3）手术原则　对于未能确诊而又疑有内脏损伤的伤员，要严密观察，积极治疗，必要时可行诊断性剖腹探查术。对腹腔内脏损伤伴有休克的伤员，一般应积极地进行抗休克疗法，待休克得到一定纠正后，再进行剖腹探查术。但对有严重外伤者，如无严重的出血或休克，可先做伤口清创术，后做剖腹手术。各脏器损伤的处理原则如下：①肝破裂：缝合修补，不能缝合修补时须行肝部分切除术；②脾破裂：行脾切除术；③胃、十二指肠损伤：缝合修补为主，根据情况可同时做造瘘术，难以修补的胃损伤可做胃部分切除术；④小肠损伤：小的和孤立的穿孔行缝合修补，注意要垂直肠管纵轴横缝，防止狭窄，严重者行肠部分切除术；⑤结肠损伤：结肠因肠壁薄，血运差，且内容物含的细菌多，处理原则与小肠损伤有所不同，小的穿孔可单纯缝合修补加近端结肠造瘘术，严重损伤应做结肠外置造瘘术。

【预防与调护】

腹壁损伤者，病情较轻，一般采用保守疗法。腹腔内脏损伤的诊断一经确定，应立即进行手术治疗，以免发生出血性休克或弥漫性腹膜炎。空腔脏器破裂者，无论术前或术后，患者应取半卧位，禁食，必要时予以胃肠减压。凡腹部内伤者，应密切注意其腹部体征及体温、脉搏、血常规、血压等变化，根据需要采用腹腔穿刺以明确病情变化，随时调整用药与其他治疗措施。

第十章　骨　病

　　骨病学研究的对象是人体骨骼、关节、筋肉等运动系统疾病。本章所论述的化脓性骨髓炎、化脓性关节炎、骨关节结核、骨骺炎、股骨头缺血性坏死、骨关节炎、骨质疏松症、骨肿瘤为常见或疑难的骨病。用中医及西医学知识叙述其病因病机、诊查要点、治疗、预防与调护。诊断骨病需详细询问病史、了解症状、检查病人以发现有关阳性体征，同时通过影像学、实验室、病理检查等资料综合分析，加以诊断。中医骨伤科对骨病的治疗，重视提高整体抗病能力，以达到扶正祛邪之功；其气血学说，通过双补气血、行气活血、活血化瘀等法，在骨病治疗上很有临床指导意义；其脏腑学说，包括肝主筋、肾主骨、脾主肌肉、健脾化湿、补肾壮骨等理论在指导临床实践中起到重要作用。

第一节　化脓性骨髓炎

　　化脓性细菌感染骨骼而引起的炎症称化脓性骨髓炎，属中医"无头疽""附骨疽"的范畴。历代中医文献所述"无头疽"的范围很广，相当于西医学的骨与关节的急性化脓性疾病。化脓性骨髓炎为常见病，常反复发作，有些患者多年不愈，严重影响身体健康和劳动能力。本病的感染途经可由细菌从身体其他部位的化脓性病灶经血流传播至骨骼，称血源性骨髓炎；或由开放性骨折感染而引起；或由邻近软组织感染直接蔓延到骨骼。本病多见于 10 岁以下儿童，好发于四肢长骨，尤以胫骨为最多，股骨、肱骨和桡骨次之。按病情发展可分为急性和慢性骨髓炎。

【病因病机】

　　本病常见的致病菌是金黄色葡萄球菌，其次为乙型链球菌和白色葡萄球菌；由大肠杆菌、绿脓杆菌、肺炎双球菌感染者少见。血源性骨髓炎的病理特点是骨质破坏和新骨形成同时存在。早期以破坏、坏死为主，后期以新骨形成为主。

　　1. 热毒注骨　患疗毒疮疖或麻疹、伤寒等病后，余毒未尽，热毒深蕴于内，伏结入骨成疽；或因跌打闪挫，气滞血瘀，经络阻塞，积瘀成疽，循经脉流注入骨，繁衍聚毒为病。

　　2. 创口毒盛　跌打、金刃所伤，皮破骨露，创口脓毒炽盛，入骨成疽。

　　3. 正虚邪侵　明代陈实功《外科正宗》曰："夫附骨疽者，乃阴寒入骨之病也，但人之气血生平壮实，虽遇寒冷邪不入骨。"正气内虚，毒邪侵袭，正不胜邪，毒邪深窜入骨成疽。

　　血源性骨髓炎大多数发生在长骨的干骺端，干骺端有丰富的毛细血管网，此处血流缓慢，血中细菌容易在此停留而发生感染。外伤使干骺端毛细血管网破裂出血，局部抵抗力降低，易受感染；全身性疾病、营养不良等，使全身抵抗力下降；或因身体其他部位有活动性感染病灶，该处的细菌进入血液循环，引起菌血症并传播至骨内，在干骺端生长繁殖，形成感染灶。随着病情的继续发展，可出现三种转归：

炎症吸收：由于身体抵抗力强、细菌毒力低、治疗及时并正确，感染灶迅速被控制，炎症得以吸收痊愈。

形成局限性脓肿：身体抵抗力与细菌毒力相当，炎症局限，形成局限性脓肿。

形成弥漫性骨髓炎：身体抵抗力弱，细菌毒力强，治疗不及时或不得当，则病灶迅速扩大而形成弥漫性骨髓炎。此时病灶内的脓液首先在骨髓腔内蔓延，再经哈佛系统（Haversian system）和伏克曼管（Volkmann canal）达骨膜下，形成骨膜下脓肿。也可先穿破干骺端的骨皮质，达骨膜下，形成骨膜下脓肿，再经哈佛系统和伏克曼管进入骨干骨髓腔。骨膜下脓肿继续增大可穿破骨膜，进入软组织，形成蜂窝织炎或软组织脓肿，然后穿破皮肤，流出体外，形成窦道。此后急性炎症的症状逐渐消退，转入慢性骨髓炎阶段。儿童患者则脓肿可穿破干骺端骨皮质而进入关节，成人患者则脓肿可直接穿入关节，形成化脓性关节炎（图 10 - 1）。

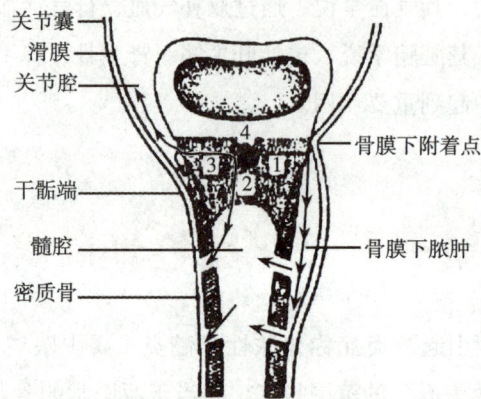

图 10 - 1　急性化脓性骨髓炎扩散途径
1～3. 表示扩散方向；4. 感染病灶

骨膜下脓肿形成时被剥离的骨膜形成一层新骨，逐渐增厚形成包壳，骨干因失去来自骨膜的血液供给，骨内的供血滋养血管因炎症形成血栓，骨内供血被阻塞，形成死骨，小块死骨可被吸收或经窦道排出，大块死骨留在内，使窦口不能闭合，成为慢性骨髓炎的病理基础。

【诊查要点】

1. 急性化脓性骨髓炎　起病急骤，持续高热在39℃以上，寒战，汗出而热不退，全身不适，倦怠，食欲不振，局部疼痛剧烈，舌质红，苔黄腻，脉弦数。可出现恶心呕吐、肝脾大等全身中毒征象。进而患处搏动性疼痛加剧，肢体不能活动，呈环状肿胀，皮肤红热，附近肌肉痉挛，骨的干骺端压痛明显，患者拒按患处及拒绝做被动活动检查。如骨膜下脓肿继续扩展，可穿破骨膜和皮下组织，自行破溃或经手术切开骨髓腔减压引流，则体温很快下降，疼痛减轻。

实验室检查：白细胞总数增高。血培养常为阳性。穿刺抽出的脓液可培养出致病菌。

X线检查：急性化脓性骨髓炎起病10～14天内，X线检查往往无明显异常，2周后X线片可见到局部骨质稍有破坏，骨小梁开始紊乱，并有斑点状骨质吸收，髓腔内有透亮区，有骨膜反应，周围软组织肿胀，肌肉间隙模糊。3～4周以上可见骨膜下反应新生骨，病变进一步发展，局部形成死骨。

CT、MRI 检查：有助于早期发现感染灶，早期确诊。

2. 慢性骨髓炎 由急性骨髓炎转变而来或者病变开始即呈慢性过程。全身症状轻微，有反复发作病史。局部一个或多个窦道，反复排出脓液或死骨，窦口周围皮肤色素沉着，变为瘢痕组织；患肢增粗、变形，或有肢体不等长等畸形；可合并病理骨折或脱位。急性发作时窦道瘢痕处红肿，有明显压痛，局部出现波动性肿块，穿破后流出脓液或小死骨。由于病程日久，全身常见形体瘦弱，面色苍白，神疲乏力，出虚汗，食欲减退，局部肌肉萎缩。舌质淡红，苔白，脉细弱。

实验室检查：慢性骨髓炎急性发作，局部肿块未破溃时，白细胞总数可能增高。若窦口经久不愈，大多数患者白细胞总数不增高。

X 线检查：X 线片可见骨膜下层状新骨形成，骨质硬化，密度增加，形成包壳，内有死骨或无效腔。死骨的密度高，边缘不规则，周边的密度较低。长骨可增粗，密度不均匀，轮廓不规则，可出现畸形。小儿可见骨骺被破坏甚至消失。

CT、MRI 检查：有助于明确诊断。

【鉴别诊断】

1. 尤因（Ewing）肉瘤 尤因肉瘤和化脓性骨髓炎都可引起患者体温上升，白细胞升高，X 线片表现为"葱皮"样骨膜反应。但是，尤因肉瘤病变靠近骨干，破坏区广泛，早期产生放射状骨膜反应；全身症状及局部症状不如急性骨髓炎剧烈；活体组织检查找到肿瘤细胞可以确诊。

2. 化脓性关节炎 化脓性关节炎的病变在关节内，化脓性骨髓炎的病变在关节外。化脓性关节炎早期即有关节内液体积聚，疼痛和压痛均局限于受累关节，关节活动明显受限，关节周围肌肉痉挛，如行关节穿刺可抽出脓性关节液。化脓性骨髓炎则可在病变及脓液流注部位抽出脓液。

3. 软组织急性化脓性感染 与化脓性骨髓炎一样都有化脓性感染的全身症状和局部红肿热痛及功能障碍的表现，除深部脓肿外，大多数软组织化脓性感染其红肿热痛较表浅，且局限在肢体一侧的一个范围，不像化脓性骨髓炎的患肢呈弥漫性红肿热痛。软组织急性化脓性感染的全身症状大多数较轻。虽然有少数患者 X 线检查也可见骨膜反应，但骨小梁不紊乱，骨质及髓腔无变化。

【治疗】

急性化脓性骨髓炎，由热毒注骨或创口红肿而脓未成者，以消法为主，治疗原则为清热解毒、活血通络。可选用仙方活命饮、黄连解毒汤、五味消毒饮加减。外用药可选用金黄散、双柏散，水调外敷，每天换 1 次。若脓已成而未溃者，治疗原则为托里透脓，可用托里消毒饮（散）。正虚邪侵，急性骨髓炎脓已溃或已转入慢性期者，治疗原则以气血双补为主，可选用八珍汤、十全大补汤。若无死骨，破溃创面肉芽红润，可用生肌膏（散）换药。

治疗时可根据细菌培养及药物敏感试验选用抗生素，根据病情补液，补充维生素，加强营养，贫血者可采用少量多次输血等措施。

手术治疗：急性化脓性骨髓炎早期，病变尚局限于髓腔内时，行局部骨质钻孔减压手术；对已形成骨膜下脓肿或穿破骨膜致软组织脓肿者，应及时做切开排脓引流手术。有死骨形成时，需手术凿开骨皮质摘除死骨。脓液流注进入关节者应早期手术切开排脓。对经久不愈的窦道可采用窦道搔刮术促进其愈合。全身情况差的病例要采取包括输液、输血、纠正酸中毒等措施，待全身情况改善后方可手术。

【预防与调护】

增强机体抵抗力，对开放性损伤及时彻底清创，预防化脓性骨髓炎的发生。对急性化脓性骨髓炎患者，注意饮食营养，增强机体体质，对体温高于39℃者，配合使用物理降温，根据病情需要予以输液、输血。

抬高患肢，以利减轻肿胀；限制患肢活动，必要时用石膏托固定患肢，防止发生病理性骨折。患肢早期红肿无破溃伤口，可外敷清热解毒之中药。慢性骨髓炎患者，伤口流脓，须及时更换敷料，保持引流通畅。

第二节　化脓性关节炎

关节的化脓性感染称化脓性关节炎，儿童多见，好发的部位为髋关节和膝关节。化脓性关节炎属中医"无头疽"范畴，如生于环跳穴（髋关节）的称环跳疽。

【病因病机】

1. 正虚邪乘　明代汪机《外科理例》指出："或腠理不密，寒邪客于经络，或闪仆，或产后，瘀血流注关节，或伤寒余邪未尽为患，皆因真气不足，邪得乘之。"腠理不密，夏秋之间为暑湿所伤，继而露卧贪凉，寒邪外束，客于经络，皆因真气不足，邪得乘之，经脉受阻，乃发本病。

2. 余毒流注　患疔疮疖痈或患麻疹、伤寒之后毒邪走散，流注于关节；或外感风寒，表邪未尽，余毒流注四肢关节所致。

3. 瘀血化热　因积劳过度，肢体经脉受损，或跌仆闪挫，瘀血停滞，郁而化热，热毒流注关节而发病。

本病的感染途径经常为细菌从身体其他部位化脓性病灶经血液循环传播至关节腔，即血源性传播。有时为化脓性骨髓炎骨质破坏，脓液进入关节腔。也可因开放性损伤，细菌经伤口进入关节。最常见的致病菌为金黄色葡萄球菌，其次为白色葡萄球菌、大肠杆菌、副大肠杆菌、肺炎球菌等。病变发展大致可分为三个阶段，在发展过程中有时并无明确的界限。

浆液渗出期：关节滑膜充血、水肿、白细胞浸润。关节腔内有浆液性渗出液，关节软骨尚未被破坏，这一阶段若治疗正确，渗出液可被吸收，关节功能不受影响。

浆液纤维蛋白渗出期：渗出液增多且黏稠混浊，关节内纤维蛋白沉积而造成关节粘连。由于中性多核细胞释放大量溶酶体类物质，关节软骨遭破坏，导致关节功能障碍。

脓性渗出期：滑膜和关节软骨被破坏，关节活动有严重障碍，甚至完全强直。

【诊查要点】

1. 全身症状　由于余毒流注、瘀血化热，真气不足而邪得乘之，出现高热，畏寒，全身不适，食欲减退，小便短赤，舌苔黄厚，脉洪数。

2. 局部症状　患病关节红、肿、热、痛，患肢处于关节囊较松弛的位置以减轻胀痛，如髋关节呈屈曲、外展、外旋位等，欲改变此体位时，疼痛加剧。随着关节内积液积脓增多，关节周围肌肉痉挛，可并发病理性脱位或半脱位。关节内积脓向外溃破，可形成窦道。未及时正确治疗者，最终可出现关节强直。关节部位压痛明显。关节内有积液，在膝关节则浮髌试验阳性，表浅的关节可扣及波动感。

3. 实验室检查 白细胞总数及中性粒细胞计数增多，红细胞沉降率增快，C 反应蛋白升高。关节液可呈浆液性、血性、混浊或脓性，显微镜下可见大量白细胞、脓细胞和革兰氏阳性球菌。

4. X 线检查 早期可见关节周围软组织阴影及关节囊脓肿，关节间隙增宽，关节附近骨质疏松。后期关节软骨破坏，关节间隙变窄和消失。最后病变愈合后，关节呈纤维性和骨性融合。

CT、MRI 检查：有助于早期诊断。

【鉴别诊断】

1. 化脓性骨髓炎 病变部位可见红肿热痛，但主要表现在骨干周围的软组织。化脓性关节炎的红肿热痛部位在关节周围，为减轻关节胀痛，患肢放在特殊的体位，化脓性骨髓炎无此特殊表现。X 线检查，化脓性骨髓炎在干骺端及骨干，化脓性关节炎在发病关节。

2. 关节结核 早期全身症状不明显，发展缓慢，病程长，继而出现午后潮热、自汗、盗汗。关节肿胀，但不红，溃破后脓液清稀且夹带干酪样絮状物，肢体萎缩，关节活动度小或消失。

3. 风湿性关节炎 典型表现为游走性的多关节炎，常呈对称性，关节局部可出现红肿热痛，但不化脓。炎症消退，关节功能恢复，不遗留关节强直和畸形。皮肤可有环形红斑和皮下小结。风湿性心脏病是最严重的继发症。

【治疗】

早期未成脓者以消法为主。

1. 正虚邪乘 治疗原则以清热解毒为主，辅以渗利化湿，方用五味消毒饮加豆卷、佩兰、薏苡仁等。

2. 余毒流注 治疗原则为清热解毒、凉血祛瘀，方用犀角地黄汤、黄连解毒汤。

3. 瘀血化热 治疗原则为活血散瘀、清热解毒，方用活血散瘀汤加紫花地丁、金银花、蒲公英、栀子。

未成脓时可配合使用外敷药金黄散、玉露膏。脓已成者，方用透脓散加减。

溃后气血两虚，方用八珍汤；伤口久溃不愈，方用十全大补汤；收口期伤口脓尽可外用生肌散等。

如经检查，已疑关节有脓，即行关节穿刺（图 10 - 2），可在抽出脓液后注入抗生素，每日或隔日 1 次，经 1~2 周治疗，直至抽出液培养阴性为止，亦可用生理盐水加入抗生素，进行关节腔灌注，边灌注边引流。也可选用关节镜灌注疗法或闭合式持续冲洗吸引疗法。仍不见好转者，可切开排脓（图 10 - 3），彻底冲洗关节腔，留置引流管，直至炎症被控制后拔出引流管。同时肌注或静脉滴注抗生素，根据病情输液、输血。关节切开后，即使关节感染得到控制，但关节功能会造成不同程度的破坏。

NOTE

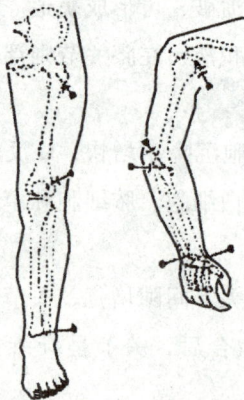

图 10 - 2　四肢关节穿刺抽液部位

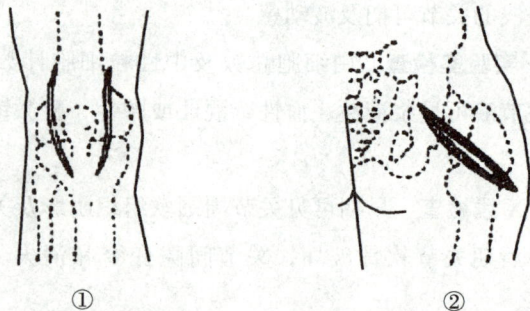

图 10 - 3　四肢关节引流切口位置
①膝关节引流切口；②髋关节后侧引流切口

【预防与调护】

增强体质，提高抗病能力。患本病后要密切注意患病关节成脓情况，以便及时采取措施。注意饮食营养调护，增强体质，以促进病愈。对体温高的患者要采取物理降温；对采用关节灌注疗法者，要密切观察引流管口是否堵塞，并及时排除堵塞。患肢制动。

第三节　骨关节结核

骨关节结核是结核杆菌主要经血行引起的继发性骨与关节慢性感染性疾病。中医认为此病可发生在骨关节及其附近，或在邻近的筋肉间隙处形成脓肿，破溃后脓液稀薄如痰，故发于环跳（髋关节）部称环跳痰，发于胸背部称龟背痰，发于腰椎两旁称肾俞虚痰，发于膝部称鹤膝痰，发于踝部称穿拐痰等，统称流痰。本病后期因耗损气血严重，呈虚劳征象，故又称骨痨。以青少年及 10 岁以下儿童多见，发病部位以脊柱最多见，其次为四肢大关节。长管状骨及脊柱附件少见。

【病因病机】

1. 病因　本病的发生与体质虚弱，抵抗力低下密切相关。常由于先天不足，三阴亏损，久病或产后体虚，或有所伤，气不得升，血不得行，凝滞经络，遂发此疡。

（1）阳虚痰凝　阳虚致脾不化湿，肺不布津，水湿津液凝聚而生痰，痰浊滞留筋骨，易生本病。湿痰阻塞致清阳不升，则头晕乏力；胃气不畅，故食少纳呆；湿痰阻胸，则胸闷气促。

（2）阴虚内热　阴虚不能制阳，虚阳偏盛而化热，虚火耗津，血凝气滞，气机不畅，病邪乘虚而入。热炽脉络则口唇色赤，两颧发红；阴虚生内热则潮热骨蒸；热迫津外泄则盗汗；热扰神志，则烦躁不宁，少寐多梦；热扰精室则遗精早泄；热伤手足三阴脉络则手足心热；阴虚血少不能充于脉则脉细，阴虚阳盛血行加快则脉数。

（3）肝肾亏虚　肝肾亏虚是发生本病之本。肝血亏虚，血不养筋，筋失所荣；肾精不足，精不生髓，骨失所养；儿童先天不足，肾气未充，骨骼稚嫩，易感本病。

2. 病机　骨关节结核多继发于肺结核，其次是消化道结核、淋巴结结核，或由邻近的结核病灶直接侵袭骨关节。当结核杆菌侵入骨关节后，引起的病理变化可分为渗出期、增殖期、干酪样变性期，三期不能截然分开。病理演变有两种结果：一是病灶可逐渐修复，由纤维化、钙化或骨化，渐趋静止或愈合；二是病灶发展而干酪样物液化，形成脓肿，破坏加重。

根据病变过程可分为下列三种类型（图 10-4）：

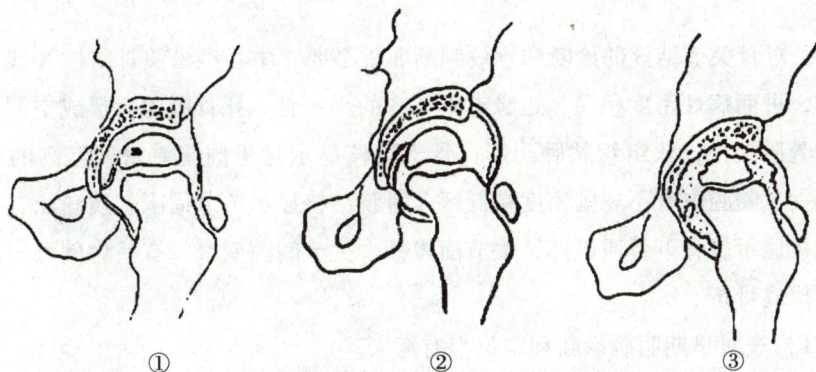

图 10-4 骨关节结核三种类型
①单纯骨结核；②滑膜结核；③全关节结核

（1）单纯骨结核

①松质骨结核：病灶在松质骨中心部的中心型松质骨结核，可有炎症浸润、肉芽、干酪样物、脓液和小块死骨。死骨吸收后形成空洞，其周围可见骨质硬化；若死骨较大不被吸收，可形成脓肿，致使病灶反复发作。病灶在松质骨边缘部的边缘型松质骨结核，易形成骨质缺损和脓肿，若脓肿穿破可进入关节内或空腔脏器中。

②皮质骨结核：常见于四肢短管状骨，形成溶骨性破坏和脓液，进而形成骨膜下脓肿，出现骨膜增生的新骨。老年患者由于以溶骨性破坏为主，易发生病理性骨折。

③干骺端结核：同时有松质骨结核的溶骨性破坏和皮质骨结核的骨膜增生特征。

（2）滑膜结核 滑膜受累后充血、水肿、增厚，关节内有浆液性渗出液。继而表面增生，深层有干酪样坏死和小的化脓灶。

（3）全关节结核 由滑膜结核发展而来的，继而侵犯软骨和软骨下骨板；来自骨结核的全关节结核，从骨组织开始，继而发展到软骨下、软骨和滑膜，最终使关节软骨面完全游离。关节间隙变窄甚至消失。

【诊查要点】

1. 阳虚痰凝 初起患处红、肿、热不明显，病变处隐隐酸痛。继则关节活动障碍，动则疼痛加重。病变初期全身症状不明显。舌淡，苔薄，脉濡细。

2. 阴虚内热 病变发展，在发病部位形成脓肿，脓液可流向附近或远处，也形成脓肿。若部位表浅，可见漫肿，皮色微红，伴有午后潮热，颧红，夜间盗汗，口燥咽干，食欲减退，或咳嗽痰血。舌红，苔少，脉细数。

3. 肝肾亏虚 病变进一步发展，脓肿破溃后排出稀薄脓液，有时夹有干酪样物，形成窦道。如病变部位在四肢关节，可见患肢肌肉萎缩、关节畸形。病变在颈、胸、腰椎者，可出现颈或背、腰强直，甚者可出现瘫痪。患者形体消瘦，面色无华，畏寒，心悸，失眠，自汗，盗汗。舌淡红，苔白，脉细数或虚数。

NOTE

实验室检查：患者常有轻度贫血；窦道混合感染时白细胞计数增高；病变活动期红细胞沉降率增快，C反应蛋白升高，恢复期和稳定期可正常；结核菌素试验（PPD），适用于5岁以内没有接种过卡介苗的儿童，若为阳性，表明感染过结核病；结明三项试验（抗结核抗体斑点渗滤法、抗结核抗体层析法、抗结核抗体胶体金法）阳性率高；脓液结核杆菌培养，阳性率为70%左右。

X线检查：对骨关节结核的诊断和疗效判断非常必要。中心型松质骨结核X线片，早期显示骨小梁模糊，进而病灶密度稍高，边缘有不整齐的小死骨，死骨吸收后形成空洞；边缘型松质骨结核显示骨质缺损，软组织脓肿阴影；骨干结核显示骨干周围有密度增高的层状骨膜增生，呈梭形膨大，髓腔内有不规则密度减低区。滑膜结核显示关节周围骨质疏松，关节间隙增宽；全关节结核显示软骨下骨质破坏，关节面模糊，关节间隙变窄，有些病例可出现病理性关节脱位、半脱位或骨折。

CT或MRI检查对早期明确诊断和定位很有意义。

【鉴别诊断】

1. 类风湿关节炎 常为多关节发病，而且累及手足小关节，逐渐出现关节僵硬、肿胀、畸形，但没有冷脓肿或窦道，血清类风湿因子阳性。

2. 化脓性关节炎 化脓性关节炎发病急，体温高，病变部位红、肿、热、痛，患肢处于关节囊松弛位置，脓液涂片和细菌培养可找到化脓菌。但当结核脓液穿入关节出现急性症状时，或为亚急性或慢性化脓性关节炎，则此两种病不易鉴别，需详细询问病史，通过细菌培养、病理检查以明确诊断。

3. 风湿性关节炎 多数患者有上呼吸道感染史，呈游走性多关节红、肿、热、痛，但不化脓。有皮下结节及环形红斑，可出现心肌炎症状。有轻度或中度发热，脉搏快，大量出汗，但与体温不成正相关关系。抗链球菌溶血素"O"、抗链球菌激酶、抗透明质酸酶、血沉、C反应蛋白升高。

【治疗】

1. 阳虚痰凝 治以温阳通脉，散寒化痰，方用阳和汤加减。外用回阳玉龙膏、阳和解凝膏，配合隔姜灸。

2. 阴虚内热 治以养阴清热托毒，方用六味地黄丸合清骨散、透脓散加减。脓已成可穿刺抽脓，或切开引流。

3. 肝肾亏虚 治以补养肝肾，方用左归丸。若窦道管口凹陷，周围皮色紫暗，虽脓尽而不易收口，可外用生肌玉红膏。

正确使用抗结核药，要用足够的疗程，选用异烟肼、对氨基水杨酸钠、利福平、吡嗪酰胺、乙胺丁醇等。有标准化疗方案和短程化疗方案。

标准化疗：英国医学研究委员会（MRC）总结单用药物或用药同时并施行结核病灶清除术治疗脊柱结核，用异烟肼、对氨基水杨酸钠，开始3个月加用链霉素，疗程为1.5年。

短程化疗：采用异烟肼、利福平两种，开始2~3个月可加用吡嗪酰胺，每日将一日药量一次口服，疗程6个月以上。

定期复查肝、肾功能。

手术治疗，采用病灶清除术，其适应证为：病灶内有明显死骨；病灶内或周围有较大脓肿；窦道经久不愈；早期全关节结核为了抢救关节功能；有脊髓压迫症状，应及时清除病灶。禁忌证：全身中毒症状严重，不能承受手术者；患者其他脏器有活动性结核或严重疾病者；抗结核治疗无效者；年老体弱或年龄过小不能耐受手术者。

【预防与调护】

注意环境卫生和个人卫生，避免接触结核病环境，增强体质，注意饮食营养，提高抗病能力。对骨关节结核患者，保持环境清洁卫生、空气新鲜，补充蛋白质、维生素，定时足量服用抗结核药，若无特殊情况不要随意停药。有窦口经常排脓的病人，要及时换药、更换敷料、更换床单；用石膏保护肢体者，观察肢体血液循环，有无压疮；并发截瘫病人要按截瘫常规护理。根据病情需要给以输液、输血。服用利福平后排尿与汗均为棕红色，服用异烟肼后有些病人会出现不自主的肌肉跳动，需给病人解释清楚，避免造成心理负担。

脊柱结核

脊柱结核占骨关节结核的 50% 左右，10 岁以下儿童最常见，其次为青年人。好发部位依次为腰椎、胸椎、胸腰段脊椎、腰骶段脊椎、颈椎。

【病因病机】

病因同骨关节结核。脊柱结核好发于负重大、活动多、血流缓慢的椎体。以单个椎体破坏蔓延至附近相邻的椎体为多见。可分为两型：①中心型，病灶起于椎体松质骨，死骨吸收后形成空洞；②边缘型，病变破坏椎体边缘和椎间盘组织，椎体呈楔形破坏，椎间隙变狭窄，形成脓肿，继而形成椎旁脓肿，并沿组织间隙流向远处（图 10-5）。

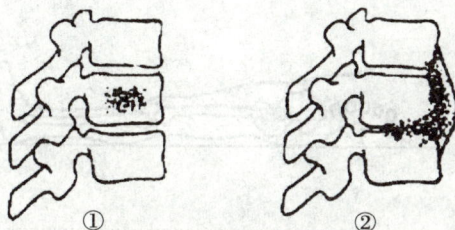

图 10-5 脊柱结核病理示意图
①中心型；②边缘型

【诊查要点】

早期仅有轻微腰背疼痛，随着病变发展有低热、盗汗、疲乏、消瘦、食欲减退，局部疼痛及放射痛，姿态异常，脊柱畸形，有寒性脓肿，晚期压迫脊髓可并发瘫痪。

X 线检查：颈椎和腰椎前凸消失，胸椎呈后凸畸形；椎体破坏，有空洞或死骨，椎间隙狭窄；有脓肿阴影；椎弓有结核时，椎弓模糊或消失。

CT、MRI 检查有助于早期诊断。

【鉴别诊断】

1. 化脓性脊椎炎 全身及局部症状表现明显，全身中毒症状重，局部疼痛剧烈。白细胞计数明显增高。X 线片显示有椎体破坏及椎旁阴影。

2. 脊椎肿瘤 症状呈进行性加重，多受累一个椎体，X 线片显示椎体有破坏和均匀压缩，椎间隙正常，常侵犯一侧或两侧椎弓。

【治疗】

中医辨证治疗同骨关节结核。应予以全身支持疗法和抗结核治疗，局部制动。必要时应进行手术治疗，结核病灶清除术可清除脓肿、肉芽、死骨和坏死的椎间盘，改善局部血运，以利修复；同时可解除和防止脊髓受压。植骨融合术有利于脊柱保持稳定。

【预防与调护】

原则上同骨关节结核。晚期脊椎结核并发瘫痪者，要防止发生压疮。一旦发生，要按压疮常规护理，争取疮面愈合，并且要密切注意由压疮而引起的并发症，如创面感染、泌尿系统感染、坠积性肺炎等。

髋关节结核

髋关节结核占全身骨关节结核的第三位，10岁以内的儿童多见，男性多于女性，单侧多于双侧。

【病因病机】

病因同骨关节结核。髋关节结核以滑膜结核多见，很少形成脓肿、窦道。单纯骨结核常形成脓肿，破溃后形成窦道。病变发展导致全关节结核，出现病理性脱位或半脱位。关节软骨破坏后导致关节纤维性或骨性强直。儿童患者会导致骨骺破坏。

【诊查要点】

早期出现低热、盗汗、食欲减退、消瘦。儿童患者有烦躁、夜啼。患肢轻度跛行，髋部疼痛；中期出现疼痛、跛行加重，患肢肌肉萎缩。在髋部前、外、后侧可出现脓肿或窦道，晚期出现高热，疼痛加重，活动受限，关节畸形，髋关节屈曲挛缩试验阳性（图10-6）。患肢因股骨头破坏而出现短缩畸形。

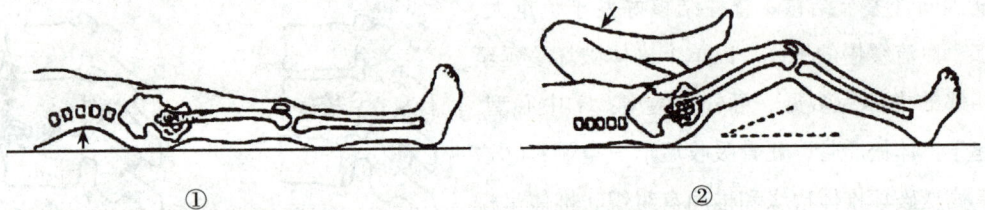

图10-6　髋关节屈曲挛缩试验
①试验前，腰有代偿性前凸，因此患髋可伸直；②把健髋屈曲后，
患髋的屈曲畸形就出现，虚线的角度即患髋屈曲畸形的角度

X线检查：滑膜结核关节间隙增宽，关节囊呈肿胀阴影，髋关节骨质疏松，单纯骨结核有骨质破坏、空洞或小的死骨；全关节结核表现为关节面破坏，关节间隙狭窄。

CT、MRI检查有助于早期诊断。

【治疗】

全身治疗同骨关节结核。局部治疗，在抗结核治疗的基础上做髋关节结核病灶清除术。

【预防与调护】

原则上同骨关节结核。若行髋关节结核病灶清除术，应观察伤口有无渗出物，患肢血运等。术后继续抗结核治疗6~12个月，患肢中立位皮肤牵引3~4周，术后48小时即开始做股四头肌锻炼，去牵引后在床上练习患髋活动。术后6周可扶拐下地活动。要注意预防股骨头缺血性坏死的发生，术后3个月摄X线片复查，病变稳定，无股骨头缺血表现时，才能弃拐行走。

膝关节结核

膝关节结核发病率占全身骨关节结核的第二位，在四肢关节结核中占首位。单侧多见，多见于儿童和青壮年人。

【病因病机】

病因同骨关节结核。膝关节滑膜结核表现为滑膜炎症、水肿、充血，结核性肉芽组织；单纯骨结核可形成空洞、死骨和脓肿；晚期全关节结核在软骨和软骨下发生骨质破坏，半月板、交叉韧带也遭破坏，可并发病理性膝关节半脱位或全脱位。

【诊查要点】

起病缓慢，全身症状较轻。早期滑膜结核可见关节肿胀，股四头肌萎缩，局部皮温高，疼痛，浮髌试验阳性。早期单纯骨结核局部肿胀、压痛。晚期全关节结核则疼痛剧烈，患膝可见屈曲畸形和跛行，可有脓肿、窦道、关节强直。

X线检查：早期关节囊肿胀，关节间隙增宽，关节附近骨质疏松，随病变发展可出现小死骨和骨空洞，晚期关节面破坏，关节间隙狭窄。

CT、MRI检查有助于早期诊断。

【鉴别诊断】

1. 类风湿关节炎 多关节疼痛，关节病变常呈对称性。手指关节晨僵，可有皮下类风湿结节；不会形成脓肿、窦道。约70%的病例其类风湿因子为阳性。

2. 化脓性关节炎 早期全身症状明显，出现高热、畏寒、全身不适，患病关节有红、肿、热、痛表现，穿刺抽液黏稠、混浊或成脓性。实验室检查：白细胞及中性粒细胞计数增多，关节液镜检可见大量白细胞、脓细胞及革兰氏阳性球菌。

【治疗】

全身治疗同骨关节结核。局部治疗，根据病情和年龄不同，选择做滑膜次全切除术或结核病灶清除术，或膝关节加压融合术。

【预防与调护】

原则上同骨关节结核。术后继续抗结核治疗，观察伤口有无渗出物及患肢血运情况，术后48小时开始股四头肌锻炼，并逐渐抬腿。若行滑膜切除或单纯骨结核病灶清除术，应尽早练习膝关节活动，以防关节粘连，术后1个月可扶双拐下地行走。

第四节　骨骺炎

骨骺炎又称骨软骨病、骨软骨炎、骨骺无菌性坏死或骨骺缺血性坏死等。其中以股骨头骨骺炎和胫骨结节骨骺炎在临床中较多见。

股骨头骨骺炎

股骨头骨骺炎又称股骨头骨软骨病，是股骨头骨骺的缺血性坏死，即 Legg – Calve – Perthes 病。多发于 3～10 岁儿童，男性多于女性，以单侧多见。

【病因病机】

1. 先天不足 由于禀赋不足，营血失调，气血不能温煦、濡养筋骨，致生此病。

2. 正虚邪侵 体质虚弱，外伤或感受风寒，湿邪所侵，脉络闭塞，骨枯髓减。

3. 气滞血瘀 气滞则血行不畅，血瘀也可致气行受阻，营卫失调，闭而不通，骨失所养。

NOTE

西医学认为股骨头骨骺炎可能与先天性缺陷，股骨头骨骺营养血管闭塞或障碍，内分泌紊乱及各种原因引起的关节内压力增高有关。

股骨头骨骺发生缺血后其病理过程为：①缺血期：由于软骨下骨细胞缺血坏死，骨化中心停止生长，但骺软骨从滑液吸收营养而继续生长。此期约迁延数月至年余。②血供重建期：新的血管从周围组织长入坏死骨骺，逐步形成新骨，若此处继续受压，新骨又将吸收，股骨头将受压而变形。此期约延及 1～4 年。③愈合期：该病到一定时间后骨吸收会停止，随之不断骨化，直至全部为新骨所代替。此期畸形还会加重，髋臼关节面也会受损。④畸形残存期：病变静止，畸形固定，以后日久发展成髋关节骨关节炎。

【诊查要点】

发病初期出现髋部隐痛，活动后疼痛加重，休息后减轻，继而出现患肢短缩，跛行，大腿及臀部肌肉萎缩，髋关节旋转活动功能障碍，髋部疼痛明显。

X 线检查：早期可见股骨头骨骺囊性变及致密改变，继则可见骨骺碎裂、变扁；晚期可见股骨头扁平，股骨颈短而宽，半脱位，以后出现不同程度的退行性关节改变。为了便于判断股骨头骨骺的破坏程度，以利于采用相应的治疗手段，我国邸建德等（1981 年）根据 X 线片显示将本病分为四度：

一度：股骨头骨骺致密及囊性改变，但股骨头的高度无改变，干骺端正常。

二度：受累区占骨骺的一半以上，死骨明显，股骨头塌陷变扁，干骺部可见囊状吸收。

三度：骨骺大部分形成死骨，碎裂，头扁平，股骨颈增宽，干骺端的改变为弥漫性。

四度：骨骺全部破坏，股骨头扁平、致密、碎裂，有时骨骺发生移位。晚期股骨头呈蘑菇状。髋臼也因之变形，有的有半脱位，干骺端呈广泛囊样变。

CT 或 MRI 检查有助于早期诊断。

【鉴别诊断】

1. 髋关节结核　早期出现低热、盗汗、纳差、消瘦等阴虚内热证候，髋部可出现脓肿或窦道，X 线、CT、MRI 检查可显示骨与关节面破坏。

2. 股骨头骨骺滑脱症　有明显的外伤史，多见于男性儿童与少年。有髋部疼痛，跛行。X 线片显示股骨头骨骺轮廓及密度正常，侧位片见股骨头向后下方滑脱。

【治疗】

1. 先天不足　治以补肾健骨，方用左归丸。

2. 正虚邪侵　治以补养气血，方用圣愈汤、八珍汤、十全大补汤等。

3. 气滞血瘀　治以行气止痛，活血祛瘀，方用桃红四物汤加枳壳、香附、延胡索。

可根据病情选用外用药如消肿止痛膏、阳和解凝膏等敷贴。

非手术疗法：一、二度患者可采用牵引或外展支架，下肢外展 30°～40°位，以减轻股骨头骨骺的压力，同时有利于其重建和模造。

手术治疗：二度患者可采用髋关节滑膜次全切除术，或股骨头骨骺钻孔术；三度患者做髋关节全滑膜切除术；四度患者可采用髋关节臼盖成形术以改善股骨头与髋臼的包容。半脱位明显者可行股骨转子下内旋内翻截骨术等。

【预防与调护】

本病早诊断，早治疗，效果好。患病期间少站、少走，减轻股骨头受压。非手术治疗患者需观察肢体是否保持合理的外展位。手术治疗患者需做好手术后护理。

胫骨结节骨骺炎

胫骨结节骨骺炎以青少年中喜好剧烈运动者多见，男性多于女性。

【病因病机】

本病病因主要为慢性劳损引起气血凝滞，营卫不通，致胫骨结节骨骺失去正常的气血温煦和濡养而发病。

【诊查要点】

胫骨结节处高凸隆起，局部疼痛、压痛，膝关节用力活动时疼痛加重，休息后可减轻，局部无波动感，压之较硬，无全身症状。

X线检查侧位片显示髌韧带及其周围软组织有肿胀阴影，胫骨结节与韧带之间的锐角消失。胫骨结节骨骺可见碎裂。CT或MRI有助于早期诊断。

【鉴别诊断】

本病与胫骨结节骨骺撕脱骨折相鉴别：撕脱骨折，受伤力较大，伤后即不能行走，局部疼痛剧烈、肿胀、压痛明显，局部可见青紫瘀斑。X线片显示胫骨结节骨骺分离。

【治疗】

避免膝关节剧烈运动。疼痛重者可用长腿石膏托或夹板固定膝关节于伸直位。可内服桃红四物汤，外用消肿止痛膏敷贴。

【预防与调护】

避免运动量过大，尤其是剧烈的田径运动、球类运动，要有正确的指导。局部热敷，消除疲劳，促进血液循环。

第五节 股骨头缺血性坏死

股骨头缺血性坏死属中医学"骨痹""骨蚀"范畴。1907年Axhausen首先描述了股骨头缺血性坏死。发病年龄以儿童和青壮年多见，男性多于女性。

本节指成人股骨头缺血性坏死中继发于内、外科疾病者，有些机制还不十分清楚的股骨头血供障碍，可造成部分或全部股骨头缺血性坏死。

【病因病机】

1. 肝肾亏损 肾虚而不能主骨，髓失所养，肝虚而不能藏血，营卫失调，气血不能温煦、濡养筋骨，致生本病。

2. 正虚邪侵 体质素虚，外伤或感受风、寒、湿邪，脉络闭塞，或嗜欲不节，饮酒过度，脉络张弛失调，血行受阻；或因素体虚弱，复感外伤；或体虚患病，用药不当等使骨骼受累。

3. 气滞血瘀 髋部跌打损伤导致气滞血瘀，气滞则血行不畅，血瘀也可致气行受阻，营卫失调，闭而不通，骨失所养。

股骨头缺血性坏死与创伤、慢性劳损、较长时间或大量使用激素、长期过量饮酒，以及接触放射线等原因有关。另外，减压病、戈谢病（Gaucher disease，系类脂质代谢紊乱性疾病）、镰状细胞病（遗传性异常血红蛋白症）等与股骨头缺血性坏死的发病有关。但同样情况下存在着很大的个体差异。

【诊查要点】

询问病史，了解发病原因，以助于分析，明确诊断。

主要症状为患侧髋部疼痛，呈隐性钝痛，急性发作可出现剧痛，疼痛部位在腹股沟区，站立或行走久时疼痛明显，出现轻度跛行。晚期可因劳累而疼痛加重，跛行，髋关节屈曲、外旋功能明显障碍。

检查时，早期髋关节活动正常或轻度受限，患髋"4"字试验阳性，髋关节屈曲挛缩试验阳性。晚期髋关节屈曲、外展、旋转活动明显受限，患肢短缩畸形，并出现半脱位，髋关节承重机能试验（Trendelenburg 征）阳性。

股骨头缺血性坏死 1992 年国际分期（表 10 – 1）。

表 10 – 1　股骨头缺血性坏死 1992 年国际分期

分期	特征
0	骨组织活检符合骨缺血坏死，余均正常
Ⅰ	核素显像与（或）MRI 阳性，根据病变部位分为内侧、中央及外侧 Ⅰ A MRI 检查结果股骨头受累 <15% Ⅰ B MRI 检查结果股骨头受累 15% ~30% Ⅰ C MRI 检查结果股骨头受累 >30%
Ⅱ	X 线片密度异常改变，无股骨头塌陷，核素显像及 MRI 阳性，髋臼无改变。根据病变部位分为内侧、中央及外侧 Ⅱ A MRI 检查结果股骨头受累 <15% Ⅱ B MRI 检查结果股骨头受累 15% ~30% Ⅱ C MRI 检查结果股骨头受累 >30%
Ⅲ	新月征，根据病变部位分为内侧、中央及外侧 Ⅲ A 新月征 <15% 或股骨头塌陷 <2mm Ⅲ B 新月征 15% ~30% 或股骨头塌陷 <2 ~4mm Ⅲ C 新月征 >30% 或股骨头塌陷 >4mm
Ⅳ	负重关节面塌陷，关节间隙狭窄，髋臼硬化，囊肿及骨赘形成

【鉴别诊断】

1. 髋关节结核　早期出现低热、盗汗等阴虚内热症状，髋部可见脓肿，X 线可显示骨与关节面破坏。

2. 类风湿关节炎　关节出现晨僵；至少一个关节活动时疼痛或压痛；从一个关节肿胀到另一个关节肿胀应不超过 3 个月。关节往往呈对称性肿胀。在骨隆起部位或关节伸侧常有皮下结节。实验室检查红细胞沉降率加快，多数患者类风湿因子、抗环瓜氨酸肽抗体（CCP）阳性。X 线片显示关节间隙病变早期因滑膜充血、水肿而变宽，以后变狭窄，骨质疏松，关节周围韧带可出现钙化。

3. 风湿性关节炎　关节出现红、肿、热、痛，疼痛呈游走性。实验室检查血清抗链球菌溶血素"O"可为阳性。X 线片骨结构改变不明显。

【治疗】

1. 药物治疗

（1）肝肾亏损　治以滋补肝肾，方用左归丸。

（2）正虚邪侵　治以双补气血，方选八珍汤、十全大补汤；若酒蚀痰饮，可选用苓桂术甘汤、宣痹汤。

（3）气滞血瘀　治以行气止痛、活血祛瘀，方用桃红四物汤加枳壳、香附、延胡索。

外用药可将消肿止痛膏敷贴于患处。

2. 非手术治疗　适用于Ⅰ、Ⅱ期患者，限制负重，或用牵引疗法以缓解髋关节周围软组织痉挛，减低关节内压力，若放在下肢外展、内旋位牵引，还可以增加髋臼对股骨头的包容量。此外，还可运用推拿按摩手法，改善髋关节周围软组织血运、缓解肌肉痉挛、增加关节活动度。

3. 手术治疗

（1）股骨头钻孔减压术　适用于Ⅰ、Ⅱ期患者，目的为减低骨内压，改善股骨头血供，以期股骨头恢复血运。

（2）带肌蒂或血管蒂植骨术　适用于Ⅱ、Ⅲ期患者，根据病情，可选择缝匠肌蒂骨块植骨术或旋髂深血管蒂骨块植骨术，既减低股骨头骨内压，又通过植骨块对股骨头血管渗透以改善血供。

（3）血管移植术　适用于Ⅱ、Ⅲ期患者，先从股骨颈到股骨头钻1条或2条骨性隧道，再把游离出来的旋股外侧动、静脉血管支植入。

（4）人工髋关节置换术　适用于Ⅳ期患者，年龄最好选择在50岁以上，对年轻患者必须慎用。在股骨头置换和全髋置换术的选择上，最好选择全髋置换术，以避免或减轻术后疼痛，避免术后因髋臼被磨损而发生人工股骨头中心性脱位。

【预防与调护】

生活中要注意少饮酒，最好不饮酒；髋关节部因创伤骨折后，要及时、正确地治疗，避免发生创伤性股骨头缺血性坏死。因病使用激素治疗，要在医嘱下进行，医务人员也不能滥用激素；接触放射线要注意防护。一旦发生本病，要早诊断，早治疗，不要延误病情。患病后减轻负重，少站、少走，以减轻股骨头受压。早期患者可于患髋处应用活血化瘀中药湿热敷，并做推拿按摩手法，以促进局部血液循环，缓解关节周围肌肉痉挛，防止肌肉萎缩。

第六节　骨关节炎

骨关节炎是一种慢性关节疾病，又称增生性关节炎、肥大性关节炎、老年性关节炎、骨关节病、软骨软化性关节病等。它的主要病变是关节软骨的退行性变和继发性骨质增生，可继发于创伤性关节炎、畸形性关节炎。

本病多在中年以后发生，好发于负重大、活动多的关节，如脊柱、膝、髋等处。

【病因病机】

1. 肝肾亏损　肝藏血，血养筋，故肝之合筋也。肾主储藏精气，骨髓生于精气，故肾之合骨也。诸筋者，皆属于节，筋能约束骨节。由于中年以后肝肾亏损，肝虚则血不养筋，筋不能维持骨节之张弛，关节失滑利，肾虚而髓减，致使筋骨均失所养。

2. 慢性劳损　过度劳累，日积月累，筋骨受损，营卫失调，气血受阻，经脉凝滞，筋骨失养，致生本病。

原发性骨关节炎的发生，是随着人的年龄增长，关节软骨变得脆弱，软骨因承受不均匀压力而出现破坏，加上关节过多的活动，易发生骨关节炎，以下肢关节和脊柱的腰椎多见。

继发性骨关节炎，可因创伤、畸形和疾病造成软骨的损害，日久导致本病。

关节软骨由于年龄增长、创伤、畸形等，软骨磨损，软骨下骨显露，呈象牙样骨，在关节缘形成厚的软骨圈，通过软骨内成骨，形成骨赘；关节囊产生纤维变性和增厚，限制关节的活动，关节周围的肌肉因疼痛而产生保护性痉挛，使关节活动进一步受到限制，增加了退行性变进程，关节发生纤维性强直。

【诊查要点】

主要症状为关节疼痛，早期为钝性，以后逐渐加重，可出现典型的"休息痛"与"晨僵"，患者会感到静止时疼痛，即关节处于一定的位置过久，或在清晨起床时，感到关节疼痛与僵硬，稍活动后疼痛减轻；如活动过多，因关节摩擦又产生疼痛。颈椎发生本病时，可有颈项疼痛不适，或上肢放射性疼痛；腰椎发生本病时，腰部疼痛不适，常伴有下肢放射性疼痛。

检查时，可见患病关节肿胀，肌肉萎缩，关节主动或被动活动时可有软骨摩擦音，有不同程度的关节活动受限和其周围的肌肉痉挛。

X线检查：关节边缘有骨赘形成，关节间隙变窄，软骨下骨有硬化和囊腔形成。到晚期关节面凹凸不平，骨端变形，边缘有骨质增生，关节内可有游离体。脊椎发生骨关节炎时，椎间隙变窄，椎体边缘变尖，可见唇形骨质增生。

【鉴别诊断】

1. 骨关节结核　早期出现低热、盗汗等阴虚内热症状，患部可见脓肿，X线检查可显示骨关节破坏。

2. 风湿性关节炎　典型表现为游走性的多关节炎，常呈对称性，关节局部可出现红、肿、热、痛，但不化脓，炎症消退，关节功能恢复，不遗留关节强直畸形，皮肤可有环形红斑和皮下结节。风湿性心脏病是最严重的并发症。

3. 类风湿关节炎　常为多关节发病，而且累及手足小关节，逐渐出现关节僵硬、肿胀、畸形。血清类风湿因子多为阳性。

【治疗】

1. 肝肾亏损　治疗原则为滋补肝肾，方用左归丸。

2. 慢性劳损　早期气血虚弱，治以补气补血，方选八珍汤、十全大补汤；晚期出现肝肾不足者，可用左归丸以滋补肝肾；若肾阳虚者，方用肾气丸以温补肾阳；若肾阴虚者，方用六味地黄丸以滋补肾阴。

可用桃红四物汤加伸筋草、透骨草煎汤，用毛巾湿热敷，或熏洗局部。

有局限性压痛者，可局部注射 0.5% ~1% 利多卡因 2~5mL，加醋酸泼尼松龙 12.5mg，每周 1 次，3 次为 1 个疗程。或口服抗炎镇痛药物以缓解疼痛。

常用软骨保护剂有玻璃酸钠、氨基葡萄糖、硫酸软骨素等。

如患者有持续性疼痛，进行性畸形，可考虑手术疗法，可根据病情、职业、年龄，选择关节成形术、截骨术、人工关节置换术等。

【预防与调护】

增强体质，延缓衰老。防止过度劳累，避免超强度劳动和运动造成损伤。适当做体育锻炼，增强体能，改善关节的稳定性。

对患病的关节应妥善保护，防止再度损伤，严重时应注意休息，或遵医嘱，用石膏固定，防止畸形。热敷和手法按摩可促进气血运行，缓解症状。

第七节　骨质疏松症

骨质疏松症是以全身性骨量减少，表现为单位体积骨量降低，矿盐和骨基质比例减少，骨的微观结构退化为特征的，致使骨的脆性增加及易于发生骨折的全身性骨骼疾病。

【病因病机】

根据骨质疏松症的临床表现，属中医"痿证"范畴，病变在骨，其本在肾。《素问·痿论篇》云："肾主身之骨髓……肾气热，则腰脊不举，骨枯而髓减，发为骨痿。"

骨质疏松症是由多种原因引起的骨骼的系统性、代谢性骨病之一，其病因和发病机制比较复杂，可概括为激素调控、营养因素、物理因素、遗传因素的异常，以及与某些药物因素的影响有关。这些因素导致骨质疏松症的机理可能为肠对钙的吸收减少；肾脏对钙的排泄增多，回吸收减少；或是引起破骨细胞数量增多且其活性增强，溶骨过程占优势，或是引起成骨细胞的活性减弱，骨基质形成减少。这样，骨代谢处于负平衡，骨基质和骨钙含量均减少。骨质疏松症的主要病理变化是骨基质和骨矿物质含量减少，由于骨量减少，钙化过程基本正常，使骨变脆而易发生骨折。

骨质疏松症可分为三类：一为原发性骨质疏松症，它是随着年龄增长而发生的一种生理性退行性病变；二为继发性骨质疏松症，它是由其他疾病或药物等因素诱发的骨质疏松症；三为特发性骨质疏松症，多见于 8~14 岁的青少年，多数有家族遗传史，女性多于男性。

原发性骨质疏松症可分为两型：Ⅰ型为绝经后骨质疏松症，系高转换型骨质疏松症；Ⅱ型为老年骨质疏松症，属低转换型骨质疏松症，一般发生在 65 岁以上的老年人。

中医学认为本病的发生、发展与"肾气"密切相关。《素问·逆调论篇》曰："肾不生，则髓不能满。"《素问·六节藏象论篇》曰："肾者，主蛰，封藏之本，精之处也，其华在发，其充在骨。"因此，骨质疏松的病因病机可归纳为以下几个方面。

1. 肾虚精亏　肾阳虚衰，不能充骨生髓，致使骨松不健；肾阴亏损，精失所藏，不能养髓。

2. 正虚邪侵　正虚而卫外不固，外邪乘虚而入，气血痹阻，骨失所养，髓虚骨疏。

3. 先天不足　肾为先天之本，由于先天禀赋不足，致使肾脏素虚，骨失所养，不能充骨生髓。

【诊查要点】

疼痛是骨质疏松症最常见、最主要的症状。其原因主要是骨转换过快，骨吸收增加。在骨吸收过程中，由于骨小梁的破坏、消失，骨膜下的皮质骨破坏引起全身骨痛，以腰背痛最多见。另外，受外力压迫或非外伤性所致脊椎椎体压缩性骨折，椎骨楔形变、鱼椎样变形也可引起腰背痛。骨质疏松症患者躯干活动时腰背肌经常处于紧张状态，导致肌肉疲劳、肌痉挛，从而产生肌肉及肌膜性腰背痛。

身高缩短、驼背也是骨质疏松症的重要临床体征之一。由于松质骨容易发生骨质疏松改变，脊椎椎体几乎全部由松质骨组成，而脊椎是身体的支柱，负重量大，因此容易产生以上体征。除驼背外，有的患者还出现脊柱后侧凸、鸡胸等胸廓畸形。

骨质疏松症患者受轻微的外力就易发生骨折。其骨折发生的特点是在扭转身体、持重物、跌坐等日常活动中，没有较大外力作用的情况下可发生骨折。骨折发生的部位比较固定，好发部位为胸腰段椎体、桡骨远端、股骨上段、踝关节等。

骨质疏松症发生胸、腰椎椎体压缩性骨折后导致脊椎后凸、胸廓畸形，可引起呼吸系统功能障碍，肺活量和最大换气量减少，小叶型肺气肿发病率增加。胸廓严重畸形的病例，上叶前区域小叶型肺气肿的发病率可达到40%。

骨质疏松症以骨量减少为主要特征，所以，骨密度的测定成为诊断的主要手段，其他如病史调查、生化检验等也可为诊断及鉴别诊断提供依据。

骨密度的测定由于所使用的仪器及方法不同，检测部位也有所区别，如单光子骨密度仪检测桡骨骨密度；超声骨密度仪一般检测胫骨和跟骨骨密度；双能X线骨密度仪可测量全身骨密度，目前常用以检测腰椎、股骨近端等部位。

世界卫生组织标准（1994年），测得骨密度（BMD）与同性别峰值骨密度 $-n$ 倍标准差相等：若 $n \leq 1$ 为正常骨密度；$1 < n \leq 2.5$ 为骨量减低；$n > 2.5$ 为骨质疏松症；$n > 2.5$ 且伴有骨折，为严重骨质疏松症。

中华医学会骨质疏松和骨矿盐疾病分会拟定的《原发性骨质疏松症诊治指南（2011年）》诊断标准：①在没有外伤或轻微外伤情况下发生脆性骨折，即可诊断为骨质疏松症；②基于骨密度测量的诊断标准：目前通行可靠的方法是双能X线吸收法（DXA），检测结果与同性别、同种族峰值骨量比较，其标准偏差（T值）$\geq -1.0SD$ 为正常；$< -1.0SD$，$> -2.5SD$ 为骨量减少；$\leq -2.5SD$ 为骨质疏松；$\leq -2.5SD$，同时伴有骨折者为严重骨质疏松。

X线平片：主要表现为骨密度减低，骨小梁减少、变细、分支消失，脊椎骨小梁以水平方向的吸收较快，进而纵行骨小梁也被吸收，残留的骨小梁稀疏排列呈栅状。

实验室检查：骨质疏松症伴有骨折的患者，血清钙低于无骨折者，而血清磷高于无骨折者。如伴有软骨病，血磷、血钙偏低，碱性磷酸酶增高。尿磷、尿钙检查一般无异常发现。

目前常用骨代谢转换指标：①骨形成指标：血清I型原胶原氨基端前肽（PINP）、血清骨钙素（OC）；②骨吸收指标：血清I型胶原交联羧基末端肽（S-CTX）、血清抗酒石酸酸性磷酸酶（TRACP）等。

【辨证分型】

1. 肾虚精亏　肾阳虚者腰背疼痛，腿膝酸软，受轻微外力或未觉明显外力可出现胸、腰椎压缩骨折。驼背弯腰，身高变矮，畏寒喜暖，小便频多且夜尿多。肾阴虚者除有腰背疼痛，腿膝酸软，易发生骨折等症状外，常有手足心热，咽干舌燥。

2. 正虚邪侵　骨痛，腰背疼痛，腿膝酸软，易发生骨折。由其他疾病继发或药物因素诱发本病的，兼有原发疾病症状和诱发本病药物的并发症。

3. 先天不足 青少年期以背部下端、髋部和足部的隐痛开始，逐渐出现行走困难。常见膝关节、踝关节痛和下肢骨折。胸腰段脊柱后凸、后侧凸，鸡胸。头到耻骨与耻骨到足跟的比小于1.0，身高变矮，长骨畸形，跛行。最终胸廓变形可影响心脏和呼吸。成人期以腰背疼痛为主，脊椎椎体压缩性骨折，楔形椎、鱼椎样变形，轻者累及1~2个椎体，重者累及整个脊椎椎体。日久则脊椎缩短。除脊椎椎体外，肋骨、耻骨、坐骨骨折也可发生。

【鉴别诊断】

1. 骨软化症 其特点为骨质钙化不良，骨样组织增加，骨质软化，因而脊椎、骨盆及下肢长骨可能产生各种压力畸形和不全骨折，骨骼的自发性疼痛、压痛出现较早并且广泛，以腰痛和下肢疼痛为甚。全身肌肉多无力，少数病人可发生手足抽搐。X线片可见骨质广泛疏松；压力畸形如驼背、脊柱侧弯、髋内翻、膝内翻、膝外翻、长骨弯曲；假骨折线（称 Milkman 线或 Looser 线）；横骨小梁消失，纵骨小梁纤细，骨皮质变薄；不发生骨膜下骨皮质吸收。实验室检查：血钙、磷较低而碱性磷酸酶则升高。

2. 多发性骨髓瘤 临床表现主要为贫血、骨痛、肾功能不全、出血、关节痛。由于骨髓瘤细胞在骨髓腔内无限增生，分泌破骨细胞活动因子，促使骨质吸收，引起弥漫性骨质疏松或局限性骨质破坏，因此骨骼疼痛是早期主要症状，开始时骨痛轻微，随病情发展而逐渐加重。骨骼病变多见于脊椎、颅骨、锁骨、肋骨、骨盆、肱骨及股骨近端，常见的疼痛部位在腰背部，其次是胸廓和肢体。骨质破坏处可引起病理性骨折，多发生于肋骨、下胸椎和上腰椎，如多处肋骨及脊椎骨折可引起胸廓和脊柱畸形。X线片可见脊柱、肋骨和骨盆等处弥漫性骨质疏松；溶骨病变常见于颅骨、骨盆、脊椎、股骨、肱骨头、肋骨。可出现单发，也可出现多发，呈圆形、边缘清楚如钻凿状的骨质缺损阴影；病理性骨折，以肋骨和脊柱最为常见，脊椎可呈压缩性骨折。实验室检查：骨髓象呈增生性反应，骨髓中出现大量骨髓瘤细胞，此为最主要的诊断依据，一般应超过10%，且其形态异常。高球蛋白血症，主要为"M"成分球蛋白血症或凝溶蛋白尿的表现。

3. 原发性甲状旁腺功能亢进症 是由于甲状旁腺腺瘤、增生肥大或腺癌所引起的甲状旁腺激素分泌过多，发病年龄以20~50岁较多见，女性多于男性。临床表现为高血钙、低血磷症。如消化系统症状可见胃纳不佳、腹胀、恶心、呕吐、便秘等；肌肉可出现四肢肌肉松弛，张力减退；泌尿系统可出现尿中钙、磷排泄增多，尿结石发生率高，患者多尿、口渴、多饮；骨骼系统症状有骨痛，背部、脊椎、胸肋骨、髋部、四肢伴有压痛，逐渐出现下肢不能支持重量，行走困难，病久后出现骨骼畸形，身长缩短，可有病理性骨折。X线片可见骨膜下皮质吸收、脱钙，弥漫性骨质疏松，骨囊性变；全身性骨骼如骨盆、颅骨、脊柱或长、短骨等处的脱钙、骨折、畸形等改变；指骨内侧骨膜下皮质吸收，颅骨斑点状脱钙，牙槽骨板吸收和骨囊肿形成均为本病的好发病变。实验室检查：本病患者早期血钙大多增高，平均在2.2~2.7mmol/L以上，对诊断很有意义；血磷多数低于1.0mmol/L；90%患者的血清免疫活性甲状旁腺激素（IPTH）明显高于正常值；尿钙增多。

4. 成骨不全症 本病有家族遗传史，高达50%左右。由于周身骨胶原组织缺乏，成骨细胞数量不足，软骨成骨过程正常，钙化正常，致使钙化软骨不能形成骨质，因此骨皮质菲薄，骨质脆弱。由于该病患者的巩膜变薄，透明度增加，使脉络膜色素外露而出现蓝巩膜；因听骨

NOTE

硬化，不能传达音波，而出现耳聋。

【治疗】

1. 肾虚精亏　治以补肾填精。方用左归丸加淫羊藿、鹿衔草；或用中成药骨疏康、仙灵骨葆、骨松宝等。

2. 正虚邪侵　治以扶正固本。方用鹿角胶丸，方中虎骨改用代用品。治疗须考虑继发疾病的病因，审因而治。

3. 先天不足　治以填精养血，助阳益气。方用龟鹿二仙胶汤。治疗亦需考虑患者的年龄、性别、原发病病因等辨证施治。

由于骨质疏松时骨骼蛋白质和钙盐均有损失，故应适量补充饮食中的蛋白质、钙盐，以及维生素 D、维生素 C。鼓励患者做适当的体力活动，以刺激成骨细胞活动，有利于骨质形成。如为继发性或特发性骨质疏松症，在治疗时还需针对原发疾病进行治疗。

【预防与调护】

骨质疏松症的预防，要注意饮食营养，加强体育锻炼，增强体质，以减少发生骨质疏松症的机会。重视绝经后和随年龄增大而发生的骨量丢失。对已患骨质疏松症的老年人还应加强陪护，预防发生骨折。对绝经后妇女和老年人注意饮食调养以保证足量的钙、蛋白质和维生素的摄入。体育锻炼对于骨量的积累及减少发病极其有益，并有利于提高机体素质。

第八节　骨肿瘤

骨肿瘤包括原发性骨肿瘤、继发性骨肿瘤及瘤样病变等。骨肿瘤来源于骨基本组织和骨附属组织。骨基本组织指软骨、骨、骨膜、髓腔纤维组织等；骨附属组织指骨内的神经、血管、骨髓等。骨肿瘤虽有良性或恶性性质之分，但并非截然分开，有些肿瘤表现为良性与恶性之间的中间型性质，故有"相对恶性"与"低度恶性"之称谓。一般为单发，也有多发者，如骨软骨瘤、软骨瘤、骨髓瘤等。

唐代孙思邈著《千金要方》将肿瘤分为 7 种类型："瘿瘤及骨瘤、脂瘤、石瘤、脓瘤、血瘤或息肉。"说明中医学对骨肿瘤早已有所认识，骨肿瘤的命名常与来源部位、构成肿瘤的主要细胞联系起来。骨肿瘤虽不是常见骨疾病，但恶性骨肿瘤对人体生命危害极大，值得重视。

【病因病机】

1. 正虚邪侵　体质强弱与本病的发生、发展、预后有着密切关系。正虚体弱，腠理不密，脏腑脆弱，脏腑功能失常，气虚血亏，气血不和，气血壅塞，结聚成瘤。

2. 气滞血瘀　气血瘀滞，经络阻隔，蕴结日久，骨与气并，日以增大，凝结成块。

3. 肾虚精亏　明代薛己《外科枢要·卷三》曰："若伤肾气，不以荣骨而为肿者，其自骨肿起，按之坚硬，名曰骨瘤。"先天禀赋不足，髓不养骨，或秉承遗传，易生骨肿瘤；女子七七，任脉虚，男子八八，天癸竭，肾虚精亏，营卫失调，气血不和，肾气精血俱衰，不以荣骨，骨瘤乃发。

人体本身的内因是骨肿瘤发生的一个重要原因，如某些胚性细胞错置，未能正常发育，长期保持静止状态，一旦受到某些因素刺激，便迅速生长，形成骨肿瘤。有些骨肿瘤的发生与损伤有关，有些与感染有关，人体长期接受大量放射性物质亦可滋生本病。

【分类】

骨肿瘤分类方法有多种。

1. 根据肿瘤的病灶来源分类 分为原发性与继发性。

（1）原发性骨肿瘤 来源于骨、软骨、造血组织或骨髓、纤维组织、脉管、脂肪、神经、脊索、上皮等，或来源未定。原发性骨肿瘤的分类，主要是根据肿瘤组织的形态结构进行的，特别是根据肿瘤细胞所显示的分化类型及所产生的细胞间物质类型进行的。

（2）继发性骨肿瘤 即转移瘤，其原发瘤多为癌，几乎所有癌皆可转移至骨，仅少数为肉瘤、神经母细胞瘤。

2. 根据组织来源与分化程度和肿瘤的性质分类 见国内骨肿瘤分类表（表10-2）。

表 10-2 国内骨肿瘤分类表

组织来源与分化	良性	中间性 （相对恶性、低度恶性）	恶性
骨来源	骨瘤 骨样骨瘤 成骨细胞瘤 皮质旁（骨旁）骨瘤	恶性成骨细胞瘤	骨肉瘤及亚型
软骨来源	骨软骨瘤（单、多发） 软骨瘤（单、多发） 成软骨细胞瘤	恶性成软骨细胞瘤	软骨肉瘤（原发、继发） 间充质软骨肉瘤 去（反）分化软骨肉瘤
纤维来源	非生骨性纤维瘤 骨化性纤维瘤 成韧带纤维瘤		纤维肉瘤
组织细胞来源	良性纤维组织细胞瘤		恶性纤维组织细胞瘤
破骨细胞来源	骨巨细胞瘤Ⅰ级	骨巨细胞瘤Ⅱ级	骨巨细胞瘤Ⅲ级
骨髓来源			骨髓瘤 尤因肉瘤 骨原发性恶性淋巴瘤
血管来源	血管瘤 淋巴管瘤 血管球瘤	血管内皮瘤 血管外皮瘤	血管肉瘤
神经来源	神经鞘瘤 神经纤维瘤		恶性神经鞘瘤
脂肪来源	脂肪瘤		脂肪肉瘤
脊索瘤			脊索瘤
上皮来源			长骨釉器瘤
其他来源			平滑肌肉瘤 横纹肌肉瘤 腺泡状肉瘤
间充质	间充质瘤		恶性间充质瘤

【诊查要点】

骨肿瘤的诊断需详细询问病史，了解局部和全身症状，进行体格检查，掌握有关体征，同时通过X线检查、实验室检查、病理组织检查，全面分析病情资料，作出诊断。

NOTE

骨肿瘤无论良性或恶性，早期全身症状一般不明显。良性骨肿瘤主要表现为局部症状，舌、脉多无明显变化。恶性骨肿瘤后期出现全身衰弱，食欲不振，形体消瘦，精神萎靡，神疲乏力，面色苍白，甚至出现形如枯槁，脉沉细而虚，气血两虚者舌淡苔薄，阴虚火旺者舌红无苔，气滞血瘀者舌紫苔黄。

多数骨肿瘤有各自的好发部位。如骨肉瘤好发于长骨干骺端，而且多见于股骨下端及胫骨上端；尤因肉瘤好发于长骨干骺部、骨干部及骨盆；骨巨细胞瘤好发于四肢长骨的骨端，而且发生于股骨的远端多于近端，发生于胫骨的近端多于远端；骨转移性肿瘤发生在骨盆最多。发病部位也是诊断肿瘤的一个重要方面。

发病年龄对骨肿瘤诊断也有参考价值。如尤因肉瘤发病年龄在 20 岁以内者达 90% 以上；骨肉瘤发病年龄在 10 ~ 20 岁之间占 47.5%，20 ~ 30 岁之间占 28.7%，说明该病以青少年多见。

病程对诊断骨肿瘤为良性或恶性有重要参考价值。一般良性骨肿瘤发病病程长，进展速度慢；恶性骨肿瘤发病病程短，进展速度快。

大多数良性肿瘤患者疼痛表现不明显，但恶性骨肿瘤患者疼痛则是表现最早的症状，开始较轻，尚有间歇，随着病情的发展，呈进行性加剧，且难以忍受，大多数恶性肿瘤夜间疼痛加剧，有时可沿周围神经走向出现放射性疼痛。

检查时应注意肿物的部位、大小、硬度、活动度，边界是否清楚，有无搏动感。良性骨肿瘤肿块一般呈膨胀性，硬度如骨样，边界清楚，无活动度；恶性肿瘤的骨外形一般不膨胀，周围软组织可见肿胀，肿块硬度不如良性骨肿瘤，边界不清楚，有些血管丰富的恶性骨肿瘤晚期当骨质有破坏时可扪及搏动，有时还能听到血管杂音，肿块推之不活动。

骨肿瘤早期一般无明显的功能障碍。良性骨肿瘤晚期，有些出现病理骨折或发生恶性变后，可有功能障碍，接近关节的骨肿瘤随着肿瘤发展可出现功能障碍；恶性骨肿瘤发展迅速，会出现不同程度的功能障碍。

实验室检查：良性骨肿瘤患者的血、尿、骨髓检查一般都正常。恶性骨肿瘤可出现红细胞沉降率加快，晚期大多数出现贫血。骨髓瘤患者 40% ~ 60% 可有 Bence - Jones 蛋白尿，骨髓穿刺都可见到骨髓瘤细胞，其数量超过 5% ~ 10%，当数量超过 20% 时，并见异型浆细胞，浆细胞呈小团状。骨肉瘤、成骨性转移瘤因形成大量新生骨，所以碱性磷酸酶数值增高。

X 线检查：X 线检查对诊断骨肿瘤是一项重要手段，检查结果是诊断的重要依据。一般来说，良性骨肿瘤的阴影比较规则，密度均匀，外围边界整齐，轮廓比较清楚，骨膜无反应性阴影，软组织内也无阴影，溶骨型骨皮层的变薄和膨胀征象，是良性骨肿瘤的一个特征；恶性骨肿瘤阴影多不规则，密度不均匀，边界不整齐，轮廓不清楚，骨皮层呈不规则破坏，无膨胀征象，多有骨膜反应，骨膜反应是恶性骨肿瘤的一个特征，可表现为考特曼（Codman）三角阴影、葱皮样阴影或放射状阴影，软组织有肿胀阴影。

同位素骨扫描虽然不能确诊良、恶性肿瘤，但它可发现多发病灶，并且早于 X 线片，有助于早期诊断。

病理组织检查：病理组织检查在骨肿瘤诊断中占有很重要的位置，但不能单凭病理组织检查结果就确定骨肿瘤的诊断，必须结合病史、症状、体征、实验室检查、X 线检查等综合分析加以诊断。

骨肿瘤的外科分级

1. 骨肿瘤分期

良性骨肿瘤分为：①潜隐性；②活动性；③侵袭性。

恶性骨肿瘤分为：

Ⅰ低度：无转移。A 间室内；B 间室外。

Ⅱ高度：无转移。A 间室内，如骨内、关节内、肌间隔内；B 间室外，侵及邻近组织。

Ⅲ低度或高度：有转移。任何部位。

2. 骨肿瘤的外科分级 GTM 系统

（1）肿瘤性质（G）

①G_0 属良性。细胞分化好。X 线显示边缘清晰。可向软组织侵蚀，包膜完整。无转移。

②G_1 属低度恶性。核分裂少，细胞分化中等。X 线显示侵蚀。生长慢，可向囊外生长。偶有转移。

③G_2 高度恶性。核分裂多见，分化差。X 线显示侵蚀破坏。生长快，症状明显。有转移。

（2）肿瘤部位（T）

①依据肿瘤分布，T_0 局限于囊内。

②T_1：在间室内。

③T_2：在间室外。

（3）转移（M）　包括局部及远隔转移。

①M_0：无转移。

②M_1：有转移。

GTM 系统对骨肿瘤治疗方案的选择提供方便，但目前只适用于骨骼肌肉系统中起源于中胚层结缔组织肿瘤的分级。不适用于淋巴瘤、白血病、骨髓瘤、转移癌等。

【鉴别诊断】

1. 先天性发育异常引起的骨病变　先天性发育异常引起的骨病变，也有肿块形成，但当骨骺线闭合以后，肿块不再发展。

2. 内分泌紊乱引起的骨病变　如甲状旁腺功能亢进，表现为多发性骨囊样变，需与骨巨细胞瘤、骨囊肿等相区别，前者血清钙高、磷低，血清碱性磷酸酶高。

3. 原因不明的骨病变　如畸形性骨炎是多发的骨骼变形疾病，骨小梁呈镶嵌结构，颅骨肥厚，头颅增大，受累骨干不规则肥厚，血清碱性磷酸酶明显增高。

4. 感染性骨疾病　化脓性骨髓炎出现高热、白细胞增多等急性感染症候，血培养常为阳性，脓肿可破溃流出死骨，脓液可培养出致病菌。骨关节结核早期出现低热、盗汗等阴虚内热症状，局部可出现寒性脓肿，X 线片可见骨关节面破坏。

5. 外伤引起的病变　如骨化性肌炎，主要表现为受伤骨骼周围的肌腱、韧带钙化，关节功能受限，骨骼除日久失用性骨质疏松外，无其他明显改变；疲劳骨折，有过度的局部劳累史，局部疼痛但不剧烈。X 线片显示骨折线，骨折端多有硬化，骨质其他方面无变化。

【治疗】

1. 中药治疗　对于增强体质、改善脏腑功能、调补气血、补正祛邪、行气活血均起到一定的作用。正虚邪侵，治宜补正祛邪，可选八珍汤、十全大补汤；气滞血瘀者治宜行气活血化瘀，方用桃红四物汤加枳壳、木香、香附等药；肾虚精亏者，治宜补肾填精，方用左归丸。

临床实践中应用半枝莲、白花蛇舌草、山慈菇、姜黄、三棱、莪术等对骨肿瘤有一定疗效。还可根据证候加以辨证施治。

2. 手术治疗　良性骨肿瘤可选用刮除术、切除术，根据情况加植骨术；恶性肿瘤未波及周围软组织时，可选用瘤段切除灭活再植术、瘤段切除人工假体植入术；恶性肿瘤病情严重者，可选用截肢术。

3. 放射治疗　放射治疗的有效作用在于组织的吸收量，对有些肿瘤较敏感，如原发性骨恶性淋巴瘤、血管瘤、动脉瘤样骨囊肿；对有些肿瘤中度敏感，如骨巨细胞瘤等；对有些肿瘤不敏感，如骨肉瘤等。因此，放射治疗可用于敏感肿瘤，对于中度敏感的肿瘤应作为辅助治疗，对于不敏感者只能用大剂量作为辅助治疗。

放射治疗的禁忌证：晚期恶性肿瘤出现恶病质患者；肿瘤所在脏器穿孔时或合并大量积液时；急性炎症及心力衰竭未控制时；肺功能严重不全时，不做肺大面积照射；血小板或白细胞过低者。

4. 化学药物治疗　化学药物治疗恶性肿瘤，不仅对局部肿瘤有效，对周身多发或转移病灶也起作用。根据作用机制分为干扰核酸合成的药物、干扰蛋白质合成的药物、直接与DNA结合影响其结构和功能的药物、通过改变机体激素状况而起作用的药物等四大类。

某些药物对增殖全周期都起作用，有些药物只对瘤细胞增殖周期中的一个期敏感，因此结合肿瘤细胞增殖动力学知识选择应用药物可以提高疗效，如干扰核酸合成的药物对DNA合成期细胞较敏感，长春碱类药物对有丝分裂期细胞敏感，烷化剂、抗肿瘤抗生素及金属药对整个增殖周期中的细胞均有杀灭作用。

5. 免疫疗法　免疫疗法是用免疫学的方法使机体产生免疫反应，用来遏制肿瘤细胞的生长。在肿瘤治疗中应用比较广泛的免疫疗法为非特异性的，采用卡介苗及短小棒状杆菌在治疗白血病及黑色素瘤时有一定疗效。单克隆抗体治疗肿瘤显示出广阔前景。

【预防与调护】

增强体质，提高抗病能力。避免外伤，外伤后需及时正确地处理，有些肿瘤与外伤未及时处理或处理不当有关。骨肿瘤无论良性或恶性，宜早诊断、早治疗，有些良性肿瘤有可能发生恶性变。对于恶性骨肿瘤，早诊断，早治疗，效果要好得多。对于并发病理性骨折的患者要用石膏外固定，避免加重损伤，又可减轻疼痛，争取修复。晚期恶性骨肿瘤患者往往全身情况很差，应注意饮食调养，清洁卫生。若久病卧床不起者，应注意防止发生压疮，对止痛药的应用要防止吗啡类、哌替啶等药物成瘾，可与其他止痛药交替使用。

主要参考书目

1. 王和鸣，黄桂成．中医骨伤科学．第 3 版．北京：中国中医药出版社，2012.
2. 岑泽波．中医伤科学．上海：上海科学技术出版社．1985.
3. 张安桢，武春发．中医骨伤科学．北京：人民卫生出版社．1988.
4. 施杞，王和鸣．骨伤科学．北京：人民卫生出版社．2001.
5. 刘柏龄．中医骨伤科学．北京：人民卫生出版社．1998.
6. 黄桂成，王庆普．中医正骨学．北京：人民卫生出版社．2012.
7. 黄桂成．中医骨伤科学．上海：上海中医药大学出版社．2003.
8. 胥少汀，葛宝丰，徐印坎．实用骨科学．第 3 版．北京：人民军医出版社，2007.
9. 王亦璁．骨与关节损伤．第 4 版．北京：人民卫生出版社，2007.